解 剖 学

第2版

公益社団法人 東洋療法学校協会 編

河 野 邦 雄 著
伊 藤 隆 造
坂 本 裕 和
前 島 　 徹
樋 口 　 桂

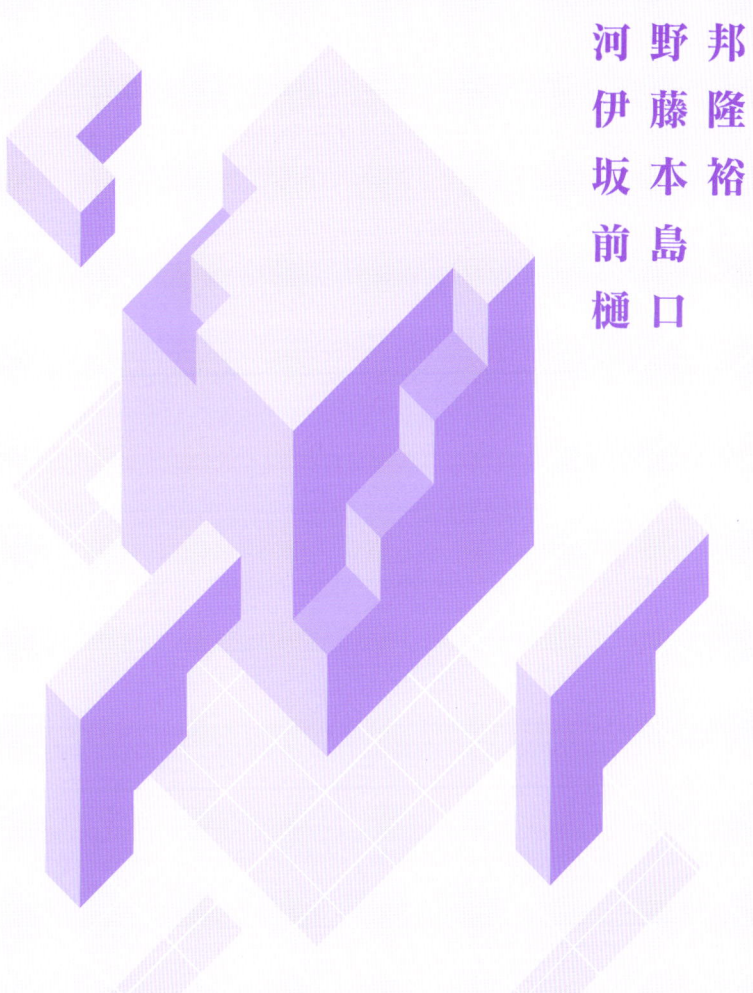

医歯薬出版株式会社

編 者 序

　あん摩マッサージ指圧師，はり師，きゅう師を取り巻く環境の変化は，社会保障政策の改革や社会構造そのものの変化という大きなうねりの中で，われわれが予想していた以上のスピードで激動していくものと思われる．日本における東洋療法1300年の歴史の中で，新しい未来につながる大転換期の時機を迎えているといっても過言ではない．また，欧米における東洋療法への期待の広がりは，われわれの想像以上に加速している．これら内外の変化と期待を受け止め，これからの国民の健康にどのように寄与していけるか，何を望まれているのかというニーズをしっかりと把握し，目先だけの利にとらわれずに大所高所からの展望が必要である．

　㈳東洋療法学校協会では，教育こそ次代を担う人材育成の重要な柱であるとの認識から，定期的な教員研修，学生のための学術大会，学校倫理綱領の採択，OSCE（客観的臨床能力試験）の導入研究，卒業生や学生対象の調査研究等に取り組んできたが，なかでも15年来にわたり，学校教育の質向上を図るため，全国標準教科書の作成に力を注ぎ，その時代時代の変化に対応して改訂を重ね，今日に到っている．

　平成12年に，厚生労働省の学校認定規則が改正された．カリキュラムが大綱化（科目を細かく規定することなく，教育内容の表示とする）され，単位制が導入されるなど，これからの新しい時代を展望した内容となっており，各学校ごとの特色を発揮することも可能な柔軟性もある．しかし一方，教育内容の一定水準維持は，あん摩マッサージ指圧・はり・きゅう治療を望む国民への責任として，各学校が果たさなければならない義務である．本協会は，全国盲学校長会との共同で，標準的教育内容を示した「教育ガイドライン」を平成12年11月に作成し，教育の一定水準の質の確保に努めてきた．

　こうした時代への対応に合わせ，本協会は，教科書の大改訂，新たに必要となった教科書の刊行へと，会員各校，教材研究部教科書委員会ならびに執筆者のご努力により，着々と成果をあげてきつつある．

　伝統の知恵と新しい知恵が盛りこまれた新標準教科書を，新設校を含めた全国の学校はじめ，多くの皆様がご活用され，学校教育が充実することを期待するものである．

　2006年2月

　　　　　　　　　　　　　　社団法人（現・公益社団法人）　東洋療法学校協会
　　　　　　　　　　　　　　　　　会　長　後　藤　修　司

（公社）東洋療法学校協会

教材研究部教科書委員会　平成17年度　委員名簿（順不同）

部　長　坂本　　歩（学校法人呉竹学園）
　　　　平　　英治（北海道鍼灸専門学校）
　　　　長岡　靖彦（赤門鍼灸柔整専門学校）
　　　　松浦由紀子（国際メディカルテクノ
　　　　　ロジー専門学校）
　　　　今井　佳江（埼玉東洋医療専門学校）
　　　　幸村　清志（大川学園医療福祉専門学校）
　　　　村上　哲二（東京医療専門学校）
　　　　種田　啓子（東洋鍼灸専門学校）
　　　　鈴木　盛夫（早稲田医療専門学校）
　　　　船水　隆広（東京医療福祉専門学校）
　　　　谷　　美樹（東京衛生学園専門学校）
　　　　大場　雄二（日本鍼灸理療専門学校）
　　　　篠田　英文（長生学園）
　　　　廣瀬　直子（日本指圧専門学校）
　　　　田中順一郎（国際鍼灸柔整専門学校）
　　　　木原　和彦（両国柔整鍼灸専門学校）
　　　　大野　政明（中央医療学園専門学校）
　　　　半田美香子（日本医学柔整鍼灸専門学校）
　　　　池田　　博（日本健康医療専門学校）
　　　　鏡　　佳法（東京スポーツ・レクリ
　　　　　エーション専門学校）
　　　　鍵谷　方子（新宿鍼灸柔整専門学校）

　　　　高知尾厚志（関東鍼灸専門学校）
　　　　太田　和幸（湘南医療福祉専門学校）
　　　　鈴木　俊三（呉竹鍼灸柔整専門学校）
　　　　曽川小百合（神奈川衛生学園専門学校）
　　　　野呂　信全（新潟リハビリテーション
　　　　　専門学校）
　　　　小谷　奉弘（東海医療学園専門学校）
　　　　下村　壯介（専門学校浜松医療学院）
　　　　兵藤　　平（名古屋鍼灸学校）
　　　　清水　洋二（中和医療専門学校）
　　　　浜中亜希子（仏眼鍼灸理療学校）
　　　　田中　健一（行岡鍼灸専門学校）
　　　　安藤　文紀（明治東洋医学院専門学校）
　　　　武田　貴司（関西医療学園専門学校）
　　　　房前　素徳（森ノ宮医療学園専門学校）
　　　　堀川　隆志（履正社学園コミュニティ・
　　　　　スポーツ専門学校）
　　　　野々井康治（兵庫鍼灸専門学校）
　　　　山田新一郎（IGL医療専門学校）
　　　　遠藤　陽子（四国医療専門学校）
　　　　大竹　秀信（鹿児島鍼灸専門学校）
　　　　山下　俊樹（日本工学院八王子専門学校）

協力会員校　広島聖光学園

第2版の序

　初版の発行以来15年を迎えるが，解剖学を取り巻く環境も進歩し，また変化した．それらの変化に対応するべく，現場で実際の教育に携わっている新進気鋭の若手3人を新しく著者に迎えて改訂を行った．

　改訂に際しては，いくつかの点で思い切った試みを行った．旧版では，骨格・筋・内臓系と系統別の記載があり，その後に体表および局所解剖の説明が続く結果，多くの点で記載の重複が生じ煩雑であるとの批判があった．その点を解決するべく，骨と筋から始まる伝統的な章構成を廃した．まず，細胞・組織・内臓などの人体の基本をあらまし学習した後，鍼灸あるいはそれに関連した領域の学生が，しっかりと勉強せねばならない骨学と筋学を中心とした運動器の記載を，最後の総仕上げとして詳細に行った．人によっては重要なところを先に，人体の全体構造は後に，との考えもあるだろう．そのときは最終章から始められてもよい．

　細胞膜や遺伝子などの分子生物学的な記載が詳しくなっているが，新しい時代を担う医療従事者としては常識となりつつある項目であり，しっかりと身につけていただきたい．

　記載は理解を容易にするために，項目ごとに小見出しを付けて，あまり文章が長くならないように工夫した．また，図表は見やすいように2色刷りとし，一部にカラーをとり入れた．

　改訂に当たっては，東洋療法学校協会の諸先生方からの多数の貴重なご意見をいただき，参考にさせていただいた．また，医歯薬出版編集部には昼夜を分かたぬ協力をいただき深甚の感謝を申し上げる．

　今後もよりよい「解剖学」の教科書を目指して努力したいと考えており，関係各位のご支援，ご叱正をお願いする次第である．

　平成18年2月

著者

本書の特徴と使い方

　本書では，従来の系統別の記載と章構成を廃し，運動器系を最終第 10 章にまとめ，一括して解説した．主な特徴は以下のとおりである．

１．運動器系と局所解剖の扱いについて
　器官系統の学習時に部位別に分けて学習できる筋系の章に，末梢神経・脈管の走行に関する局所解剖学的な解説を組み込む工夫をした．

１）筋系の学習における支配神経の重要性
　筋系の学習においては，起始・停止・作用のまとめとともに，支配神経の理解が重要である．国家試験対策としても筋と支配神経の関係は必須事項であるので，従来から筋系の講義の中で，末梢神経についても触れる必要があったと思われる．本書ではこの点を考慮して，末梢神経各論を一括して筋の項目に移動し，さらに記述を充実させて活用しやすくした．

２）神経・脈管を導く通路をつくり，体表上の目印ともなる骨・筋の役割
　改訂版では，各部の筋を学びながら局所解剖学的な要点もまとめることができるように，旧版では散らばって記載されていた局所的な輪郭構造を，第 10 章運動器系の後半にまとめ直した．とりわけ，これらの輪郭構造が末梢神経や脈管を導く通路になっていることが多いので，末梢の各神経・脈管の走行イメージ，体表からの触知などの事項についても随所で解説した．

３）循環器系および神経系の総論事項は，１章ずつ独立
　末梢の脈管・神経の各論的事項を運動器系の章と統合した結果，循環器系の総論（血管の構造・心臓・全身のリンパ系など）と，神経系の総論（中枢神経系・伝導路・自律神経系など）をそれぞれ第２章循環器系，第８章神経系で取り扱った．

２．目次の構成について
　改訂版の目次を組み立てるうえで，第 10 章の筋系に末梢神経・脈管の各論的な情報を含めたことを受けて，これらの各論よりも前の章に，循環器系と神経系の総論を配置した．すなわち従来，運動器系の章の後にあった循環器系と神経系を，第２章と第８章に置き，運動器系各論は最終章の第 10 章に配置した．

　ただし，この目次構成は教科書としての体裁上，あくまで便宜的なもので，使用に際しては目次の順にこだわらず，学習者にとって適切な教育順序をとるべきであろう．指導に当たられる先生方におかれても，目次どおりの順に講義をする必要はなく，各校の特色，学習者の特性に合わせてそれぞれの学習順序を組み立てていただきたい．オーソドックスに運動器系から学習することが望ましいと判断されるなら，適宜，章の順を変更して使用していただきたい．

１）「第 10 章：運動器系」の「筋系」で，各部位ごとに「筋の形態」「運動」「局所解剖」「脈管」「神経」をそれぞれ１単元ずつにまとめた．

これは，さまざまなカリキュラムの進行に合わせやすくするための工夫で，各部の末梢神経・脈管のそれぞれの単元を容易に抜き出せるようにしたものである．

　使用例として，筋の話題だけを講義する場合，局所解剖的な事項や末梢神経各論などを入れたくないときは，第10章で「筋の形態」の単元だけを取り出せば，従来どおりの筋系講義が組み立てられる．そして，ひと通り筋系の講義が終わった後で神経系を講義する場合は，第8章：神経系（総論）に加えて，第10章で「各部位の神経」の単元を抽出してくると，神経系全体が組み立てられる．このときには筋への分布や局所解剖も復習できる利点も得られよう．

　このように，改訂版の目次構成は，先生方のご経験に基づいたさまざまな講義進行に合わせて組み替えられるように配慮したものとなっている．

2）「皮膚および体表の区分」を，「第1章：人体の構成」に組み入れた．

　旧版では「皮膚の構造」は「第7章：感覚器系」で扱われていたが，東洋療法の特性から考え，体表をおおう皮膚については学習の初期に組み入れることが望ましいと考え，感覚器系から独立させ，第1章に入れた．

3．執筆分担

第1章 人体の構成　　河野邦雄
第2章 循環器系　　　樋口　桂
第3章 呼吸器系　　　河野邦雄
第4章 消化器系　　　河野邦雄
第5章 泌尿器系　　　河野邦雄
第6章 生殖器系　　　河野邦雄
第7章 内分泌系　　　河野邦雄
第8章 神経系　　　　河野邦雄，前島　徹，樋口　桂
第9章 感覚器系　　　坂本裕和
第10章 運動器系
　　Ⅰ．総　論　　　伊藤隆造
　　Ⅱ．全身の骨格　樋口　桂
　　Ⅲ．体　幹　　　坂本裕和
　　Ⅳ．上　肢　　　樋口　桂
　　Ⅴ．下　肢　　　前島　徹，樋口　桂
　　Ⅵ．頭頸部　　　伊藤隆造

目　次

編者序 ……………………………………………………………………………………………… iii
第2版の序 ………………………………………………………………………………………… v

第1章　人体の構成

1．細胞 ……………………………………………………………………………………………… 2
　1）細胞の構造 ………………………………………………………………………………… 2
　　　(1) 細胞膜/3　　(2) 細胞小器官/5　　(3) 細胞骨格/6　　(4) 細胞核/6
　2）細胞分裂と遺伝子 ………………………………………………………………………… 6
　　　(1) 細胞分裂/6　　(2) 遺伝子/8
2．組織 ……………………………………………………………………………………………… 10
　1）上皮組織 …………………………………………………………………………………… 10
　　　(1) 上皮組織の分類/10　　(2) 細胞間結合装置/11　　(3) 腺上皮/12
　2）結合組織 …………………………………………………………………………………… 13
　　　(1) 線維性結合組織/13　　(2) 軟骨組織/15　　(3) 骨組織/16　　(4) 血液とリンパ/21
　3）筋組織 ……………………………………………………………………………………… 22
　　　(1) 平滑筋/23　　(2) 骨格筋/23　　(3) 心筋/24
　4）神経組織 …………………………………………………………………………………… 24
　　　(1) 神経細胞/24　　(2) 神経膠細胞（グリア細胞）/26
3．体表構造（皮膚）……………………………………………………………………………… 26
　1）皮膚の表面積 ……………………………………………………………………………… 26
　2）皮膚の構造 ………………………………………………………………………………… 27
　　　(1) 表皮/27　　(2) 真皮/28　　(3) 皮下組織/28
　3）皮膚の神経・血管 ………………………………………………………………………… 28
　　　(1) 神経/28　　(2) 血管/28
　4）毛 …………………………………………………………………………………………… 29
　5）爪 …………………………………………………………………………………………… 29
　6）皮膚腺 ……………………………………………………………………………………… 29
　　　(1) 汗腺/29　　(2) 脂腺/30　　(3) 乳腺/30
4．人体の区分と方向 ……………………………………………………………………………… 31
　1）人体の区分 ………………………………………………………………………………… 31
　2）人体の切断面と方向（位置関係）………………………………………………………… 33
　　　(1) 切断面/33　　(2) 方向/33

第2章 循環器系

1．血管系 ·· 36
 1）循環の概要―体循環と肺循環― ································· 36
 2）血管の構造 ·· 37
  (1) 動脈/37　(2) 静脈/38　(3) 毛細血管/39
 3）吻合 ·· 39
 4）門脈 ·· 39

2．心臓 ·· 40
 1）心臓の位置 ·· 40
 2）心膜 ·· 40
 3）心臓の壁 ··· 40
 4）心房と心室 ·· 41
 5）心臓の弁膜 ·· 42
 6）刺激伝導系 ·· 42
 7）心臓の血管 ·· 43

3．動脈系 ·· 44
 1）肺循環の動脈系 ·· 44
 2）体循環の動脈系 ·· 45
  (1) 大動脈/45　(2) 上行大動脈および大動脈弓とその枝/45
  (3) 胸大動脈とその枝/46　(4) 腹大動脈とその枝/46
  (5) 総腸骨動脈・内腸骨動脈とその枝/47

4．静脈系 ·· 48
 1）肺循環の静脈系 ·· 48
 2）体循環の静脈系 ·· 48
  (1) 上大静脈に注ぐ枝/49　(2) 下大静脈に注ぐ枝/49　(3) 門脈系/50
  (4) 骨盤内臓の静脈/51

5．胎児循環 ·· 52
 1）胎児循環の経路 ·· 52
 2）胎児循環の切り替わり ·· 53

6．リンパ系 ·· 54
 1）リンパ系の全体像 ·· 54
 2）リンパ管の走行 ·· 54
 3）全身のリンパ本幹 ·· 55
 4）リンパ系の器官 ·· 56
  (1) リンパ節/56　(2) 脾臓/57　(3) 胸腺/58　(4) 扁桃と集合リンパ小節/59

第3章　呼吸器系

1．鼻腔・副鼻腔 ·· *62*
　　1）鼻腔 ··· *63*
　　　　(1)　鼻道/*63*　　(2)　鼻粘膜/*63*
　　2）副鼻腔 ·· *63*
2．咽頭・喉頭 ··· *64*
　　1）咽頭 ··· *64*
　　2）喉頭 ··· *64*
　　　　(1)　喉頭軟骨/*65*　　(2)　声帯/*65*
3．気管と気管支 ··· *65*
4．肺 ··· *66*
　　1）肺葉 ··· *66*
　　2）肺区域 ·· *66*
　　3）肺胞 ··· *67*
　　4）胸膜 ··· *67*
　　5）縦隔 ··· *68*

第4章　消化器系

1．消化管の基本構造 ·· *70*
　　1）粘膜 ··· *70*
　　2）筋層 ··· *71*
　　3）漿膜（外膜） ·· *71*
2．口腔 ··· *71*
　　1）口蓋・軟口蓋 ·· *72*
　　2）口峡と扁桃 ·· *72*
　　3）舌 ··· *72*
　　　　(1)　舌乳頭/*72*　　(2)　舌扁桃/*74*　　(3)　舌の筋/*74*
　　4）歯 ··· *74*
　　　　(1)　歯冠部/*74*　　(2)　歯根部/*75*　　(3)　乳歯と永久歯/*75*　　(4)　歯の形/*75*
　　5）唾液腺 ·· *75*
3．咽頭 ··· *76*
　　1）咽頭の区分 ·· *76*
　　2）扁桃 ··· *77*
4．食道 ··· *77*
5．胃 ··· *77*
　　1）胃間膜 ·· *77*

        2）胃の粘膜 ………………………………………………………………………………… 78
6．小腸 ………………………………………………………………………………………………… 79
    1）十二指腸 ………………………………………………………………………………………… 79
    2）空腸と回腸 ……………………………………………………………………………………… 79
    3）小腸の組織構造と機能 ………………………………………………………………………… 80
        (1) 粘膜/80   (2) 粘膜固有層/81   (3) 筋層/81
7．大腸 ………………………………………………………………………………………………… 81
    1）盲腸 ……………………………………………………………………………………………… 82
    2）結腸 ……………………………………………………………………………………………… 82
        (1) 結腸の走行と間膜/82   (2) 結腸の外形的特徴/82
    3）直腸 ……………………………………………………………………………………………… 82
    4）大腸の組織構造と機能 ………………………………………………………………………… 83
        (1) 粘膜/83   (2) 筋層/83
8．肝臓 ………………………………………………………………………………………………… 84
    1）肝臓の位置と形状 ……………………………………………………………………………… 84
    2）肝臓の組織構造 ………………………………………………………………………………… 84
        (1) 肝小葉/84   (2) ディッセ腔/85
9．胆嚢 ………………………………………………………………………………………………… 86
10．膵臓 ………………………………………………………………………………………………… 87
11．腹膜 ………………………………………………………………………………………………… 87
        (1) 間膜/87   (2) 小網/88   (3) 大網/88

第5章　泌尿器系

1．腎臓 ………………………………………………………………………………………………… 90
    1）腎臓の構造 ……………………………………………………………………………………… 90
        (1) 肉眼構造/90   (2) 組織構造/90
    2）腎臓の血管 ……………………………………………………………………………………… 92
2．尿路 ………………………………………………………………………………………………… 93
    1）尿管 ……………………………………………………………………………………………… 93
    2）膀胱 ……………………………………………………………………………………………… 93
    3）尿道 ……………………………………………………………………………………………… 93

第6章　生殖器系

1．男性生殖器 ………………………………………………………………………………………… 96
    1）精巣 ……………………………………………………………………………………………… 96
        (1) 精細管と精子産生/96   (2) 精巣下降/96
    2）精路 ……………………………………………………………………………………………… 97
        (1) 精巣上体/97   (2) 精管/97   (3) 付属腺/98

  3）外生殖器（外陰部） ··· 99
   (1) 陰茎/99　　(2) 陰嚢/99
  4）精液 ··· 99
 2．**女性生殖器** ·· 100
  1）卵巣 ·· 100
   (1) 卵胞/100　　(2) 黄体・白体/101
  2）卵管 ·· 101
  3）子宮 ·· 102
   (1) 子宮広間膜/102　　(2) 子宮壁の構造/102
  4）膣 ·· 102
  5）外生殖器（外陰部） ··· 103
   (1) 小陰唇と陰核/103　　(2) 膣前庭/103
 3．**受精と発生** ·· 104
  1）受精 ·· 104
  2）卵割 ·· 104
  3）着床 ·· 104
  4）胚葉の形成 ·· 104
  5）胎盤 ·· 104
   (1) 絨毛と脱落膜/106　　(2) 羊膜/106　　(3) 臍帯/106

第7章　内分泌系

1．**下垂体** ·· 108
 1）腺性下垂体 ··· 109
  (1) 前葉/109　　(2) 中間部/110
 2）神経性下垂体 ·· 110
2．**松果体** ·· 110
3．**甲状腺** ·· 112
4．**上皮小体** ··· 112
5．**副腎** ··· 113
 1）副腎皮質 ·· 113
 2）副腎髄質 ·· 113
6．**膵臓** ··· 114
7．**性腺** ··· 114

第8章　神経系

1．**神経系の構成** ·· 116
2．**中枢神経系** ·· 118
 1）脊髄 ··· 118

　　　　　(1) 脊髄の区分/118　　(2) 脊髄の内部構造/118
　　2）延髄と橋 ･･･ 121
　　3）中脳 ･･･ 121
　　4）小脳 ･･･ 123
　　5）間脳 ･･･ 123
　　　　　(1) 視床/123　　(2) 視床下部/124
　　6）大脳 ･･･ 125
　　　　　(1) 大脳皮質/125　　(2) 大脳基底核/127　　(3) 大脳の白質/127
　　7）脳室系 ･･･ 128
　　8）髄膜 ･･･ 129
　　　　　(1) 硬膜/129　　(2) クモ膜/129　　(3) 軟膜/129
　　9）脳脊髄液 ･･･ 129
　　10）脳の血管 ･･ 130
3．伝導路 ･･･ 131
　　　　　(1) 反射路/131　　(2) 下行性伝導路/132　　(3) 上行性伝導路/133
4．末梢神経系 ･･･ 135
　　1）脳神経 ･･･ 135
　　2）脊髄神経 ･･･ 139
　　　　　(1) 脊髄神経の全体像/139　　(2) 脊髄神経の根部/140　　(3) 前枝と後枝/140
　　　　　(4) 分節構造と神経叢/140　　(5) 脊髄神経の分布先/141
　　3）自律神経系 ･･･ 144
　　　　　(1) 交感神経系/144　　(2) 副交感神経系/145

第9章　感覚器系

1．視覚器 ･･･ 148
　　1）眼球 ･･･ 148
　　　　　(1) 眼球壁の外層（線維膜）/148　　(2) 眼球壁の中層（血管膜）/148
　　　　　(3) 眼球壁の内層（網膜）/150　　(4) 眼底/150　　(5) 眼房と眼房水/151
　　　　　(6) 水晶体/151　　(7) 硝子体/151
　　2）眼球の付属器 ･･･ 151
　　　　　(1) 眼瞼（まぶた）/151　　(2) 涙器/152　　(3) 眼筋/152
2．平衡聴覚器 ･･･ 153
　　1）外耳 ･･･ 153
　　　　　(1) 耳介/153　　(2) 外耳道/153
　　2）中耳 ･･･ 154
　　　　　(1) 鼓膜/154　　(2) 鼓室/154　　(3) 耳管/154
　　3）内耳 ･･･ 154
　　　　　(1) 蝸牛/154　　(2) 前庭/156　　(3) 半規管/156
3．味覚器 ･･･ 157

4．嗅覚器 …………………………………………………………………………………… *157*

第10章　運動器系

[10-Ⅰ．総　論]

1．骨格系 ……………………………………………………………………………………… *160*
   (1)　骨の形状/*160*　　(2)　骨の連結/*162*　　(3)　関節の種類/*162*
2．筋系 ………………………………………………………………………………………… *163*
   (1)　筋の付着/*164*　　(2)　筋の形/*164*　　(3)　筋の神経/*164*　　(4)　筋の補助装置/*165*
   (5)　筋の作用と運動/*166*

[10-Ⅱ．全身の骨格]

1．脊柱 ………………………………………………………………………………………… *169*
 1）脊柱の構成 ………………………………………………………………………… *169*
   (1)　脊柱の機能/*169*　　(2)　椎骨の基本形態/*169*　　(3)　椎骨の連結/*169*
   (4)　脊柱管/*172*　　(5)　椎間孔/*172*
 2）各部の椎骨 ………………………………………………………………………… *172*
   (1)　頸椎/*172*　　(2)　胸椎/*174*　　(3)　腰椎/*174*　　(4)　仙骨/*175*　　(5)　尾骨/*176*
 3）脊柱の弯曲 ………………………………………………………………………… *176*
2．胸郭 ………………………………………………………………………………………… *177*
   (1)　胸骨/*177*　　(2)　肋骨/*178*　　(3)　胸郭の全体像と運動/*178*
3．上肢の骨格 ………………………………………………………………………………… *179*
 1）上肢帯の骨 ………………………………………………………………………… *179*
   (1)　鎖骨/*179*　　(2)　肩甲骨/*179*
 2）自由上肢の骨 ……………………………………………………………………… *180*
   (1)　上腕骨/*180*　　(2)　前腕の骨/*181*　　(3)　手の骨/*182*
 3）上肢の関節 ………………………………………………………………………… *183*
   (1)　胸鎖関節/*183*　　(2)　肩鎖関節/*183*　　(3)　肩関節/*183*　　(4)　肘関節/*184*
   (5)　橈骨・尺骨の連結/*185*　　(6)　橈骨手根関節/*186*　　(7)　手根骨どうしの関節/*186*
   (8)　手根骨と中手骨との関節/*186*　　(9)　中手骨と基節骨との関節/*186*
   (10)　指の関節/*187*
4．下肢の骨格 ………………………………………………………………………………… *187*
 1）下肢帯の骨 ………………………………………………………………………… *187*
   (1)　寛骨/*187*　　(2)　骨盤/*188*
 2）自由下肢の骨 ……………………………………………………………………… *190*
   (1)　大腿骨/*190*　　(2)　膝蓋骨/*190*　　(3)　下腿の骨/*190*　　(4)　足の骨/*192*
 3）下肢の関節 ………………………………………………………………………… *194*
   (1)　股関節/*194*　　(2)　膝関節/*194*　　(3)　下腿の連結/*195*　　(4)　距腿関節/*195*
   (5)　足根骨どうしの関節（足根間関節)/*196*

            (6) 足根骨と中足骨との関節（足根中足関節）/196
            (7) 中足骨と基節骨との関節（中足指節関節）/196
            (8) 指の関節/196　　(9) 足弓/197

5．頭蓋骨 ･･ 198
    1）頭蓋骨の成り立ち ･･ 198
        (1) 脳頭蓋/198　　(2) 顔面頭蓋/203
    2）脳頭蓋をつくる骨 ･･ 204
        (1) 前頭骨/204　　(2) 頭頂骨/205　　(3) 後頭骨/205　　(4) 側頭骨/206
        (5) 蝶形骨/206　　(6) 篩骨/207
    3）顔面頭蓋をつくる骨 ･･ 207
        (1) 鼻骨・涙骨・頬骨/207　　(2) 上顎骨/209　　(3) 口蓋骨・下鼻甲介・鋤骨/209
        (4) 下顎骨/209　　(5) 舌骨/209
    4）頭部の関節・顎関節 ･･ 210

[10-III．体　幹]

1．体幹の筋 ･･ 211
    1）胸筋 ･･ 211
        (1) 浅胸筋/211　　(2) 深胸筋/213　　(3) 横隔膜/213
    2）腹筋 ･･ 214
        (1) 前腹筋/215　　(2) 側腹筋/215　　(3) 後腹筋/217
    3）会陰筋 ･･ 218
    4）背筋 ･･ 220
        (1) 浅背筋/220　　(2) 深背筋/222　　(3) 後頭下筋/224
2．体幹の運動 ･･ 224
    1）体幹の前屈・後屈 ･･ 225
    2）体幹の側屈 ･･ 225
    3）体幹の回旋 ･･ 225
    4）呼吸運動 ･･ 225
3．体幹の局所解剖 ･･ 226
    1）胸部 ･･ 226
    2）腹部 ･･ 226
    3）会陰 ･･ 227
    4）背部 ･･ 227
4．体幹の脈管 ･･ 228
    1）動脈 ･･ 228
        (1) 胸壁の動脈/228　　(2) 腹壁の動脈/229　　(3) 会陰の動脈/229　　(4) 背部の動脈/230
    2）静脈 ･･ 230
        (1) 胸壁の静脈/230　　(2) 腹壁の静脈/230　　(3) 会陰の静脈/231　　(4) 背部の静脈/231
    3）リンパ ･･ 231
        (1) 胸壁のリンパ/231　　(2) 腹壁のリンパ/231　　(3) 会陰のリンパ/231

　　　　(4)　背部のリンパ/232
5．体幹の神経 …………………………………………………………………………………………232
　　　　(1)　胸壁の神経/232　　(2)　腹壁の神経/234　　(3)　会陰の神経/234　　(4)　背部の神経/234

[10-IV．上　肢]

1．上肢の筋 ……………………………………………………………………………………………237
1）上肢帯の筋 ………………………………………………………………………………………237
2）上腕の筋 …………………………………………………………………………………………238
　　　　(1)　上腕の屈筋群/238　　(2)　上腕の伸筋群/242
3）前腕の筋 …………………………………………………………………………………………242
　　　　(1)　前腕の屈筋群/242　　(2)　前腕の伸筋群/245
4）手の筋（手内筋） ………………………………………………………………………………249
　　　　(1)　母指球筋/249　　(2)　小指球筋/250　　(3)　中手筋/251
2．上肢の運動 …………………………………………………………………………………………252
　　　　(1)　肩関節の運動/252　　(2)　肘関節の運動/252
3．上肢の局所解剖 ……………………………………………………………………………………254
　　　　(1)　肋鎖間隙（鎖骨下）/254　　(2)　腋窩/254　　(3)　上腕筋間中隔/254　　(4)　肘窩/254
　　　　(5)　屈筋支帯と手根管/256　　(6)　伸筋支帯/257
4．上肢の脈管 …………………………………………………………………………………………257
　　　　(1)　上肢の動脈/257　　(2)　上肢の静脈/258　　(3)　上肢のリンパ/258
5．上肢の神経 …………………………………………………………………………………………259
　　　　(1)　腕神経叢の構成/259　　(2)　上肢前面の神経走行（筋皮神経・正中神経・尺骨神経）/261
　　　　(3)　上肢帯の神経/262　　(4)　上肢後面の神経走行（橈骨神経）/264

[10-V．下　肢]

1．下肢の筋 ……………………………………………………………………………………………265
1）下肢帯の筋 ………………………………………………………………………………………265
　　　　(1)　内寛骨筋/265　　(2)　外寛骨筋/266
2）大腿の筋 …………………………………………………………………………………………269
　　　　(1)　大腿前面の筋（伸筋群）/269　　(2)　大腿内面の筋（内転筋群）/272
　　　　(3)　大腿後面の筋（屈筋群）/272
3）下腿の筋 …………………………………………………………………………………………274
　　　　(1)　下腿前面の筋（伸筋群）/275　　(2)　下腿外側面の筋（腓骨筋群）/277
　　　　(3)　下腿後面の筋（屈筋群）/277
4）足の筋 ……………………………………………………………………………………………279
　　　　(1)　足背筋/279　　(2)　母指球筋/280　　(3)　小指球筋/280　　(4)　中足筋/281
2．下肢の運動 …………………………………………………………………………………………282
　　　　(1)　股関節の運動/282　　(2)　膝関節の運動/283　　(3)　足部の関節運動/283
　　　　(4)　足指の運動/283
3．下肢の局所解剖 ……………………………………………………………………………………284

1）大腿前面 ……………………………………………………………………………284
    (1) 筋裂孔と血管裂孔/284　(2) 大腿三角（スカルパ三角)/284　(3) 内転筋管/284
2）殿部 …………………………………………………………………………………285
    (1) 殿部の体表/285　(2) 大坐骨孔/285　(3) 小坐骨孔/286
3）膝窩 …………………………………………………………………………………286
4）下腿の筋区画（コンパートメント）…………………………………………………286
5）足部 …………………………………………………………………………………286

4．下肢の脈管 …………………………………………………………………………287
1）下肢の動脈 …………………………………………………………………………287
2）下肢の静脈 …………………………………………………………………………288
3）リンパ ………………………………………………………………………………289

5．下肢の神経 …………………………………………………………………………290
    (1) 腰神経叢/290　(2) 仙骨神経叢/292

[10-Ⅵ．頭頸部]

1．頭頸部の筋 …………………………………………………………………………297
1）頭部の筋 ……………………………………………………………………………297
    (1) 表情筋/297　(2) 咀嚼筋/298
2）頸部の筋 ……………………………………………………………………………299
    (1) 広頸筋/299　(2) 胸鎖乳突筋/300　(3) 舌骨上筋群/300　(4) 舌骨下筋群/300
    (5) 斜角筋/300　(6) 椎前筋/301　(7) 項部の筋/301

2．頭頸部の体表および局所解剖 ……………………………………………………302
1）頭部 …………………………………………………………………………………302
    (1) 狭義の頭部/302　(2) 顔面部/302
2）頸部 …………………………………………………………………………………303
    (1) 前頸三角/303　(2) 胸鎖乳突筋部/304　(3) 後頸三角/304

3．頭頸部の脈管 ………………………………………………………………………305
1）頭頸部の動脈 ………………………………………………………………………305
    (1) 総頸動脈/305　(2) 鎖骨下動脈/307
2）頭頸部の静脈 ………………………………………………………………………308
    (1) 脳の静脈/308　(2) 内頸静脈/308　(3) 頸部の皮静脈/308
    (4) 鎖骨下静脈と腕頭静脈/309
3）頭頸部のリンパ系 …………………………………………………………………309

4．頭頸部の末梢神経 …………………………………………………………………309
    (1) 脳神経/310　(2) 頭部の皮神経/315　(3) 頸神経/315　(4) 頭頸部の自律神経/316

参考図書 ……………………………………………………………………………………319
索　　引 ……………………………………………………………………………………321

第1章
人体の構成

● 学習のポイント ●

1. 人体は細胞・組織・器官の順に整然と配列され，全体として調和・統一のとれた個体が形成される．
2. 人体は大きさが5〜120μmの細胞が数十兆個集まって，構成されている．
3. 細胞膜は脂質二重層よりなり，拡散・イオンポンプ・イオンチャネル・細胞運動により物質を取り入れる．
4. 小胞体・リボソーム・ゴルジ装置・中心小体・ミトコンドリア・リソソームなどの細胞小器官は細胞機能を分担する．
5. DNAに組み込まれた遺伝情報は複製・転写・翻訳の過程をへて，種々のタンパク質が合成され，遺伝子の発現が行われる．
6. 組織は上皮組織・結合組織・筋組織・神経組織に区別される．
7. 上皮組織は細胞間結合装置により結合され，保護・感覚・分泌・吸収の機能を果たす．
8. 結合組織は線維性結合組織・軟骨・骨・血液よりなり，細胞・組織・器官のすき間を埋め，結合するとともに，身体を支える支柱の働きをする．
9. 筋組織は骨格筋・心筋・平滑筋よりなり，身体や内臓の運動を司る．
10. 神経組織は神経細胞と神経膠細胞とからなり，人体各部の情報伝達の役割を果たす．
11. 人体の外表面は，表皮・真皮・皮下組織よりなる皮膚におおわれ，内部が保護される．さらに外界の情報の感知，体温の調節，水分や塩分の排泄の機能を持つ．
12. 人体は大きく体幹と体肢に分けられる．体幹は頭・頸・胸・腹・骨盤部に分けられる．解剖学では人体の方向を示す矢状・前頭・水平などの用語が規定されている．

第1章 人体の構成

　人体を形づくる最小の単位は**細胞**である．その数は体重1kgにつき約1兆個と見て，成人では約60兆個の細胞からできていると算出される．これらの細胞は無秩序にただ雑然と配列しているのではない．まず，形態と機能を同じくする細胞が集まり**組織**というものを構成する．組織には，上皮組織・結合組織・筋組織・神経組織の4種類が区別される．これらの組織は，協同して一定の機能を営むために**器官**というかたまりをつくる．器官内では，分化の方向の違った組織が互いに秩序を持って配列している．さらに，器官は協力して作業を営む一連の器官群によって**器官系**がつくられる．これらの系のすべてが整然と配列されて，全体として調和・統一のとれた個体が形成されるのである．

　　細胞 ── 組織 ── 器官 ── 器官系 ── 個体

　器官系には運動器系（骨格系と筋系），循環器系，消化器系，呼吸器系，泌尿器系，生殖器系，内分泌系，神経系，感覚器系がある．

　医学における解剖学は人体解剖学を指すが，人体の形態や構造も，他の生物体と同様，生物学的法則性に支配されてつくられたものである．解剖学は，生物体の形態と構造の奥に隠された法則性を発見し，これらの形態的事象を整理し，系統立てるところにその目的がある．

1. 細　胞

　細胞の形，大きさは極めて変化に富む．最も小さいリンパ球は，直径 $5\,\mu m$（マイクロメータ）で，大きいものの代表として直径約 $120\,\mu m$ の卵子があげられる．しかし一般的には多くの細胞は直径 $10\sim20\,\mu m$ の範囲に含まれる．**肉眼**で見える限界は $0.1\,mm\,(100\,\mu m)$ で，細胞を観察するためには**光学顕微鏡**が用いられる．光学顕微鏡の限界は $0.2\,\mu m$ であり，細胞の内部構造の観察には**電子顕微鏡**が用いられる．電子顕微鏡の分解能は $0.2\,nm$（ナノメータ）以上で分子の大きさに達する．μm は $1/1000\,mm$（ミリメータ），nm は $1/1000\,\mu m$ に相当する．

　細胞の形もまた様々で，球状（卵細胞，脂肪細胞），扁平（血管内皮細胞），立方（尿細管上皮細胞），紡錘形（平滑筋細胞），星形（神経細胞）などと表現される．神経細胞には1mにも及ぶ細く長い突起を伸ばすものもある．また白血球や大食細胞のように刺激に応じて偽足を出したり引っ込めたりして，一定の形を示さないものもある．

■ 1）細胞の構造（図1-1）

　細胞は，生命活動を営むために，複雑な内部構造を持つ．生命を支えるとの観点

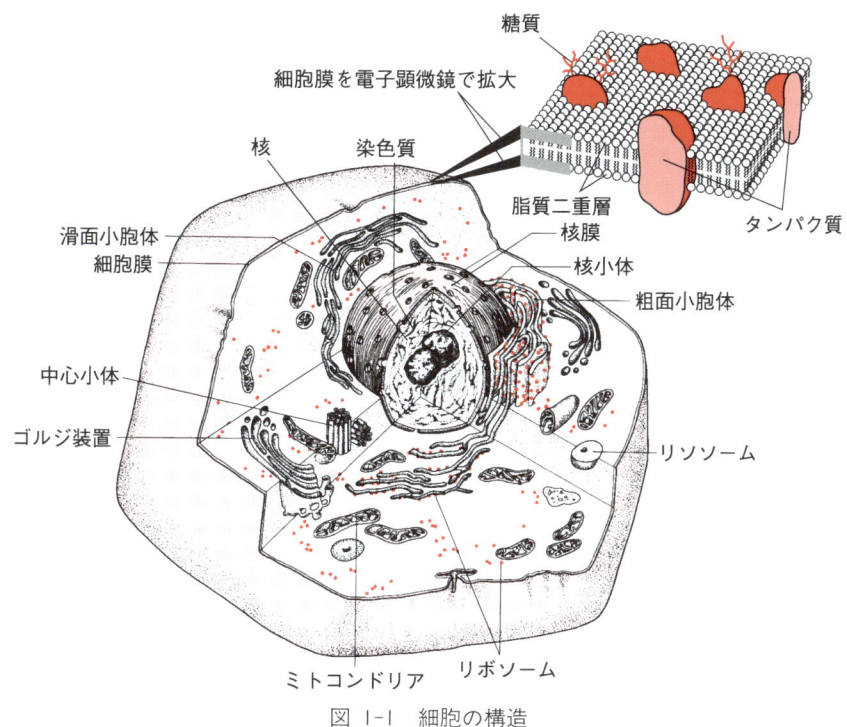

図 1-1　細胞の構造

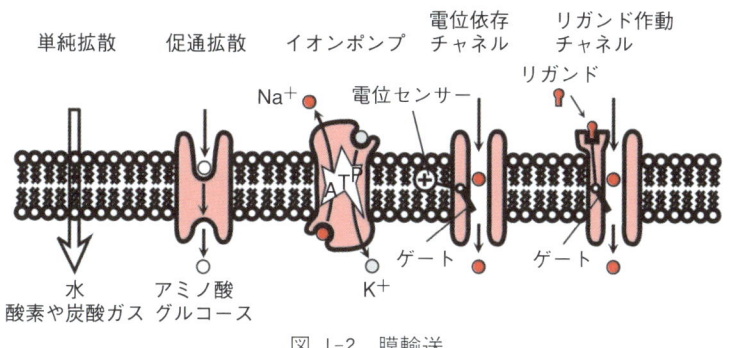

図 1-2　膜輸送

から整理すると，第一に，細胞は1枚の**細胞膜**に囲まれて，**細胞質**を外界から隔てている．第二に，細胞の内容すなわち細胞質には，様々な**細胞小器官**と細胞骨格があり，生命活動を営むとともに秩序を保っている．そして第三に，遺伝情報を蓄わえるもの，すなわち**細胞核**を持つ．

(1) 細 胞 膜

　　細胞膜は，電子顕微鏡を用いてはじめて認めることができるほどの極めて薄い膜で，その厚さは 8〜10 nm である．細胞膜は脂質・タンパク質・糖質からなる．脂質分子には水になじむ親水性の部分と炭素のつながりよりなる疎水性の部分がある．細胞膜は親水性の部分を外側に向けた**脂質二重層**でその土台がつくられる．その中にタンパク質粒子が含まれ，浮遊するように移動する(**流動モザイクモデル**)．また

脂質とタンパク質粒子からは膜の表面に向かって糖質が鎖状に伸びている．この細胞膜表面の糖質により，表面の特性が決定され，細胞どうしの認識が行われる．この認識機能により同種類の細胞は集団をつくることができる．

細胞は細胞膜を通して物質を取り込み，また不要なものを排出する．複雑な構造を持つ細胞膜は，物質の種類により異なる透過性を示す（**膜輸送**，図1-2）．

① 単純拡散

水や呼吸ガス（酸素や二酸化炭素），それにアルコールのような脂溶性物質は細胞膜の脂質二重層を自由に通過する．細胞内で水が欠乏すると外から水が濃度勾配に従って入ってくる（浸透）．

② 促通拡散

栄養素として重要なアミノ酸やグルコースは細胞膜に埋め込まれた**担体タンパク質**により運ばれる．グルコースが欠乏すると，細胞外表面に出ているグルコース担体タンパク質はグルコースを捕え，その形を変えて膜を通過させ，膜の反対側に運ぶ．

③ イオンポンプ

イオンはポンプと呼ばれるタンパク質によって運ばれる．**ナトリウム-カリウムポンプ**は，絶えずナトリウムイオンを細胞外に，カリウムイオンを細胞内に汲み出している．そのおかげで，細胞の外にはナトリウムイオンが，細胞の中にはカリウムイオンが高濃度に存在する．ナトリウムイオンは電位の形成に重要なイオンであり，生きている細胞は，細胞外はプラスに，細胞内はマイナスに荷電している．このポンプを動かすのにはエネルギーが必要である（**能動輸送**）．細胞はATP（**アデノシン三リン酸**）の分解で生じたエネルギーを利用している．細胞が消費するATPの約40％は能動輸送に消費するという．

④ イオンチャネル

神経細胞が興奮したときにはナトリウムイオンが細胞内に流入する．活動電位を終わらせるときにはカリウムイオンが流入する．カルシウムイオンの移動が骨格筋や心筋の収縮を起こす．イオンの出入りは生体活動に重要であるが，イオンは脂質二重層を通過しにくい．膜に埋め込まれた機能タンパク質には特定のイオンだけを通す孔（**チャネル**）が開いている．チャネルには特定のイオンだけを引き寄せるフィルターがあり，チャネルを開閉させる**ゲート**（扉の付いた門）がある．ゲートの開閉にはいくつかの方式があるが，代表的なものは，細胞膜内外の電位の変化を感知して開く**電位依存チャネル**と，細胞膜にある受容体に神経伝達物質のようなリガンドと呼ばれる物質が結合して開く**リガンド作動チャネル**とがある．

⑤ 食作用

タンパク質を含む異物を細胞内へ取り込むときには，全体を細胞膜に包んで取り入れる（細胞運動）．取り入れる物質が小さいときには膜の一部が落ち込んで小胞（飲小胞）の形で取り入れる（**飲作用**）．死んだ細胞や細菌などを取り込むときにはそれを取り囲むように細胞膜が周囲から盛り上がり，ついには包み込み，細胞の中に食胞として取り入れる（**食作用**）（図1-3）．

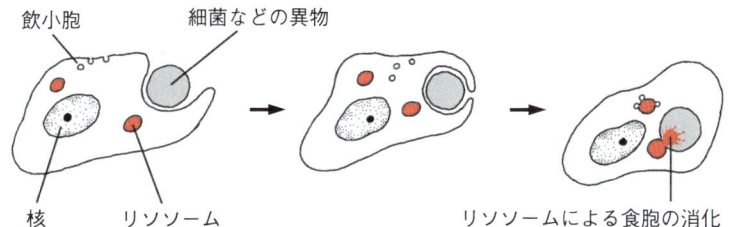

図 1-3 飲作用と食作用

(2) 細胞小器官

　身体にはいろいろの器官があり，それらが連携して個体が生きていくために必要な機能を営んでいる．生命の最小単位である細胞の中にも特定の機能を分担する器官があり，これを細胞小器官という．その多くは細胞膜と同じ種類の膜でつくられている．

① 小胞体

　細胞膜でできた小さな袋で，小胞状，扁平嚢状，小管状など様々な形があり互いに連絡している．小胞体には表面にリボソームが顆粒状に付着する粗面小胞体と，付着しない滑面小胞体がある．粗面小胞体ではタンパク質の合成が行われ，つくられたタンパク質はゴルジ装置に送られて加工される．滑面小胞体は，肝細胞ではグリコーゲンの合成，副腎皮質や卵巣・精巣ではステロイドホルモンの合成，筋細胞ではカルシウムイオンの貯蔵など，多様な働きをする．

② リボソーム

　リボソームは顆粒状の小体で，核から運ばれてきたメッセンジャーRNAの情報に従い，アミノ酸をつなぎタンパク質を合成する．小胞体の表面に付着し粗面小胞体をつくる付着リボソームと細胞質内に散在する遊離リボソームがある．付着リボソームでは細胞外に分泌するタンパク質が，遊離リボソームでは細胞質内で利用されるタンパク質がつくられる．

③ ゴルジ装置

　扁平な滑面小胞体が積み重なってできたのがゴルジ装置である．粗面小胞体でつくられたタンパク質がゴルジ装置に運ばれ糖質を付加するなど加工された後，膜に包まれ，分泌顆粒として細胞外へ，あるいはリソソームとして細胞内を輸送される．

④ 中心小体

　微小管の集まりよりなる円筒形の小体で，2つ1組で行動する．細胞分裂のときには複製をつくって細胞の両極に移動し，染色体を引き寄せる中心となる．

⑤ ミトコンドリア

　0.1〜1μmの球形ないし糸状（立体的にはソーセージ状）の小体で，肝細胞1個に約2,000個含まれるといわれるが，細胞によりその数は異なる．内膜と外膜の二重の細胞膜の袋からできる．内膜は内部に深く折れ込み**クリスタ**と呼ばれる．クリスタは内部に複雑に入り組む迷路をつくる．そこに含まれる種々の酵素により栄養素を燃焼してエネルギーを得る．そのエネルギーをATP分子の形にして細胞の活動に供給する．ミトコンドリアは細胞活動のエネルギー産生の場所である．

⑥ リソーム

膜に包まれた小体でゴルジ装置でつくられる．内部にはいろいろな物質を加水分解して消化する酵素を含んでいる．不要になった細胞の構成成分や，食作用で取り込んだ食胞などと癒合して，酵素を注入し内容物を分解する．細胞内消化を行う小体である．

(3) 細胞骨格

微小管，中間径フィラメント，アクチンフィラメントという3種類の線維性のタンパク質からなり，細胞の形をつくる骨組みの役目を果たす．微小管は直径が25 nmの中空の管で，骨組みとともに物質や細胞小器官の輸送路ともなる．中間径フィラメントは10 nm，アクチンフィラメントは6 nmの直径を有し，細胞の運動にも関与する．

(4) 細 胞 核

細胞核は，球状で大きく，細胞の中心に1個見られるのが一般的である．しかし，核を持たない赤血球，木の葉のようにいくつかの固まりに分かれた核を持つ分葉核の白血球，1個の細胞に多数の核を持つ骨格筋細胞など，特殊な細胞もある．

核は内外2枚よりなる**核膜**に包まれる．核膜には**核膜孔**が開いていて，核の内部と外側の細胞質の間の交流を可能にしている．核内には糸状あるいは粒状の**染色質**が分散し，1ないし複数個の**核小体**が濃く染まって見える．染色質は**デオキシリボ核酸**（DNA, deoxyribonucleic acid）がタンパク質と結合してできたものであり，細胞分裂の際には，DNAとタンパク質が凝集して目に見える染色体となる．DNAは遺伝情報を宿す分子であり，遺伝によって伝えられるあらゆる性質を決定する．核小体には**リボ核酸**（RNA, ribonucleic acid）が集まっている．RNAは，DNAの遺伝情報を写し取って核から細胞質に運び出すなどの働きをする（**メッセンジャーRNA**）．

■ 2) 細胞分裂と遺伝子

(1) 細胞分裂

人体の細胞はすべて1つの受精卵が繰り返し分裂して生まれたものである．しかし生体ではすべての細胞が増殖を続けているわけではない．神経細胞や腎糸球体の足細胞のように，一部にはもはや増殖することがない細胞もあり，肝細胞や平滑筋細胞のように，平常は増殖しないが，必要が生じたときに増殖する細胞もある．また小腸の上皮細胞や皮膚の表皮細胞のように，少しずつ失われる細胞を補うために，絶えず増殖を続けている細胞もある．細胞の増殖は組織の秩序を壊さないように調節されているが，その仕組みが壊れて無制限に増殖するようになったのが，がん細胞である．

① 細胞周期（図1-4）

分裂を繰り返している細胞は，細胞分裂の時期（**M期**）と分裂していない間期を繰り返す．この繰り返しを**細胞周期**という．間期はさらに代謝活性が高く細胞が成長する時期（**G_1期**），DNAに複製が行われている時期（**S期**），そして細胞小器官や

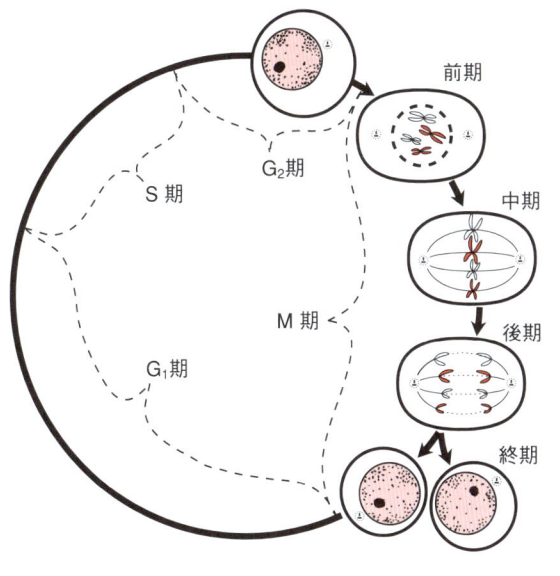
図 I-4　細胞周期

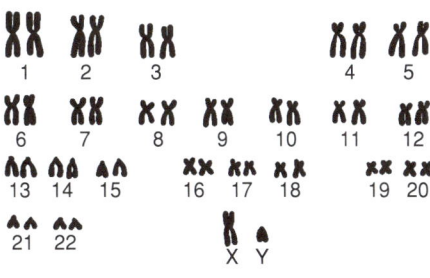
図 I-5　染色体

細胞質成分を作成する時期（G_2期）とに分けられる．

②　染色体（図1-5，6）

　分裂していないときは見ることができないが，分裂に先立ち遺伝情報を持つDNAは複製され2倍量になる．またそれぞれが分配に便利なようにラセンをきつく巻いてコンパクトに荷造りされる．これが**染色体**である．細胞の分裂が，**前期・中期・後期・終期**と進んで，染色体は2つの娘細胞に分けられる．

　染色体の数は生物の種により一定である．人ではその数は46本である．46本の染色体を大きさの順に並べると，形の同じ2本ずつが対をなしていることが分かる．それぞれは受精により両親（精子と卵子）から受けたものである．この内の22対は男女とも同じで**常染色体**と呼ばれる．残りの1対は男女で異なる**性染色体**で，女性は2本とも同じX染色体からなるが，男性はX染色体とY染色体の異なる組み合わせからなる．

③　減数分裂

　減数分裂は生殖細胞をつくるときに起こる細胞分裂である．生殖細胞は次の世代に遺伝子を伝える精子と卵子である．これらの**生殖細胞**の分裂の際も，DNAは複製が行われ2倍量となる．しかし減数分裂では，第一次，第二次と分裂が続けて起こり最終的にはDNA量も染色体の数も**体細胞**の半分23本となる．

> **注●●　染色体異常**：染色体に異常があると身体の構造や働きに異常が現れることがある．異常の程度により胎児は発育の途中で死亡し流産となるが，胎児が成長し先天異常を持って生まれることもある．
> 　ダウン症は，21番目の染色体が1対（2本）ではなく3本あり，トリソミー（trisomy）と呼ばれる異常によって起こる．その頻度は1,000人に1人とされ，特有の顔貌と知能の低下が見られる．性染色体異常も知られている．X染色体が1本しかないターナー症候群では，身長は伸びず卵巣の発育も悪い．男性の性染色体異常であるクラインフェル

ター症候群ではXYの2本の性染色体のほかに，もう1本X染色体が存在しており，知能障害と精巣の発育不全が起こる．

(2) 遺伝子（図1-6）

タンパク質は人体を構成する重要な物質である．また運動や代謝などの人体活動を支えているのは**酵素**である．この酵素もタンパク質からできている．タンパク質は20種類の**アミノ酸**がペプチド結合によりつながった**ポリペプチド**からできており，どのアミノ酸がどんな順序でいくつ結合するかにより，様々な種類の**タンパク質**がつくられる．

ほとんどのタンパク質は，50～2,000個（多くは100～400個）のペプチドの集まりよりなる．これらの**アミノ酸の配列**を決めているのは細胞の核にある**遺伝子**である．つまり遺伝子は**遺伝情報**，すなわちアミノ酸の配列に関する情報を持っている．遺伝子の本体はDNAであるが，鎖の形をしたDNA分子は46本の染色体の中に密に折りたたまれて収納されており，それを引き伸ばすと，長さは1.7mにもなる．

ヒトのDNAは約3万個の遺伝子を含むといわれ，1つの遺伝子はアミノ酸が一定の順序につながった1つのタンパク質を決定する．一人の人間をつくる遺伝子の集まりを**ゲノム**という．DNAに組み込まれた遺伝子が持っている遺伝子情報に基づきタンパク質が構成される過程を**遺伝子発現**という．遺伝子発現はDNAとRNAと呼ばれる2種類の核酸によって行われる．

① 核酸

核酸は**ヌクレオチド**と呼ばれる分子が鎖のようにつながってできている．ヌクレ

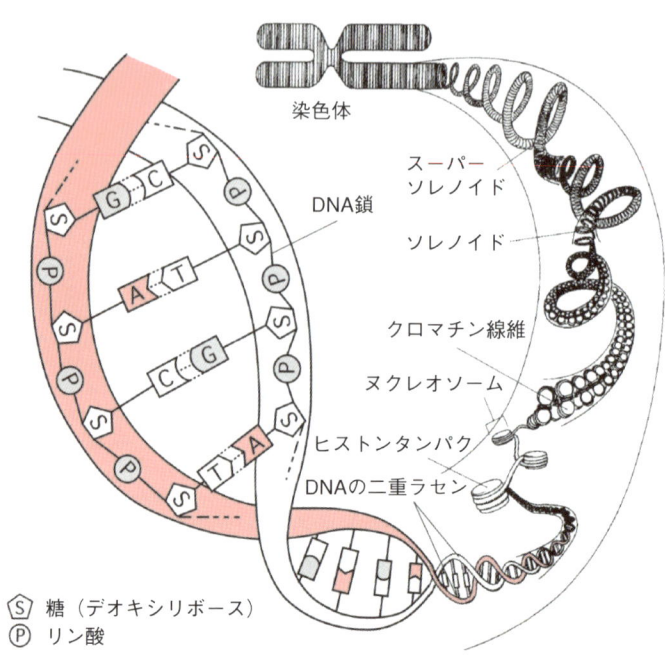

図1-6　遺伝子と染色体

オチドは塩基・糖・リン酸の3つの成分が結合したものである．DNA，RNAはともに**核酸**であるが，両者の間では糖と塩基の種類が異なる．DNAの糖はデオキシリボースであるが，RNAではリボースとなっている．塩基はDNAもRNAも4種類の塩基が使われる．DNAでは**アデニン（A）**，**グアニン（G）**，**シトシン（C）**，**チミン（T）**であるが，RNAではチミン（T）の代わりに**ウラシル（U）**が使われる．DNAおよびRNAは，塩基・糖・リン酸が集まってヌクレオチドをつくり，それらが鎖のようにつながってできている．DNAおよびRNAの分子の鎖の中での4種類の塩基の並び方を**塩基配列**と呼ぶ．

② 遺伝情報

塩基配列はATCGの4つの文字の組み合わせであるが，ヒトのDNAの塩基配列は30億文字にも及ぶ．この塩基配列は3文字で1つのアミノ酸を指定する（遺伝暗号）．たとえばDNAでは，ATGと並べばメチオニンを，TTCと並べばフェニールアラニンを指定し，ATGTTCと並べばメチオニン-フェニールアラニンとの順にアミノ酸が結合される．

③ 情報の伝達

DNAの鎖から塩基Aが突き出ていると，他方の鎖からはTが突き出て，2つの塩基は水素結合によって結合している．同様に塩基Gは塩基Cと向き合って結合し

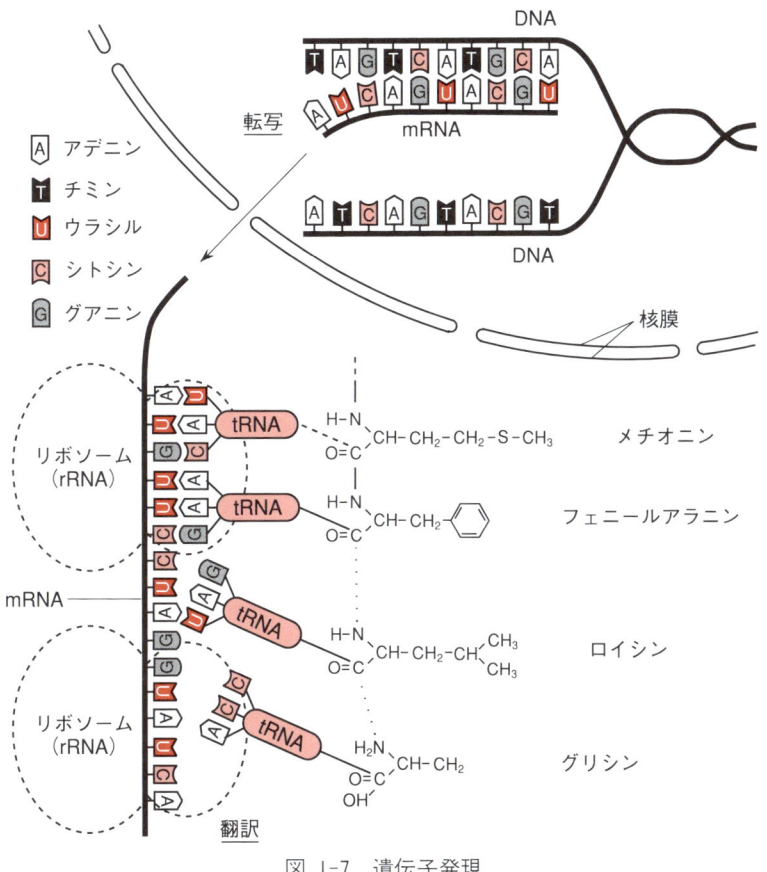

図 I-7 遺伝子発現

ている．このようにDNAの二重ラセンでは，一方の鎖の塩基が決まれば他方の塩基配列も自動的に決まる．2つの鎖の塩基配列の間に見られるこのような関係を**相補性**という．細胞分裂が始まる前には二重ラセンをつくるDNAの鎖はほぐれて，それぞれのDNAの鎖は新しい2組の二重ラセンをつくる．その際，塩基配列は相補性の原則に従ってつくられるので，全く同じ遺伝子情報を持つ**複製**がつくられる．

④ 遺伝子発現（図1-7）

タンパク質の合成はRNAによって行われる．RNAはその役割により3種類が区別される．mRNA（メッセンジャーRNA）はアミノ酸配列に関する遺伝情報をDNAから写し取って（**転写**），核から細胞質に移り，タンパク質合成が行われるリボソームに伝令する．

rRNA（リボソームRNA）はリボソームの構成成分である．tRNA（運搬RNA）はアミノ酸と結合してリボソームに運搬する．tRNAが運搬したアミノ酸はリボソームで結びつけられて遺伝情報に従ったアミノ酸の鎖が延長し（遺伝情報の**翻訳**），タンパク質の合成が進行する（**遺伝子発現**）．

2. 組　織

同じ形態と機能を持つ細胞が集まり，一定の規律に従い配列したものを組織という．組織は，上皮組織，結合組織（支持組織），筋組織，神経組織に区別される．

■ 1) 上皮組織

上皮組織は，基底膜と呼ばれる細い線維の集まりでできた板の上に，数多くの細胞が互いに密接して並び，その間は特別な細胞間結合装置によって結合されて，体表や器官の表面や内腔をおおう組織である．その機能は，器官の表面をおおい，内部を守るのが基本であるが（被蓋上皮），刺激を受容する機能の発達した感覚上皮，物質を吸収する働きの目立つ吸収上皮，分泌機能の著しい分泌上皮（腺上皮）がある．

(1) 上皮組織の分類（図1-8）

上皮組織は，並んでいる細胞の形により，扁平，立方，円柱の各上皮細胞グループに分かれ，これらの細胞が1層であるのか，上下に数多く積み重なっているのかにより，単層と重層とに分けられる．単層であるが，核の位置が上下バラバラに位置していて，一見重層のように見えるものを多列という．移行上皮では，器官の内腔の容積変化に応じて層をつくる細胞の数が変化する．

単層扁平上皮には血管やリンパ管の内腔をおおう上皮が属し，単層円柱上皮には腸内腔をおおう腸上皮にその例を見る．皮膚の表面をおおう上皮は重層扁平上皮であり，鼻腔や気管の内面は，咽頭に向かう運動をする線毛を持った多列線毛上皮におおわれる．移行上皮は膀胱，腎盂，尿管の上皮に見られ，尿の充満度により層の厚さに変化が起こる．

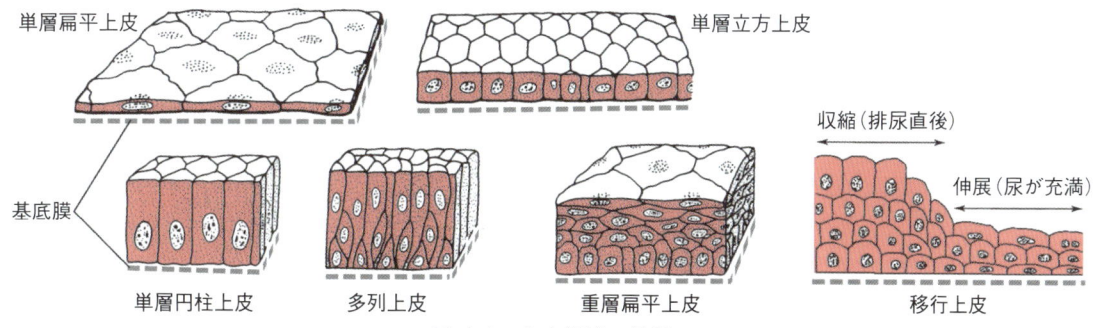

図 1-8 上皮組織の分類

(2) 細胞間結合装置（図 1-9）

上皮細胞には隣接する細胞の連結を強めるために細胞間結合装置と総称される特殊な構造が存在することが電子顕微鏡の観察により明らかにされた．細胞間結合装置には4種類が知られるが，それぞれは細胞の種類によりその発達の程度は異なる．

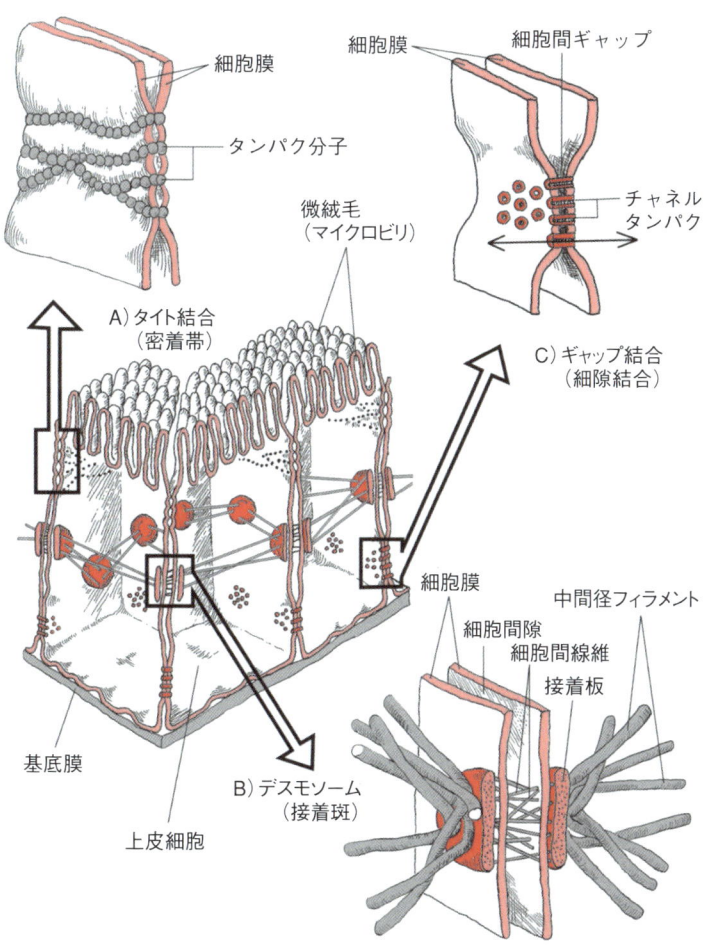

図 1-9 細胞間結合装置

① タイト結合（密着帯）

タイト結合は細胞の側面で最も表層部にあり，細胞のまわりを帯状に取り囲む．隣り合う細胞膜のタンパク分子が相接し，それが網状あるいは平行に続く．これが発達していると細胞間を液体も含めてすべての物質の通過が阻止される．タイト結合は毛細血管の内皮細胞間に発達し血液脳関門を形成する．

② 接着帯

接着帯はタイト結合のすぐ下にあり，同じく細胞周囲を帯状に取り巻く．細胞間隙は 20 nm と開いており，そこにカドヘリンという細胞間結合物質がつまっている．この部に面する細胞膜の内面には裏打ち構造が認められ，アクチンフィラメントが集まり，細胞どうしを接着する．

③ デスモソーム（接着斑）

デスモソームは直径 0.2～0.5 μm の丸い斑状の細胞間結合装置である．ここの細胞間隙も 20 nm と開き，中央にはカドヘリンが高密度に挟まる．またこの部に面する細胞膜にも厚い裏打ち構造が認められ，中間径フィラメントが集まる．デスモソームは皮膚の表皮に見られる重層扁平上皮の細胞間では，特に発達している．

④ ギャップ結合（細隙結合）

ギャップ結合も斑状をしているが，その大きさは直径が 0.02～5 μm とさまざまである．ギャップ結合の名前が示すように，隣接する細胞の間の間隙は 2 nm と近接している．そして，相対する細胞膜のタンパク質が相接し，そこに開いたイオンチャネルの孔は 2 枚の細胞膜を貫通する．この孔の直径は 2 nm で，イオン，糖，アミノ酸などの低分子の物質を通過させ，上皮細胞間の情報交換を行う．特に心筋細胞間に発達したギャップ結合は心筋の強力な収縮を可能にする．

(3) 腺上皮

上皮細胞が分泌物をつくって細胞外に分泌する働きを持つときに，その細胞を**腺細胞**といい，それらが集まって**腺上皮**がつくられる．

① 単細胞腺と多細胞腺（図 1-10）

上皮細胞列の中に腺細胞が単独で散在しているときは**単細胞腺**と呼ばれる．腸上皮や気管上皮に見られる杯 (さかずき) 細胞はその例である．

多くの腺細胞が集まって分泌を行うのが**多細胞腺**である．多細胞腺では役割の分担が行われ，腺細胞が集まる**分泌部**（終末部）とつくられた分泌物を上皮の表面まで運ぶ管状の**導管**に分かれる．唾液腺や膵臓，乳腺など，その多くは多細胞腺である．

② 分泌の様式（図 1-11）

分泌物の分泌の仕方にも様式に違いがある．ゴルジ装置でつくられた分泌顆粒は細胞膜直下に移動し，分泌物を包む膜が細胞膜と癒合して内容物を放出する．これを**開口分泌**といい，その例として小汗腺（エクリン汗腺）が知られる．

細胞の表面近くに分泌物が集まり，風船のように表面に向かって膨出して，ついには細胞質の一部とともにちぎれて分泌される．これを**アポクリン分泌**と呼び，腋窩の大汗腺（アポクリン汗腺），耳道腺，肛門周囲腺などが知られる．分泌物にはタ

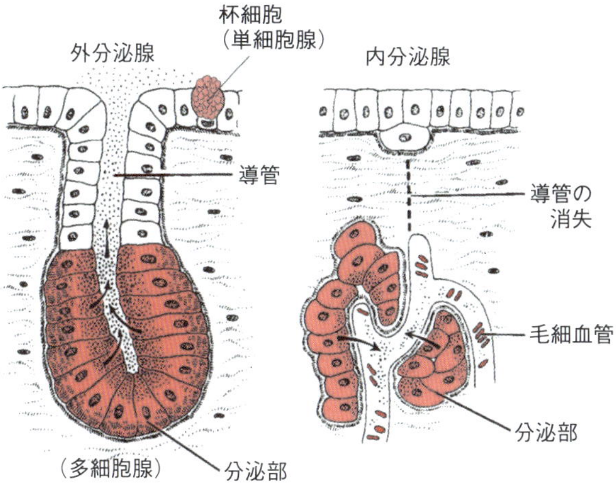

図 I-10　分泌腺

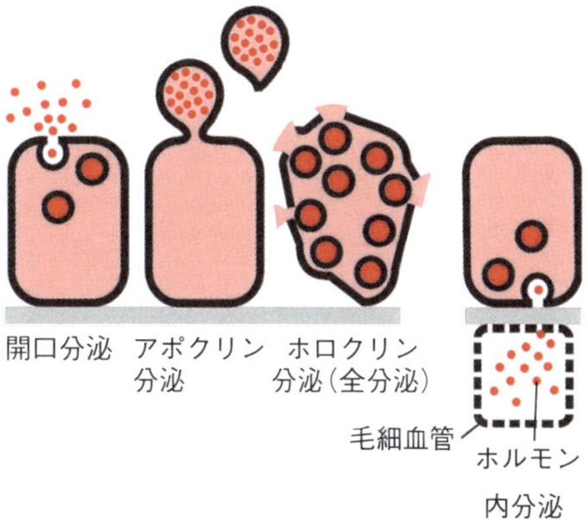

図 I-11　分泌の様式

ンパク質が含まれ特有のにおいを発する．

　細胞内部がつくった分泌物で充満し，やがて変性に陥り，細胞全体がそのまま分泌物となり放出される．これを**ホロクリン分泌**（全分泌）といい，脂腺に見られる．

　導管を失った**内分泌腺**では，分泌物は細胞の基底側に放出され，血管に入りホルモンとして全身を回る（図1-10）．

2）結合組織

　結合組織は全身に広く分布し，器官・組織・細胞の間にできるすき間を埋め，結合するとともに，骨や軟骨のように身体を支える支柱の働きをする組織も含まれる．結合組織の特徴は，上皮組織と異なり，多量の細胞間基質を有しその間にそれをつくりだした細胞が点在することである．基質の性質により，線維性結合組織，軟骨組織，骨組織，血液に分けられる．

(1) 線維性結合組織（図1-12）

　線維性結合組織は線維の密度や配列により密性結合組織と疎性結合組織に分けら

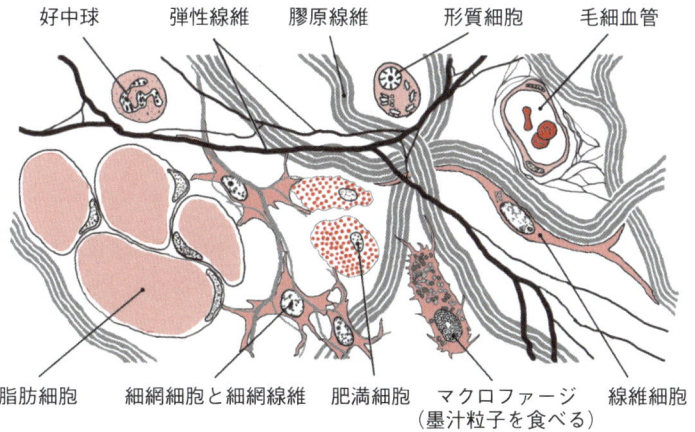

図 I-12　線維性結合組織

れる．密性結合組織では，線維が密に平行にまたは交叉するような方向に配列し，引っ張りに強い力を発揮する．靱帯や腱，真皮や眼球の強膜などに，その例が見られる．疎性結合組織では，線維は疎で不規則な方向に走りその間隙に多種類の細胞を入れ，全体として柔軟で，種々の機能を果たす．

A）線維

線維性結合組織をつくる線維には膠原線維，細網線維，弾性線維の3種類がある．

① 膠原線維

煮ると膠を生じるので膠原線維と呼ばれる．主成分はコラーゲンタンパクで，人体を構成するタンパク質総量の1/3にものぼるという．膠原線維の太さは2～12 μm で，それらが集まると白い独特の輝きを持ち，引っ張る力に対して強い力を発揮するのが特徴である．

② 細網線維

細網線維は，線維そのものは膠原線維と同じである．ただし，胸腺，リンパ節，脾臓，骨髄など，細網内皮系を形成する器官に存在し，体液の流れの容易な網の目を形づくる．その網の目には食作用が旺盛な大食細胞が多く点在しており，生体防御に重要な働きをする．

③ 弾性線維

弾性線維はゴムひものように弾力性に富む線維で，引っ張ると2倍ほどに伸びる．主成分はエラスチンで，太さは0.2～1 μm であり，枝分かれが認められる．弾性線維は結合組織中では膠原線維とともに存在する．弾性線維が特に多く含まれるのは，大動脈壁，弾性軟骨，黄色靱帯などである．弾性線維は淡い黄色を示し，集まると黄色く見える．

B）細胞

① 線維細胞

線維細胞は線維性結合組織の中では最も多数を占め，細長い紡錘形または数本の突起を出した星形を呈し，膠原線維の走行に沿って伸びている．この細胞は活動状態にあり，積極的に増殖し膠原線維をつくっているときは線維芽細胞と呼ばれる．外傷などで組織が破壊されて欠損が生じると，線維細胞は線維芽細胞となり増殖を始め，欠損部を膠原線維で埋める．傷口から盛り上がってくる肉芽組織は毛細血管に富み赤く見えるが，次第に線維がつくられ増えていくと線維芽細胞は増殖を止め，傷は線維の白い塊（瘢痕）となって治癒する．

② 大食細胞

マクロファージとも呼ばれ，食作用により異物を取り込み，処理するのが仕事である．大食細胞の細胞質には異物を処理するために多数のリソソームが含まれる．このように死んだ細胞や細菌などの異物を処理して組織の掃除をする以外に，処理した異物の種類をリンパ球に教えて（抗原提示），抗体を産生させる．血球の1つである単球として全身を回り，働き場所を見つけると，大食細胞となって血管の外に出て，生体防御の第一線で活躍する．

③ 肥満細胞

肥満細胞は大量の顆粒を抱え込んで，丸く大きく太っているところからこの名が

ある．顆粒にはヒスタミンが含まれている．ヒスタミンは毛細血管を拡張し，その透過性を高める作用がある．肥満細胞は血管の周辺に多く，細胞膜表面には免疫グロブリンEの受容体を持っている．抗原がやってくると受容体を刺激し，顆粒からヒスタミンを放出する．肥満細胞は喘息，花粉症，じんま疹などを引き起こす．

④ 形質細胞

形質細胞はBリンパ球から分化した細胞である．形が楕円形で，核は中心を外れ側方に偏在する．核は丸く，色素に染まる染色質は中心から放射状に広がり，その形が車輪に似るところから車輪核と呼ばれる．細胞質には粗面小胞体が発達し活発なタンパク合成を行って抗体を産生する．大食細胞の食作用により，抗原の情報を得たTリンパ球はBリンパ球を形質細胞に分化させる．

⑤ 脂肪細胞

疎性結合組織には，しばしば脂肪細胞が含まれる．脂肪細胞の細胞質は大量の中性脂肪で占められる．その脂肪は，顕微鏡標本ではアルコール処理により溶けてしまうので，細胞だけが指輪形に残る．脂肪細胞が特に多く集まって集団をつくると脂肪組織と呼ばれる．皮下脂肪は皮膚に柔軟性を与えるとともに，熱の放散を防ぐ．

(2) 軟骨組織（図1-13）

軟骨組織は**軟骨細胞**と**軟骨基質**からなるが，基本は線維性結合組織で，それの特殊化した形と考えられる．軟骨表面は密性結合組織の**軟骨膜**に包まれ，深部に行くに従い膠原線維の間隙を埋めるコンドロイチン硫酸の含有量が増え，軟骨特有の弾力性を生み出す．軟骨基質には血管は存在せず，軟骨膜表面の血管からの浸透により栄養される．軟骨基質に閉じこめられた後も軟骨細胞は分裂を続け，同じ**軟骨小腔**に2ないし4個の軟骨細胞が見られる．

軟骨は軟骨基質の性状により3種に分けられる．

① 硝子軟骨

軟骨基質は膠原線維の間に多量のコンドロイチン硫酸を含み，すりガラスのように半透明の乳白色を示す．最も普通に見られる軟骨で，関節軟骨・肋軟骨・気管軟骨がその例としてあげられる．

② 弾性軟骨

軟骨基質を構成する線維の約30％が弾性線維からなり，弾力性に富む．透明感のある淡い黄色を呈し，耳介軟骨や鼻軟骨の多くがそれにあたる．

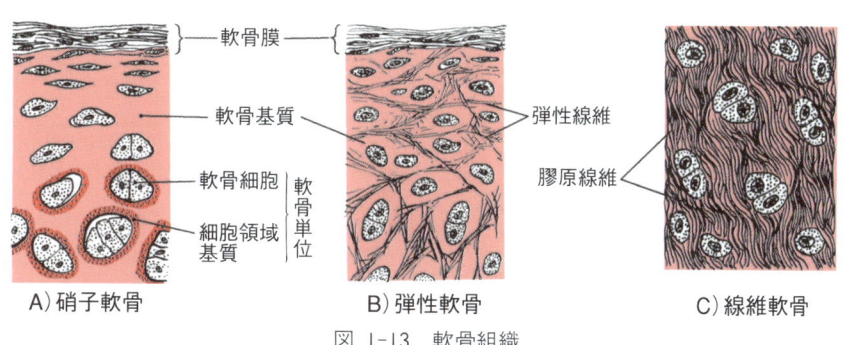

図1-13 軟骨組織

③ 線維軟骨

大量の膠原線維が束をつくって走り，その間に軟骨細胞と少量の軟骨基質が存在する最も強靭な軟骨である．脊柱の椎間円板，骨盤の恥骨結合，膝関節の関節半月などに見られる．

(3) 骨組織（図1-14）

骨組織は骨細胞と骨基質とからなる硬い組織である．

A）骨基質

骨基質は，豊富な膠原線維ででき，その間に大量のリン酸カルシウムなどの**アパタイト**と呼ばれる無機質の結晶が沈着しており，軟骨組織と同様，線維性結合組織の特殊な形と考えられる．無機質は基質の65〜70％を占め，これにより骨組織に特有の硬さを与える働きをしている．

B）骨の細胞

骨組織は硬い組織で一度つくられたら変化しないように見えるが，常に改築（リモデリング）が行われている．骨組織には骨芽細胞，骨細胞，破骨細胞が存在し，骨基質のつくり替えを行っている．

① 骨芽細胞

骨芽細胞は骨を形成する細胞で，骨の表面に並び突起を骨表面に平行に伸ばしている．この突起の表面から**基質小胞**がふくれ出て，細胞外に分泌される．分泌された基質小胞はカルシウムとリン酸を引き寄せ，針状のハイドロキシアパタイト結晶を膠原線維の間に沈着させて骨基質が形成される．骨芽細胞は幼若な線維細胞に由来する．

② 骨細胞

骨細胞は自らつくった骨基質の中（**骨小腔**）に閉じ込められている．骨細胞は多数の細くて長い突起を伸ばして互いに接触し，骨基質の中に骨細胞のネットワークを形成する．このネットワークを通じて骨組織にかかる荷重などの情報を骨芽細胞に伝えて骨形成と骨吸収の調節を行う．これらの突起は骨組織の内部を走るハバース管にも達し，その中を通る血管から酸素と栄養を受けている．

③ 破骨細胞

破骨細胞は骨の表面に接する大きな細胞で，複数の核を持ち，細胞質にはミトコンドリアとリソソームを多数含む．この細胞の周縁には，**明調帯**と呼ばれるアクチンフィラメントの豊富な部分があり，骨と密着して骨との間に閉鎖腔を作る．細胞の中央からは骨に向かって**波状縁**という板状の突起が多数伸び出て，そこから閉鎖腔に向かって水素イオンが分泌される．そのため閉鎖腔の中はpH3〜4の強い酸性になり，骨に含まれるカルシウムは酸によって溶かされる．さらに破骨細胞はカテプシンという酵素を分泌して膠原線維も分解する．このようにして破骨細胞が骨表面につくったくぼみを**骨吸収窩**という．破骨細胞は骨をある程度溶かし終わると次の場所へと移動してゆく．破骨細胞は大食細胞と同じ血球の単球に由来する．

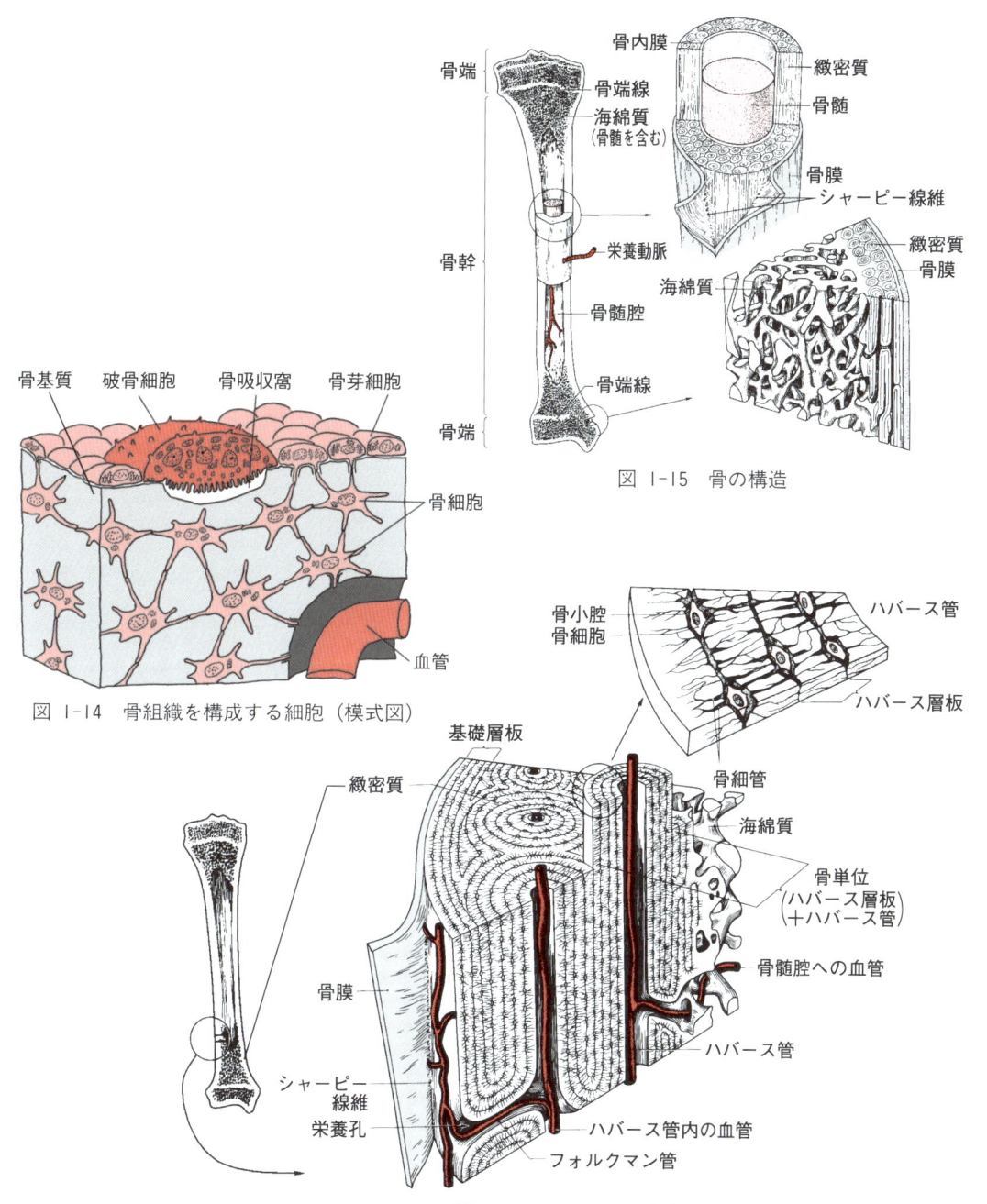

図 1-14 骨組織を構成する細胞（模式図）

図 1-15 骨の構造

図 1-16 骨層板と骨細胞

C）骨の構造（図 1-15, 16）

個々の骨はいろいろな形をしているが，その表面は硬い骨質でできており，内部には造血を行う空間（骨髄腔）がある．頭部の骨（頭蓋）では中に空気の入る腔を持つものもある（副鼻腔）．

① 海綿質

脊柱を構成する椎骨など多くの骨の内部は，骨質の薄い板が立体的に組み合わさりスポンジ（海綿）のようになっているので海綿質といい，骨質の薄板を**骨梁**とい

う．骨梁の間の空間には骨髄組織がつまっている（図 1-15）．

② 緻密質

骨の表面近くの骨組織だけでできているところを緻密質というが，1つの骨でも部位によって緻密質の厚さは異なり，腱や靱帯が付着する場所では厚さを増す．体肢の骨のような長い骨では両端を**骨端**といい，間を**骨幹**というが，骨幹部は厚い緻密質で囲まれ，内部に**骨髄**を入れる．骨髄は造血を行う組織で，活動が活発な赤色骨髄が高齢者では脂肪組織に置換する（黄色骨髄）．骨端では緻密質が薄く，海綿質が多い．

③ 骨膜

骨は，関節軟骨におおわれた関節面を除き，**骨膜**に包まれる．骨膜は線維性の密性結合組織でつくられ，そこから分かれた**シャーピー線維**が骨質に直角に侵入し，骨膜を骨表面に固着させる．筋，腱，靱帯が付着する場所では骨膜は厚くなっている．骨膜には血管や神経が豊富に分布し，痛みに敏感な場所として知られる．

④ 骨層板

骨質の中には多くの血管が入り，豊富な血管網がつくられている．大腿骨のような長骨の**緻密質**を顕微鏡で見ると，この血管を中心に多数の骨層板が同心円状に並んでいる．中心の血管腔を**ハバース管**，同心円状に並ぶ骨層板を**ハバース層板**という．骨の表層に近く位置する骨層板は，骨表面に平行に配列し**基礎層板**といい，この基礎層板を貫く血管腔を**フォルクマン管**，骨表面にできた孔を**栄養孔**という．骨層板に沿って骨小腔が並ぶ．そこには骨細胞が入り，多数の細長い突起を伸ばして互いに交通し，骨細胞のネットワークを形成する．

骨質をなす骨層板は，有機質と無機質とからなる．有機質の膠原線維が骨組みをつくり，その間をリン酸カルシウムの結晶（アパタイト）が埋める．膠原線維は引っ張りに強く，リン酸カルシウムの結晶は圧力に強い．その構造は鉄筋コンクリートに似て強い力を発揮する．

D）骨の血管と神経

① 血管網

骨を養う血管には2つの系統がある．1つは骨膜に分布する動脈層からフォルク

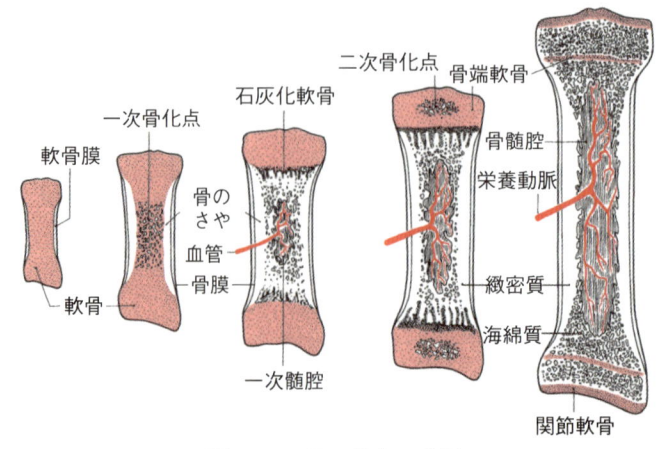

図 1-17 骨の発生と成長

マン管を通って緻密骨に入る無数の細い動脈である．ハバース管の中にまで分布し，広く骨質を栄養する．骨端軟骨は骨幹と骨端の双方の血管から栄養を受けるが，双方の血管は骨端軟骨にさえぎられて，吻合を持たない．

　もう1つの系統は，骨髄に直行する少数の太い動脈である．長管骨では骨幹部の中央近くに肉眼的にも認められる1〜2本の栄養孔である．この孔を通って骨髄に入った動脈は骨髄を養った後，フォルクマン管からハバース管に入り，緻密質を内面から栄養し骨膜からの血管と吻合する．

② 神経

　骨膜や関節包には，豊富な知覚性の神経が分布し，痛覚や深部知覚に関与する．骨の手術のとき，骨膜を傷つけると激しい痛みを起こすが，骨質や骨髄の破壊では痛みを起こさないという．

E）骨の発生と成長（図1-17）

　胎児期に骨はどのようにしてつくられるか．骨の発生については2つの様式がある．1つは**軟骨内骨化**という様式である．もう1つは**膜内骨化**という様式である．

① 軟骨内骨化

　大半の骨は，軟骨内骨化によりつくられる．まず軟骨で骨の原型がつくられる．次に骨の原型の骨幹部に相当する軟骨膜の細胞が骨芽細胞に変わり，内側に向かって骨を作り始める．その結果，骨のさやができあがる．骨のさやに囲まれた中央部の軟骨は変性・膨化し基質に石灰化（カルシウム沈着）が起こり，**一次骨化点**となる．そこに骨膜から血管が侵入して**原始骨髄**が形成される．原始骨髄は大きさを増し**一次髄腔**となる．一次髄腔に突出した石灰化した梁(はり)には，血管とともに侵入した骨芽細胞が並び，内側より海綿状の骨質の形成が始まる．

　遅れて骨端でも，軟骨の変性，石灰化が起こり，**二次骨化点**が生じる．2つの骨化点にはさまれた軟骨層は，**骨端軟骨**として，思春期を迎え下垂体前葉よりの成長ホルモンの分泌が低下するまで，生後も分裂増殖を続ける．軟骨が骨に置き換わるこれらの骨を**置換骨**という．

② 膜内骨化

　骨幹部では骨膜下に進行する膜内骨化により，外側から骨質が付加されて，太さ方向（直径）の成長が起こる．また膜内骨化では頭蓋骨のような扁平な骨がつくられ，脳などの臓器を外からおおうところから，この様式でつくられた骨を**付加骨**（被蓋骨）という．

F）関節（図1-18）

　関節では，骨と骨とが**関節腔**を隔てて可動性に連結する．2つの骨の骨膜は互いに連なり**関節包**となる．関節包は**滑液**で満たされた関節腔を囲んでいる．

① 関節軟骨

　関節腔に面する骨表面は薄い軟骨層，すなわち**関節軟骨**でおおわれる．関節軟骨は硝子軟骨であるが，軟骨膜を欠き直接に滑液（関節液）に接する．浅在層を形成する軟骨細胞は扁平で，膠原線維は表面に平行に配列する．中間層から深在層にかけて，球形の細胞が細胞群をつくって柱状に重なり，膠原線維は表面に向かって垂直に並ぶ．骨質に接する関節軟骨の基質は石灰化を示す．

図 I-18 関節

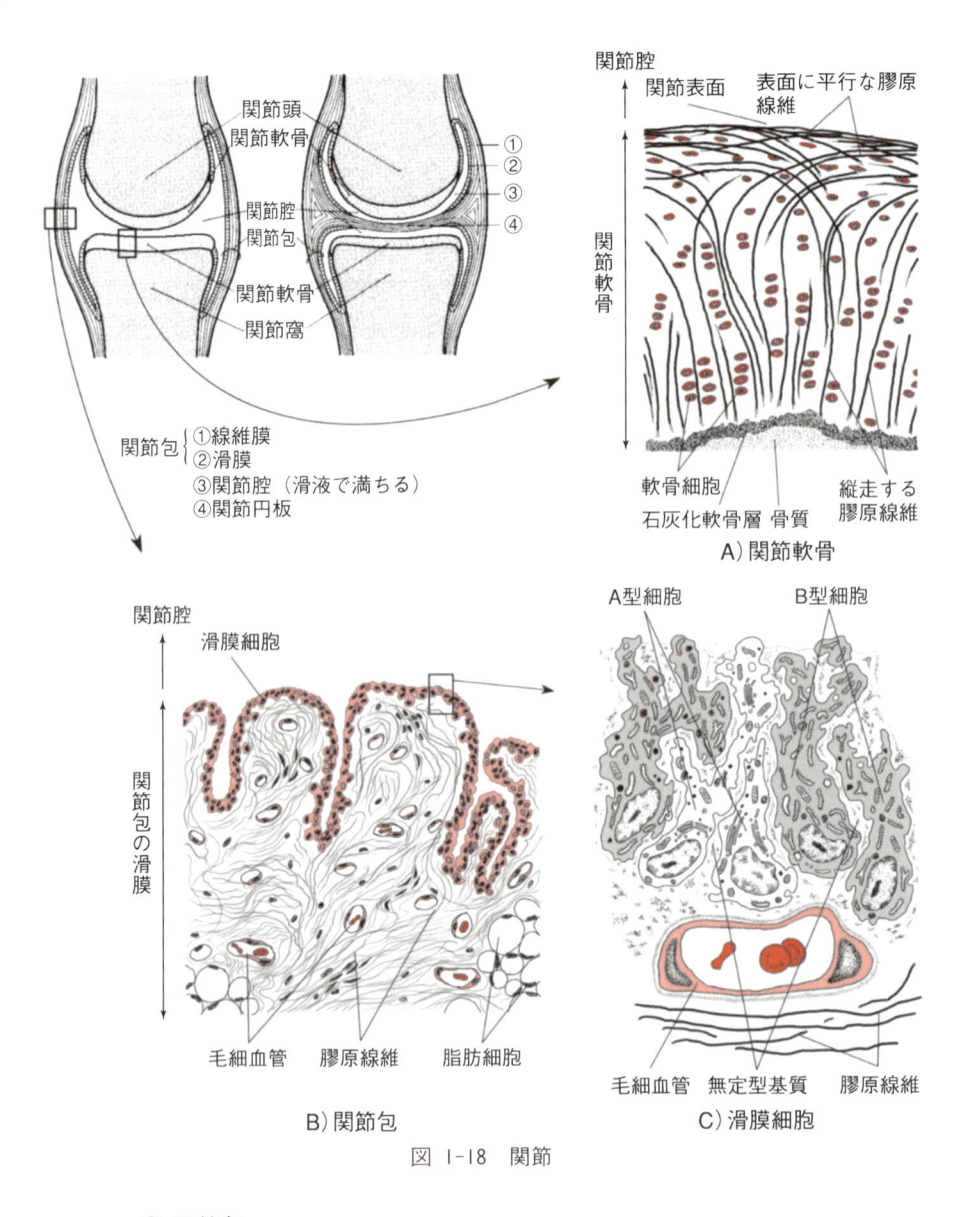

② 関節包

関節包は，強靱な膠原線維の集まる**線維膜**と内側をおおう疎性結合組織の**滑膜**とからなる．滑膜は関節腔に突出する滑膜ヒダを持ち，その表層は単層ないしは2～3層の滑膜細胞におおわれる．滑膜細胞は表面をおおう通常の上皮組織ではなく，細胞の形が不規則で，細胞間には結合装置は見られず，無定形な結合組織の基質が入り込む．滑膜細胞にはA型とB型が区別され，A型細胞は活発な食作用を示し，主に関節腔内の組織断片を除去する．B型細胞は線維芽細胞で，**滑液**の分泌を行う．滑膜細胞の直下では毛細血管が発達し，タンパク質や糖質の活発な交換が，関節腔を満たす滑液との間で行われる．滑液は，関節運動の際の摩擦や抵抗を減じる潤滑油としてはたらくとともに，関節軟骨に栄養を供給する．

③ 関節円板

関節腔内には，線維軟骨の**関節半月**や**関節円板**が介在することがある．それらは

衝撃を和らげる働きとともに，移動や変形によって関節面を広げるのに役立っている（顎関節など）．

> **注●●関節の異常**：関節をつくる骨の関節面が正常な可動域を越えて接触を失った状態を**脱臼**という．一度脱臼すると，関節包や靱帯が伸びたり断裂したりするので脱臼しやすくなる．関節のまわりにある靱帯が無理に引き伸ばされて，その一部がちぎれた状態を**捻挫**という．「足をくじく」というのは足首の捻挫である．また「突き指」も一種の捻挫で，強い外力で正常の運動範囲を越えた場合に起こる．関節軟骨は，老化現象で次第にすり減り，滑らかな運動ができなくなる．同時に軟骨縁では，骨の増殖が起こり余分な骨がつくられる．その結果，関節の形態が変わってゆく**変形性関節症**が起こる．**関節リウマチ**は関節包の滑膜の炎症である．関節が腫れて動きが悪くなり，次第に関節が破壊されて変形が起こる．初期には手や足の関節の紡錘状の腫れを見ることが多いが，やがて腎臓や，心臓，肺などへ病変が広まる全身性の疾患で，膠原病に数えられる．女性に多い．

(4) 血液とリンパ（図 1-19）

細胞要素は**血球**で，基質にあたるのが**血漿**である．ここでは必ずしも細胞要素が基質をつくり出したのではないが，便宜的にここに入れられている．血液の45%は血球で占められている．血球の99%は**赤血球**であり，残り1%に**白血球**と**血小板**が含まれる．

① 赤血球

赤血球は血液 1 μl（mm³）中に500万個（女子は450万個）が含まれ，直径は 7 μm の円盤形で，横から見ると両面の中央が少しへこんでいる．赤血球には核がなく，内部は主に酸素の運搬を行う**ヘモグロビン**により占められる．

② 白血球

白血球は無色で核を有し，大きさは赤血球より少し大きい．形は標本として顕微鏡下に見るときは円形であるが，アメーバ様運動により血管を通過して出入りする．数は血液 1 μl 中に 4,000〜9,000 個である．白血球には，**好中球・好酸球・好塩基球・リンパ球・単球**の5種類があり，好中球が最も多く，次にリンパ球が多い．傷などにより体内に細菌が侵入すると，好中球が多量に動員され，食作用を発揮して細菌を食べ分解処理する．感染症にかかったときに白血球が増加するのはこのためである．リンパ球は免疫を担当する細胞である．単球は活発な食作用を持ち，血管外に出て**大食細胞（マクロファージ）**として働く．

③ 血小板

血小板は直径が 2〜3 μm の小さな円盤状の小体で，骨髄にある**巨核球**という大型

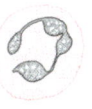

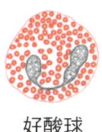

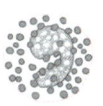

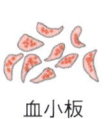

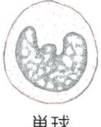

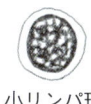

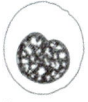

図 1-19　血球

の細胞の細胞質が細かくちぎれてできたもので，血液 1 μl 中に 25～40 万個含まれる．血小板は血管の損傷部位を血栓をつくってふさぐとともに血液を凝固させる．

④ **血漿**

血漿には約 8% に**血漿タンパク**が含まれ，全身へのタンパク質の補給，免疫機能，血液凝固などの働きをなす．

3) 筋組織（図1-20）

収縮能が特に発達した細胞の集まりからなる組織で，収縮，弛緩を繰り返す．この組織に属する細胞は形が細く長いので一般に**筋線維**と呼ばれる．筋線維は長軸方向に走る多数の**筋原線維**を入れる．筋原線維は**アクチン**と**ミオシン**という細線維（フィラメント）の集まりよりなる．細線維の規則的な配列が**横紋**として観察されるが，筋原線維に横紋が観察されるかどうかにより，**平滑筋**と**横紋筋**が分けられ，後者のうちで骨格に付着するものを**骨格筋**，心臓を構成するものを**心筋**として区別する．

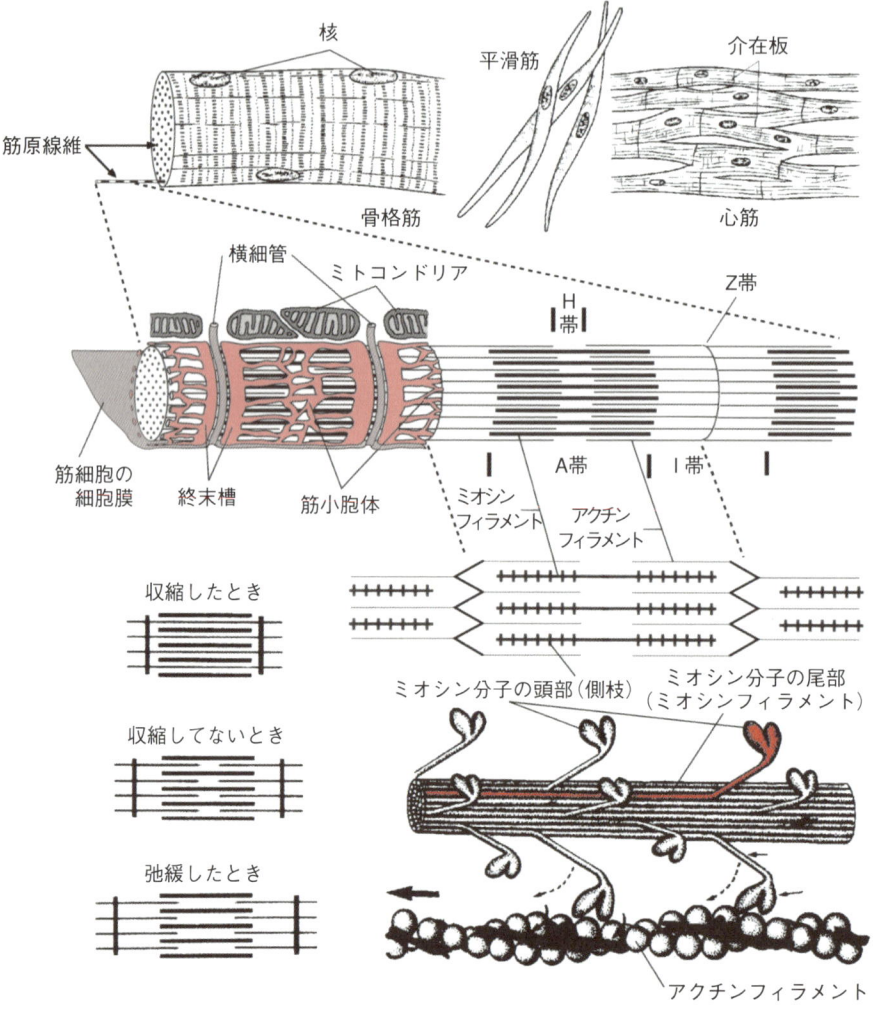

図 I-20　筋組織

(1) 平滑筋

平滑筋は，消化管や血管のような管状の，あるいは膀胱や子宮のような袋状の内臓の壁をつくるところから，**内臓筋**とも呼ばれる．自律神経の支配を受けており，意識的に動かそうと思っても動かすことのできない不随意筋である．平滑筋線維は，中央部分は核を入れて太く，両端は細くなった，紡錘形を呈する．その長さは血管壁では $20\,\mu m$，腸管壁では $0.2\,mm$，妊娠子宮では $0.5\,mm$ と器官により異なる．眼球内にあって瞳孔を小さくする瞳孔括約筋，水晶体の厚みを調節する毛様体筋も平滑筋である．

(2) 骨格筋

手や足を思うように動かすことができるのは骨格筋の働きによる．骨格筋は骨に付着し，脳脊髄神経の支配を受けている随意筋である．これらの骨格筋線維が束となり，全体を筋膜に包まれて筋がつくられる．骨格筋線維は直径が $10\sim100\,\mu m$ で，長さはときに $10\,cm$ を越えることがある．筋線維は円柱形をして，たくさんの核が全長にわたり散在するが，筋芽細胞が融合した多核細胞である．ただし 1 本の筋線維が筋頭から筋尾まで伸びることはまれである．

① 筋原線維

筋線維の内部を満たす筋原線維には，暗く見える **A 帯**と明るく見える **I 帯**が交互に並び横紋が形成される．筋原線維を電子顕微鏡で観察すると，太いフィラメントと細いフィラメントの 2 種類が規則正しく配列しているのが分かる．太いフィラメントはミオシン，細いフィラメントはアクチンというタンパク質である．ミオシンフィラメントとアクチンフィラメントが重なり合って見えるところが A 帯として，アクチンフィラメントだけのところが I 帯として観察される．A 帯の中央にはアクチンフィラメントの欠けるところがあり，**H 帯**として区別される．アクチンフィラメントを束ねる部分が，明るい I 帯の中央に明瞭な線として認められる．これを **Z 帯，Z 線**あるいは **Z 盤**という．

② サルコメア（筋節）

Z 帯から Z 帯までを筋収縮の単位と考えて，サルコメアという．サルコメアの長さは非収縮時には $2.5\,\mu m$ あるが，収縮時には $2.0\,\mu m$ となる．これによって筋細胞全体としては大きな収縮力を発揮することになる．筋収縮によって短くなるのは I 帯であり，A 帯の長さは変わらない．この収縮の現象はアクチンフィラメントがミオシンフィラメントの中に滑り込むことによって起こる（滑走説）．

③ 筋小胞体

筋小胞体は筋原線維を取り囲むように発達している．そこへ筋細胞の表面から直角に**横細管（T 管）**という管が落ち込み，A–I 境界帯の位置で筋原線維を環状に取り囲みながら奥に進む．これによって細胞膜を伝わってくる興奮を素早く細胞内部まで伝えることができる．筋原線維を網状に取り囲む筋小胞体は横細管のまわりでふくらみ**終末槽**をつくる．横細管に興奮が届くと，これに接する筋小胞体終末槽からカルシウムが大量に細胞質に放出される．筋小胞体に接してミトコンドリアが 1 列に並ぶ．ミトコンドリアは筋の収縮エネルギーである ATP を供給する．

④ 興奮収縮連関

筋細胞の興奮は横細管を通じて筋小胞体終末槽に伝えられ，大量のカルシウムを放出する．ミオシン分子には尾部と頭部が区別される．ミオシン頭部は**側枝**としてミオシンフィラメントから側方に突出する．カルシウムはアクチンフィラメント上のトロポミオシンにあるトロポニンというタンパク質に結合すると，ミオシン頭部はアクチンフィラメントとの結合が可能となる．アクチンフィラメントと結合したミオシン頭部は，ATPの分解エネルギーを使ってアクチンフィラメントを引き寄せる．ミオシン頭部は，再度ATPと結合すると，アクチンフィラメントから離れ，新しい収縮に備える．筋細胞の興奮が終わると，カルシウムイオンはポンプ作用により筋小胞体に戻る．横細管に伝わった興奮が筋小胞体からカルシウムを細胞質に放出し，これによりミオシンフィラメントとアクチンフィラメンとの間に滑り込みが起こり，筋原線維が収縮することを，**興奮収縮連関**という．

⑤ 白筋と赤筋

骨格筋は**白筋**と**赤筋**に分けられる．白筋は急速に収縮するが，長くは収縮し続けられない．赤筋の収縮はゆっくりではあるが，長時間収縮を続けることができる．すべての骨格筋は白筋と赤筋の混合によってできており，その割合を変えることによりその筋の働きに最も適したスピードと持続時間を得ることができる．白筋は瞬発力が要求される腓腹筋に多く見られ，赤筋は持続力を必要とする脊柱起立筋に多く見られる．

(3) 心　筋

心臓を動かしている筋である．骨格筋と同様の横紋を有するが，その動きは自律神経により，意識的にその動きを変えることのできない不随意筋である．心筋線維も円柱形をして長く伸びるが，しばしば分岐し網目を形成する．また心筋線維は，竹の節のように，一定の間隔で介在板で仕切られ，その中央に核を持つ．心筋線維は介在板に仕切られた単核細胞の多数の連なりからなり，骨格筋線維とは異なる．介在板には細胞どうしをしっかりと接着する**デスモソーム**が発達し，また**ギャップ結合（細隙結合）**によって情報伝達が容易で，心筋細胞全体は一致して収縮することができる．さらに一定の場所を走る特殊化した心筋線維は**刺激伝導系**を形成し，心筋内の収縮情報の伝達にあたる．

■ 4) 神経組織（図1-21）

情報伝達を働きとする組織であり，**神経細胞**と**神経膠細胞（グリア細胞）**よりなる．

(1) 神経細胞

神経細胞は**ニューロン**とも呼ばれ，細胞体とそれから伸びる突起よりなる．突起には，細胞体から四方に伸び出て木の枝を思わせるように分枝を繰り返す**樹状突起**と，細胞体から通常1本で枝分かれが少なく長く伸びる**軸索**の2種類が区別される．軸索は興奮を遠くへ伝導し，その終末は別の神経細胞の樹状突起あるいは筋細胞な

図 1-21 神経細胞と神経膠細胞

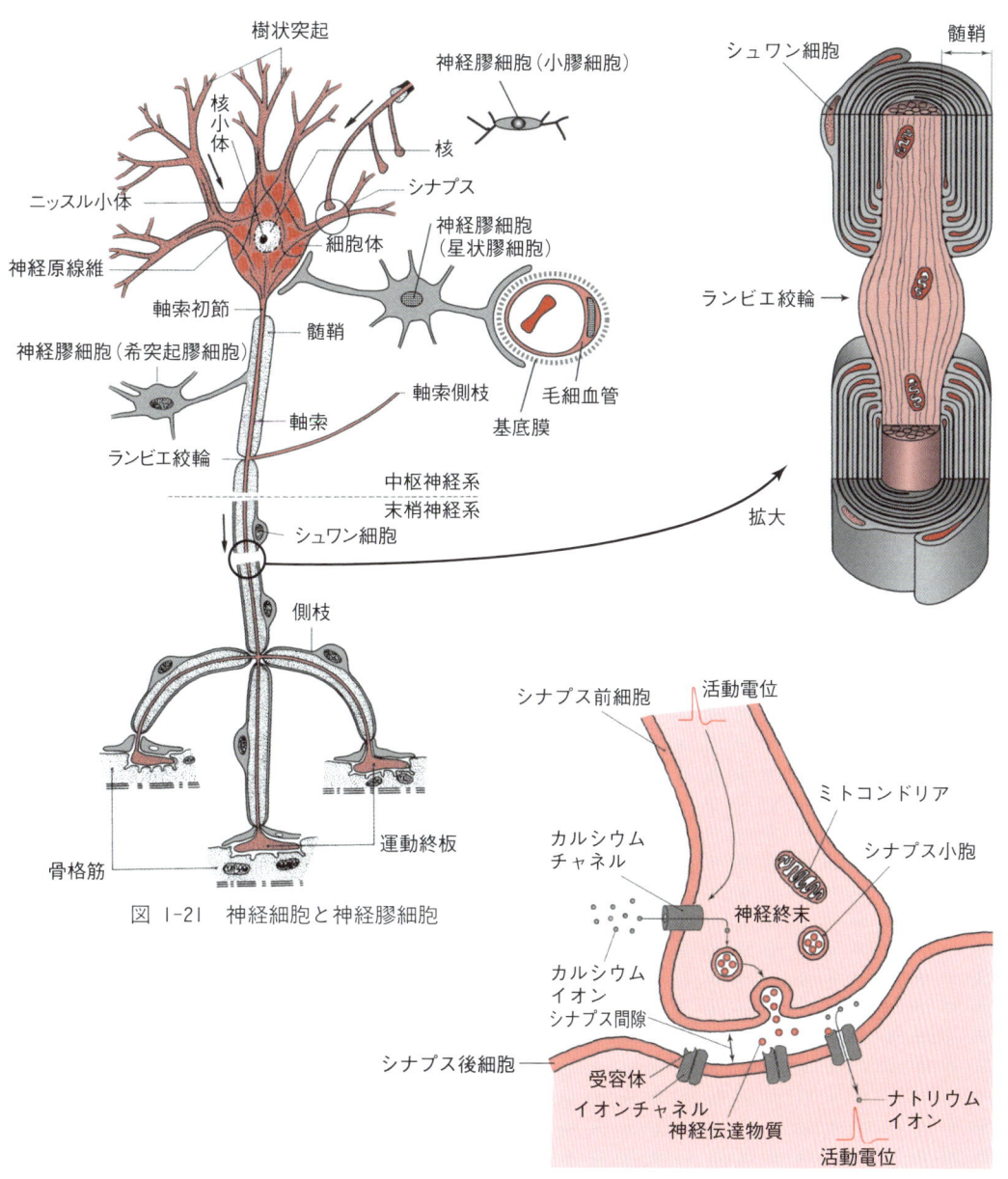

図 1-22 シナプス

などと**シナプス**（図1-22）を形成して興奮を伝える．

① 活動電位

　神経細胞の膜では，ナトリウム-カリウムポンプが働いて，細胞の外にはナトリウムイオンが多く，細胞内は細胞外に対してマイナスに荷電している．このマイナスに荷電した状態を**静止電位**という．神経細胞に刺激（または電気刺激）を加えると，突然ナトリウムチャネルが開き，細胞内が細胞外に対してプラスに荷電する．これを**活動電位**という．活動電位の持続時間は，1～5ミリ秒と短く，すぐに静止電位の状態に戻るが，活動電位（プラスに荷電）は隣へ隣へと伝播する．

② シナプス（図1-22）

軸索を伝播してきた活動電位は，神経終末に達すると末端部にあるカルシウムチャネルを開く．神経終末には多くの**シナプス小胞**が含まれる．流入したカルシウムイオンはシナプス小胞に含まれる**神経伝達物質**を**シナプス間隙**に放出させる．シナプス後細胞の細胞膜にある神経伝達物質の**受容体**に，放出された神経伝達物質が結合する．神経伝達物質の結合したイオンチャネルが開くことによって，ナトリウムイオンがシナプス後細胞に流入し活動電位が発生する．運動終板では，シナプス後細胞は骨格筋である．

③ 髄鞘

軸索は髄鞘に包まれると伝導速度が早まる．髄鞘の有無により**有髄神経**と**無髄神経**が区別される．髄鞘は，末梢神経系ではシュワン細胞が軸索のまわりをぐるぐる巻きにしてつくられる．中枢神経系では希突起膠細胞が髄鞘形成にあたる．

(2) 神経膠細胞（グリア細胞）

神経膠細胞は興奮伝達には直接関係しないが，その数は神経細胞の5～10倍あり，神経細胞の働きを助ける．神経膠細胞には3つの役割が考えられている．1つは神経細胞と血管との間に介在し栄養の吸収の仲立ちをし，さらに，血液の中を流れる有害物質が脳内へ侵入するのを阻止する**血液脳関門**の形成にもあずかる（星状膠細胞）．第2の働きは，神経細胞の軸索をぐるぐる巻きにして髄鞘をつくることである（希突起膠細胞）．末梢神経にあって髄鞘をつくるのは，**シュワン細胞**と呼ばれる．第3の働きは血球に由来すると考えられているが，マクロファージと同じく食作用を持ち異物や有害物質の除去にあたる神経膠細胞である（小膠細胞）．

3. 体表構造（皮膚）

皮膚は全身をくまなくおおい，身体内部を保護している．さらに，温・痛・触・圧覚などの感覚器を通して，外界についての情報を受け取ったり，発汗や血流の調節により体温を調節したりする働きを持つ．発汗はまた水分や塩分の排出にも役立つ．

1) 皮膚の表面積

皮膚の総面積は，成人で約 $1.6 m^2$（ほぼ畳み1畳分の広さ），重さ約9kgで，体重の16％に及ぶ，体内における最も大きい器官である．

> 注●● **熱傷**：損傷程度により1～3度に分けられる．水疱ができる2度では，損傷が真皮にまで達して皮膚の保護機能が失われる．その範囲が皮膚の総面積の30％以上に及ぶと重症で，生命の危険がある．熱傷の広がりを知る目安として「**9の法則**」が知られる．頭部の表面積が9％，上肢が左右それぞれ9％，下肢は前面9％，後面9％，体幹は前面左が9％，前面右が9％，後面も同様に9＋9％，それに外陰部の1％が加わる．

■ 2) 皮膚の構造（図1-23）

皮膚は表面から**表皮・真皮・皮下組織**の3層に分かれる．表皮と真皮を合わせたものが皮膚の本体である．皮膚の厚さは身体の部位により異なるが，平均は2 mmほどであり，表皮が約0.1 mm，真皮が約1.9 mmある．また手掌と足底には規則的な高まりと溝が見られ，**指紋・掌紋・足底紋**をつくる．これらの紋理は個体差が著しく，個体識別に用いられる．

(1) 表 皮

表皮は皮膚の表面をおおう丈夫な上皮で，角化した重層扁平上皮でできている．**角化**とは細胞内に**ケラチン**というタンパク質が蓄積して細胞がかたくなる現象である．表皮の最深層で細胞分裂により生じた上皮細胞（**ケラチン産生細胞**）は，上行しながら角化してゆき，約4週間で表層から垢（あか）として剝離する．表皮の断面には，上皮細胞が生まれてから角化してゆく過程が，基底層・有棘層・顆粒層・淡明層・角質層の5つの層として観察される．有棘層は，基底層に並ぶ円柱形の基底細胞の分裂によって送り出された細胞の積み重なりでできており，両層をまとめて胚芽層と呼ぶ．角質層は，手掌・足底・膝・肘などのように外力が加わり刺激される部分では，特に厚くなっている．タコ（胼胝）や魚の目（鶏眼）は，機械的な刺激による限局性の角質層の増殖・肥厚である．基底細胞層には**メラノサイト（メラニン産生細胞）**があり，つくったメラニン顆粒をまわりの上皮細胞に渡す．メラノサイト

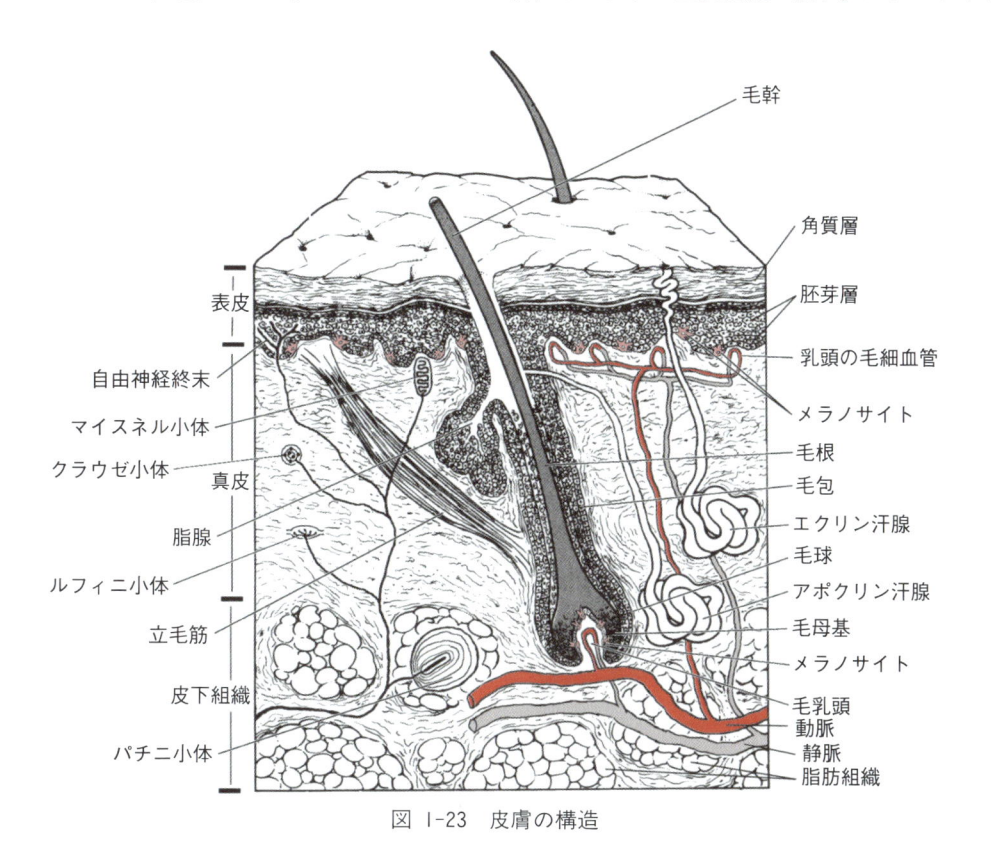

図 I-23 皮膚の構造

の数は人種によって変わらないが，黒色人種では産生するメラニン顆粒の量が多い．

(2) 真　皮

真皮は太い膠原線維が交錯してできる丈夫な層で，表皮の裏打ちをして皮膚本体の機械的な強靱さをつくりだす．表皮との境界には真皮側から**乳頭**が突き出し，ここに毛細血管や感覚神経の終末が入り込んでいる．血管網は真皮の浅層と深層の2面に広がる．

老年になると真皮の膠原線維は増加し，弾性線維は変性・断裂し，間質の水分は減少して皮膚は弾力性を失い，たるみ，しわを生じる．

(3) 皮下組織

皮下組織は疎性結合組織からなり，皮膚本体と深層にある骨格や筋との間をゆるくつないで，丈夫な皮膚が身体の動きを妨げないようにする．また皮下組織には多量の脂肪細胞が集まって皮下脂肪層をつくり，体熱の喪失を防ぐとともに，外力に対するクッションの役割を果たす．

■ 3）皮膚の神経・血管

(1) 神　経（図1-24）

皮膚は，痛覚・温度覚（温覚・冷覚）・触覚・圧覚のような皮膚感覚を感受する．このため，皮膚は感覚器官とも見なされる．

皮膚に分布する感覚神経の一部は，表皮に入ると髄鞘を失い上皮細胞間に広がって自由神経終末を形成する．また特殊に分化した上皮細胞（メルケル細胞）の底面に接して円盤状に広がりメルケル小体を形成する．しかし大部分のものは真皮や皮下組織にさまざまな終末装置（クラウゼ小体・ルフィニ小体・マイスネル小体・パチニ小体など）をつくって終わる．自由神経終末は痛みと温度覚を感受するが，その他の感覚終末小体は触覚や圧覚などの機械的刺激を感受する．

(2) 血　管

皮膚を流れる血液は，心拍出量の約5％にあたり，体熱の放散に役立つ．この皮膚

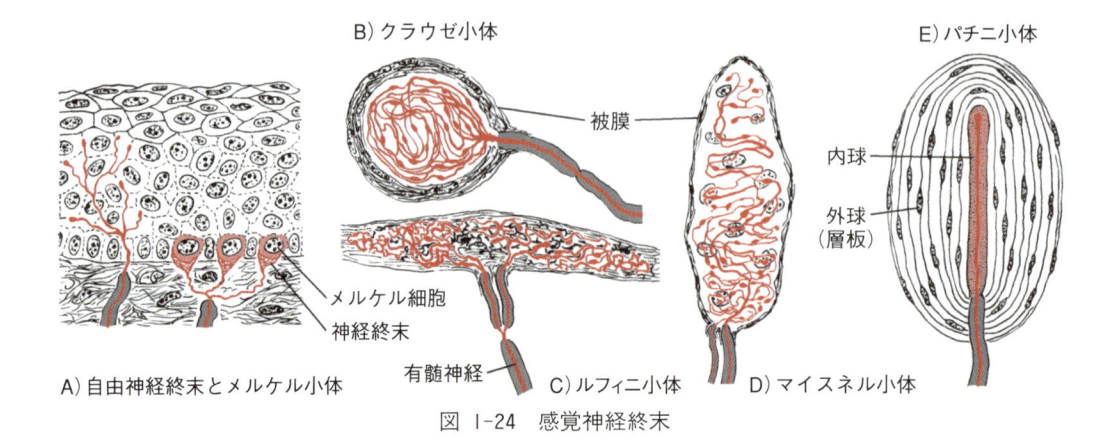

図 I-24　感覚神経終末

の血流量は外気温の変化に応じて20倍も増減する．真皮の乳頭は毛細血管に富み，血管を持たない表皮に栄養を与える．また毛細血管を流れる血液が表面から透けて見えるので，血液循環のよいときは血色がよく，血管の収縮により血流量が減少すると蒼白となる．

> **注** **褥瘡**：皮膚が圧迫されると血流が減少するが，それが長時間続くと壊死を起こして褥瘡を生じる．褥瘡で潰瘍の深いものは筋膜や骨にも及ぶ．

4） 毛

毛は，表皮が深く落ち込みその下端部でつくられて外に向かって伸び，皮膚の表面から出たものである．毛は皮膚の表面から外部に出ている**毛幹**と，皮膚の内部に埋まっている**毛根**からなる．毛根の下端はふくらみ**毛球**という．皮膚の中にもぐった毛根は**毛包**という袋に包まれる．毛包は表皮に続く上皮性毛包と，そのまわりの結合組織性毛包とからなる．毛包の深部先端から毛球に向かって，結合組織性の**毛乳頭**が入り込む．毛乳頭をドーム状におおう上皮細胞の集団が**毛母基**で，この細胞が分裂して毛を発育させる．毛包には**脂腺**が付属し，立毛筋が付着する．脂腺は毛包に開口する．立毛筋は毛を立てるとともに脂腺の分泌を助ける．

5） 爪（図1-25）

爪は指の末節の背面にある板状の構造で，表皮の角質層が特にかたく，特殊に変形してできたものである．露出した部分を**爪体**，皮膚の中にかくれた部分を**爪根**，爪体をのせている皮膚面を**爪床**という．爪根部に近い領域（**爪母基**）での細胞分裂により爪の細胞はつくられ，角化し層状に積み重なって爪となって成長してゆく．爪の根部にある**半月**は，角化が不完全なために深層の血管が透視できず白く見える．

6） 皮 膚 腺

皮膚には**汗腺**のほかに，毛に付属する**脂腺**がある．母乳を分泌する**乳腺**は汗腺の変化したものである．

(1) 汗 腺

汗腺には**エクリン汗腺**（小汗腺）と**アポクリン汗腺**（大汗腺）がある．

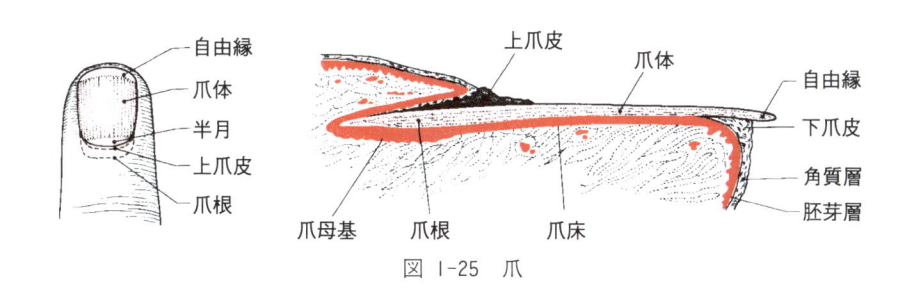

図 1-25　爪

① エクリン汗腺

エクリン汗腺は全身に広く分布し,汗を体表に分泌する.細くて長い管状の腺で,分泌部(終末部)は真皮の深層で糸玉状に巻き,導管はまっすぐに上昇し,皮膚の表面に開口する.その数は200〜500万個(平均130/cm^2)で,特に手掌と足底に多い.汗の大部分は水で,その蒸発によって体熱を奪い体温の調節に重要な役割を果たす(温熱性発汗).酷暑のときには1時間に1.5 l もの汗が分泌される.また手掌・足底・腋窩の汗腺は,精神的な緊張が高まると分泌がさかんになる(精神的発汗).

② アポクリン汗腺

アポクリン汗腺は腋窩に多く,そのほか乳輪や肛門の周囲などの特定の場所に分布する.エクリン汗腺よりも腺腔が広く,アポクリン分泌(離出分泌)を行う.脂肪やタンパク質に富む汗を出し,細菌によって分解されると特有のにおいを発し体臭のもとになる.腋窩から悪臭を発するものをワキガ(腋臭症)という.

(2) 脂　腺

脂腺は毛包に付属し(毛包腺),毛包の上1/3の位置に開口する.脂腺の腺細胞は自身のつくった脂肪性の分泌物で満たされ,変性・退化して排出される(ホロクリン分泌).脂肪性の分泌物は皮膚や毛につやを与え表面を柔らかくする.思春期に脂腺の分泌は高まり,さらに分泌物の排出が妨げられて毛包に皮脂がたまり炎症を起こしたものがニキビである.

(3) 乳　腺（図1-26）

乳腺は乳汁を分泌する腺で,皮膚腺の一種である.男性では痕跡的であるが,思春期以降の女性ではよく発達し**乳房**を形成する.乳房の中央は**乳頭**となって隆起し,

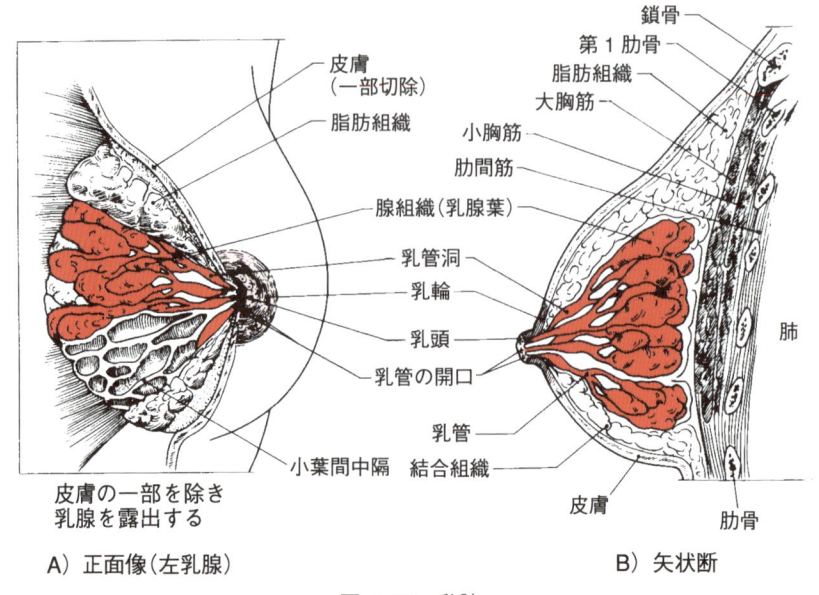

A) 正面像（左乳腺）　　　B) 矢状断

図 I-26　乳腺

そのまわりを色素に富む**乳輪**が取り囲む．

乳腺では乳頭を中心に10個あまりの**乳腺葉**が放射状に広がり，その導管はそれぞれ独立に乳頭の表面に開口する．乳腺葉は結合組織とよく発達した脂肪組織により互いに隔てられる（**葉間中隔**）．乳腺の分泌物は多量の脂肪と少量のタンパク質（カゼイン）を含むが，その分泌様式や腺細胞の形はアポクリン汗腺に似る．乳腺の分泌部のまわりには平滑筋様の細胞がかごのように絡んでいて，乳児が乳頭を吸うとその刺激で下垂体後葉からオキシトシンが放出され，その作用を受けてこの筋が収縮して乳汁を放出する．

4. 人体の区分と方向

人体は，外形的には左右は対称形である．全体は体幹と体肢に大きく分けられる．体幹は身体の中心をなす部分であり，体肢はこれから左右に長く伸びた突起で，上肢と下肢に分かれる．

■ 1) 人体の区分（図1-27）

体幹は大きく，頭部，頸部，胸部，腹部，骨盤部に分けられる．一般に，体幹の後面を背と呼ぶが，そのうち頸部の後面を項部と呼び，胸部・腹部の後面全体を広く背部という．その中でも，特に腹部の後面を腰部という．

① 頭部と頸部の境界

外耳孔から下顎の後縁，さらに下縁をへてオトガイに至る線が頭部と頸部の境界になる．舌骨と下顎の間は口腔の下壁にあたるので，機能的には下顎下縁ではなく，舌骨を境界とする方が自然である．後頭部と頸部の境界は，後頭部の中央に触れる外後頭隆起から上項線を通って，乳様突起の下端を結ぶ線である．頸の後面を項という．

② 頸部と胸部の境界

胸骨上端の頸切痕から鎖骨上端をたどって肩峰に至る線が，頸部と胸部の境界になる．背面では隆椎（第7頸椎）の棘突起と肩峰を結ぶ線を後頸部（項）と背部の境界とするが，厚い僧帽筋におおわれているため境界は不明瞭である．

胸部は，心臓や肺を保護する胸郭を含む部分である．浅層の筋を通して皮下に胸郭をつくる肋骨や胸骨を触れる．広義の胸部は，背部の一部である後胸壁を含むが，一般には前胸壁と側胸壁を胸部とする．

③ 上肢と胸部の境界

三角筋の前縁（三角筋胸筋溝）から腋窩の頂点を通り三角筋の後縁に至る線が，上肢と胸部の境となる．上肢は，上腕，前腕，手の3部に分かれる．上腕と前腕の移行部で後方に突出した部分を肘（肘頭），前面のくぼんだ部位を肘窩という．手は手根と中手と指よりなるが，手根と中手を合わせて，前面を手掌，後面を手背という．手指は第1指より順に，母指，示指，中指，環指，小指と並ぶ．上肢の付け根にある腋窩ヒダ（後腋窩ヒダ）の延長線，または肩甲骨の下角を通る垂直線（肩

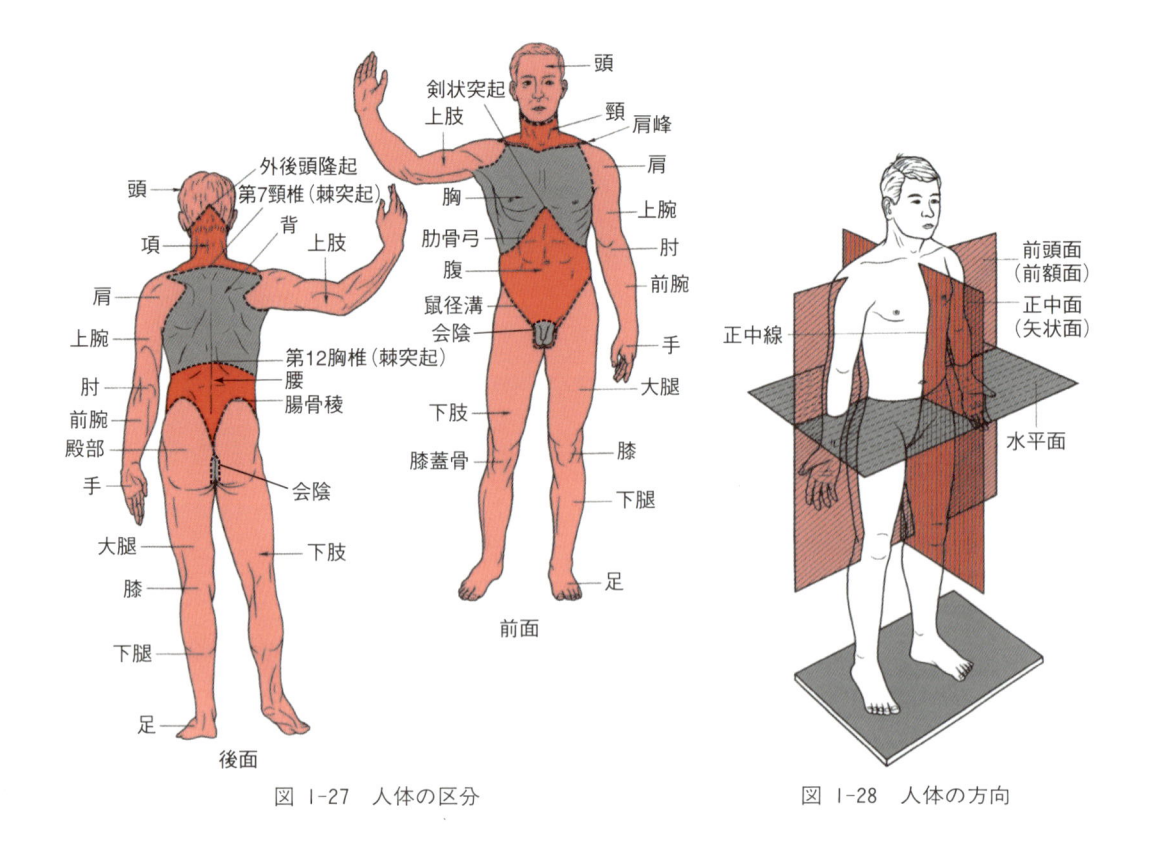

図 1-27 人体の区分　　　　　　　図 1-28 人体の方向

甲線）を，胸部および背部の境界とする．

④ 胸部と腹部の境界

胸骨下端の剣状突起から肋骨弓に沿って胸郭の下縁をたどり背部に至る線が，胸部と腹部の境界となる．剣状突起を通る水平面より下方の下肋部（季肋部）には，横隔膜を隔ててその内部に肝臓などの上腹部内臓が含まれる．

⑤ 腹部と下肢の境界

鼠径溝と腸骨稜が腹部と下肢の境をなす．しかし，皮膚の溝としての鼠径溝は，皮下脂肪が厚いときは鼠径靱帯より下方に生じるが，実質的には鼠径靱帯が境界となる．下腹部の中央にある恥骨部は，会陰部と隣接する．

⑥ 会陰

会陰は，前後を外陰部と肛門に境された狭い領域を指す．しかし，広義には外陰部と肛門を含めた骨盤の出口（底）部全体をいい，恥骨と左右の坐骨結節および尾骨を結ぶ菱形の部位である．体表では，陰部大腿溝で下肢と境される（図6-6参照）．

⑦ 下肢

背部と殿部との境界は，腸骨稜の後半から上後腸骨棘をへて尾骨に至る．殿部は，下肢部の後面の最上部に位置し，体表部では大腿後面との間に殿溝が見られる．殿部を左右に分ける中央の溝を殿裂という．部位としては骨盤部の表面に位置するが，機能的には下肢の一部と見なされる．

下肢は，大腿・下腿・足からなる．便宜的に，膝蓋骨の上縁から3横指上方を通る水平線と脛骨粗面を通る水平線の間を，膝部として分ける．膝部の後面のくぼみを膝窩という．

　手と同様，足も骨格としては，足根と中足および指からなるが，足根と中足の下面を足底，足の甲を足背という．足底の後端の突出部を踵部，足指（趾）の第1指を母指，第5指を小指という．

■ 2）人体の切断面と方向（位置関係）

　解剖学では，身体の部位の記述を正確・明瞭にするために，解剖学的な基本姿勢（解剖学的正位）や切断面と方向を示す用語が規定されている（図1-28）．

　解剖学的正位は，直立し，顔面を前方に向け，体幹は腹を前，背を後ろに向ける．上肢は手掌を前に向け，下肢はそろえて，足の爪先を前方に向けた姿勢である．

(1) 切断面

　ⅰ）**矢状面**：身体を正面から射抜くように，前後方向の水平線を含む鉛直面を矢状面という．矢状面のうちで身体を左右に切半するものを特に正中面といい，この面と身体表面との交線を正中線という．

　ⅱ）**前頭面**：矢状面に垂直に交叉する面をいう．顔面に平行な面でもあり，前額面ともいう．

　ⅲ）**水平面**：直立位で，地面に平行な面をいう．水平面・前頭面・矢状面の3つは互いに直交する．

(2) 方　向

　ⅰ）**内側と外側**：2つの構造のうちで正中面に近いものを内側，遠いものを外側という．日常に使う言葉の「うちがわ」は，解剖学では内方といい，「そとがわ」は外方という．上肢については，母指側が外側になる．橈骨が位置する方向でもあるので略して橈側ともいう．反対の小指側は内側となり，尺骨の側を略して尺側ともいう．

　ⅱ）**浅と深**：2点のうちで身体の表面に近いものを浅，中心に近いものを深という．また，これを外と内ということもある．

　ⅲ）**前と後**：直立位で身体の前面に近い方を前，後面に近いものを後という．四足動物の解剖と対比させるときには腹側と背側ということもある．なお「後」は解剖学では「こう」と読み，「うしろ」とはいわない．

　ⅳ）**上と下**：これも直立位においての上下である．体幹では上下に代わって，頭方と尾方ということもある．後と同様に，下は「か」と読み，「した」とはいわない．

　ⅴ）**近位と遠位**：主として体肢に用いられるが，体幹に近い方を近位，遠い方を遠位という．

第2章
循環器系

● 学習のポイント ●

1. 循環器系とは，体内に血液やリンパ液を循環させる輸送器官系で，心臓，動脈，静脈，毛細血管，それにリンパ管とリンパ系器官からなる．
2. 血管の壁は，内膜・中膜・外膜の3層からなり，動脈と静脈では層の厚さに違いがある．毛細血管とリンパ管は内皮細胞と基底膜からなる．
3. 心臓は縦隔の中でやや左寄りに位置する．心臓の壁は，心内膜・厚い心筋層・心外膜からなる．三尖弁・僧帽弁・肺動脈弁・大動脈弁の4つの弁は血液を一方向に送り出すのに役立つ．
4. 特殊心筋は心臓の収縮リズムを決定し，左右の冠状動脈は心臓を養う．
5. 心臓を出た動脈血は短い上行大動脈と大動脈弓を経て，胸大動脈となって脊柱の前を下り，横隔膜を貫いて腹大動脈となり，下部腰椎の前で左右の総腸骨動脈に分かれる．
6. 動脈弓からは腕頭動脈と，左の総頸動脈と鎖骨下動脈が，胸大動脈からは左右の肋間動脈が，腹大動脈からは無対の腹腔動脈と上下の腸間膜動脈が分枝する．総腸骨動脈は，骨盤内臓を養う内腸骨動脈と，下肢に行く外腸骨動脈に分かれる．
7. 静脈は伴行静脈として動脈と並んで走り，動脈と同じ名称で呼ばれることが一般的である．皮下を走る静脈は動脈に伴行せず，脳の静脈は硬膜静脈洞に集められる．
8. 腹部消化管と脾臓の静脈は門脈に集められ肝臓に入るが，肝硬変や肝がんなどの肝病変に際して食道静脈瘤，痔核，臍周囲の皮静脈の怒張を見る．
9. 子宮の閉ざされた空間にある胎児は，肺呼吸・栄養の吸収・排泄を行わないので胎盤を通して母体からこれらを受け取る特有の胎児循環を持つ．
10. 胎児循環では肺への血流をバイパスするために，心房中隔に卵円孔が開き，肺動脈幹と大動脈弓の間を動脈管（ボタロー管）がつなぐ．静脈管（アランチウス管）は臍静脈の血液を肝臓を素通りして直接下大静脈に注ぐ．
11. 細胞間に漏れ出した組織液はリンパ管に集められ，静脈角で静脈に帰る．右上半身のリンパは右静脈角に，下半身と左上半身のリンパは左静脈角に入る．
12. リンパ系器官として，リンパ節・扁桃・脾臓・胸腺などが発達し，リンパ球の産生，異物の捕食，抗体産生などの機能を果たす．

第2章 循環器系

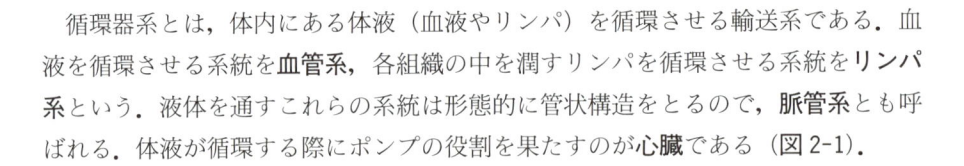

　循環器系とは，体内にある体液（血液やリンパ）を循環させる輸送系である．血液を循環させる系統を**血管系**，各組織の中を潤すリンパを循環させる系統を**リンパ系**という．液体を通すこれらの系統は形態的に管状構造をとるので，**脈管系**とも呼ばれる．体液が循環する際にポンプの役割を果たすのが**心臓**である（図2-1）．

1．血管系

　血管系には，心臓から送り出された血液をからだの組織に向かって運ぶ**動脈**と，各組織から心臓に送り返される血液を流す**静脈**があり，両者は末梢組織の中で**毛細血管**という顕微鏡的な太さの血管網でつながれる．心臓から出たばかりの太い動脈を**大動脈**といい，分枝を繰り返して組織中で毛細血管網に注ぐ動脈を**細動脈**と呼ぶ．また，毛細血管から連なる静脈を**細静脈**といい，心臓に直接注ぐ太い静脈を**大静脈**と呼ぶ．

■ 1）　循環の概要—体循環と肺循環—（図2-1, 2）

　一般に，組織を養うO_2に富んだ鮮紅色の血液を**動脈血**といい，組織で消費された後のCO_2を多く含む赤黒い血液を**静脈血**と呼ぶ．心臓から拍出された動脈血が大動脈を流れて全身の臓器にいきわたると，各臓器では酸素が消費されて静脈血になり，それが静脈を流れて大静脈に集まって心臓に返る．このように全身をめぐる循環を**体循環（大循環）**という．それに加えて，心臓に返った静脈血を動脈血に変えるために体循環とは別の循環系が必要になる．これが心臓から肺をめぐる**肺循環（小循環）**である．

　肺循環では，全身から心臓に返った静脈血をそのまま肺動脈に拍出し，肺の組織（肺胞）の毛細血管にてガス交換を行って静脈血を動脈血に変える．こうしてできた動脈血は，肺静脈を経て心臓に返され，ようやく全身を養う大動脈に送られる．このように，体循環の動脈はからだの末梢組織を養う**栄養血管**であるが，肺循環の肺動脈は肺の栄養血管ではなく，肺機能（ガス交換）のための**機能血管**である．肺動脈には静脈血が流れ，肺静脈には動脈血が流れる．

　心臓は体循環と肺循環という異なった循環を仲介するポンプである．そこで心臓の内腔は中隔によって，動脈血と静脈血とが混ざらないように左右に分かれる．すなわち，心臓の右側半（右心系）は体循環から大静脈が注ぎ込み，肺動脈に送り出す静脈血のポンプ，左側半（左心系）は肺循環から肺静脈が注ぎ込んで，大動脈に流す動脈血のポンプとして機能する．

図 2-1 循環器系の全景模式図

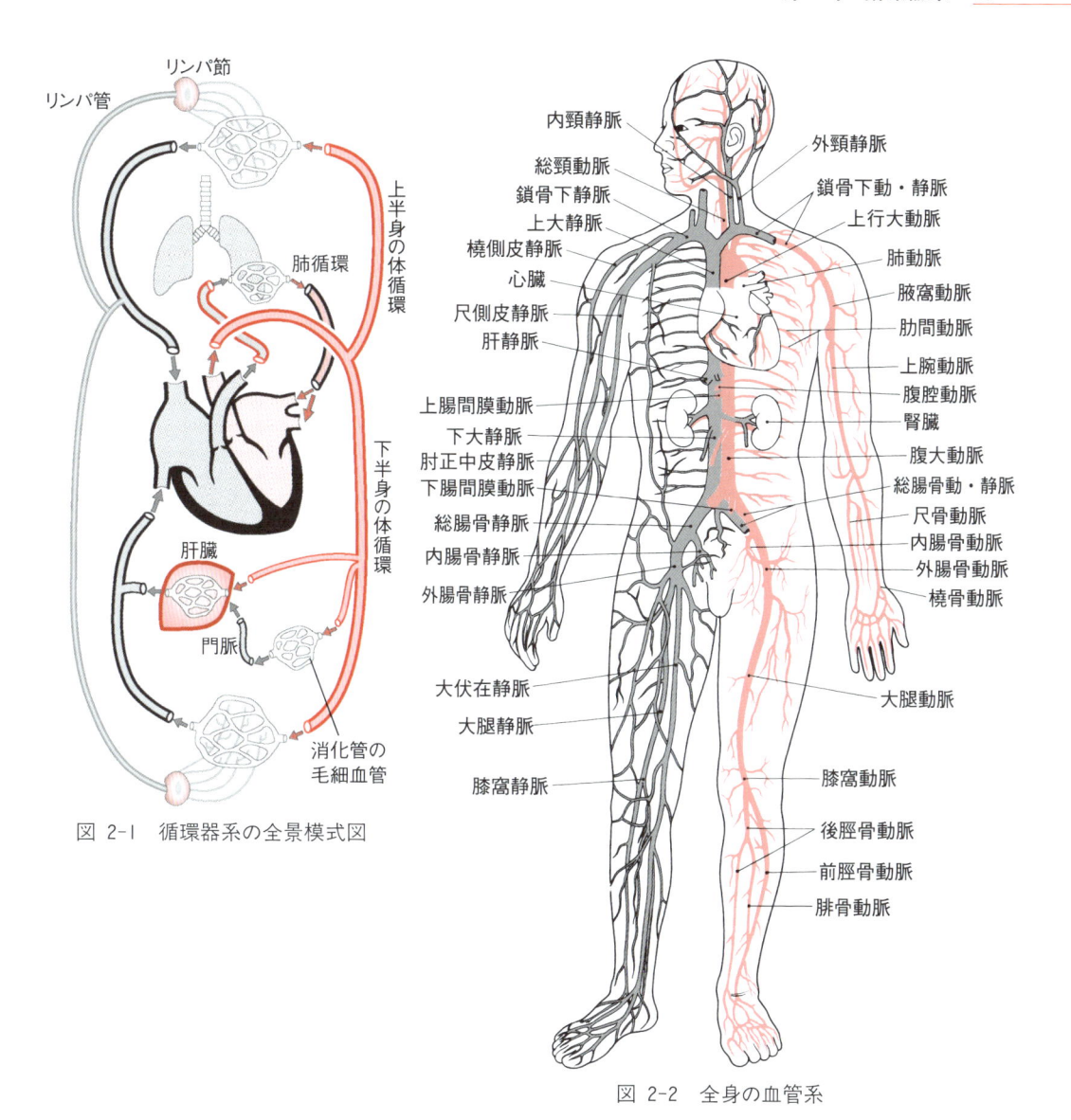

図 2-2 全身の血管系

■ 2) 血管の構造（図2-3）

　　血管の壁は，**内膜・中膜・外膜**の 3 層からなる．内膜は，血管の内腔をおおう単層扁平上皮(**内皮**)，中膜は輪走する平滑筋や弾性線維で，外膜は血管の外周を取り囲む線維性結合組織から構成される．動脈・静脈ともに，壁はこの 3 層からなるが，両者の大きな違いは中膜の厚さである．

(1) 動　脈

　　動脈では中膜が厚く，緻密な平滑筋線維と弾性線維を多く含むので，肉眼観察するとゴムホースのような質感である．特に，心臓に近い大血管では心臓の力強い拍出に対して血管壁が弾力性を持って応じる必要があり，平滑筋よりも弾性線維の量が多い(**弾性動脈**)．一方，末梢の各臓器に向かう中程度以下の動脈壁には，弾性線維よりも平滑筋線維が多い(**筋性動脈**)．筋性動脈は血管壁を適度に収縮させて，臓

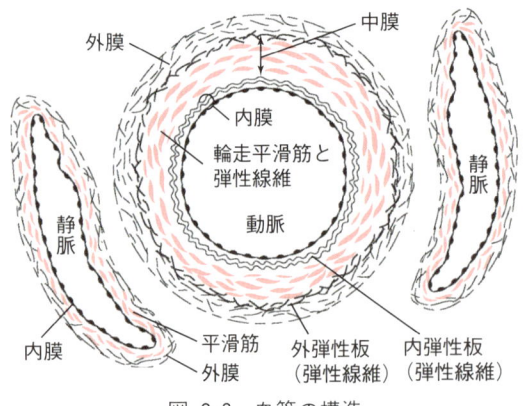

図 2-3 血管の構造

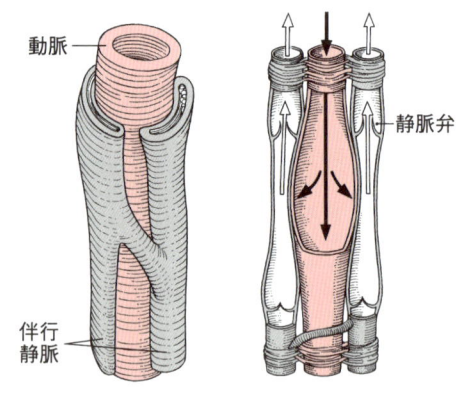

図 2-4 動脈と伴行静脈
伴行静脈は，結合組織により動脈壁にしばりつけられている．心臓の収縮とともに起こる波状の動脈の脈圧は，静脈の内腔を押し狭める．押された静脈血は移動するが，弁があるため，その方向は常に心臓へ向く．

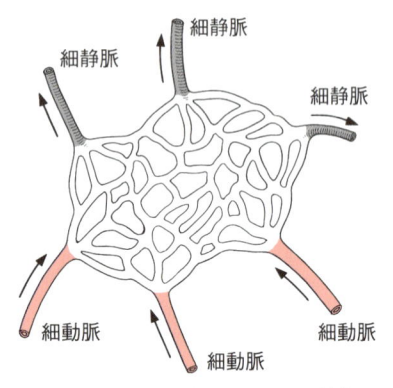

図 2-5 細動・静脈と毛細血管網

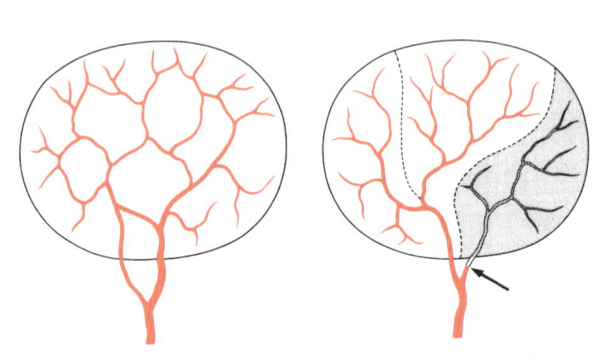

図 2-6 吻合による豊富な側副循環路を持つ通常の動脈（左）と，吻合を持たない終動脈（右）
梗塞により←のところで血流が遮断されると臓器の一部に変性が起こり壊死に陥る（灰白部）．

器の血液供給量を状況に応じて調節する．

(2) 静　脈

　静脈は動脈に比べて壁が薄く，管腔の形も不規則である．静脈壁ではとくに中膜が薄く，平滑筋も弾性線維もまばらで弾力性に欠けるので，肉眼的に観察すると，さながら布製のホースのようである．また，静脈は動脈に比べて血圧が低く，静脈壁自体に血液を押し流す力が乏しいので血液が貯留しやすく，かつ逆流しやすい．そこで静脈の内腔には，内膜がポケット状のヒダをなして，血液の逆流防止弁として機能する．これを**静脈弁**という．

　一般に，からだの深部を走る静脈は動脈に寄り添って走ることが多く（**伴行静脈**），動脈の拍動が静脈をしごくような外圧となり，静脈弁とともども静脈の還流を促す（図2-4）．また，静脈周囲の骨格筋が運動によって収縮する際に，静脈に外圧を与えることで，同様に静脈還流を促進させる．このように骨格筋の運動には，静脈

内に貯留されやすい末梢血液を送り返す効果があり，これを**筋ポンプ**という．

　静脈は動脈に比べて走行に個人差があり，近隣の静脈どうしの吻合が豊富に見られることがある．特に末梢では複雑な静脈網（静脈叢）を形成することが多い．たとえば，脊柱管内では内椎骨静脈叢，内臓周囲では前立腺静脈叢や直腸静脈叢などがあり，体表の皮静脈でも手背静脈網などがある．

(3) 毛細血管（図2-5）

　毛細血管の壁は，単層扁平上皮の内皮細胞によって構成され，内皮細胞を基底膜が裏打ちするのみで，平滑筋や弾性線維などは欠如する．毛細血管を流れる血液と周辺組織との間で，内皮細胞を介してガスや栄養のやりとりが行われる．また，血漿（血液の液性成分）の一部は毛細血管壁を漏れ出て組織内を潤す**組織液**になる．毛細血管でありながら内腔が広いものを**洞様毛細血管**といい，肝臓や脾臓などに見られる．

3）吻　合（図2-6）

　血管どうしが相互に連絡することをいう．体循環では各臓器に一定した血液が送られ，動脈は吻合しながら臓器に分布することが多い．吻合が豊富な動脈であれば，1つの枝が閉塞しても，吻合するほかの動脈を介して栄養されるので，その血液分布域が虚血することはない．このように吻合によって代償関係がある血行路を**側副循環路**という．

　しかし，吻合を全く持たない，あるいは持っていてもあまりに微細な吻合で代償関係が不十分な場合は，1本の動脈がほぼ単独である組織を栄養することになる．このような動脈を**終動脈**という．

> **注**●● **終動脈の血行**：遮断されると，栄養されていた領域は限局性の血行障害を起こし，壊死に陥る．これを**梗塞**(こうそく)という．終動脈は，脳・心臓・肺・脾臓・腎臓などに見られ，脳血管の閉塞による脳梗塞，心臓の血管（冠状動脈）の閉塞での心筋梗塞は有名である．

　そのほかの吻合の形態として，指先などからだの末端部には，動脈が毛細血管を経ずに静脈と直接吻合する**動静脈吻合**がある．

4）門　脈

　体循環では，動脈→毛細血管→静脈という順に連絡するのが一般的である．しかし，からだのある部分では，毛細血管を経て，いったん静脈になったあと，再び毛細血管網を形成して，第2の静脈に注ぐことがある（動脈→毛細血管→**静脈①**→毛細血管→**静脈②**）．この場合，第1の静脈（静脈①）を特に**門脈**と呼ぶ．門脈の存在は肝臓に注ぐ血管や，下垂体（前葉）の血管に認める．

> **注**●● 動脈においても，からだのある部分では，**動脈①**→毛細血管→**動脈②**→毛細血管→**静脈**という例外的な循環をつくる．このような循環は，腎臓の糸球体とそれに出入りする動脈に認める．

2. 心　臓

■ 1) 心臓の位置（図2-7）

　心臓は握りこぶし大の胸腔内臓器で，体表に投影すると，胸郭のほぼ中央で胸骨体の直後に位置する．心臓は円錐を逆さにした形で，上部は大血管が出入りする太い部分で**心底**といい，下部は細くとがった**心尖**である．心臓の軸は左斜めに傾くので，心尖部は左胸部に片寄り，体表から見ると左の第5肋間（第5肋骨の下）で，鎖骨中線付近に位置する．

　胸腔内で，心臓は左右の肺の間を縦に隔てる**縦隔**の中部に位置し，**心囊**という袋の中の心膜腔に入る．心囊をつくる膜を**心膜**といい，表層は線維性心膜，深層は心膜腔を取り囲む漿膜性心膜から構成される．

> **注** ●● 縦隔には心臓や気管，食道などの臓器群が含まれる．

■ 2) 心　膜（図2-8）

　線維性心膜とは縦隔にある臓器間を埋める線維性結合組織の一部が心囊の表面をおおったものである．この線維性心膜によって心囊底面は横隔膜中央にある腱中心の上面に，また心囊前面は胸骨の後面にそれぞれ強く固着する．**漿膜性心膜**には壁側板と臓側板とがある．壁側板は線維性心膜の裏打ちとして心囊の内張りをなして，心膜腔に面する．一方，臓側板は直接に心臓の外表面をおおう漿膜で，心臓壁の最外層である心外膜をなして，心臓に出入りする大血管の基部で翻転し，心囊内面の壁側板に移行する．すなわち，漿膜性心膜の臓側板と壁側板はひと続きの膜で，これによって囲まれた空間が**心膜腔**である．心膜腔は少量の漿液（心膜液）で濡らされ，心臓の拍動による摩擦を軽減している．

> **注** ●● 湿性心膜炎などによって心膜腔に大量の液体が貯留すると，心臓は圧迫されて収縮できても拡張できないので，拍出量が減少し循環不全を起こす（**心タンポナーデ**）．

■ 3) 心臓の壁

　心臓の壁は心内膜・心筋層・心外膜の3層からなる．

　心内膜は心臓の内面をおおう単層扁平上皮とそれを裏打ちする薄い結合組織層からなり，心臓に出入りする血管の内膜にそのまま移行する．心臓の内腔にあって血液の逆流を防ぐ弁膜は心内膜のヒダである．

> **注** ●● リウマチをはじめ，さまざまな感染症によって心内膜が炎症を起こすと（**心内膜炎**），弁膜にも炎症が波及して，弁の変形や閉鎖不全を招く．

　心筋層は心臓壁の主体をなす部分で，心房では薄いが心室では厚い．心筋線維は

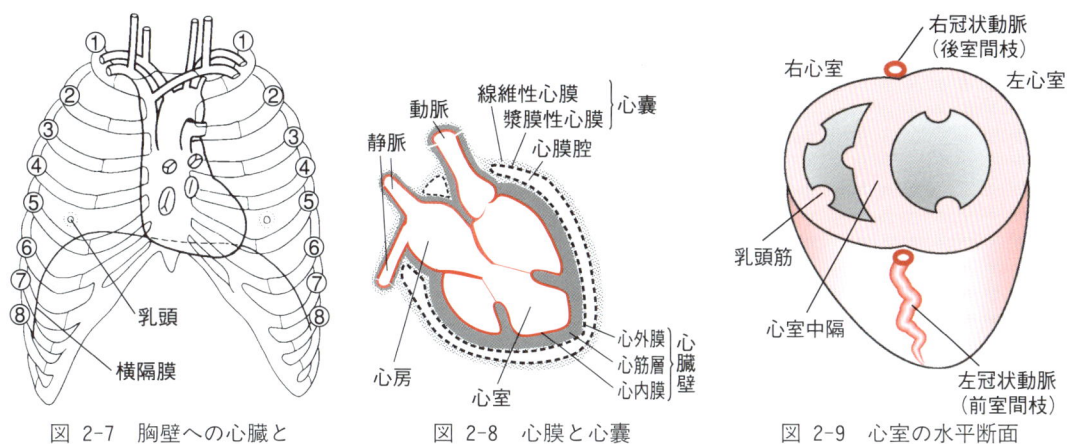

図 2-7 胸壁への心臓と
　　　　弁口の投影位置
（堺章原図改変）

図 2-8 心膜と心囊

図 2-9 心室の水平断面

心臓内腔を取り囲むようにラセン状に走り，収縮によって血液を搾り出すのに都合が良い．組織学的には，横紋を持ち，網目状に連絡した筋線維をつくるのが特徴で，線維を構成する各筋細胞の境界には介在板（横線）が見られ，筋の興奮を伝え合う．

心外膜は心膜腔に面して心臓の表面をぴったりとおおう漿膜（漿膜性心膜の臓側板）と，それを裏打ちする結合組織からなる．この結合組織内には心臓の血管である冠状動脈と静脈が走る．

■ 4) 心房と心室（図 2-9）

心臓は上後方部の**心房**と，下前方部の**心室**に分けられる．心房は静脈から血液が注ぎ込む部分で壁が薄く，血液を受け止めて心室へと送る．心室は壁の心筋層が厚く発達し，強く収縮することで血液を勢いよく動脈へ拍出させるポンプである．心臓表面で，心房と心室の境界には**冠状溝**が形成される．

循環の概要で述べたように，心臓は静脈血が流れる右心系と，動脈血が流れる左心系に分けられる．従って，心房・心室ともに，**心房中隔**および**心室中隔**によって完全に内腔が左右に分離して，心臓は**2心房2心室**になる．右心房には上半身と下半身の静脈をそれぞれ集めた上大静脈，下大静脈が注ぐほか，心臓自身の静脈（冠状静脈洞）も開口する．右心室からは肺動脈が出る．左心房には左右2対（計4本）の肺静脈が注ぎ，左心室からは大動脈が出る．血液の流れをまとめると**表 2-1** の通りである．

表 2-1 動脈血・静脈血の流れ

	流れ
静脈血	大静脈→右心房→（×）→右心室→（×）→肺動脈
動脈血	肺静脈→左心房→（×）→左心室→（×）→大動脈

（×）の印は血液の逆流防止弁がある場所である（弁については次項参照）．

左右の心房の前端はそれぞれ，大動脈と肺動脈の基部を抱くように前にふくれだし，あたかも心臓にできた耳のように見えるので心耳という（**右心耳**と**左心耳**）．心

臓の前面と後面には，それぞれ左右の心室間に沿う溝が認められる（**前室間溝**と**後室間溝**）．また，心房の内面は比較的滑らかであるが，心室内面には心筋が網目状に盛り上がった肉柱や，内腔に突き出た乳頭筋がみられる．左心室は全身に血液を送るポンプなので心筋がとくに発達し，右心室に比べて壁が厚い．

■ 5）心臓の弁膜（図2-10）

心臓の内腔には心内膜がヒダ状に伸びだして，血液の逆流を防ぐ弁をつくる．心房と心室の間には**房室弁**が，心室と動脈の間には**動脈弁**がある．

左の房室弁は2枚の弁尖からなるので**二尖弁**あるいは**僧帽弁**と呼ぶ．右の房室弁は3枚の弁尖からなるので**三尖弁**と呼ばれる．房室弁は心室に垂れ下がっており，弁尖の先端は**腱索**というヒモに移行する．弁尖は腱索を介して心室内腔に突き出た**乳頭筋**（心室筋の一部）に固定される．心室の収縮の際には乳頭筋も収縮し，ヒラヒラした弁尖が心房方向に翻るのを防ぐ．

動脈弁は半月形をしたポケットのような3枚の弁からなるので，**半月弁**とも呼ばれる．血液が逆流しようとするとポケットが膨らむように防止する．左前方にある肺動脈の基部には**肺動脈弁**，右後方にある大動脈の基部に**大動脈弁**がある．

心房と心室の間には結合組織の線維束（線維輪と線維三角）が取り巻いて，心房筋と心室筋を隔てる．**線維輪**とは2組の房室弁と動脈弁の輪郭（房室口と動脈口）を丸く取り囲んだ線維束で，房室口および動脈口の形を保持して弁膜を付着させる．房室口と動脈口の合間には結合組織が三角形を呈する部分ができ，これを**線維三角**という．線維三角には刺激伝導系の房室束（特殊心筋線維）が貫いて，心房筋と心室筋とを連絡する．

> 注●● **僧帽弁**：キリスト教の僧がかぶる帽子は2枚の先の尖った布からなっており，それを上下ひっくり返した形に似る．

■ 6）刺激伝導系（図2-11）

心臓がポンプとしての機能を発揮するためには，心房から心室へと順序良く収縮し，血液を送り出す必要がある．この収縮のための興奮を伝えるのが**刺激伝導系**である．これを構成するのは神経線維でなく，**特殊心筋線維**である．特殊心筋線維は一般の心筋線維よりも太くて細胞質に富むが，筋原線維は少ないという特徴を持ち，心筋の収縮を興奮として伝えていく性質がある．刺激伝導系は興奮を伝える順に次の4部からなる．

① 洞房結節：特殊心筋線維の網状の集まりで，右心房の上大静脈開口部に位置する．周期的な興奮が自動的に発生し，心臓拍動の起点となる．この興奮のリズムが心房全体に伝えられて心房の収縮をうながし，次の房室結節，房室束を経て心室に伝わる．このように洞房結節は心臓の収縮運動のリズムを決定する**ペースメーカー（歩調とり）**として機能する．この結節には交感神経（頸部交感神経幹からの心臓神経）と副交感神経（迷走神経）が分布する．前者は洞房結節が発する興奮のテンポを速め，後者はテンポを遅くするように調節する．

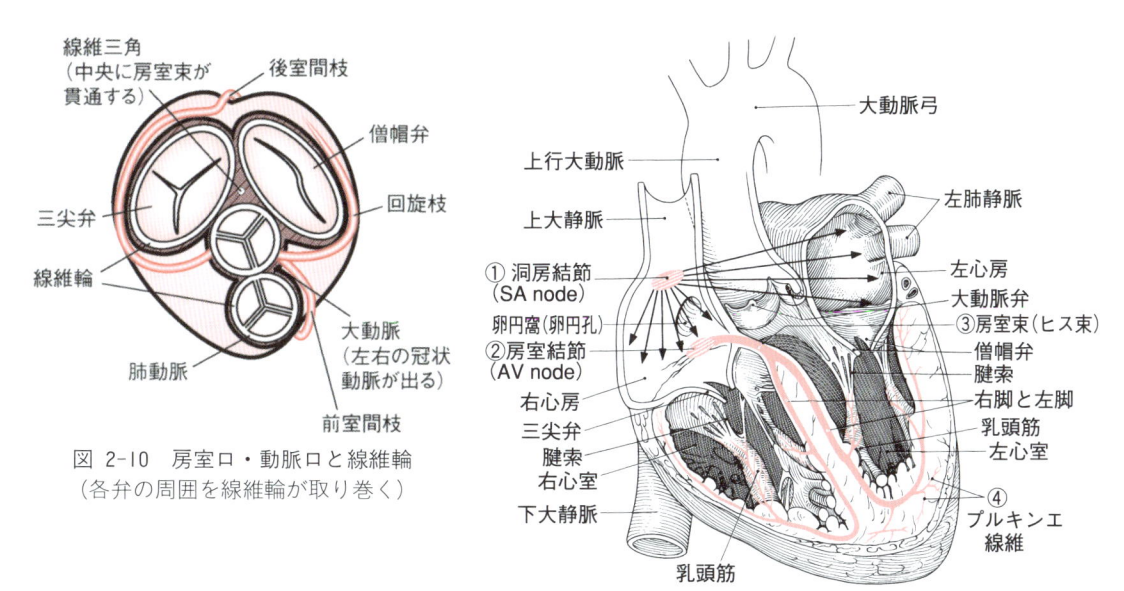

図 2-10 房室口・動脈口と線維輪
（各弁の周囲を線維輪が取り巻く）

図 2-11 心臓の内部と刺激伝導系
（心臓の前壁を切り取り，4つの部屋を示す）

② **房室結節**：右心房の下壁にある特殊心筋線維の密な塊である．洞房結節を発して右心房壁を伝わった興奮がここで中継され，さらに房室束を経由して心室に伝わる．

③ **房室束（ヒス束）**：心房と心室とを連絡する特殊心筋線維の束である．房室弁の周囲を固定する線維三角を貫通して心室中隔に達し，**右脚**と**左脚**に分かれる．

④ **プルキンエ線維**：心室中隔を下行した右脚と左脚は，それぞれ右心室と左心室の壁で刺激伝導系の終末であるプルキンエ線維となり，心内膜下を細かく分枝しながら網の目のように走る．プルキンエ線維の末端は一般の心筋に移行して，興奮を心室全体に伝える．

注●● 刺激伝導系全体は，洞房結節が発したリズムに同調して興奮するが，何らかの理由で，洞房結節以外の刺激伝導系が独自に興奮し始めると，洞房結節のリズム以外に余計な収縮が起こる．この余計な収縮を**期外収縮**という．また，房室束などが虚血によって遮断されると心房と心室は同調して収縮しなくなり，それぞれ独立した収縮を始める（**房室ブロック**）．

7）心臓の血管（図 2-12, 13）

心臓は，自身の内腔に満ちた血液で養われるのではなく，主に大動脈の基部から出る左右の冠状動脈により栄養されている．**右冠状動脈**は大動脈基部の前面から出て，右心耳と右心室の間を通って冠状溝を右に回って心臓の後面に達する．ここで**後室間枝**となって後室間溝を心尖に向かって下行する．**左冠状動脈**は大動脈基部の左側から出て，肺動脈と左心耳の間を通って冠状溝に達する．ここで**前室間枝**となって心臓の前面（前室間溝）を下行し心尖に向かう．その他にも，冠状溝を左後方に向かう**回旋枝**を出して左心室の後方部を栄養しながら心臓後面に達する．回旋枝は

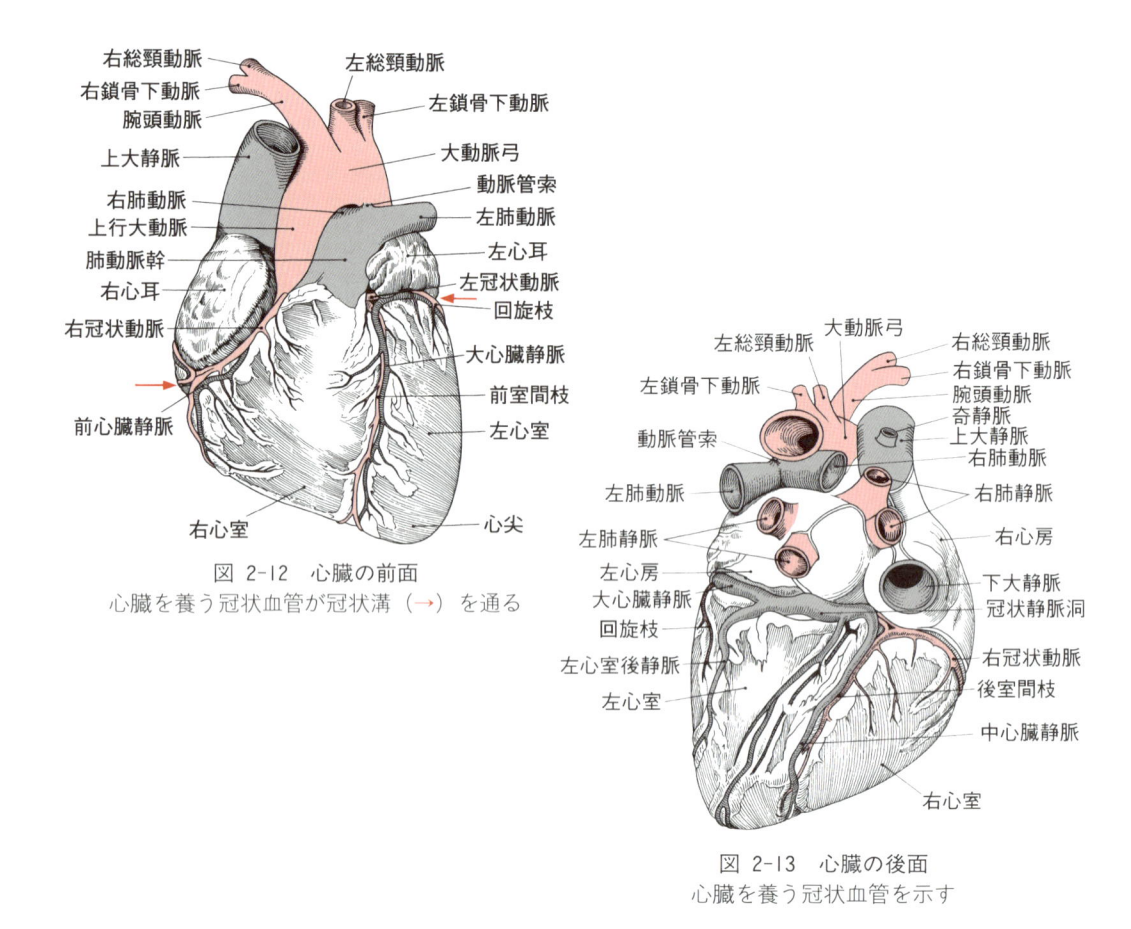

図 2-12　心臓の前面
心臓を養う冠状血管が冠状溝（→）を通る

図 2-13　心臓の後面
心臓を養う冠状血管を示す

後室間枝とわずかに吻合する場合もある．

　心臓の静脈には，前室間溝から冠状溝を走る**大心臓静脈**や，後室間溝を走る**中心臓静脈**などがある．その大半は心臓後面の冠状溝を走る太い**冠状静脈洞**に集まり，右心房の後面に注ぐ．

> **注** ● 心臓の重さは体重のわずか0.5％程度であるが，冠状動脈に送られるのは全循環血液量の5％にも達し，酸素消費量の高い臓器である．それを養う冠状血管が狭窄やけいれんを起こすと，血流が不足して**狭心症**となる．異物や血栓などで冠状動脈の一部に急激な閉塞が起こると短時間のうちに流域の心筋が壊死する（**心筋梗塞**）．

3. 動 脈 系

1）肺循環の動脈系

　肺動脈は肺の機能血管である．1本の肺動脈幹として右心室から起こり，大動脈弓のすぐ下でT字型に分かれて左右1対の肺動脈になる．右肺動脈は大動脈弓をくぐって右肺の入口（肺門）に達する．左肺動脈は左気管支とともに左肺の肺門に達

する．その後，肺動脈は，それぞれ気管支の枝分かれに伴行して肺の中に進入する．
　肺動脈幹と大動脈弓との間には動脈管索というヒモがある．これは胎児循環の際に開通していた動脈管が閉鎖した名残である．

■ 2）体循環の動脈系

(1) 大動脈（図2-14）

　　大動脈（aorta）は太さが3cmもある壁の厚い動脈で，ステッキのような形をしている．すなわち，①左心室に始まって上行したあと，②胸骨柄の後方で左後方に曲がり，③脊柱（椎体）前方に沿って第4腰椎の高さまで下行する．その走行により，①を**上行大動脈**，②を**大動脈弓**，③を**下行大動脈**という．下行大動脈は胸腔と腹腔を隔てる横隔膜（**大動脈裂孔**）を貫通する．これを境に，上方を**胸大動脈**，下方を**腹大動脈**と呼ぶ．

(2) 上行大動脈および大動脈弓とその枝（図2-12）

　　上行大動脈の基部からは**左右の冠状動脈**が出て，心臓を養う．
　　大動脈弓からは，胸郭上口を出て上肢と頭頸部へ向かう太い血管，すなわち**腕頭動脈・左総頸動脈・左鎖骨下動脈**が順番に出る．大動脈弓の第1枝である腕頭動脈からは，**右鎖骨下動脈**と**右総頸動脈**が分枝する．

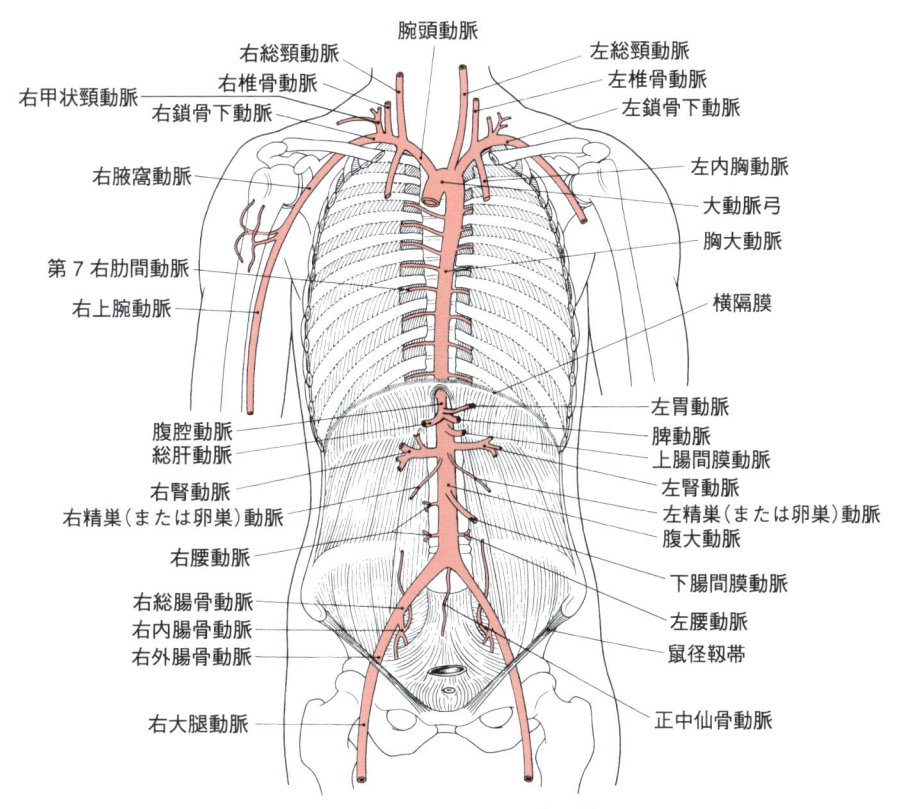

図 2-14　大動脈とその主な枝
（前胸壁と腹壁，そして内臓をすべて取り除く）

鎖骨下動脈は上肢の動脈に移行するほか，頭頸部や胸壁を養う動脈（椎骨動脈や内胸動脈など）を直接出す（上肢の局所解剖を参照）．総頸動脈は，甲状軟骨の高さまで枝を出さずに上行した後に，内頸動脈と外頸動脈に分かれる（頭頸部の体表および局所解剖を参照）．

(3) 胸大動脈とその枝（図2-14）

胸大動脈からは，胸壁を養う壁側枝と，心臓以外の胸部内臓を養う臓側枝が出る．

壁側枝として**左右の肋間動脈**が大動脈の両側から対をなして分枝し，各肋間で肋骨の下縁に沿って走る．横隔膜を貫通する直前の大動脈からは，横隔膜を養う壁側枝として上横隔動脈が左右に対をなして出て，横隔膜上面に分布する．

臓側枝としては**食道動脈**や**気管支動脈**が主に大動脈の前方より出る（左右の対をなさない）．気管支動脈は気管支に沿って肺に進入し，肺の栄養血管になる．

　　　　壁側枝（有対性）：肋間動脈，上横隔動脈
　　　　臓側枝（無対性）：食道動脈，気管支動脈

(4) 腹大動脈とその枝（図2-15）

腹大動脈は，①腹壁を養う壁側枝，②泌尿・生殖器に至る臓側枝，③主に腹部消化器系に至る臓側枝を分枝する．

① 壁側枝

大動脈が横隔膜を貫通した直後に，壁側枝として左右1対の下横隔動脈が出るほか，大動脈の両側から左右に4対の**腰動脈**（胸部での肋間動脈に相当する）が分枝する．

② 泌尿・生殖器に至る臓側枝

泌尿・生殖器に至る臓側枝には，腎動脈と性腺動脈（男性では精巣動脈，女性で

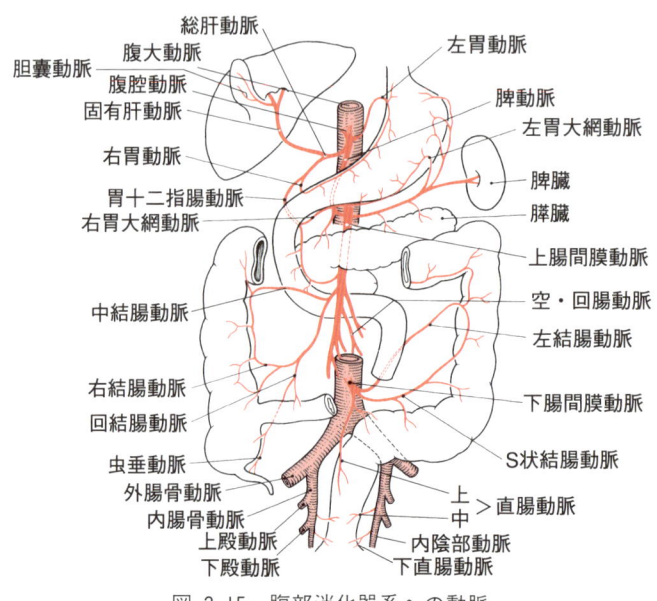

図 2-15　腹部消化器系への動脈

は卵巣動脈）がある．いずれも大動脈の側方から対をなして出る．

腎動脈は，第1腰椎の高さで大動脈の側方に出る1対の太い動脈である．特に右腎動脈は，腹大動脈のすぐ右側を走る下大静脈の深層をくぐって右の腎臓に達する．

精巣動脈（女性では**卵巣動脈**）は，腎動脈の起始部よりやや下方の高さから分枝する1対の細い動脈で，腹腔の後壁を骨盤の高さまで下行する．

精巣動脈は，側腹壁の下縁に開いた鼠径管を通る精索に包まれて精巣に達する．卵巣動脈は，骨盤腔の側壁にできた卵巣提索の中を走って卵巣に到達する．

> **注** ● 性腺動脈の走行は，発生学的に，精巣・卵巣が本来は腎臓の高さにでき，発生が進むとともに下降して骨盤に至ったという軌跡を示している．

③ 主に消化器系に至る臓側枝

主に腹部消化器系に分布する臓側枝には腹腔動脈・上腸間膜動脈・下腸間膜動脈の3枝があり，いずれも無対性で，大動脈の前面から出る．

腹腔動脈は3枝の中で最初に出る動脈であり，横隔膜のすぐ下で起始して，直ちに左胃動脈・脾動脈・総肝動脈に3分枝する．これら腹腔動脈の枝によって，胃から十二指腸・脾臓・肝臓・胆嚢・膵臓を中心とした上腹部の内臓が養われる．

上腸間膜動脈は腹腔動脈のすぐ下から起こる．この動脈は名前のとおりに腸間膜の中を走って，膵臓や小腸全域から大腸前半部（横行結腸）まで広く分布する．

下腸間膜動脈は上腸間膜動脈よりもさらに下方から出て，大腸後半部（下行結腸から直腸）に分布する．

上下の腸間膜動脈は腸間膜の中でアーチのような吻合を二重三重につくる．これにより腸管運動によって一部の血管が圧迫されても血行障害を起こしにくい．

　　　壁側枝（有対）：腰動脈・下横隔動脈
　　　泌尿・生殖器への臓側枝（有対）：腎動脈・性腺動脈（精巣動脈，卵巣動脈）
　　　腹部消化器への臓側枝（無対）：腹腔動脈・上腸間膜動脈・下腸間膜動脈

腹大動脈の下端は第4腰椎の高さであり，ここで左右の1対の**総腸骨動脈**とその間の細い正中仙骨動脈に分岐する．

(5) 総腸骨動脈・内腸骨動脈とその枝

骨盤および下肢の動脈系の根幹は，左右の総腸骨動脈である．総腸骨動脈は内腸骨動脈と外腸骨動脈に分岐する．**内腸骨動脈**は主に骨盤内臓・骨盤壁・下肢の近位部への枝を出す．**外腸骨動脈**は下腹壁動脈を分枝した後，鼠径靱帯の下（血管裂孔）を通ってそのまま大腿動脈に移行し，下肢に至る（図2-15，16．下肢の脈管参照）．

内腸骨動脈の枝は以下の3種に分類される．

① 臓側枝：臍・膀胱・子宮・直腸に分布する動脈

臍動脈は胎児循環で利用される血管で，臍を通って臍帯から胎盤へと胎児の血液を運ぶ（図2-19参照）．生後は臍動脈の大部分が**臍動脈索**に変化するのであるが，その近位部は走行途中（膀胱の上方）で分かれて**上膀胱動脈**としてそのまま残存する．そのほかにも**下膀胱動脈**があり，男性では前立腺などにも枝を出す．女性では**子宮動脈**があり，子宮体の側方にある子宮広間膜を通って側面から子宮と腟を栄養

図 2-16　骨盤の動脈（右側）

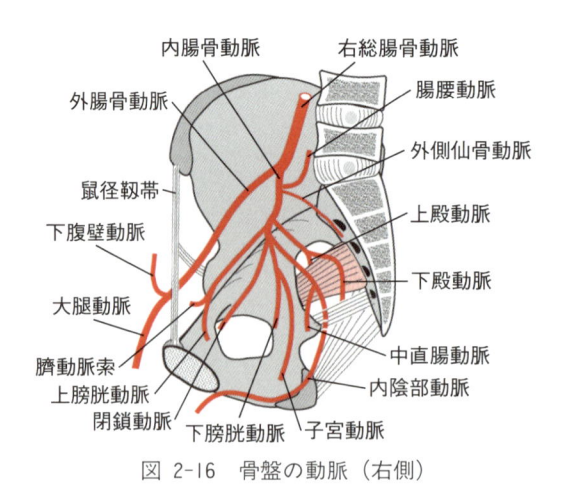

する．直腸の動脈としては**中直腸動脈**が出る（上直腸動脈は下腸間膜動脈の枝，下直腸動脈は内陰部動脈の枝）．

②　壁側枝：腸腰動脈・内陰部動脈

腸腰動脈は，仙腸関節の前方を上行し，腸腰筋など後腹壁を栄養する．内陰部動脈は，大坐骨孔（梨状筋下孔）を出て骨盤の後面に出た後，直ちに小坐骨孔を通って骨盤底に至る．骨盤底では直腸下部（肛門）と外部生殖器（尿生殖の外口）を栄養する（体幹の局所解剖を参照）．

③　下肢に向かう枝：閉鎖動脈・上殿動脈・下殿動脈

閉鎖動脈は，閉鎖神経とともに骨盤内の側壁を走り，閉鎖孔（閉鎖管）を通って大腿内側に至る．直ちに寛骨臼切痕に向かって，大腿骨頭靱帯に沿う大腿骨頭の動脈を出すほか，内転筋群に分布する筋枝を出す．

上殿動脈は梨状筋上孔，**下殿動脈**は梨状筋下孔をそれぞれ出て，外寛骨筋群に分布する．

4. 静脈系

1) 肺循環の静脈系（図 2-13）

左右の肺から心臓に返る血液は，各肺門で 2 本の**肺静脈**に集まり，それぞれ左心房に注ぐ．左心房は心臓の後方にあるので，これら 4 本の肺静脈は心臓の後面で観察される．

2) 体循環の静脈系

体循環の静脈は伴行静脈として動脈と並んで走り，動脈と同じ名前で呼ばれるのが一般的である（たとえば上腕動静脈といったようにまとめて呼ぶこともある）．こ

れはからだの深部を走る深静脈の多くにあてはまるが，以下の場所では動脈と異なった走行を示す．

① 動脈の本幹である大動脈は1本であるが，静脈の本幹である大静脈は，上半身の静脈を集める上大静脈と下半身の静脈を集める下大静脈の2本である．そして，胸壁の肋間静脈を集める奇静脈系が動脈とは伴行せずに独立して形成され上大静脈に注ぐ．

② 皮下を走る皮静脈は，動脈に伴行しない．特に手足では静脈網を形成する(手背静脈網など)

③ 脳の静脈は，動脈とは異なり硬膜の中を走る（硬膜静脈洞：図8-10参照）．

④ 腹部の消化管および脾臓からの静脈は，門脈という経路に集められて肝臓に注ぐ．肝静脈も動脈に伴行せずに下大静脈に注ぐ．

⑤ 内臓周囲の静脈は互いに吻合しあって静脈叢を形成する(直腸静脈叢，膀胱静脈叢，前立腺静脈叢，子宮静脈叢など)．

この章では，動脈に伴行しない静脈のうち上大静脈と下大静脈に注ぐ主要な静脈について述べる（頭頸部・上肢・体壁・骨盤および下肢の各静脈系は，第10章の各局所解剖を参照）．

(1) 上大静脈に注ぐ枝（図2-17）

上大静脈は，左右の腕頭静脈（頭頸部と上肢の静脈）と奇静脈（胸壁の静脈）を集めて構成され，上行大動脈の右側で右肺動脈の前を下って右心房に入る．

左右の腕頭静脈は，それぞれY字型に内頸静脈と鎖骨下静脈が合流してできる．特に内頸静脈と鎖骨下静脈の合流部を**静脈角**と呼ぶ．右の静脈角には右上半身のリンパを集めた右リンパ本幹が，左の静脈角には左上半身と全下半身のリンパを集めた胸管がそれぞれ注ぐ．腕頭動脈は右側にしかなかったが，腕頭静脈は左右にあることに注意する．

> **注** 発生の際に上大静脈が大動脈よりも右側に形成されるので，上大静脈に至る左の腕頭静脈は右側のものよりも長く，水平位に近い走行をとる．よって，左腕頭静脈は腕頭動脈・左総頸動脈・左鎖骨下動脈の前を横切って走行する．

奇静脈系は，後胸壁の静脈を集めて脊柱の両側を縦に走る奇静脈・半奇静脈・副半奇静脈の3本からなる．**奇静脈**は脊柱の右側を走り，右の肋間静脈を集めながら上行して，上大静脈の後面に注ぐ．左の肋間静脈は脊柱の左側を走る**半奇静脈**と**副半奇静脈**に集められる．これらはそれぞれ，脊柱の前を横断して右側を走る奇静脈に合流する．また，奇静脈系には食道静脈なども注ぎ，後述する**門脈系の側副循環路**になる（図2-18）．

(2) 下大静脈に注ぐ枝（図2-17）

下大静脈は，下半身の静脈の本幹である．第5腰椎の前で左右の**総腸骨静脈**が合流して始まり，途中に**腰静脈**や腎静脈などを受けながら腹大動脈の右側を上行する．

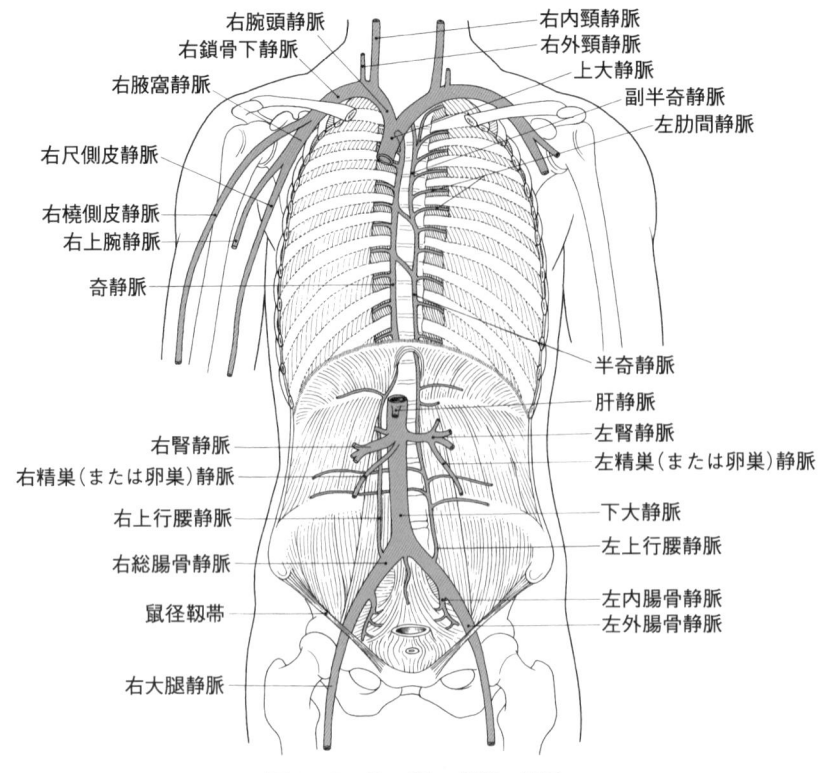

図 2-17 胸・腹・骨盤の静脈
（前胸壁と腹壁，そして内臓をすべて除去する）

上腹部では肝臓の後方部に食い込み，ここでは数本の短い**肝静脈**が流入する．その後，横隔膜の腱中心に開いた**大静脈孔**を貫通して直ちに右心房に接続する．

腎静脈には，左右の腎臓と下大静脈の位置関係によって左右差がある．下大静脈が正中線よりも右にあり，右腎は下大静脈に近いので，その腎静脈は短い．それに比べて左腎は下大静脈から遠く，左腎静脈は腹大動脈の前を横切って下大静脈に注ぐので長い．しかも，その途中で左の性腺静脈（精巣静脈や卵巣静脈）が合流する．右の性腺静脈は右腎静脈よりも下方で下大静脈に直接注ぎ込む．

(3) 門脈系（図 2-18）

門脈は，主に**脾静脈・上腸間膜静脈・下腸間膜静脈**が合してできた特別な静脈である．胃腸や膵臓，脾臓から集められた静脈は，門脈として肝臓の中に導かれて肝組織で毛細血管に流れたのち，再び肝静脈を経て下大静脈に注ぐ．肝臓には門脈のほかにも総肝動脈から移行する固有肝動脈が注ぎ込む．固有肝動脈は肝組織を養う栄養血管であるが，門脈は肝機能（栄養分の代謝調節・解毒・胆汁の生成など）に関わる機能血管である．したがって門脈の意義として，主に次の3つがあげられる．①胃腸から吸収された栄養分や薬物を肝臓に送りグリコーゲン代謝や解毒をする，②膵臓から分泌された血糖調節ホルモン（インスリンとグルカゴン）を肝臓に運んでグリコーゲン貯蔵量を調節する，③脾臓で古い赤血球が壊され，その処理によっ

図 2-18　門脈系

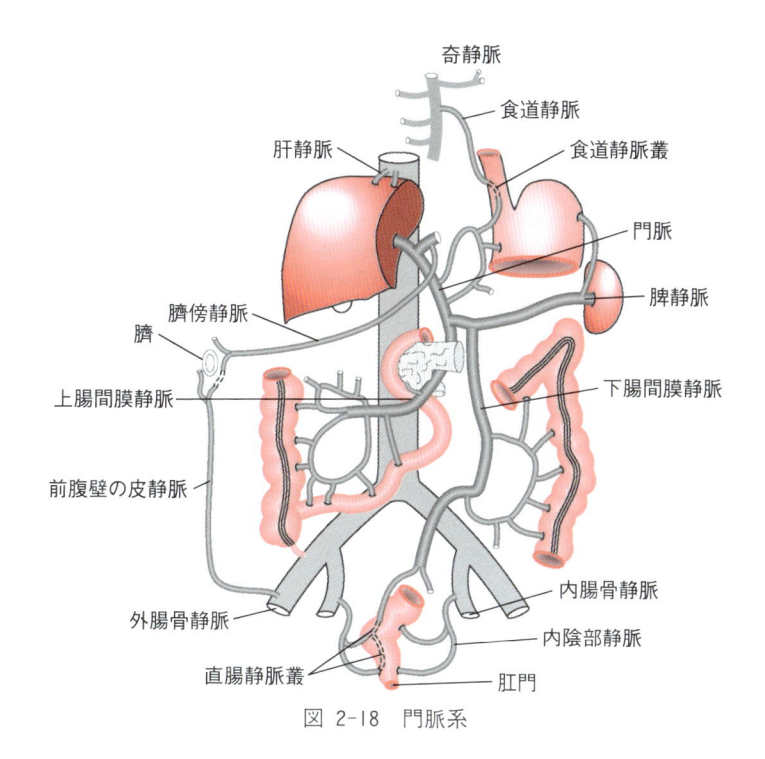

て生じたヘモグロビンの残骸を肝臓に運んで胆汁の材料にする．このような門脈に注ぐ循環系を総称して，**門脈系**あるいは**門脈循環**という．

　肝硬変やがんなど肝組織の病変に際して，肝臓内の血流が妨げられると肝臓に流入する門脈系の血液は全体的にうっ血を起こして門脈圧が高まる（**門脈圧亢進**）．その結果，血漿が血管壁を透過し腹膜腔に出て，大量の**腹水**となって腹腔内に貯留する．また，正常時には機能的な意味を持たない門脈に吻合した細い静脈が側副循環路をなして，うっ血した門脈血を大静脈へ還流させるようになる．以下の3ヶ所が代表的な**門脈の側副路**である．門脈血は，①胃の静脈をへて，食道下部にある静脈叢に流れ込み，食道静脈から奇静脈をへて上大静脈に注ぐ．②直腸の静脈をへて，直腸下部（肛門周囲）の静脈叢に流れ込み，骨盤の静脈（内腸骨静脈）から総腸骨静脈をへて下大静脈に注ぐ．③肝臓の下面と臍を結ぶ臍傍静脈をへて臍周囲の皮静脈に流れ込み，腹壁の静脈を経て上下の大静脈に注ぐ．これら3ヶ所の側副静脈に大量の血液が流れると，①食道静脈叢のうっ血による**食道静脈瘤**とその破綻（はたん）による大量の吐血，②直腸静脈叢の拡張による**痔核**の形成と痔出血，③臍を中心とした前腹壁の皮静脈にみられる放射状の怒張（ヘビがはうようにみえ，**メデューサの頭**という），などを認める．

(4) 骨盤内臓の静脈

　骨盤の主な深静脈は基本的に動脈の伴行静脈として内腸骨静脈に注ぐ．しかし骨盤内臓の静脈は，動脈とは伴行せずに各内臓周囲で複雑な静脈叢（**膀胱静脈叢・前立腺静脈叢・子宮静脈叢・直腸静脈叢**など）を形成することが知られる（骨盤底の

内陰部静脈については体幹の脈管を参照).

注●● 骨盤内臓周囲の静脈叢は弁を欠くことが多いので，血液の還流が悪くうっ血しやすい（それが**痔核**の形成などにつながる).

5. 胎児循環

胎児は閉ざされた羊水の中にいるので，肺呼吸・腸管での栄養吸収・排尿など老廃物の排泄を行うことができない．そこで，**胎盤**を介してこれらの働きを母体に代行してもらう必要があり，胎児は**臍帯**（へその緒）に臍動静脈を通して胎盤に血液を循環させる．このような胎児期に見られる特有の循環系を**胎児循環**という（図2-19).

胎児循環の特徴として次のような点があげられる．①体循環には，臍帯を通る臍動静脈が発達して，胎児と胎盤との間を連絡する(**胎盤循環**).②肺が機能しておらず，肺循環が確立されていないので，血液が心臓から肺に流れる途中で体循環へ流出する抜け道がある．

1) 胎児循環の経路

ここでは胎児の血液が胎盤循環で臍動脈に注ぐところから順に胎児循環を述べる.
(1) 胎児の骨盤付近にある左右の内腸骨動脈からは1対の**臍動脈**が分枝して，臍帯

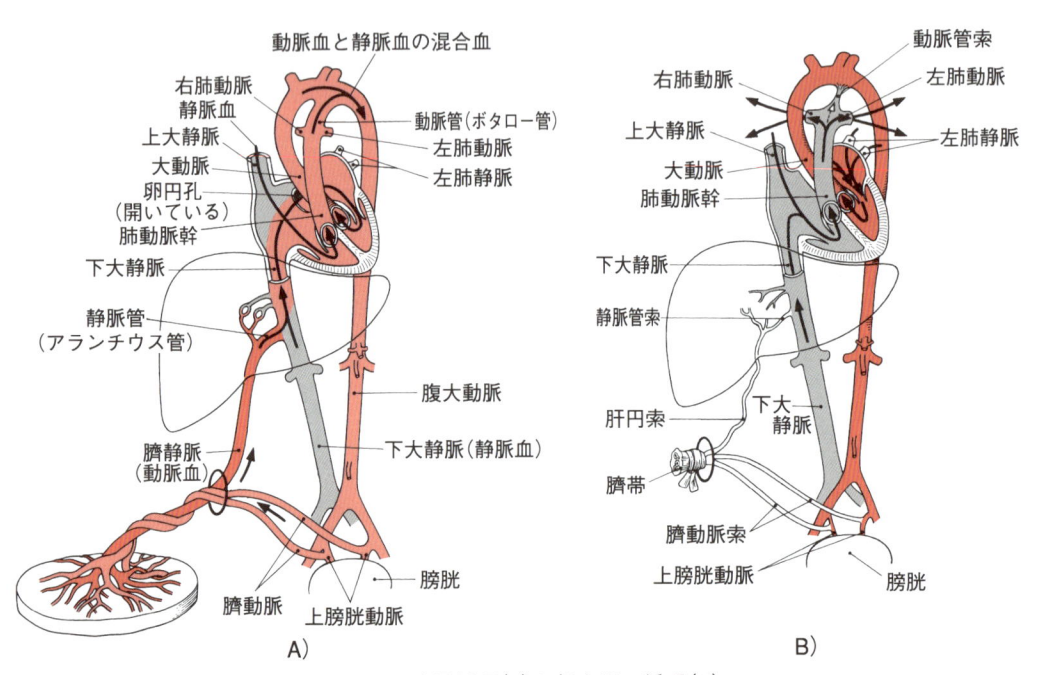

図2-19 胎児循環(A)と新生児の循環(B)

を走って胎盤に至る．臍動脈には胎盤で処理される老廃物やCO_2を含んだ血液が通る．胎盤内には母体の血液で満ちた血のプール（絨毛間腔）があって，そのプールには複雑に枝分かれしした**絨毛**という突起が浸される．胎盤に達した臍動脈は絨毛のなかで毛細血管のループに移行する．この絨毛に母体の血液が噴きつけられるとき，絨毛の毛細血管を流れる胎児の血液はガス交換と老廃物交換を行う（図6-7参照）．

(2) 絨毛毛細血管でO_2と栄養分を付加されて動脈血となった胎児の血液は，細静脈をへて1本の**臍静脈**に集まり，再び臍帯を通って胎児に返る．胎児内に入った臍静脈は臍と肝臓の間に張った間膜（**肝鎌状間膜**）の中を通って肝臓の下面に達する．ここで臍静脈の一部は門脈に合流するものの，その本幹は肝臓を素通りする**静脈管（アランチウス管）**に移行して直接下大静脈に注ぐ．下大静脈では臍からの動脈血は下半身からの静脈血と混ざり合うが，混合血であっても酸素と栄養分を多く含むので胎児組織を養うことができる．

(3) 下大静脈から右心房に入った混合血の大部分は，直ちに胎児の心房中隔に開く**卵円孔**を通って左心房に流れる．胎児循環では肺から心臓（左心房）に返る血流量が少ないので，左心房の圧は低い．それに比べて全身の静脈が注ぐ右心房は高圧なため，卵円孔からは一方的に右心房の血液が左心房に流れてしまう．左心房に入った血液はそのまま左心室から大動脈に注いで体循環に流れる．また，上大静脈から右心房に注ぐ上半身の静脈血は，右心房→右心室→肺動脈に流れるものが多い．

(4) 肺動脈に流れた血液の大部分は，**動脈管（ボタロー管）**と呼ばれる肺動脈幹と大動脈弓の間を連絡する短絡路を通って，肺循環を避けて体循環に注ぐ．胎児は肺呼吸を行っていないので肺組織が広がっておらず，肺動脈からの血液を許容できない．従って，肺動脈の血液は肺に入れず，大部分は抵抗なく流れる動脈管から大動脈に注ぎ込んでしまう．

■ 2) 胎児循環の切り替わり

胎児循環から，通常の循環系に切り替わるのは，出産による肺呼吸の開始がきっかけである．産声とともに肺に空気が入って肺組織が大きく広がると，動脈管にバイパスされていた多量の血液は，左右の肺動脈から拡大した肺組織内に引き込まれて肺循環が確立する．バイパスとして機能しなくなった動脈管は，**動脈管索**という結合組織のヒモと化す．肺循環に血液が流れれば，肺静脈から左心房に大量の血液が返るので，これまで低圧だった左心房の圧が一気に上昇する．この結果，右心房と左心房の圧力差を原動力に，開通していた卵円孔からの血流（右心房→左心房）が止まり，卵円孔が閉じる．その後，閉鎖した卵円孔は**卵円窩**というくぼみとして心房中隔に痕跡を残す．

また，出産時に臍帯を縛ることで胎盤循環がなくなり，左右の臍動脈，臍静脈および静脈管はいずれも血流が途絶える．後に，臍動脈は**臍動脈索**，臍静脈は**肝円索**，静脈管は**静脈管索**というヒモに変化する．いうまでもなく，静脈管→下大静脈を経て右心房に流れる血液も減るので，右心房圧は低下して卵円孔を閉鎖する一要因となる．

6. リンパ系

　全身の組織を構成する細胞と細胞の間は**組織液**で満ちて，潤される．組織液は主として毛細血管から血液の液性成分が漏れ出したもので，細胞は組織液を介して物質交換を行う．組織液の多くは浸透圧の作用などにより毛細血管に再吸収されるが，一部（約10％）は**リンパ（液）**として**リンパ管**に回収される．とくにリンパに流入しやすいものには，分子量が大きい脂質やタンパク質など毛細血管壁を通りにくい物質や，増殖して組織からこぼれ落ちたがん細胞などがある（図2-20）．

　注●● リンパ管による回収能力を超えた組織液が貯留する状態を**水腫**といい，皮下にこの貯留が起こると**浮腫**となる．

1）リンパ系の全体像（図2-20）

　リンパ系は，各組織内で毛細リンパ管から始まり，徐々に合流してリンパ管になり，さらに合流を繰り返して，最後には太いリンパ本幹となって静脈に注ぐ．また，リンパ管の途中（特に合流部）には**リンパ節**という濾過装置がある．リンパ内に異物や細菌が入り込むとリンパ節がそれらを捕獲し除去しようとする．

　組織液が直接流れ込む**毛細リンパ管**は，先端が閉じられた盲端で，毛細血管と同じく単層扁平上皮の内皮と基底膜からなる．この基底膜は発達が悪く，毛細リンパ管に組織液がより流入しやすくなっている．太めの**リンパ管**は，静脈壁と類似し内膜・中膜・外膜の3層からなる．内腔には弁が発達してリンパの逆流を防ぐ．リンパ系には心臓のようなポンプがないので，この逆流防止弁を利用し，周囲の動脈の拍動や骨格筋の筋ポンプ作用によるマッサージ効果を受けて還流を促進する．

　注●● リンパに流れたがん細胞などはリンパ節を足掛かりに次々と転移することが知られている．

2）リンパ管の走行

　リンパ管は，皮下にある**浅リンパ管**と，からだの深部を走る**深リンパ管**に大別される．浅リンパ管は皮静脈と伴行することが多い．深リンパ管の多くは深部の血管，特に深静脈に伴行する．浅リンパ管と深リンパ管は各所で交通し，最終的には**リンパ本幹**に注ぐ．

　小腸粘膜の絨毛には，**中心リンパ管（中心乳び腔）**という毛細リンパ管とそれが集まった**乳び管**というリンパ管がある．腸から吸収された脂質は血管に入らずにこのリンパ管に入るので，食物をとったあとは，このなかを牛乳のように白濁したリンパが流れる．この脂肪滴を含んだリンパを**乳び**と呼ぶ．

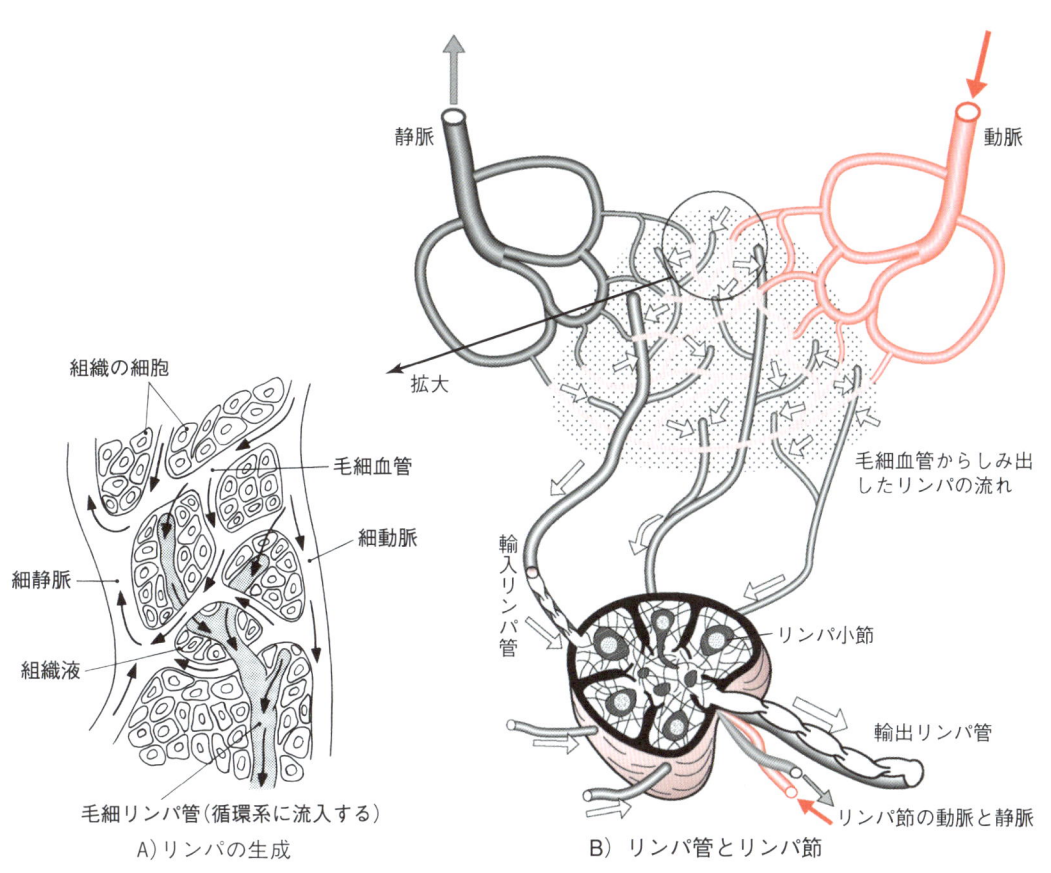

図 2-20　リンパの生成とリンパ管・リンパ節

■ 3) 全身のリンパ本幹（図 2-21）

　リンパ本幹にはいくつかの種類がある．まず，下半身のリンパから解説する．骨盤と下肢のリンパは鼠径リンパ節に集まり，総腸骨動静脈から腹大動脈と下大静脈に沿って上行する**腰リンパ本幹**に注ぐ．また，腸管からの乳び管は腸間膜を通って，**腸リンパ本幹**に注ぐ．横隔膜の大動脈裂孔付近で腰リンパ本幹と腸リンパ本幹は合流して，大動脈の後方に**乳び槽**という袋状の膨らみをなす．乳び槽は**胸管**という太いリンパ本幹に移行する．胸管は脊柱の前を上行し，胸郭上口を抜けて**左の静脈角**（内頸静脈と鎖骨下静脈の合流部）に注ぐ．静脈角付近で胸管には，頭頸部の左側半のリンパを集めた**左頸リンパ本幹**と，左上肢および左乳房のリンパを集めた**左鎖骨下リンパ本幹**が注ぐ．結果的に，胸管には右上半身を除く全身のリンパが注ぐことになる．

　それに対して，右上半身のリンパは胸管に合流しない．右頭頸部のリンパは**右頸リンパ本幹**，右上肢および右乳房のリンパは**右鎖骨下リンパ本幹**にそれぞれ集められる．これらのリンパ本幹は合流して**右リンパ本幹**を構成し，**右の静脈角**に注ぎ込む．

　左右の静脈角に注いだリンパは，再び静脈を流れる血液に還流されて心臓に返る．

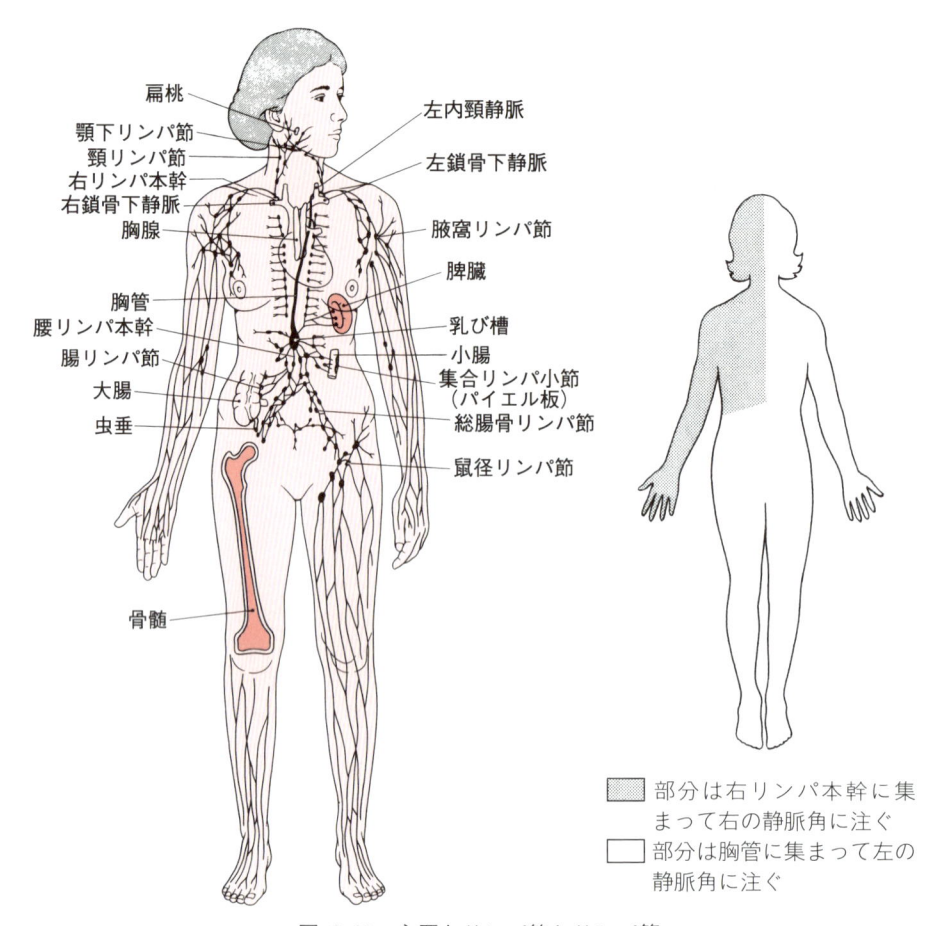

図 2-21　主要なリンパ節とリンパ管

▨部分は右リンパ本幹に集まって右の静脈角に注ぐ
□部分は胸管に集まって左の静脈角に注ぐ

■ 4）リンパ系の器官

　　リンパ系器官には，リンパ管の途中にあるリンパ節や，脾臓，胸腺といった臓器があるほか，消化管の粘膜に存在するリンパ小節（咽頭の扁桃，回腸のパイエル板など）がある．

(1) リンパ節（図2-22）

　　リンパ節はリンパ管の合流部に多くみられるソラマメ型をした直径1〜25 mm程度の小体で，全体は被膜に包まれる．リンパ節表面からは多数の**輸入リンパ管**が入り，一部のくぼんだ**リンパ節の門**からは**輸出リンパ管**が出る．リンパ節の内部は細網組織の網目がつくる**リンパ洞**と，リンパ球の集まる**リンパ小節**からなる．顕微鏡でみると，リンパ小節の中央には**胚中心**という部分があり，ここには未熟なリンパ球が集まっていて，抗原刺激に応じてリンパ球を分裂・増生する．ここで増生されるのは**Bリンパ球**であり，**抗体**を産生し体液中に放出して異物を駆除する（**液性免疫**）．リンパ洞は濾過装置であり，組織の網目に細菌や異物を引っかける．ここに

図 2-22 リンパ節

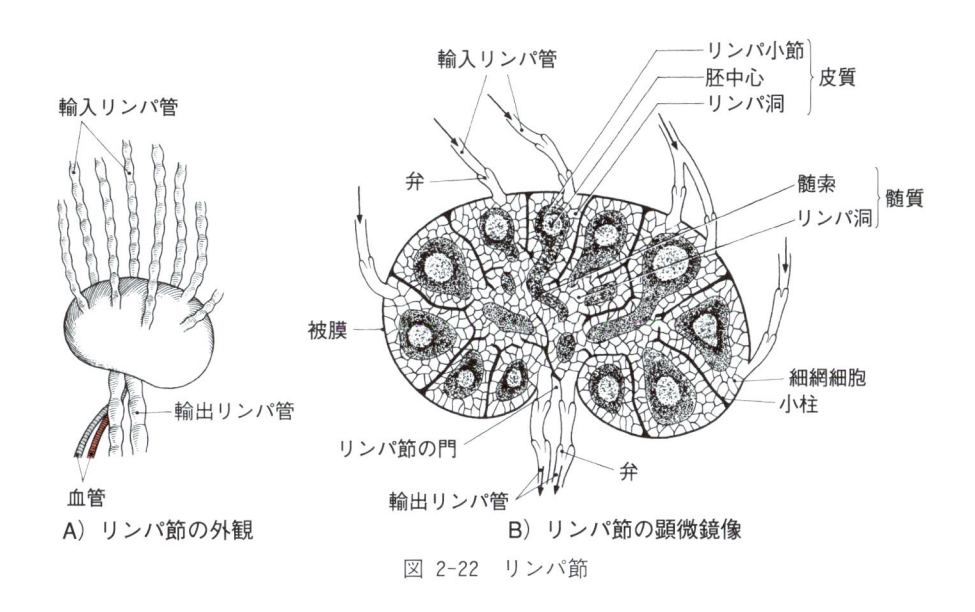

A）リンパ節の外観
B）リンパ節の顕微鏡像

はBリンパ球のほか，異物を攻撃する**Tリンパ球**がある（細胞性免疫）．

からだの各部では，一定の領域から流出したリンパ管が必ず経由するリンパ節（**所属リンパ節**）がある．具体的な所属リンパ節の位置については体表の局所解剖を参照されたい．

> 注●● リンパ球の防衛力が十分でないと，リンパ節が炎症を起こして発赤・腫脹する（リンパ節炎）．がん細胞も細網組織の網目に引っかかり，ここで増殖してリンパ節そのものを腫瘍化する（がんの転移）．

> 注●● リンパ節とリンパ小節の違い：リンパ節は，小さいながらも独立した実質性器官として表面を線維性の被膜におおわれ，その出入り口であるリンパ門からはリンパ節を栄養する細い動静脈が出入りする．一方，リンパ小節は臓器の内部組織で，リンパ球が密に集合して小結節をなしたもので，リンパ節の内部のほか，消化管の粘膜などにも見られる．

(2) 脾　臓（図 2-23）

脾臓は長径約 10 cm の卵形をした最大のリンパ組織塊で，内部に多量の血液を貯留して暗赤色を呈する．腹腔の左上部で胃の後方にあり，横隔膜に接する．体表から投影すると，左の側胸部（腋窩線よりも後ろ）で，胸郭の下方（第 10 肋骨を中心に上下の肋骨付近）に位置する．正常では胸郭に隠れて体表から触れられない．腹腔内では表面を腹膜でおおわれ，腹膜の付け根の部分で脾門というくぼみをなして，ここから脾動静脈，神経，リンパ管が出入りする．

脾臓の表面構造を**被膜**というが，その外葉は腹膜（漿膜）で，その裏打ちに厚い結合組織層が線維膜をなす．この線維膜の一部が内部に伸び出して，脾臓の実質を区画する**脾柱**をつくる．脾柱に囲まれた実質は柔らかな**細網組織**からなる．脾臓の断面を拡大して見ると，実質全体は赤血球で満たされて赤黒いので**赤脾髄**と呼ばれる．そのなかに，小さな白い斑点状の白脾髄が散在する．**白脾髄**はリンパ球が集まっ

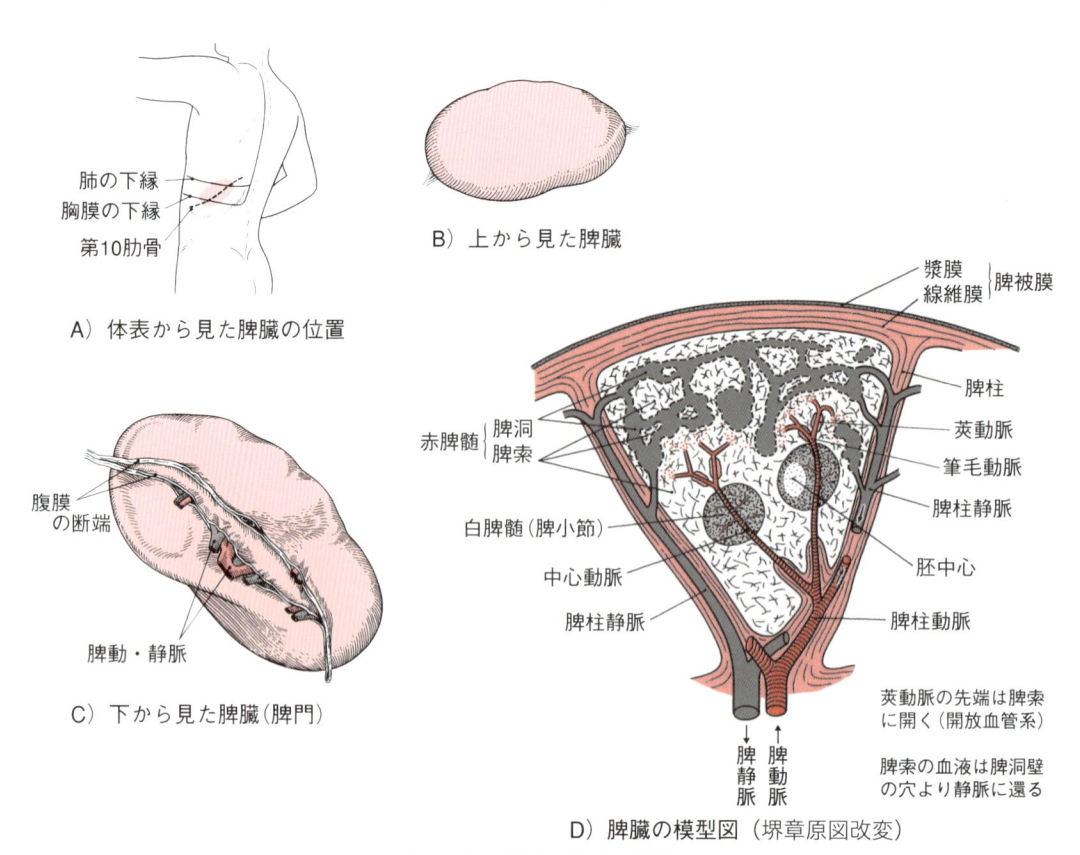

図 2-23　脾臓の位置と形態

てできた**リンパ小節**からできており，内部の胚中心では盛んにBリンパ球の増生を行う．

脾動脈は，脾門に入って**脾柱動脈**に分枝し脾柱を走る．脾臓内部の動脈は互いに吻合を持たない終動脈である．その枝が実質の中に入ると，まず白脾髄を貫通する**中心動脈**となり，赤脾髄に入って**筆毛動脈**から**莢動脈**を経て脾洞に注ぐ．**脾洞**は内腔の広い特殊な毛細血管（洞様毛細血管）であり，毛細血管であるにもかかわらず赤血球が容易に壁を通り抜けて，まわりの細網組織に出る（一般の毛細血管では通常，赤血球が壁を抜けて周辺組織に出ない）．脾洞周囲の細網組織では，**大食細胞（マクロファージ）**が存在し，血中を流れてきた細菌や異物のほか，古くなった赤血球を食作用によって破壊する．赤血球の処分によって出たヘモグロビン（血色素）は分解され**ビリルビン**となって，脾静脈を経由して門脈に注ぎ，肝臓に送られて胆汁色素として胆汁の中に排出される．

(3) 胸腺（図 2-24）

胸腺は胸骨のすぐ後ろ（縦隔の前部から上部）に位置する左右1対の器官である．乳幼児ではよく発達して心臓の前方をおおうように広がるが，思春期を過ぎると次第に退縮し，成人では心臓の上方に位置する小さな臓器になる．老人ではその大部分が脂肪組織に置き換わる．

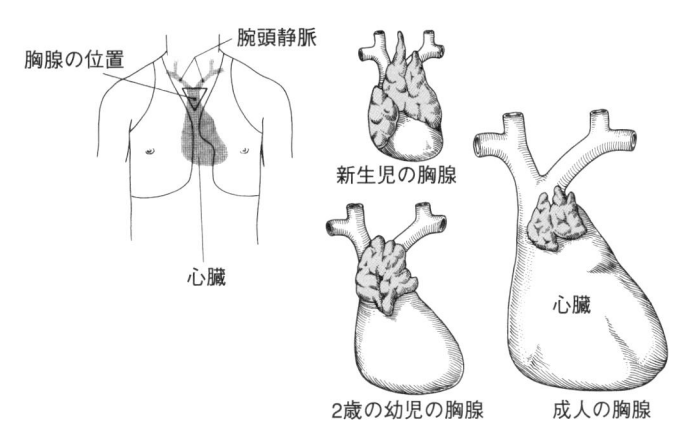

図 2-24 胸腺の位置と年齢による大きさの変化

　胸腺内部は**細網組織**からなり，顕微鏡で断面を見ると，多数のリンパ球が密集する**皮質**と，それよりも明るい**髄質**が区別される．細網組織からなるリンパ系の器官でありながら，胸腺内には，リンパ小節やリンパ節の輸入・輸出リンパ管に相当するものは見られない．

　胸腺は全身のリンパ系組織に先がけて発生する**第一次リンパ性器官**である．骨髄など造血器官で生まれたTリンパ球前駆細胞が胸腺に進入し，ここで成熟してTリンパ球となり，血管系を介して全身の各リンパ系器官に分配される．Tリンパ球の頭文字Tは，胸腺の学名（Thymus）のTであり，胸腺由来のリンパ球であることを意味する．**Tリンパ球**は食作用による免疫作用（**細胞性免疫**）のほか，異物（抗原）の刺激に応答してBリンパ球の増生や抗体産生を促すなど，免疫系の司令官として機能する．新生児期に胸腺を切除すると，全身のリンパ系器官（リンパ節，扁桃，リンパ小節など）が発達せず，抗体産生能力も発現しないのですぐに死んでしまう．従って，第一次リンパ性器官である胸腺は，全身のリンパ性器官のなかで中枢的な臓器だといえる．

　一方，Bリンパ球は，骨髄から全身の各リンパ性器官に直接送られて，それら組織内のリンパ小節で成熟して作用し始めるので，骨髄由来リンパ球とも呼ばれる．

(4) 扁桃と集合リンパ小節

　リンパ小節は，リンパ節や脾臓の中だけにあるのではなく，消化管の粘膜下にも数多く存在する．それが特に発達したのが扁桃と集合リンパ小節（パイエル板）である．

　扁桃は，咽頭（鼻や口の奥の部分）の粘膜にできたリンパ小節の集団である．扁桃の粘膜は重層扁平上皮であり，周辺より隆起する表面には，粘膜が陥入した深いくぼみ（**陰窩**）が散在する．この陰窩の粘膜下には多数のリンパ小節が並んでいる．細菌や異物などの抗原刺激によって，リンパ小節ではBリンパ球が増生され，抗体産生が促される．

　咽頭扁桃・耳管扁桃・口蓋扁桃・舌扁桃の各扁桃は，咽頭内腔を取り囲むように輪状に配列して，口や鼻から侵入しやすい細菌などに対応する．これら一連の扁桃

群を**ワルダイエルの咽頭輪**と呼ぶ．

注●● 感冒などでのどが痛いときに，これらの扁桃は炎症（扁桃腺炎）を起こして発赤・腫脹する（図 4-10 参照）．

小腸の粘膜にはゴマ粒大のリンパ小節が多数見られ，とくに小腸後半の**回腸**ではリンパ小節が集合し，2〜4 cm の楕円形の隆起をつくる．これを**集合リンパ小節（パイエル板）**と呼ぶ．

第3章
呼吸器系

● 学習のポイント ●

1. 呼吸器は空気の通る気道とガス交換を行う肺に分けられ，気道はさらに上気道と下気道に分けられる．
2. 鼻腔の中の，鼻中隔，上・中・下の鼻甲介による複雑な迷路は，吸気の加温・加湿・除塵の役割を持つ．
3. 前頭洞・上顎洞・篩骨洞・蝶形骨洞の4つの副鼻腔が鼻腔と交通する．
4. 咽頭は気道として，また食物の通路として共用される．
5. 喉頭の骨組みは甲状軟骨・輪状軟骨・披裂軟骨・喉頭蓋軟骨よりつくられ，内部の声帯を支える．
6. 気管の壁は馬蹄形の気管軟骨と軟骨を欠く膜性壁からなる．
7. 左右の気管支分岐には角度に差があり，誤飲物は右肺に入りやすい．
8. 右肺は3葉に，左肺は2葉に分かれる．
9. 肺胞は直径が0.1〜0.2 mmの袋で，その表面積は合わせると120 m^2 にもなる．
10. ガスの交換は，呼吸上皮・基底膜・内皮細胞を通して行われる．
11. 肺は漿膜の1つである胸膜におおわれ，呼吸運動に伴う肺の自由な運動を可能にする．
12. 縦隔には心臓をはじめとして重要な臓器・脈管・神経などが納められる．

第3章 呼吸器系

　成人は安静時に1分間に15〜17回呼吸し，約8,000 ml の空気を出し入れする．空気を取り入れ，運ぶ通路を**気道**という．気道は鼻腔から始まり，咽頭では食道に抜ける食物の通路と交叉し，喉頭から気管・気管支を通って**肺**に達する．この中で喉頭は声を出すという特殊なはたらきのために発達した器官である．鼻腔から喉頭までの気道を**上気道**，気管より下を**下気道**と区別する．上気道は流感などの感染症のよく起こる場所である（図3-1）．

1. 鼻腔・副鼻腔

　顔面の中央に突出するのが**外鼻**である．外鼻は鼻根・鼻背・鼻翼・鼻尖の各部からなり，鼻腔の前壁をなす．外鼻の骨組みは鼻骨と鼻軟骨によりつくられる．**鼻腔**

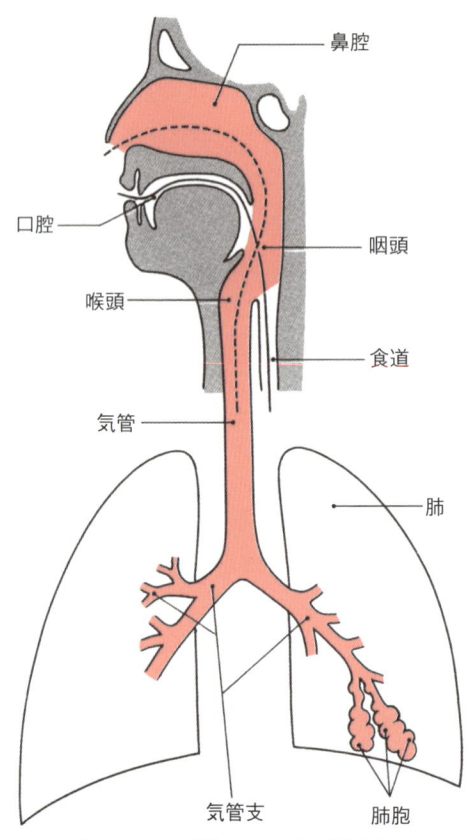

図 3-1　呼吸器系の全景（模型図）
（頭を右に向け，前方より見る）

は**外鼻孔**に始まり，後方は**後鼻孔**により咽頭に通じる．

■ 1）鼻　腔（図3-2）

(1) 鼻　道

鼻腔は**鼻中隔**により仕切られ左右に分かれる．鼻腔の外側壁には，**上・中・下鼻甲介**というひさしが垂れ下がり，その陰に**上・中・下鼻道**という通路がつくられる．また鼻甲介と鼻中隔との間を**総鼻道**という．外鼻孔から奥へ2cmほどは皮膚でおおわれ，鼻毛が生えており，空気の濾過に役立つ．ここを**鼻前庭**と呼ぶ．

(2) 鼻粘膜

鼻腔の大部分を占める鼻粘膜は，多列線毛上皮でおおわれ，血管に富み，多くの鼻腺がある．鼻粘膜におおわれた鼻甲介のひだは，吸い込んだ空気を体温近くに暖め，十分に湿気を与え，ほこりを取って，肺に送り込む．鼻中隔の前端部で，外鼻孔に近い鼻粘膜には毛細血管が多く集まり，直下には軟骨もあって，鼻出血を起こしやすい．この部位を**キーゼルバッハ部位**という．鼻腔の後上部には嗅覚を受け持つ**嗅粘膜**（嗅上皮）がある（図9-10参照）．

■ 2）副鼻腔（図3-2）

頭蓋骨の中の空洞で，鼻腔と交通しているものを**副鼻腔**という．**前頭洞・上顎洞・篩骨洞・蝶形骨洞**からなる．前の3者は中鼻道に開口する（篩骨洞の後部は上鼻道に開口する）．蝶形骨洞は鼻腔の後上方に開く．副鼻腔の内面は鼻粘膜の続きにおおわれ，しばしば鼻腔の炎症が波及して副鼻腔炎を起こす．副鼻腔は鼻腔への出口が狭いので，膿（うみ）の排出が困難で，しばしば蓄膿症となる．蓄膿症の治療とし

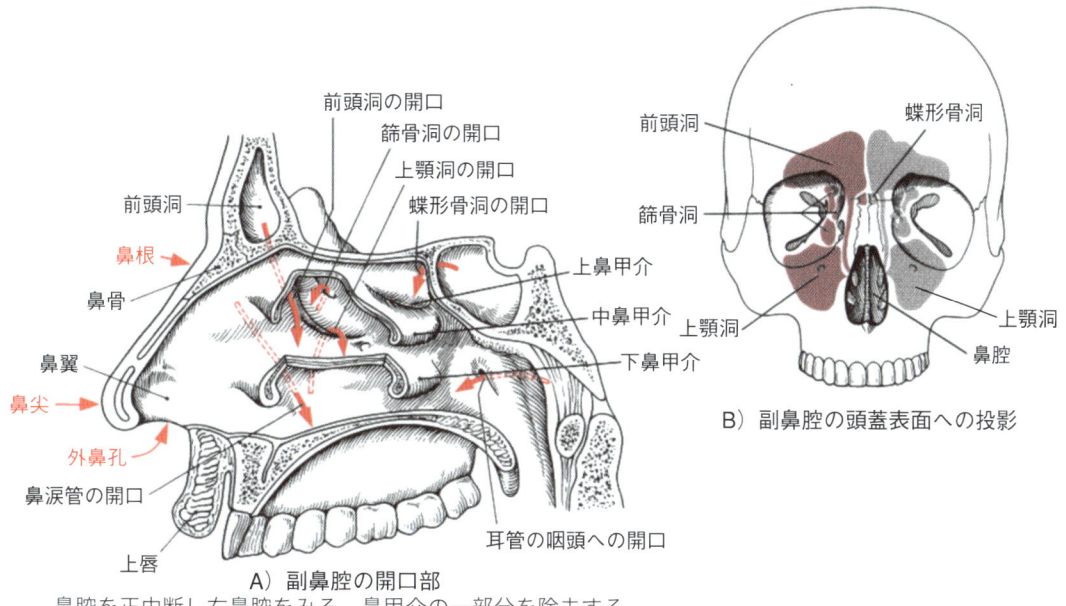

A）副鼻腔の開口部
鼻腔を正中断し右鼻腔をみる．鼻甲介の一部分を除去する．

B）副鼻腔の頭蓋表面への投影

図 3-2　鼻腔と副鼻腔

て洞洗が行われるが，副鼻腔の鼻腔開口部から洗浄器が差し込まれてその中が洗われる．

2. 咽頭・喉頭

■ 1) 咽　頭

　鼻腔の出口である後鼻孔をへて咽頭に出る．咽頭は気道として，また食物の通路として共用される．双方の交通整理は秩序正しく行われているが，それが狂うと「むせる」ことになる．咽頭の下方で，食道と喉頭に分かれる．

■ 2) 喉　頭（図3-3）

　喉頭は，咽頭に続く気道の一部で，発声の作用をする．喉頭は，喉頭蓋に始まり，咽頭下部の前方を漏斗状に下がり，気管に移行する．

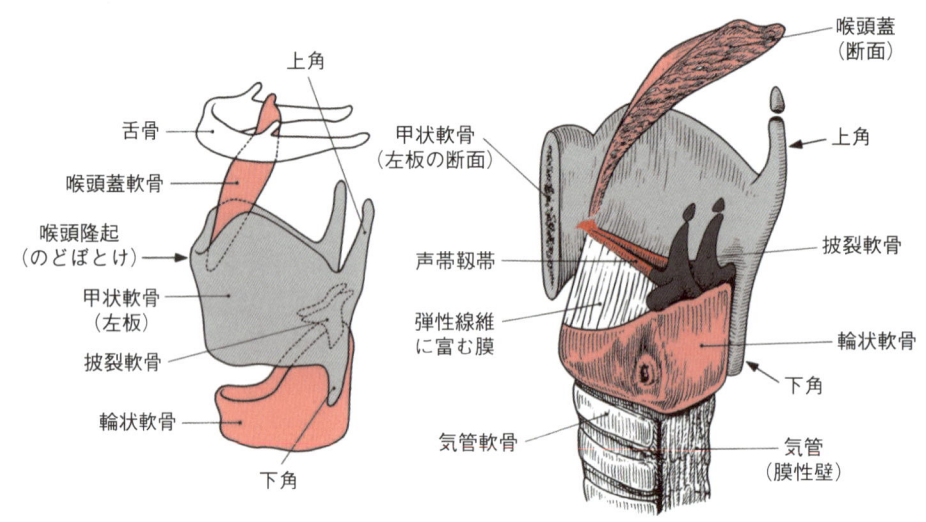

A) 軟骨のみを立体的に示す　　B) 甲状軟骨の左半分を切りとり，左後方より見る

図3-3　喉頭の構造

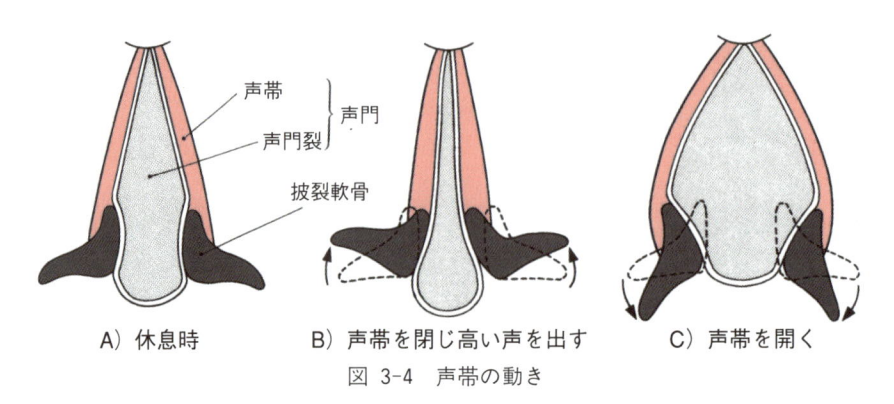

A) 休息時　　B) 声帯を閉じ高い声を出す　　C) 声帯を開く

図3-4　声帯の動き

(1) 喉頭軟骨（図3-3）

喉頭の骨組みは，すべて軟骨でできており，軟骨は靱帯と多くの小さな筋で結合されている．**甲状軟骨**が盾状に前面をおおい，その下に指輪の形をした**輪状軟骨**がある．その後ろ上縁の左右には，三角錐状の小さな**披裂軟骨**が乗る．甲状軟骨の裏側には**喉頭蓋軟骨**が付着し，舌のように後上方に伸びる．物を飲み込むとき，喉頭軟骨の全体が上方に引き上げられると，喉頭蓋が下がり喉頭上口にふたがかぶせられる．

(2) 声　帯（図3-3, 4）

披裂軟骨の前端から甲状軟骨の後面に，ヒモ状の**声帯靱帯**とそれに沿う**声帯筋**が伸びる．声帯靱帯と声帯筋は粘膜におおわれ，喉頭の側壁に沿って前後に走るヒダをつくる．これが**声帯ヒダ**で，一般に**声帯**と呼ばれる．左右の声帯は前端では合しているが，後端は披裂軟骨につくので左右に離れている．声帯を上から見るとV字形をしており披裂軟骨に付着する筋の複雑な作用により，声帯の微妙な開き具合の調節がなされる．正常な呼吸のときには声帯は開いているが，発声時には左右の声帯が接近する．左右の声帯によりせばめられたすき間を**声門裂**といい，声帯と声門裂を合わせて**声門**という．声門裂が粘膜の腫脹（声門水腫）や異物の飲み込みなどによりふさがれると気道が失われ，喉頭より下で気管を切り開く気管切開を行い，気道を確保する必要が生じる．

3. 気管と気管支（図3-5）

気管は第6頸椎の高さで，喉頭の輪状軟骨の下から垂直に下降する長さ10～13

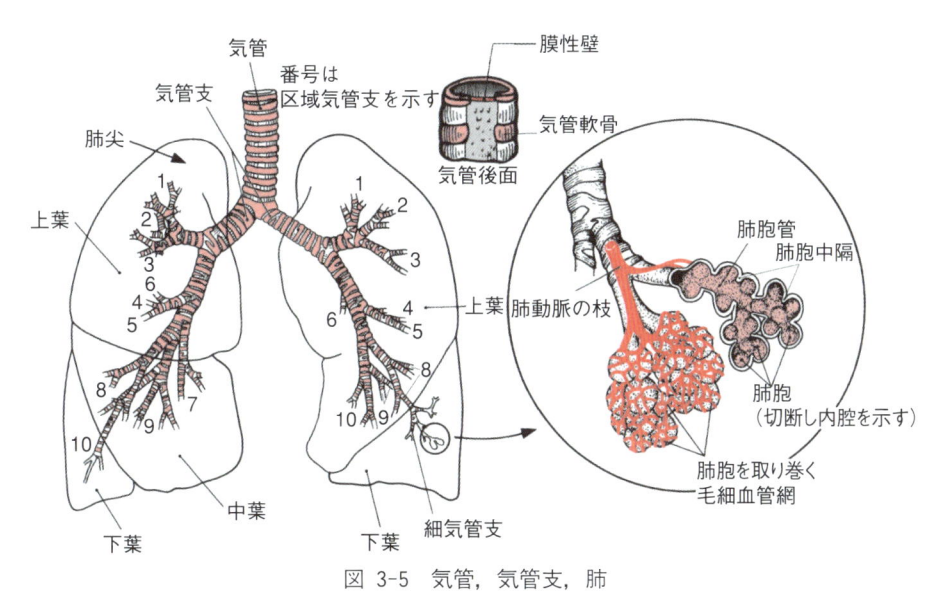

図3-5　気管，気管支，肺
（各区域気管支は肺区域の番号と一致する．左肺は9区域で7がない）

cm で直径が約 2 cm の管である．前頸部では体表から気管を触れることができる．気管の壁は約 20 個の馬蹄形の**気管軟骨**が積み重なってできている．軟骨を欠く後壁は**膜性壁**といい，平滑筋と粘膜だけになる．気管は胸腔に入ると心臓の上後方（第 5 胸椎の高さ）で左右の**気管支**に分かれる．右気管支は太くて短く，垂直に近く傾斜する．左気管支は細くて長く，水平に近い傾斜を持つ．このように左右の気管支の太さ・長さ・走行に違いがあるので，誤って気管支に吸い込んだ異物は右気管支に，さらには右肺に入りやすい．

気管支は肺に入ると分岐を（20〜23 回）繰り返し多数の枝に分かれ，**気管支樹**と呼ばれる．

4. 肺 （図3-6）

肺は胸腔のおよそ 80％を占め，心臓を入れる縦隔を間に左右に分かれる．肺は円錐を縦に半分に割ったような半円錐形をしていて，下面を**肺底**，頂点にあたる上端を**肺尖**という．肺底は横隔膜に接し，肺尖は鎖骨の上方 2〜3 cm にまで達する．円錐の断面にあたる内側面は心臓に接しているので少しくぼみ，その中央部に**肺門**がある．肺門からは気管支・肺動脈・肺静脈，そして気管支動静脈，リンパ管・神経なども出入りする．

■ 1） 肺　葉

右肺の容積は約 1,200 ml で重さは約 600 g である．**左肺**は心臓がやや左側に片寄って存在するので少し小さく，その容積は約 1,000 ml で重さは約 500 g である．肺は深い切れ込み（裂）により**肺葉**に分かれる．右肺は上・中・下葉の 3 葉に，左肺は上葉と下葉の 2 葉に分かれる．肺の表面を詳細によく見ると直径 1 cm ほどの多角形の小区画に分かれているのが見える．これを**肺小葉**という．肺小葉は小葉間結合組織により境されるが，成人の肺では呼吸によって吸い込まれた塵埃粒子の沈着により黒く見え，肺全体としては淡灰黒色を呈する．

■ 2） 肺区域

気管支は肺門から肺に入ると，まず各肺葉にいく葉気管支に分かれる．右肺では上葉気管支・中葉気管支・下葉気管支の 3 本に，左肺では上葉気管支・下葉気管支の 2 本に分かれる．このあと各葉気管支は 2〜4 本の区域気管支に分かれる．区域気管支が支配する領域を**肺区域**といい，区域気管支の枝分かれに対して第 1〜10 の肺区域がある．右肺は 10 区域であるが，左肺は第 1 と第 2 区域が合して，第 7 区域は欠如する．肺区域はそれぞれ重なり合うことがなく，分布する血管もそれぞれ独立している．そのため肺がんなどで肺組織を切除する場合は，肺区域を単位とした区域切除術などが行われる．

区域気管支は区域内で分岐して気管支枝となり，最後に軟骨を失って細気管支となる．細気管支は各肺小葉に入り，分岐して終末細気管支となる．細気管支は肺小

図 3-6 肺

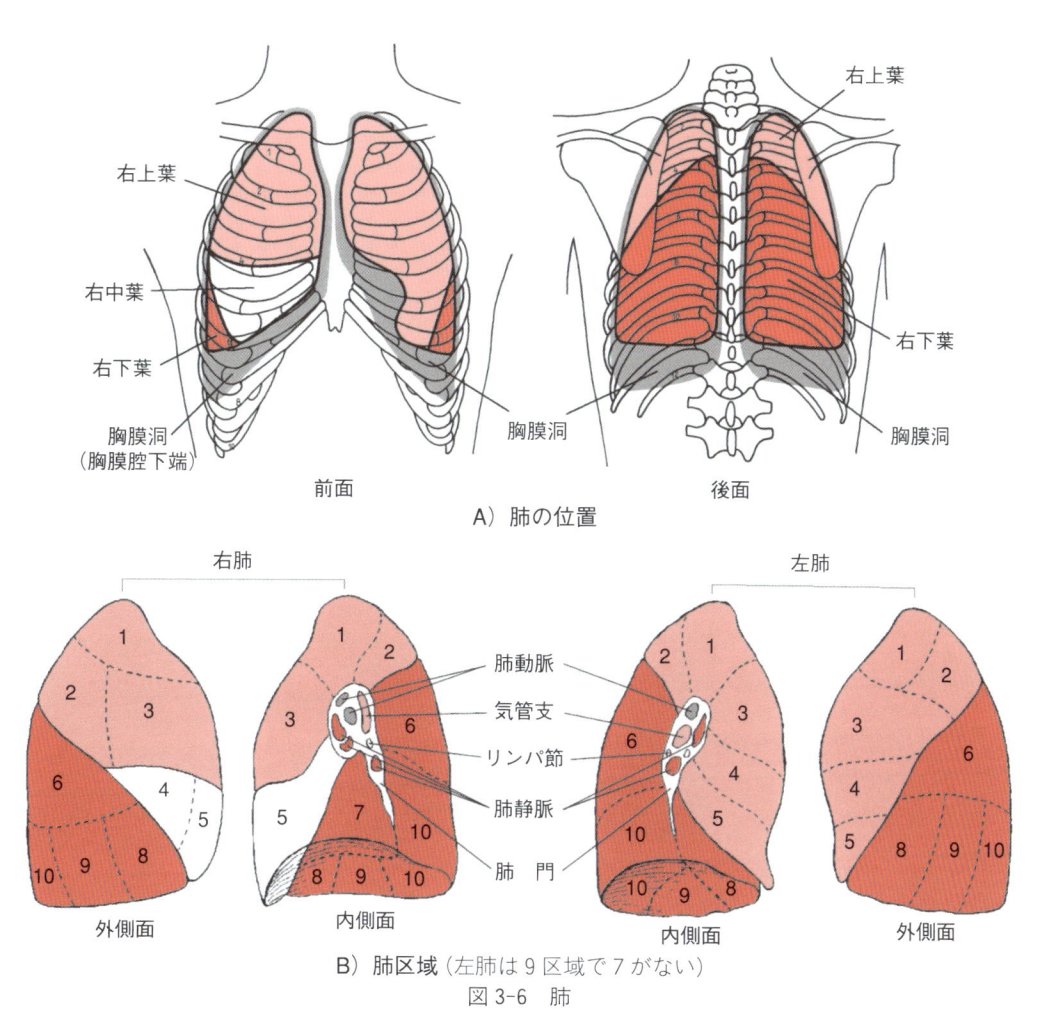

A）肺の位置

B）肺区域（左肺は 9 区域で 7 がない）

葉への空気の流入を調節する．喘息発作は平滑筋の病的なけいれんに伴う細気管支の過度の収縮によるという．終末細気管支は呼吸細気管支に続く．その壁の一部には肺胞が付いて，さらにその数が増えて肺胞管・肺胞嚢となる．

■ 3) 肺　胞

　肺胞は直径が 100〜200 μm の袋で，左右の両肺を合わせるとその数は 3〜5 億個になり，広げて伸ばすとその表面積は全部で約 120 m² （テニスコートの広さ）にもなる．肺胞の壁は極めて薄く，また隣り合ったものどうし共有しているので**肺胞中隔**と呼ばれる．肺胞中隔の中には豊富な毛細血管と弾性線維が含まれる．肺胞の壁をつくる**呼吸上皮**と基底膜，そして毛細血管の内皮細胞を通してガス交換が行われる．これを**血液空気関門**といい，その厚さは合わせて約 0.5 μm である．

■ 4) 胸　膜（図3-7）

　肺の表面は光沢のある薄い**胸膜**（臓側胸膜）でおおわれる．肺門では気管や肺動静脈を包んだあと，胸腔内面をおおっている胸膜（壁側胸膜）に移行する．肺門で折れ返った胸膜は，その間に**胸膜腔**という腔所をつくることになる．胸膜腔は少量

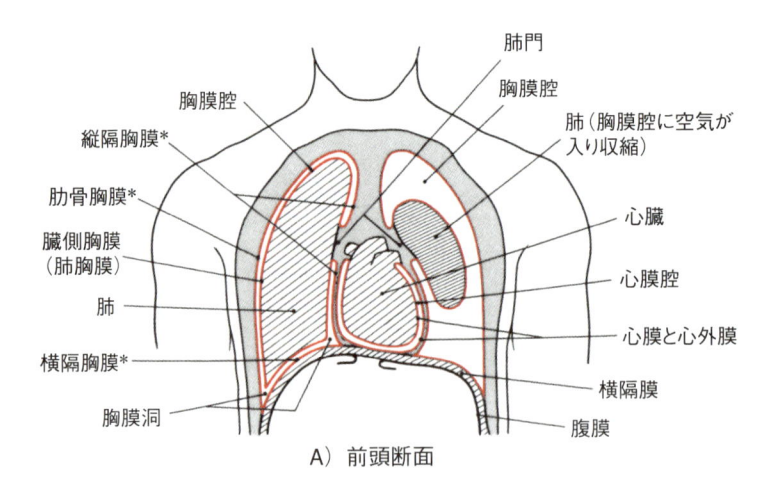

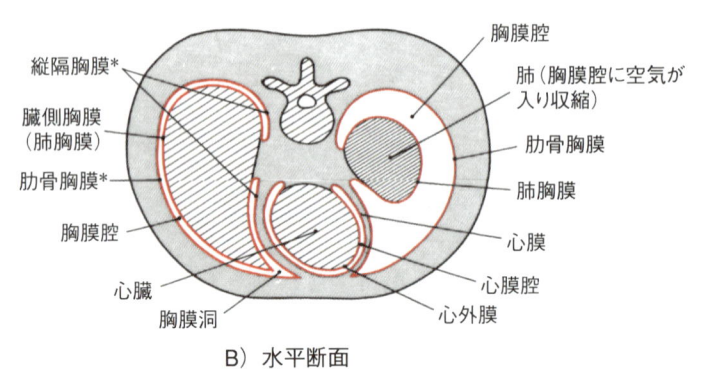

図 3-7 胸膜と心膜
(左肺では胸膜腔に空気が入り〔気胸〕, 肺が収縮. ＊：壁側胸膜を示す)

の無色の漿液に満たされ, 呼吸運動に伴う肺の自由な動きを可能にしている. 胸膜腔の下端は下位肋骨内面では横隔膜との間に挟まれた狭い空間となり, **胸膜洞**と呼ばれる. **胸膜炎**では治癒したあとに胸膜の癒着が残り, 肺の動きが制限される. 胸膜腔は陰圧になっているが, 肺や胸壁の損傷で胸膜腔に空気が入り大気圧と等しくなると, 肺はその弾性のために小さく縮んでしまう. この状態を**気胸**という.

> 注●● 肺から漏れ出た空気が胸膜腔に溜まることがあり, 自然気胸という. 20歳前後の痩せ形の男性に多く見られ, 突然に胸痛と呼吸困難におそわれる.

5) 縦　隔

左右の肺に挟まれ, 前方は胸骨に, 後方は脊柱に囲まれた, 胸郭の中央部を**縦隔**という. 縦隔は心臓より上方の上部と, 下方の下部に分けられる. 下部はさらに心臓を中心として前・中・後部に区分される. ここには, 心膜に包まれた心臓・心臓に出入りする血管（大動脈・肺動脈・肺静脈・上大静脈・奇静脈など）・気管・気管支・食道・胸管・神経（迷走神経・横隔神経）・胸腺などの重要な臓器が存在する. また頸部から腹部への通路ともなっている.

第4章
消化器系

● 学習のポイント ●

1. 消化器系は，食物を消化し吸収する消化管と，消化を促す消化液を分泌する消化腺からなる．
2. 食道に始まり，胃，小腸，大腸，そして肛門に終わる消化管は，粘膜，筋層，漿膜（外膜）の3層構造よりなる．
3. 口腔は口唇，頬粘膜，口蓋，口腔底，口峡により形づくられる．
4. 舌は横紋筋でできた筋肉塊を粘膜がおおい，咀嚼，嚥下，発声，味覚と幅広い役割を果たす器官である．
5. 歯は歯冠と歯根では構造が異なり，歯槽はこれを支える．乳歯は永久歯に生え替わる．
6. 口腔には唾液を分泌する3つの大きな唾液腺があり，口腔前庭と口腔底に開口する．
7. 咽頭では食物と空気の通路が交叉する．嚥下反射は食物と空気の流れの交通整理を瞬時に行う．
8. 食道は蠕動運動により食物を胃に送るが，3ヶ所に生理的狭窄部位を持つ．
9. 胃は強力な蠕動運動と胃液により食物を消化する．小網と大網よりなる胃間膜はその運動を可能にする．
10. 小腸では膵液と胆汁によりさらに消化が進み，輪状ヒダ，腸絨毛，微絨毛による吸収面積の拡大は毛細血管とリンパ管への栄養素の吸収を可能にする．
11. 大腸は小腸と異なる構造的特徴を持ち，異なる機能を果たす．
12. 肝臓は肝小葉という直径1mmの六角柱の集合体でできた最大の内臓器官である．そこでは物質代謝，胆汁分泌，解毒の機能が行われる．
13. 腹部内臓は擦れ合っても傷つくことはないようにと，表面が滑らかで常に湿っている漿膜の1つである腹膜におおわれる．壁側腹膜と臓側腹膜に分けられ，両者は間膜により連続する．

第4章 消化器系

食物を取り入れ，咀嚼し，消化液で分解して栄養を吸収する器官系である．口から肛門に至る食物の通路となる消化管と，消化液を分泌する消化腺とからなる．

1. 消化管の基本構造（図4-1, 2）

消化管の壁は，内面をおおう粘膜，中心を占める筋層，外面を包む漿膜または外膜の3層から構成される．

1) 粘　膜

粘膜はその表面がいつも粘液性の分泌物で濡れている柔らかい膜で，粘膜上皮・粘膜固有層・粘膜筋板よりなる．**粘膜上皮**は，口腔～食道，肛門など機械的刺激の強いところでは重層扁平上皮，分泌や吸収の行われる胃や腸では単層円柱上皮でできている．**粘膜固有層**は繊細な膠原線維が密に織りなす結合組織の層であり，**粘膜下組織**は太い膠原線維が粗く織りなす結合組織である．粘膜固有層と粘膜下組織とは**粘膜筋板**により互いに隔てられる．口腔のように粘膜筋板がないところでは，粘膜下組織の発達が悪く，粘膜固有層と粘膜下組織の境界もはっきりしない．

粘膜には多くの腺があり，分泌物を粘膜表面に放出している．小腸および大腸の粘膜上皮内には杯細胞(さかずき)が多数散在し，粘液を分泌する．胃腺や腸腺は粘膜固有層内

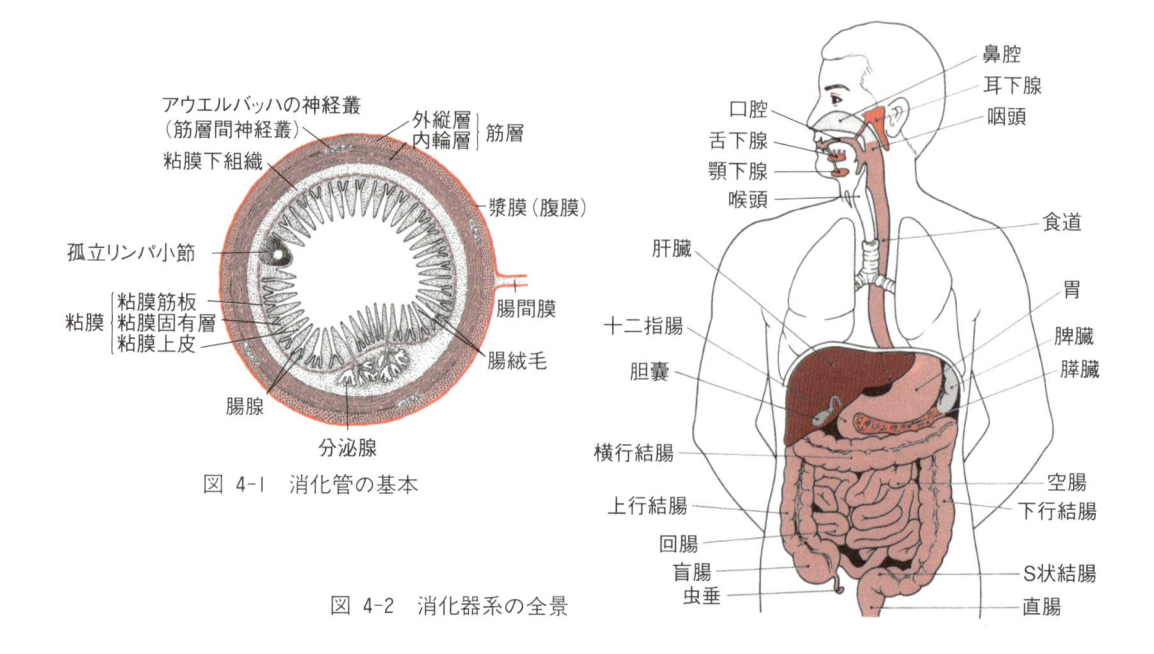

図 4-1　消化管の基本

図 4-2　消化器系の全景

に，食道腺や十二指腸腺は粘膜下組織内に位置して分泌を行う．

　消化管には壁内に含まれる腺のほかに，口腔では唾液腺（耳下腺・顎下腺・舌下腺）が，十二指腸では肝臓と膵臓という消化腺が開口し消化液を分泌している．

　粘膜固有層には血管のほかに豊富なリンパ管網が形成され，リンパ小節が発達する（孤立リンパ小節）．回腸では多数のリンパ小節が集まり**集合リンパ小節（パイエル板）**を形成する．

■ 2) 筋　層

　筋層は口腔から食道上部までは骨格筋で，食道下部から肛門までは平滑筋でつくられている．食道以下の消化管では内層の筋線維は輪走し（**輪走筋**），外層の筋層は縦走する（**縦走筋**）．両筋層の収縮・弛緩により一定の運動（蠕動運動や分節運動など）を行うが，その運動は両筋層の間にある**アウエルバッハの神経叢（筋層間神経叢）**により調節される．

■ 3) 漿膜（外膜）

　空腸や回腸のように腹腔の中にあり自由に動く消化管は，単層扁平上皮よりなる**漿膜**におおわれ，滑らかで光沢を有し常に表面が濡れている．食道のように漿膜を持たないところでは，筋層のまわりには**外膜**という疎性結合組織がある．

2. 口　腔（図 4-3, 4）

　口腔は，**上唇**と**下唇**がつくる**口裂**より入り，後方で咽頭に移行する．口裂の外側の隅を**口角**という．口唇の外側は皮膚で，内側は粘膜でおおわれる．内部には口輪筋が含まれる．皮膚と粘膜の移行部は**口唇縁**と呼ばれ，赤く見える．この部分の皮

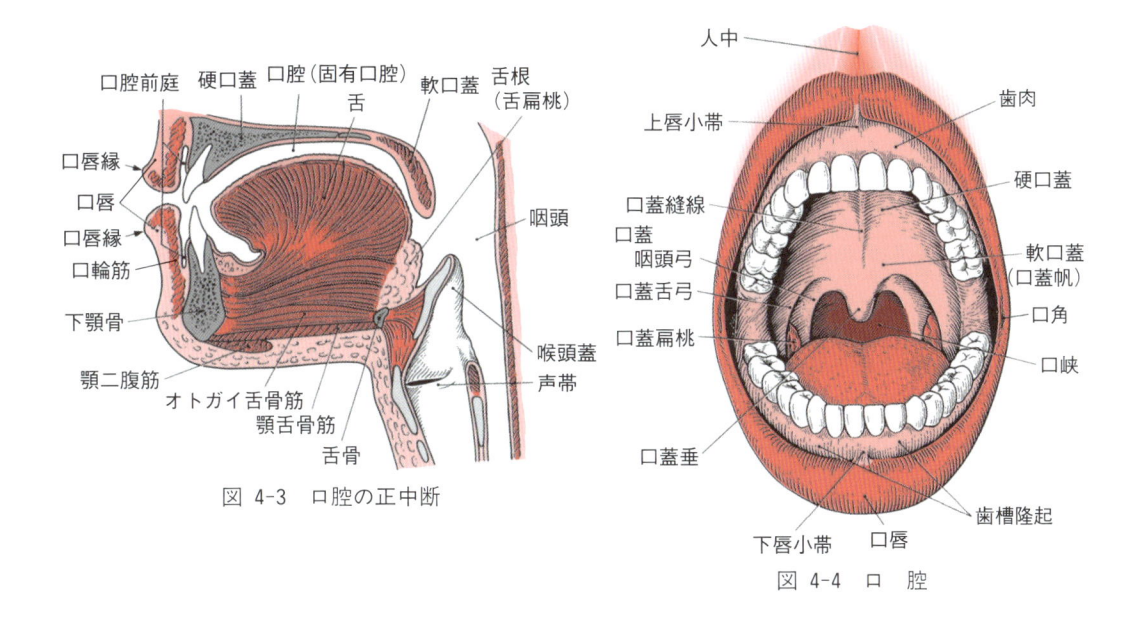

図 4-3　口腔の正中断

図 4-4　口　腔

膚はメラニン色素が少なく，深層の血管の血液が透けて見えるためである．口唇および頬の粘膜と歯列弓との間を口腔前庭といい，歯列弓より後方を固有口腔という．

> **注●●** 循環機能不全や呼吸不全により血液中の酸素が不足し炭酸ガスが増えると，酸素ヘモグロビンが減少して，口唇縁は赤みを失い暗紫色に見えるようになる．これを**チアノーゼ**という．貧血の場合は赤みが薄くなる．

上唇の中央には**人中**という縦に走る浅い溝がある．胎児期には口を中心としていくつかの突起が生じるが，これらが癒合して口ができる．人中はその癒合のあとである．この癒合がうまくいかないと**口唇裂**（兎唇）ができる．

1) 口蓋・軟口蓋

口蓋は口腔の天井をなし，上方にある鼻腔から隔てられる．口蓋の前 2/3 は上顎骨と口蓋骨でできた骨の支柱を持つ**硬口蓋**，後 1/3 は筋肉とそれをおおう粘膜とでできた**軟口蓋**よりなる．口蓋の中央には前後に走る高まりがあり，**口蓋縫線**という．
軟口蓋の後部中央に，上方から**口蓋垂**がぶら下がる．俗にいうノドチンコである．軟口蓋は内部の横紋筋の収縮により変形する．ものを飲み込む（嚥下運動）ときに軟口蓋は挙上して鼻腔と咽頭のつながりを遮断し，飲食物が鼻腔に入らないようにする．睡眠中に軟口蓋の筋の緊張がゆるむと，軟口蓋が呼吸とともに振動してイビキとなる．

> **注●●** 口蓋縫線は，胎生期に左右両側からできた口蓋が真ん中で癒着してできたものである．癒着がうまくいかないと真ん中に裂け目ができる．この状態を**口蓋裂**といい，哺乳障害や言語障害を起こす．

2) 口峡と扁桃

口蓋垂の両脇から外下方にアーチ状に粘膜のヒダが伸びる．ヒダは二重になっており，二重のヒダの間にあるくぼみに，表面がでこぼこで梅干しの種を連想させる**口蓋扁桃**のふくらみが見られる．口蓋垂から伸びるアーチと舌根によって囲まれた空間が口峡で，その奥には咽頭がある．

> **注●●** 感冒などで口蓋扁桃に炎症が起きて扁桃が赤くはれると痛みを生じる．扁桃の腫脹がひどくなり口峡が狭くなって，絞扼感が生まれると**アンギーナ**（口峡炎）と診断される．

3) 舌（図 4-5, 6）

舌は口腔底にある横紋筋でできた筋肉塊で，表面を粘膜でおおわれる．咀嚼・嚥下・発声・味覚と役割の広い器官である．

舌は，前方の大部分を占める**舌体**と後方 1/3 の**舌根**に分けられ，**分界溝**という V 字形の溝が両者の境界をなす．舌体の上面は**舌背**で，その前端は**舌尖**と呼ばれる．

(1) 舌乳頭

舌背粘膜には無数の突起がありざらざらしている．この突起を**舌乳頭**と呼び，次

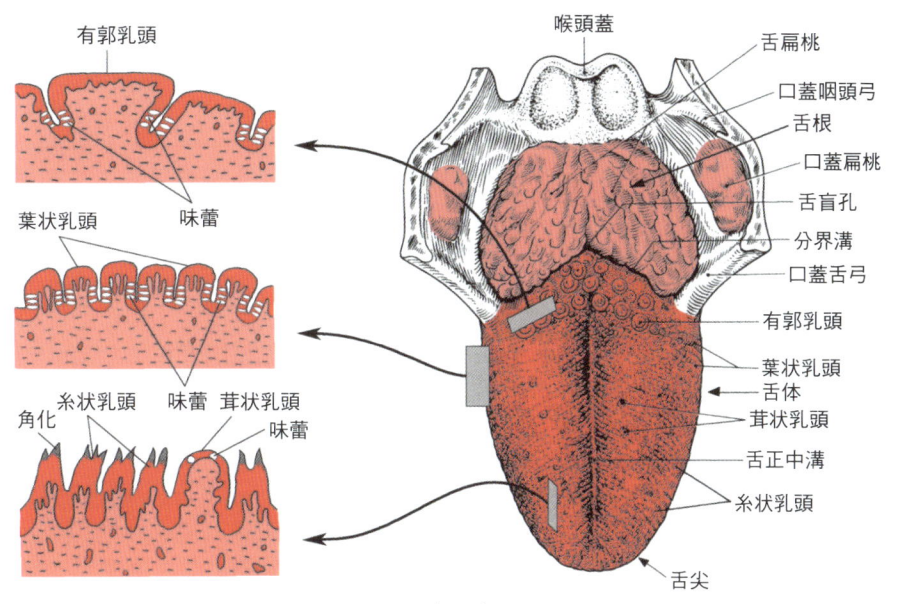

図 4-5 舌（上面）と舌乳頭

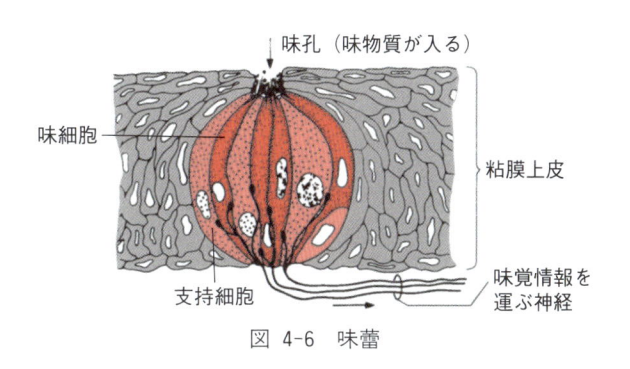

図 4-6 味蕾

の4種が区別される．①**糸状乳頭**：舌背に密生し，舌表面にビロード状の外観を与える．先端にある上皮の角化により舌全体が白っぽく見える．②**茸状乳頭**：糸状乳頭の間に散在し，大きく，丸味を帯びる．上皮が角化しないので桃赤色を呈する．③**有郭乳頭**：舌根部に近く分界溝の前に1列に並ぶ8〜12個の大きな乳頭で，個々の乳頭は深い溝で囲まれる．④**葉状乳頭**：舌体の後部側面にあって，垂直に走る数条の粘膜のヒダである．ヒトでは発達が悪い．

　糸状乳頭は舌の表面をざらざらにし，ものをなめるときに役立ち，その感触を鋭敏にする．葉状乳頭と有郭乳頭の側面の上皮には，**味蕾**という花のつぼみに似た構造があり，**味孔**という小さな孔で口腔と交通する（図4-6）．味蕾は味覚の受容装置で，味孔より入った味物質は味細胞と呼ばれる細長い細胞を刺激する．味覚を伝える神経は，舌の前2/3は顔面神経であり，後1/3は舌咽神経である．

　注●● 糸状乳頭からはがれ落ちた上皮・食物のかす・口内細菌などが付着して，舌背が灰白色または黄白色に見えることがある．これは**舌苔**と呼ばれ，胃腸障害や高熱を出したときなどによく見られる．舌乳頭が萎縮すると，舌は赤くつるつるして表面が滑らか

になり，食べ物がしみるようになる．これは**舌炎**と呼ばれ，一般に全身状態や局所環境の変化に敏感に反応して起こる．

(2) 舌扁桃

舌根部の粘膜には乳頭はなく，表面に多数のイボ状の隆起がある．この隆起は，口蓋扁桃と同様にリンパ組織でできており，**舌扁桃**と呼ばれる．

(3) 舌の筋

舌の実質は，縦・横・上下方向に交錯して走る横紋筋線維束よりなり，舌の形を微妙に変えることができる．これらの筋は，側頭骨の茎状突起，舌骨，下顎骨のオトガイ部後面などから起こる．舌筋の運動を支配する神経は，舌下神経である．

> 注●● 舌下神経が麻痺すると，舌を出すとき舌は麻痺側に曲がる．意識障害などで周囲の筋もともに麻痺すると，仰向けに寝たとき舌根が咽頭に落ち込み気道を閉塞する（**舌根沈下**）．意識障害があるときは，気道の確保が必要である．

■ 4) 歯（図4-7, 8）

上顎骨の歯槽突起と下顎骨の歯槽部は歯槽骨として歯の植立に関わる．これら歯槽骨の部分は，歯肉と歯槽粘膜におおわれる．個々の歯は歯槽骨の先端に並ぶ歯槽という穴に植えられる．歯槽に埋まる部分を**歯根**，外部に露出している部分を**歯冠**という．歯根と歯冠の移行部はやや細く，**歯頸**といい，粘膜でできた**歯肉**におおわれる．

(1) 歯冠部

歯の主体は**ゾウゲ質**という特殊な硬組織でつくられ，歯冠ではこれに厚い**エナメル質**の層がかぶさる．エナメル質はあらゆる組織の中で最も硬く，そのほとんどが

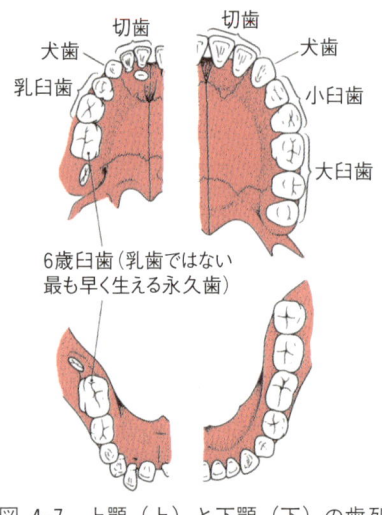

図 4-7　上顎（上）と下顎（下）の歯列
　　　左側は乳歯列，右側は永久歯列

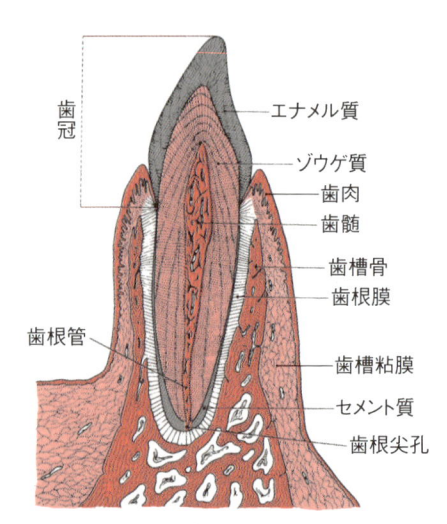

図 4-8　歯と歯槽部の断面

カルシウムを含む無機質である．ゾウゲ質の内側，すなわち歯の芯にあたる部分には**歯髄腔**という腔があり，**歯髄**という柔らかい結合組織で満たされ，歯根の先端に開く**歯根管**から血管や神経が入る．歯髄とゾウゲ質の境界には**ゾウゲ芽細胞**が1列に並び，その先端から伸びる細胞質突起が，ゾウゲ質を内側から外側に向かって走る無数の**ゾウゲ細管**の中に入る．

> 注●● 歯の表面に食べかすや唾液の粘液がついて，**歯垢**(しこう)となる．歯垢には多種大量の細菌が含まれ，食物残渣に含まれる糖分を栄養に増殖し乳酸を出す．歯垢の酸性が高くなるとエナメル質，ついでゾウゲ質が侵蝕され，**虫歯**となる．歯垢に唾液の無機塩類が沈着すると**歯石**となる．

(2) 歯 根 部

歯根部のゾウゲ質は**セメント質**という特殊な硬組織の薄い層におおわれる．歯を入れている歯槽とセメント質の間には線維性の結合組織があって，歯と歯槽を結合しているが，この結合組織を**歯根膜**という．歯根膜と付近の歯肉・セメント質・歯槽骨をまとめて**歯周組織**という．

> 注●● **歯槽膿漏**は代表的な歯周疾患である．歯垢の細菌によって歯肉が侵されると，炎症が起こり赤くはれ（歯肉炎），ついで歯と歯肉の間にすき間（歯周ポケット）ができ，歯周組織も侵される（歯周炎）．さらに病変が進むと歯周組織は破壊されて歯は動揺し，ついには抜けてしまう（歯槽膿漏）．中年以降で歯を失う主な原因となる．

(3) 乳歯と永久歯

歯は生涯にわたって1回生え変わるのが基本である．はじめに生える歯を**乳歯**といい，生後7ヶ月頃から次々と生えて，生後2～3年で20本が生えそろう．7歳頃になると早く生えた歯から漸次脱落し，**永久歯**に入れ替わる．大臼歯に相当する乳歯はなく，6歳くらいで萌出する．20歳前後に第3大臼歯（知歯）が生えて完成するが，その数は32本である．

(4) 歯 の 形

切歯は大工の使う「ノミ」のような四角形の歯冠を持ち，歯根は単根で円錐形である．**犬歯**は最長の歯で，歯冠は牙状にとがり歯根は単一で長く円錐形である．**小臼歯**は，歯冠の咬合面に，頬側と舌側に2つの高まりを持つ．通常，歯根は単根～2根である．**大臼歯**は最も大型であり，歯冠の咬合面は十字形の溝で4～5つの高まりがつくられる．歯根は2～3本に分岐する．

■5) 唾 液 腺（図4-9）

口腔には唾液を分泌する3つの大きな**唾液腺**が付属する．

耳下腺は最大の唾液腺で，外耳道の前方で，頬骨から下方に広がる三角形をした腺で，その頂は下顎角に達する．サラサラした唾液を分泌する漿液腺で，分泌物を導く**耳下腺管**は，腺体の前上部より出て咬筋の外側面を横に走り，上顎の第2大臼

図 4-9 唾液腺

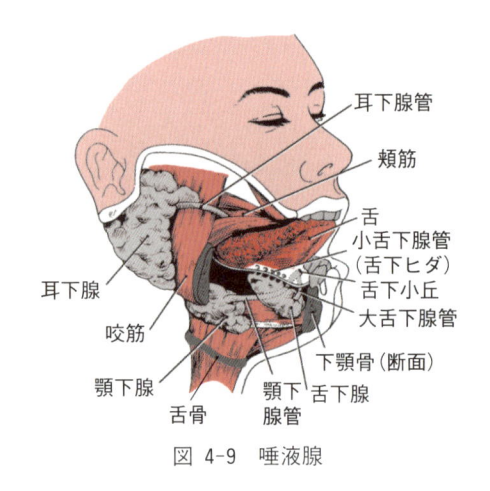

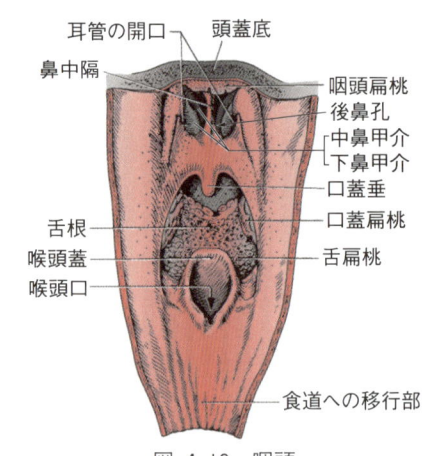

図 4-10 咽頭
後壁を縦に切開して，左右に開き後ろから見る．

歯に面する頰粘膜を貫き口腔前庭に開く．耳下腺は流行性耳下腺炎(おたふくかぜ)で大きく腫れる．

顎下腺と**舌下腺**は，ともに梅の実大ほどの大きさで，下顎の内側に位置し，導管は舌の下面にある乳頭状のふくらみ（**舌下小丘**）に開く．舌下腺の一部は舌下ヒダにも開口する．両者とも混合腺で漿液分泌細胞と粘液分泌細胞が混在する．

3. 咽 頭 (図4-3, 10)

咽頭は，頭蓋底に始まり，頸椎のすぐ前を漏斗状に細くなって下がり，食道につながる横紋筋（**咽頭筋**）でできた袋である．その長さは約 12 cm であり，前面には後鼻孔・口峡・喉頭口が開く．

■ 1) 咽頭の区分

咽頭は鼻部・口部・喉頭部の 3 部に分けられる．鼻部の天井の粘膜は表面に凹凸が見られ，**咽頭扁桃**というリンパ組織がある．鼻部の左右の側壁には耳管の開口部があり鼓室に通じている．通常は閉じられているが，物を飲み込むときに，この管が開き鼓室の気圧と外気圧の違いが調整される．耳管の開口部を取り巻き**耳管扁桃**が見られる．

> 注●● **嚥下運動**：咽頭では食物の通路と呼吸気の通路とが交叉する．咽頭は消化器とともに呼吸器にも属する．呼吸時には，軟口蓋は下がり，空気は咽頭の鼻部から口部・喉頭部をへて喉頭・気管に入る．物を飲み込むとき（**嚥下運動**）には，まず軟口蓋の後縁が後上方に挙上され，咽頭と鼻腔が遮断される．さらに舌根が上昇して口腔と咽頭も遮断される．気管に入らないように，喉頭軟骨を持ち上げ喉頭蓋が喉頭への入り口をふさぐ（つばを飲み込むとノドボトケが大きく上昇する）．最後に咽頭の壁を包む咽頭筋が収縮して内容物を食道へ送る．複雑な嚥下運動は瞬時に行われ（**嚥下反射**），中断された呼吸は元に戻る．

■ 2) 扁　桃

　　扁桃とは，アーモンドの種に似た組織という意味で，粘膜表面に複雑な凹凸を認める．扁桃では粘膜の落ち込みがあり，粘膜下に多数のリンパ小節が並ぶ．
　　口蓋扁桃・舌扁桃・咽頭扁桃・耳管扁桃は，食物や空気の入り口を取り囲むような位置に配列しているところから**ワルダイエルの咽頭輪**と呼ばれ，消化器と呼吸器の入り口を守る関所をなして感染防御に役立っている．

> 注●● 細菌やウイルスが扁桃に達すると炎症が起こり，**扁桃腺炎**を起こす．そしてさかんに抗原抗体反応が起こり，抗体がつくられる．

4．食　道

　　食道は咽頭に続く部分で，第6頸椎の高さで始まり，脊柱の前，気管の後ろを通って胸腔に入る．さらに心臓の後ろを下降して，横隔膜を貫き（**食道裂孔**），胃に達する．長さが約25 cmの前後に圧平された管状器官である．
　　食物が通過するときは内腔は拡張する．食物は食道の筋層の蠕動運動により送られるので，横臥していても食べた物を飲み込むことができる．食道は生理的に狭窄を示す場所が3ヶ所ある（図4-11）．①食道の入り口（輪状軟骨の後ろ），②気管分岐部の高さ（大動脈弓との交叉），③横隔膜を貫くところ（食道裂孔）である．
　　肝硬変症のときには食道下部の内壁に静脈瘤ができ，それが破れて大出血を招くことがある．

5．胃 (図4-12)

　　胃は食道に続く袋状の器官で，消化管の中では最も拡張した部分で，その容量は1〜1.5 l ある．入り口は**噴門**で，噴門を入ると胃は大きく左にふくれ，その天井はドーム状を呈し**胃底**という．十二指腸への出口は**幽門**で，幽門の手前3 cmほどの部分は形が管状で，内面の粘膜ヒダが互いに並行して走っている．この部分を**幽門前庭**または**幽門部**と呼ぶ．胃底部と幽門部を除いた中央全体を**胃体**という．C字形に左に弯曲する胃の外側を**大弯**，内側を**小弯**という．造影剤を飲みX線写真を撮ると，小弯の一部に急角度に曲がる部分が見られ，**角切痕**と呼ばれる．

■ 1) 胃間膜

　　胃の外表面は腹膜でおおわれる．胃の前面をおおう腹膜と，後面をおおう腹膜が小弯側で合して**小網**となり，肝臓に達する．大弯側でも胃の前後2枚の腹膜は合して**大網**となる．大網は前掛けのように腹部内臓の前面に垂れ下がり，折れ返って上昇し，横行結腸に付着し，さらに横行結腸間膜に癒合しながら後腹壁に終わる．胃

図 4-11 食道の生理的狭窄部位

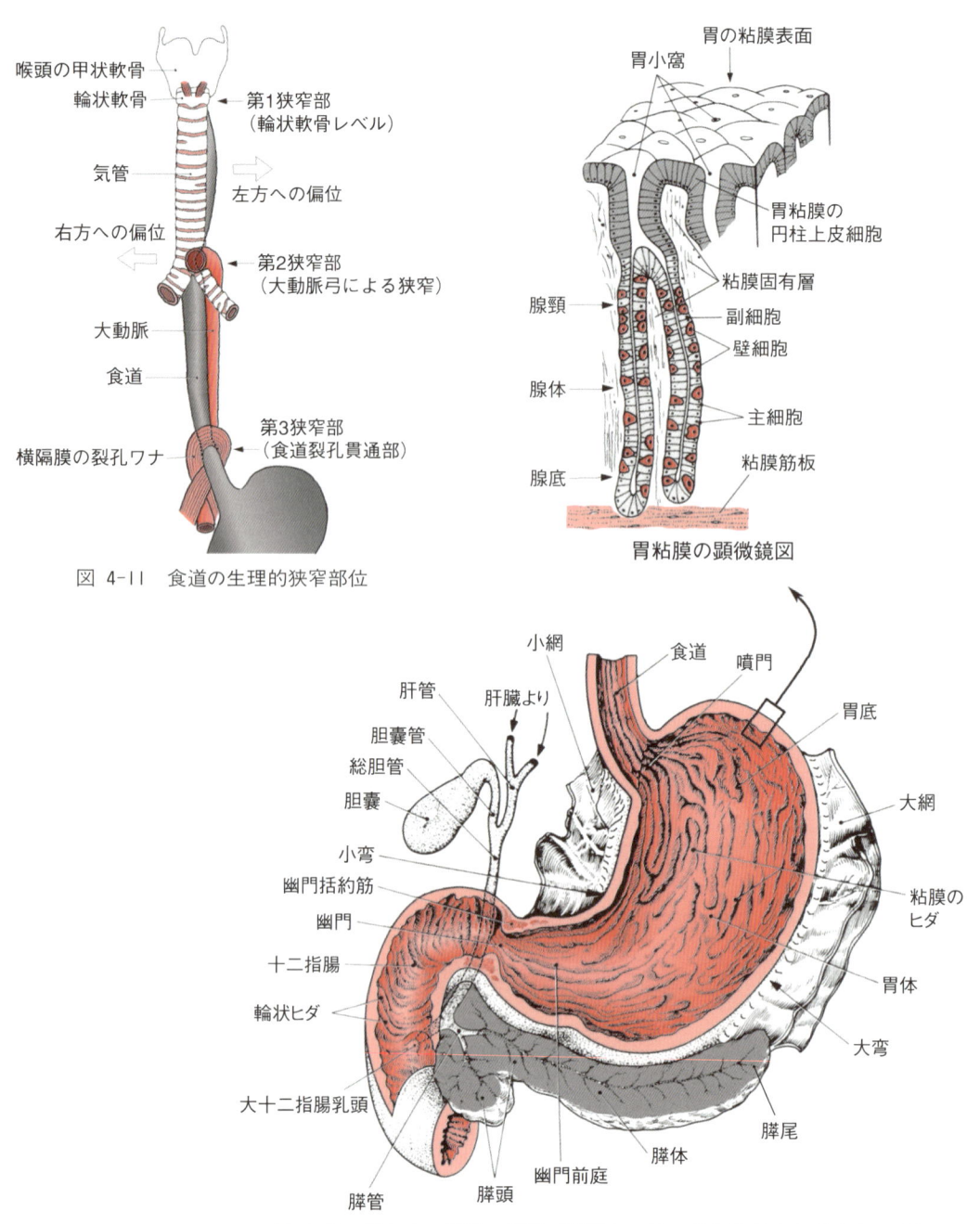

図 4-12 胃と十二指腸・膵臓（切半し，その後半を前から見たところ）

は，肝臓と腹壁に，このように2枚の間膜でハンモックのようにぶら下がっているので移動性に富んでいる（図4-21）．

■ 2） 胃の粘膜

　胃の粘膜内面には多数の粘膜ヒダが見られる．ヒダは主として縦に走るが，互いに連絡し，複雑に錯綜する．粘膜の表面には**胃小窩**というくぼみが無数に見られる．これは胃液の出る胃腺の出口である．胃腺には2種類あって胃の大部分に分布する

胃底腺と，幽門部にのみある**幽門腺**がある．胃底腺は長い管状の腺で，塩酸（**壁細胞**）・ペプシン（**主細胞**）・粘液（**副細胞**）を分泌する細胞からできている．幽門腺も管状の腺だが，長さは短く，粘液を分泌するただ1種類の腺細胞よりなる．幽門腺の開口部付近には **G 細胞**と呼ばれる内分泌細胞が散在し，**ガストリン**というホルモンを分泌し，胃液の分泌を促進する．

胃の運動：胃の筋層は平滑筋よりなり，輪走筋と縦走筋のほかに，斜走する筋が最内層に見られる．幽門では輪走筋が特に発達し厚くなり，**幽門括約筋**となる．胃の内容物は3〜6時間で小腸に送られるが，胃を通過する速さは食物の種類によって異なる．脂肪の多い食べ物は胃に留まる時間が長く，胃もたれの原因になる．

> 注●● **胃酸の分泌異常**：塩酸は胃酸とも呼ばれ，その分泌が過度になると胸やけを起こす．特に胃液が食道に逆流すると胸やけを感じるといわれる．胃液が胃の粘膜を消化してしまうと粘膜が破壊されて消化性潰瘍が発生する．一般に胃潰瘍は中高年者に，十二指腸潰瘍は青壮年者に多く見られる．ストレスがその引き金となることが多い．

6. 小 腸

小腸は胃に続く長さ約6mで太さが3〜4cmの管状器官で，腹腔内を曲がりくねって走り，右下腹部で大腸に移行する．生体では筋の緊張や運動などにより，全長はずっと短くなり3mほどであるといわれる．小腸は十二指腸・空腸・回腸の3部に分けられる．十二指腸は腹腔後壁に癒着し腸間膜を持たないが，空腸・回腸は**腸間膜**を持ち移動性に富む．

1) 十二指腸（図4-12）

十二指腸は胃の幽門に続き，長さが約25cmで，指を横に12本並べた長さに相当する．C字形に弯曲し，膵臓の頭部（膵頭）を囲み，後腹壁に固定される．十二指腸の中程の左側の壁に**大十二指腸乳頭（ファーター乳頭）**の盛り上がりが見られる．その中央に，膵臓から膵液を運ぶ膵管と，肝臓から胆汁を運ぶ総胆管とが合流した管が開口する．この開口部を**オッディ括約筋**という平滑筋が輪状に取り囲み，膵液および胆汁の流れを調節する．

2) 空腸と回腸（図4-2）

十二指腸は第2腰椎の左側で**空腸**に移行する．この移行部を**十二指腸空腸曲**という．空腸ははじめの2/5を，**回腸**は終わりの3/5を占める．いずれも，腸間膜をもつ部である．両者の間には明瞭な境界はなく，一般に空腸は左上腹部に，回腸は右下腹部に存在する．空腸と回腸は腹膜におおわれる．腸をひとまわりした腹膜は合わさって腸間膜となり，後腹壁に向かう．後腹壁についた腹膜はまた2枚に分かれ，後腹壁をおおう壁側腹膜に移行する．壁側腹膜に移行するところを**腸間膜根**といい，第2腰椎の左側から右腸骨窩に斜走するわずか15cmの長さで，そこから長い空腸と回腸を包む腸間膜が扇を広げたように始まる（図4-15）．

3） 小腸の組織構造と機能

(1) 粘　膜（図4-13）

　小腸の粘膜には内腔に突出し輪状に広がる**輪状ヒダ**が発達する．輪状ヒダは，十二指腸では下方に行くほど増加し，空腸上部で最も発達し，回腸ではヒダは小さく不規則となり，回腸の末端では消失する．

　① 腸絨毛

　粘膜の表面には**腸絨毛**が密生する．腸絨毛は高さが0.5～1.2 mmの細い指状の粘膜の突起で，粘膜1 mm²あたり約30本，小腸全体では500万本以上となる．腸絨毛と腸絨毛との間に小さな孔が開いているが，これは管状をした**腸腺**の開口部にあたり，粘液を分泌する．粘膜上皮の間には，つくった粘液を頂上に入れるワイングラスの形をした**杯　細胞**が点在する．十二指腸では**十二指腸腺**が発達し，アルカリ性でかつ粘液に富む分泌物を分泌して胃液の酸性を中和し，十二指腸の粘膜を保護する．

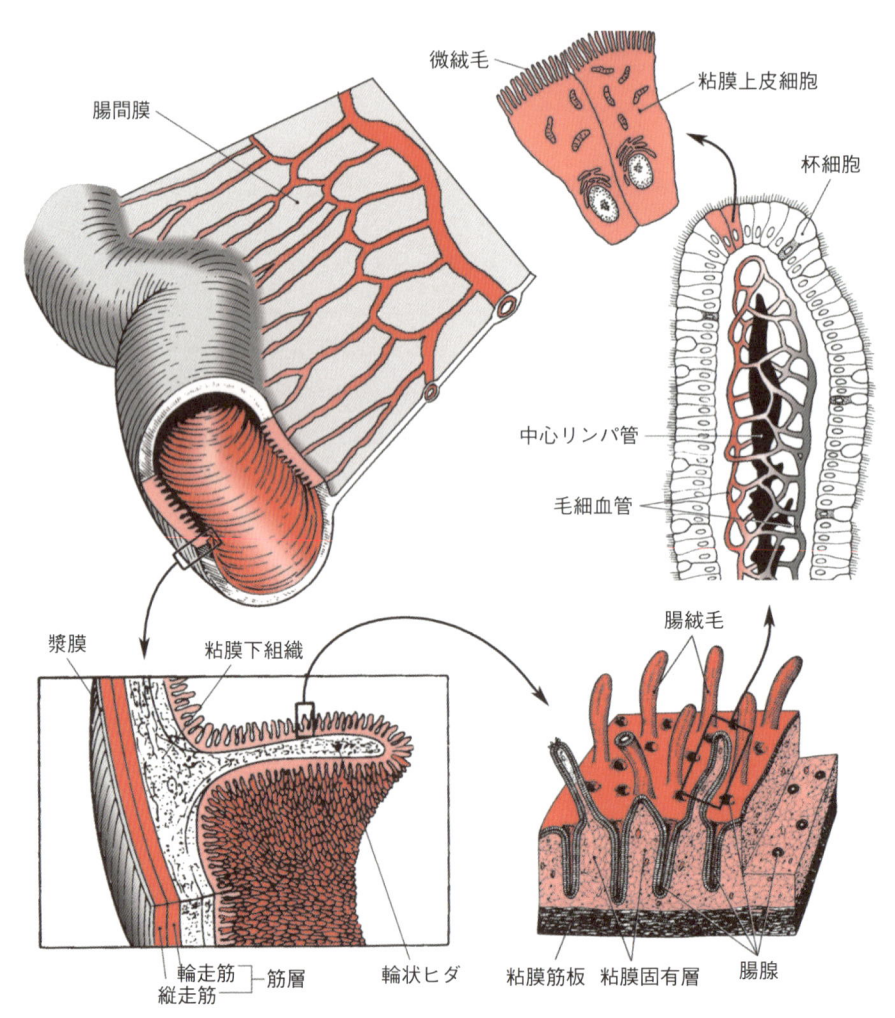

図 4-13　小腸の粘膜
（枠で囲んだ部分を拡大して観察）

腸絨毛では，その中軸を1本の毛細リンパ管（**中心リンパ管**）が走り，その周囲を網状に毛細血管が取り囲む．腸の粘膜上皮から吸収された糖質とタンパク質の分解産物は毛細血管をへて肝臓に運ばれるが，脂肪はリンパ管に入る．脂肪を含むリンパはミルク様に見えるところから乳びと呼ばれる．

② 微絨毛

腸の粘膜には単層の円柱上皮が並ぶ．その粘膜上皮を電子顕微鏡で見ると，長さ$1\mu m$，太さ$0.1\mu m$の**微絨毛**がその表層をおおい，その数は細胞1個あたり約600本になる．この微絨毛の表面から栄養素が吸収されるのであるが，その吸収面積は輪状ヒダで3倍に，腸絨毛で10倍に，微絨毛によって20倍に拡大され，小腸粘膜の表面積は全体で200 m²（体表面積の約100倍）になる．

(2) 粘膜固有層

粘膜固有層にはごま粒大のリンパ小節が散在する（孤立リンパ小節）．リンパ小節が集まって，小判状（長さ2〜4 cm）に見える**集合リンパ小節（パイエル板）**は回腸下部に多い（図4-1, 14）．

> 注●● 消化管に入ってきた異物はパイエル板をおおう粘膜上皮細胞の中のM細胞に捕らえられる．M細胞は入ってきた異物の中の抗原を抽出し，内側で待機するマクロファージとリンパ球に抗原提示を行う．パイエル板で増殖したリンパ球は形質細胞に分化し，抗原に対応する**免疫グロブリンA**を消化管内腔に分泌する．

(3) 筋　層

小腸の筋層は平滑筋からなり，内層の筋は輪走し，外層の筋は縦走する．蠕動運動・分節運動・振子運動により，内容は混和されながら下方に向かって移送され，3〜6時間かかって大腸へと運ばれる．一般に筋層は空腸の方が回腸よりも発達がよく，活動も活発である．このため空腸では内容物が速やかに輸送され，内腔が空であることが多いので，空腸と呼ばれる．

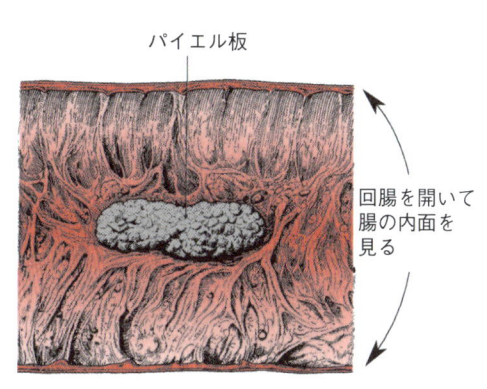

図 4-14　パイエル板

7. 大　腸 (図4-15, 16)

大腸は小腸に続く消化管で，小腸よりも太く，全長は1.6 mで，盲腸・結腸・直腸の3部に分けられる．

1) 盲　腸

　　回腸の末端は大腸の側壁に首を突っ込むように終わり，ここを**回盲口**という．回盲口では回腸の末端がヒダ状に大腸内腔に突出して**回盲弁**をつくり，大腸の内容が小腸へ逆流するのを防ぐ．回盲口より下方へ5～6cm進んで行き止まりとなる袋で，**盲腸**と呼ばれる．

　　盲腸下部の後内側壁から鉛筆くらいの太さで長さ6～7cmほど伸び出る突起が**虫垂**である．虫垂の壁にはリンパ組織が発達し，特に若い人ではリンパ球や抗体の産生がさかんでときに過敏となり炎症反応を引き起こし，虫垂炎となる（図4-16）．

2) 結　腸

　　結腸は大腸の大部分を占め，その走行によって上行結腸・横行結腸・下行結腸・S状結腸の4部に分けられる．

(1) 結腸の走行と間膜

　　上行結腸は，盲腸に続き腹腔の右側を上行する長さ約20cmの部分である．**横行結腸**は，上行結腸に続き肝臓の下で左に屈曲し，胃の大弯に沿って右から左へと横走する長さ約50cmの部分である．**下行結腸**は，横行結腸に続き脾臓の下で下方に屈曲し，腹腔の左側をほぼ垂直に下行する長さ約25cmの部分である．**S状結腸**は，下行結腸に続き，左腸骨窩から仙骨の前をS状にカーブする長さ約45cmの部分で，直腸に移行する．横行結腸とS状結腸は腸間膜を持ち，移動性があるが，上行結腸と下行結腸は腸間膜を持たず，後腹壁に半ば埋まる．

(2) 結腸の外形的特徴

　　結腸は数cmおきに腸にひもを回して締め付けたようなくびれがあるところから結腸の名がある．このくびれによりつくられた結腸壁のふくらみを**結腸膨起**と呼ぶ．結腸の表面にはまた，縦に走る幅1cmほどの**結腸ヒモ**というすじが3本，等間隔に並ぶのが見られる．この結腸ヒモには腹膜に包まれた小さな**腹膜垂**という脂肪の袋がぶら下がる．これらの3つの特徴は結腸を小腸から区別する目印となる．

3) 直　腸（図5-5）

　　直腸は大腸の終わりの部で，S状結腸が仙骨の前面に達すると直腸となり仙骨の弯曲に沿って下行する．尾骨の前に達すると急に後方にほぼ直角に屈曲し，外界に開く．その開口部が肛門である．直腸は約20cmの長さがある．

　　直腸の下部は内腔が広くなり**直腸膨大部**という．膨大部の下方で肛門に続くところは**肛門管**といわれ，長さは3cmほどある．肛門管の上方には内面に6～8本の縦走する柱状の高まりがあり，これを**肛門柱**という．肛門を閉じるときに役立っている．

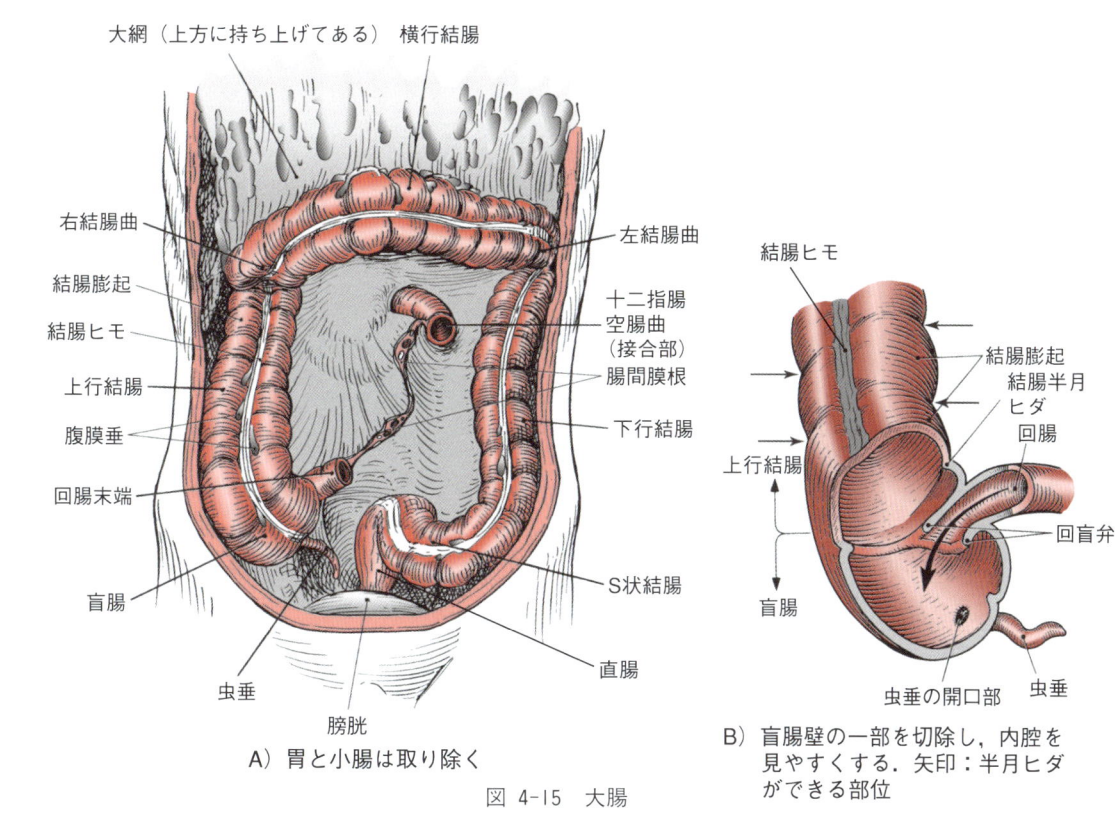

図 4-15 大腸
A）胃と小腸は取り除く
B）盲腸壁の一部を切除し，内腔を見やすくする．矢印：半月ヒダができる部位

図 4-16 虫垂の横断（顕微鏡図）

4) 大腸の組織構造と機能

(1) 粘　膜

　　大腸には腸絨毛は見られず，**腸腺**には粘液を分泌する細胞（杯細胞）が多数を占め，消化液の分泌は行われない．大腸では消化作用はほとんどなく，水の吸収が主である．肛門は機械的刺激に強い重層扁平上皮におおわれる．

(2) 筋　層

　　大腸の筋層は内輪層と外縦層の2層の平滑筋からできている．ただし，結腸では

外縦層が1ヶ所に集まり，結腸ヒモの形成にあずかる．結腸ヒモは3本ありほぼ等間隔で縦方向に並ぶ．肛門では内輪筋が特に発達し，**内肛門括約筋**をつくる．この平滑筋は下腹神経（交感神経）によって支配され収縮によって肛門を閉じて直腸に便をためる．このほかにも横紋筋でできた**外肛門括約筋**があり，会陰筋の一種として仙骨神経叢の陰部神経の支配を受けて収縮し，随意的に排便を我慢するときにはたらく．

> 注 ●● **大腸の運動**：S状結腸には食後12〜15時間で到着し，24〜72時間で排泄される．胃に食物が入ると，盲腸からS状結腸，直腸まで腸の内容物を一挙に送り出す大腸の大蠕動が起こる．これを**胃大腸反射**という．乳児は乳を飲むたびに排便をするが，これは胃に乳が入ると胃大腸反射により大蠕動が起こるからである．成人でも朝食後に便意を感じるのは朝食により大蠕動が強くなるためである．

8. 肝 臓

■ 1） 肝臓の位置と形状（図4-17）

肝臓は人体の中で最大の腺で，重量は約1,200gあり赤褐色をしている．形は不規則な三角形で，位置は腹腔上部で右側に寄る．上面は横隔面で，横隔膜にかたく付着し，横隔膜に沿って丸くなっている．下面は臓側面といい，多くの内臓（胃・十二指腸・横行結腸・右の腎臓など）に接しているので凹凸に富み，また全体的には浅くくぼんでいる．

肝臓は**肝鎌状間膜**を境に，厚くて大きい**右葉**と薄くて小さい**左葉**とに区分される．下面には，両葉に挟まれて小型の**方形葉**と**尾状葉**がある．下面の中央には**肝門**があって**固有肝動脈**，**門脈**，**肝管**などが出入りする．肝門の右前方で方形葉と右葉との間には**胆嚢**があり，肝臓の血液を集めた**肝静脈**は肝臓の後面に接する**下大静脈**に注ぐ．

■ 2） 肝臓の組織構造

(1) 肝 小 葉（図4-18, 19）

肝臓の実質は**グリソン鞘**という疎性結合組織により直径1mmあまりの六角形の**肝小葉**に分けられる．肝臓をつくる**肝細胞**は肝小葉の中心を走る**中心静脈**に向かって列をつくって放射状に並んでいる．これを**肝細胞索**という．肝細胞索は立体的に見ると板状をなし，肝細胞板をつくっている．肝門を入った固有肝動脈と門脈は枝分かれをして，グリソン鞘の中でそれぞれ**小葉間動脈**と**小葉間静脈**となる．小葉間動脈と小葉間静脈の血液は，ともに内腔の広い**洞様毛細血管**に入り，小葉の中心を走る中心静脈に注ぐ．中心静脈は次第に集まり肝静脈となり，下大静脈に注ぐ．肝細胞は胆汁をつくり分泌する分泌細胞としての機能を持つ．つくられた胆汁は肝細胞と肝細胞の間隙がつながってできた**毛細胆管**に分泌され，肝細胞索に沿って小葉間に導かれ，**小葉間胆管**に注ぐ．小葉間動脈・小葉間静脈・小葉間胆管は六角形をなす肝小葉の角に集まる．

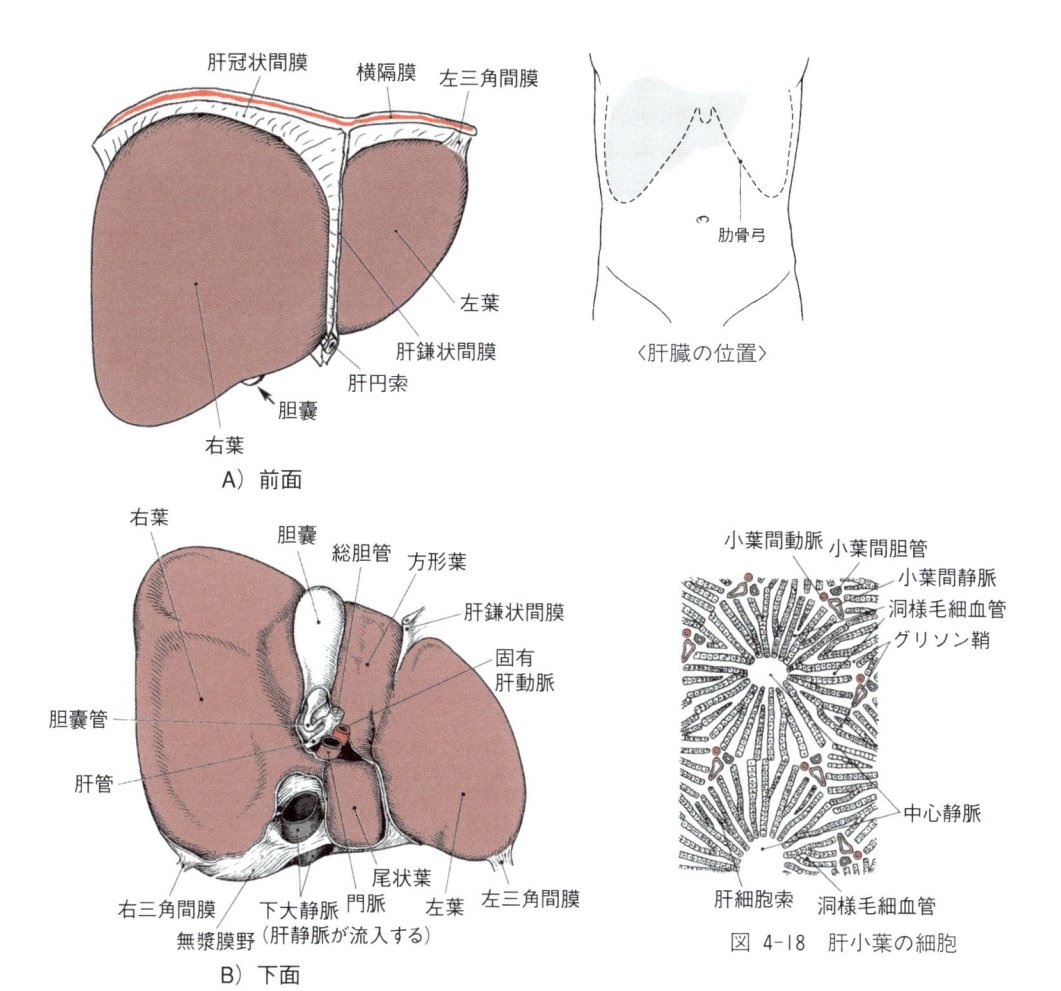

図 4-17 肝臓の形態（前・下面）

図 4-18 肝小葉の細胞

(2) ディッセ腔（図 4-19）

　　肝細胞索の間を走る洞様毛細血管の壁には活発な食作用を持つ大食細胞があり，**クッパー星細胞**と呼ばれる．肝細胞索と洞様毛細血管の間が広く開いており，**ディッセ腔**という．洞様毛細血管の壁にはたくさんの孔が開いていて，血漿成分は自由にディッセ腔に入ることができる．そのため肝細胞は血漿に浸かっているような状態にある．ディッセ腔には**ビタミンA貯蔵細胞**がみられる．

> 注●● 胆汁と黄疸（図4-20）：古くなった赤血球は脾臓で壊される．赤血球のヘモグロビンの分解によりビリルビンがつくられるが，ビリルビンは肝細胞に取り込まれ胆汁として排出される．**黄疸**は血中にビリルビンが過剰になり，皮膚や粘膜が黄染される状態をいう．黄疸が起こる原因として①ビリルビンの産生過剰（赤血球の破壊の亢進による溶血性黄疸），②肝細胞の障害（肝炎などで肝細胞が壊されてディッセ腔にビリルビンが流れ込む肝細胞性黄疸），③胆汁の排出経路の閉塞（胆石症などで胆汁が十二指腸に排出されないで，胆路にうっ滞して血中に吸収される閉塞性黄疸）などがある．

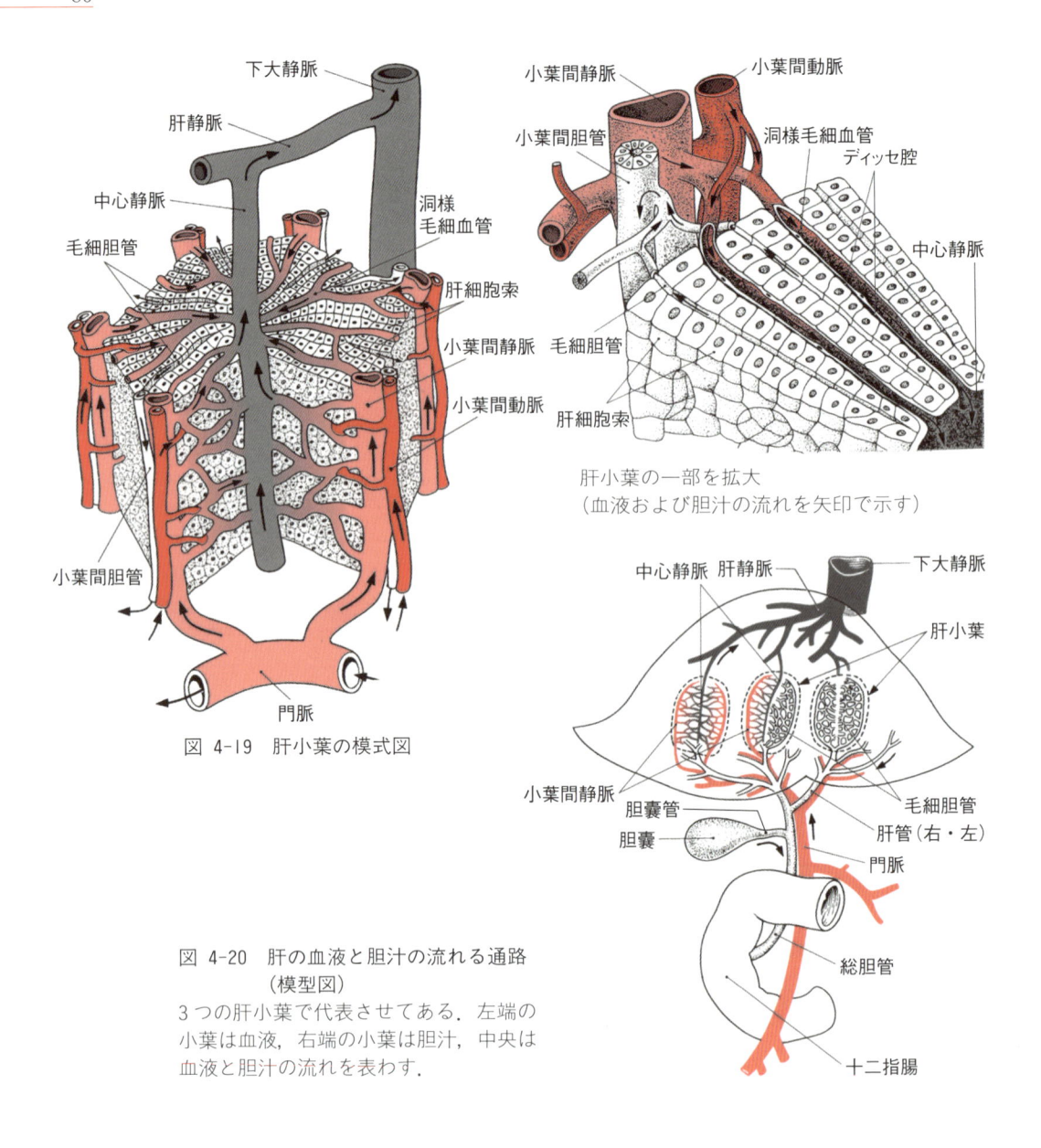

図 4-19　肝小葉の模式図

図 4-20　肝の血液と胆汁の流れる通路
　　　　（模型図）
3つの肝小葉で代表させてある．左端の小葉は血液，右端の小葉は胆汁，中央は血液と胆汁の流れを表わす．

9. 胆　嚢

　　肝門の右前方で右葉の下面に付くナス形の袋（長さ約9 cm，太さ約4 cm，内容量約70 ml）で胆汁を蓄える．胆嚢の前端は，腹直筋が右肋骨弓と交わるところで，腹壁の内面に接している．胆嚢の後方は細く伸びて**胆嚢管**に移行する．胆嚢管は長さが約3 cmのやや迂曲する管で，内腔にはらせん状に突出するヒダがあり，肝臓から出てきた肝管と合流して**総胆管**となる．肝管を流れてくる胆汁は胆嚢管に入って胆嚢に蓄えられ，必要に応じて再び胆嚢管から総胆管をへて十二指腸に放出される．総胆管は十二指腸に開く前に，膵管と合流して大十二指腸乳頭に開く（図 4-12）．開

口部にはオッディ括約筋があり，分泌の調節を行う．十二指腸壁から血中にコレシストキニンが放出され，このホルモンの作用で胆嚢が収縮し，胆汁が排出される．

> 注●● 胆汁が貯蔵，濃縮されて変化し，その中にコレステロールまたはビリルビンが沈殿して**胆石**は生成される．胆石症は女性に多く，胆石疝痛という激しい痛みを起こす．この痛みは胆汁の経路にある平滑筋がけいれんを起こすために生じるといわれる．

10. 膵臓（図4-12, 7-5）

膵臓は長さ約15 cm，重さ70 gほどの舌状の実質性器官で，第1・第2腰椎の前を後腹壁に付着して横走する．右から**頭・体・尾**の3部に分けられる．右端が少し幅の広くなった膵頭はC字形に曲がった十二指腸に抱きかかえられ，左端の膵尾は脾臓に接する．膵液を集めてきた膵管は総胆管と合流し，**大十二指腸乳頭**に開口する．

膵臓は，外分泌部と内分泌部に分けられる．**外分泌部**は分泌細胞が1列に並んで腺腔を球状に囲む．この分泌細胞の集まりが，ブドウの房のように分枝した導管の先に連結する．この外分泌性の組織の中に，明るい上皮細胞の集団があちこちに散在する．発見者ランゲルハンス（1868年）の名前をとって**ランゲルハンス島**（膵島）という．その大きさは直径が0.1〜0.3 mmの球状の構造で，その数は約100万個といわれ，主に膵尾に存在する．

> 注●● 膵頭がんは膵頭部を通る総胆管を圧迫し，早期に胆汁の流出を阻害して，黄疸をきたすことが多い．

11. 腹膜

腹膜は，胸膜・心膜とともに**漿膜**という滑らかな表面を持つ単層扁平上皮よりなる．その表面は光沢があり，常に少量の漿液で湿って摩擦が軽減されているので，互いに擦れ合っても傷つくことはない．

腹壁と骨盤壁の内面は滑らかな漿膜である**壁側腹膜**におおわれている．一方，腹腔にある胃・空腸・回腸・横行結腸・S状結腸・肝臓などの表面もまた**臓側腹膜**という同様の漿膜におおわれる．これらの臓器は**腹膜内臓器**といわれ，腹壁との間を摩擦なく自由に動くことができる．これに対して，十二指腸・膵臓・上行結腸・下行結腸などは前面のみが腹膜におおわれ，後面は後腹壁に張りつく．また腎臓・副腎などは脂肪に包まれて後腹壁に埋まっており腹膜との関係は薄い．このように後腹壁に接着した臓器を**腹膜後臓器**と総称する（図4-21）．

(1) 間膜（図4-13, 21）

壁側腹膜と臓側腹膜は一定の部位で互いに移行し連続するが，これを**間膜**という．

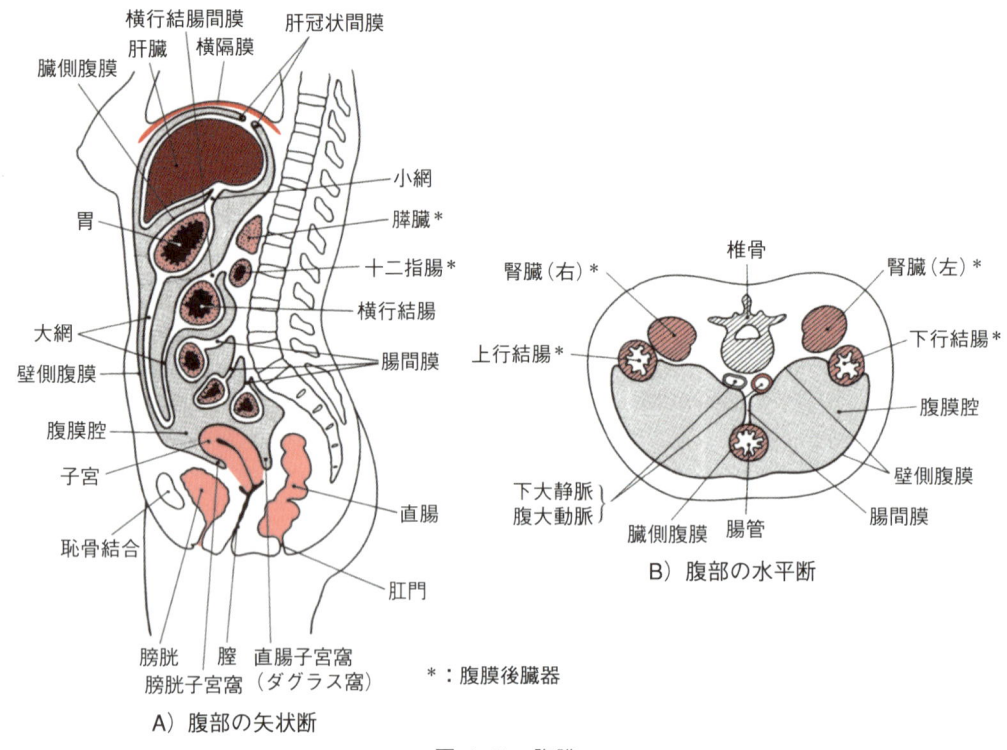

図 4-21 腹膜

A) 腹部の矢状断
B) 腹部の水平断
＊：腹膜後臓器

間膜は2枚の腹膜が合わさってできているが，その2枚の腹膜の間を臓器に出入りする，血管・リンパ管・神経などが走る．

(2) 小　網（図4-12, 21）

　　前腹壁の内面をおおう腹膜は，上方で横隔膜の下面をおおった後，折れ返って肝臓の上面をおおう．肝臓の上面および前面をおおった腹膜は下方に向かい，肝門のところで後方からくる腹膜と合して胃の小弯に至る．前後の腹膜の合わさってできた間膜を**小網**という．小網の自由縁の中には肝門から肝臓に出入りする固有肝動脈・門脈・肝管などが通る（肝十二指腸間膜）．

(3) 大　網（図4-12, 21）

　　小網は胃の小弯で前後2葉に分かれて胃の前面と後面を包んだ後，大弯で再び合して再度間膜をつくる．この間膜を**大網**という．大網は大弯から下方に垂れ下がり折れ返って再び上方に向かい横行結腸の表面に付着した後，横行結腸間膜に癒合して後腹壁に達する．大網は前後に2枚ずつの合計4枚の腹膜でできているが，全体が合わさってエプロンのように大弯から垂れ下がる．

　　注●● 腹腔に炎症が起きると，大網は炎症部位を包み込み，炎症が広がるのを防ぐ．

第5章
泌尿器系

● 学習のポイント ●

1．泌尿器系は尿を産生する腎臓と尿を排泄する尿路からなる．
2．腎臓は腹膜後器官として腰部に位置する．
3．腎臓は皮質と髄質に分かれ，皮質には無数の腎小体が散在し，髄質は8〜12個ほどの腎錐体の集まりからなる．
4．腎臓はネフロンの集まりからなり，糸球体から濾過された原尿の大部分は尿細管から再吸収され，尿として排泄されるのはその1%に過ぎない．
5．原尿は糸球体をつくる毛細血管内皮細胞の小孔，基底膜，足細胞の細隙を通って押し出された血漿である．
6．大半の原尿は近位尿細管から再吸収され，遠位尿細管と集合管ではホルモンの調節を受けて水と電解質の再吸収が行われる．
7．原尿の濾過は，遠位尿細管の緻密斑と輸入細動脈の傍糸球体細胞がつくる傍糸球体装置，そこから分泌されるホルモンの調節を受ける．
8．尿は尿管の蠕動運動により膀胱に運ばれるが，途中，3ヶ所に生理的狭窄部位がある．
9．膀胱の出入り口では膀胱三角の形成が見られ，内・外尿道括約筋により排尿が調節される．
10．尿道の長さは男女で大きく異なる．

第5章 泌尿器系

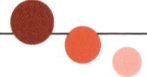

尿を産生する腎臓と，尿管・膀胱・尿道という尿を体外に排出する尿路を合わせて泌尿器系という．

1. 腎　臓

腎臓は腹腔の上部，脊柱の左右で肋骨に半ばかくれるように位置する暗赤色の1対の器官である．その高さは第12胸椎から第3腰椎の範囲にあり，上方に肝臓があるために**右腎**の方が**左腎**より1/2腰椎分低い（図5-1）．腎臓は腹膜後臓器の1つである．腎臓は上端に副腎を乗せ，共通の脂肪被膜で包まれ保護される．この脂肪被膜のまわりを膜状の**腎筋膜**がおおう．腎筋膜は上方で横隔膜につながっているので腎臓は呼吸運動とともに上下に移動する．また，腎臓は脂肪組織に包まれているので立位になると少し下がる．脂肪組織が緩くなると腎臓は動きやすくなり，さらに下方まで下がり遊走腎（下垂腎）となる．20～30代のやせた女性に多く見られる．

1）腎臓の構造

(1) 肉眼構造（図5-2）

大きさは縦約10 cm，横約5 cm，重さ100 gあまりで，ソラマメ形の器官である．内側縁中央部はへこんでおり**腎門**と呼ばれ，ここを通って血管や尿管が出入する．腎の表面は線維性の腎被膜におおわれる．腎臓の割断面を見ると，赤褐色に見える**皮質**と，その深部に**髄質**が区別される．髄質は8～12個の円錐状の**腎錐体**の集まりからなる．腎錐体には無数の縦に走る線条が見られ，それがいくつかの束に分かれて皮質に入り，**髄放線**を形成する．髄放線以外の皮質を**皮質迷路**という．腎錐体の間に入り込んだ皮質迷路を**腎柱**という．腎錐体の先端は丸みを帯びて内側に向かって突出し，**腎乳頭**をつくる．腎乳頭は杯形をした袋に包まれ，**腎杯**という．腎杯は集まって**腎盂**となり，腎門で尿管に移行する．

(2) 組織構造（図5-3, 4）

腎臓をつくる主な構成要素は腎小体と尿細管，そして集合管の3つである．**腎小体**は皮質に散在する直径約0.2 mmの球状の小体で，その数は片方の腎臓に約100万個ある．腎小体は，毛細血管が糸玉状に集まった**糸球体**と，それを包む上皮性の**ボウマン嚢**という薄い袋からなる．ボウマン嚢の一端からは全長が3～4 cmにもなる**尿細管**が始まり，皮質と髄質の間で複雑な走行をとって走る．尿細管は管をつくる上皮細胞の性質と走行とにより，近位尿細管・ヘンレループ・遠位尿細管に分けられる．尿細管は集まり**集合管**となって腎乳頭の先端で腎杯に開口する．集合管で

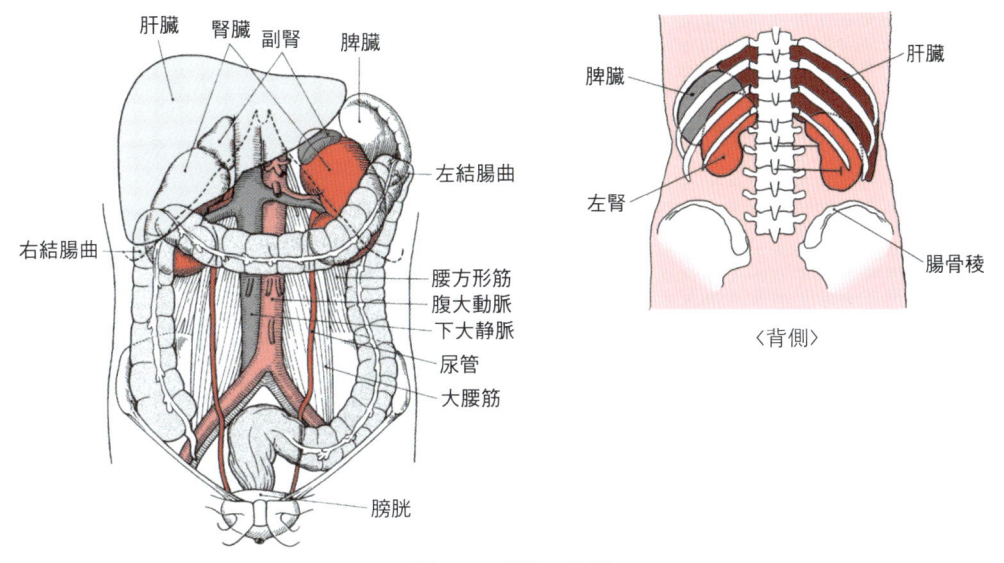

図 5-1　腎臓の位置

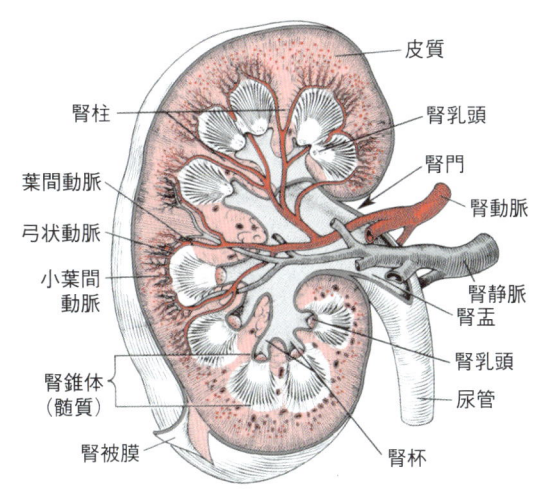

図 5-2　腎の内部
（腎臓を縦に切半し，その断面を示す）

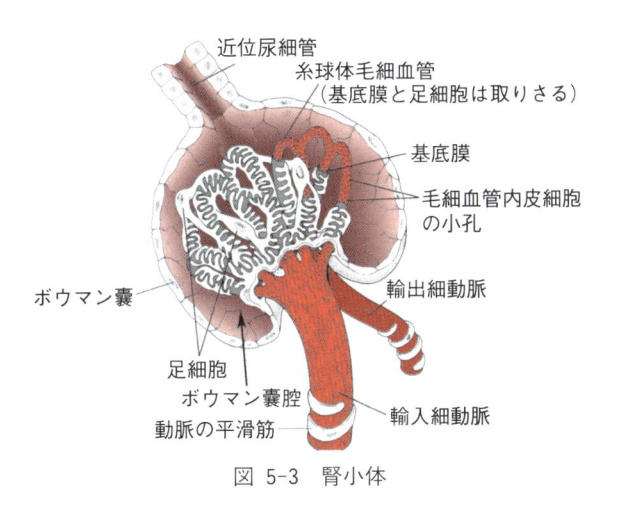

図 5-3　腎小体

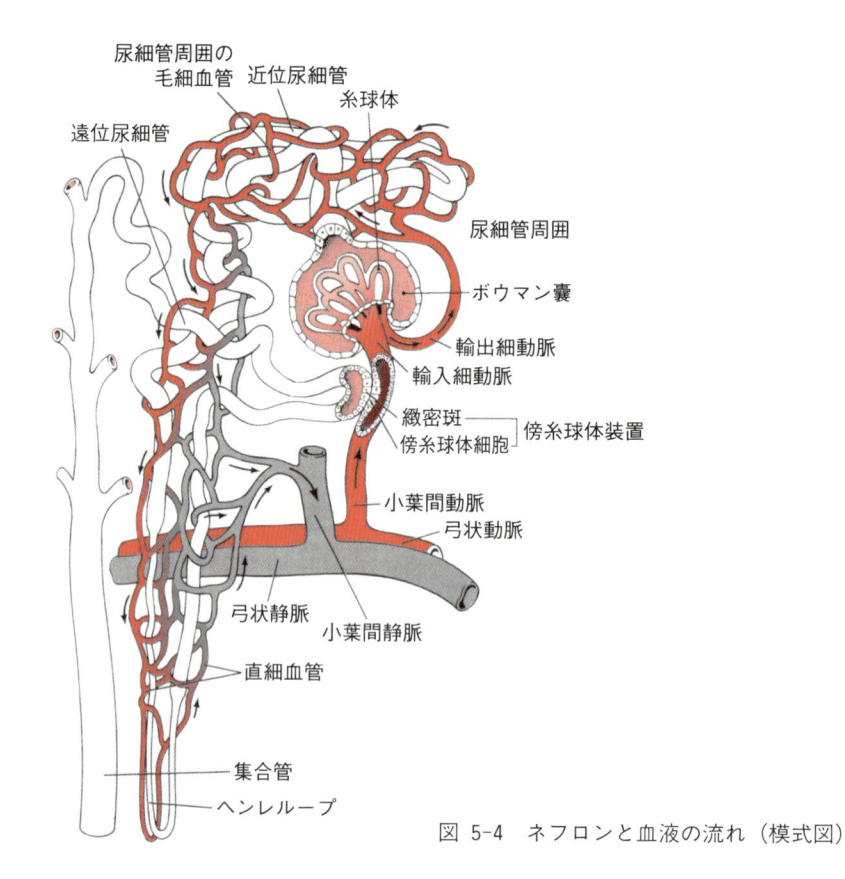

図 5-4 ネフロンと血液の流れ（模式図）

の水の再吸収は下垂体後葉から分泌されるバゾプレッシン（抗利尿ホルモン）により促進される．糸球体から濾過される原尿は1日に 200 l にもなるが，尿細管を通るうちに再吸収され，実際に尿として排泄されるのは 2 l 以下である．腎臓の機能を果たす基本的な構成単位として，腎小体と尿細管を合わせて**ネフロン**という．

2） 腎臓の血管（図 5-2, 3, 4）

腎動脈は葉間動脈となって腎錐体の間を進む．その枝は**弓状動脈**として髄質と皮質の間を横走する．弓状動脈から分かれた小葉間動脈は皮質の中を上行し，途中で多くの枝を出す．そして**輸入細動脈**として糸球体に入り，**輸出細動脈**として糸球体を出る．腎小体は血管の出入りする血管極と，尿細管が出る尿管極とに区別される．輸出細動脈は尿細管を取り囲む毛細血管に再び分かれ，小葉間静脈，弓状静脈となって還る．

① 濾過膜

糸球体では血漿が濾過されて原尿がつくられる．糸球体をつくる毛細血管の内皮細胞には微小な**小孔**が無数に開いている．この内皮細胞には微細な線維の集まりよりなる**基底膜**が接する．そしてこの基底膜のまわりを，タコを思わせるような**足細胞**の突起が取り囲む．向かい合う足細胞の突起は互いに入り組み合い，櫛の歯を思わせる狭い細隙をつくる．糸球体の中を流れる血液の血漿成分は，内皮細胞の小孔・基底膜の網目・足細胞の突起間の3つの細隙を血圧に押されて，濾過される．原尿を濾過する糸球体内皮・基底膜・足細胞突起を**濾過膜**という．

② 傍糸球体装置

尿の出来具合は常に検証される．遠位尿細管を流れる尿は，背の高い細胞の集まりでできた**緻密斑**により監視されている．尿の電解質濃度が濃いと，隣接する輸入細動脈の内皮細胞から分化した**傍糸球体細胞**がレニンというホルモンを分泌して，血圧を上昇させ，原尿の産生を増やす．

2. 尿 路

■ 1) 尿 管

尿管は，尿を腎臓の腎盂から膀胱に運ぶ，長さ 30 cm ほどの中空の管である．尿管の壁は，粘膜・筋層・外膜の 3 層よりなる．粘膜は移行上皮でおおわれる．筋層はよく発達し，1 分間に 4～5 回の周期的な蠕動運動により，尿は少量ずつしごかれるように膀胱に送られる．尿管は 3 ヶ所に狭窄部位を持ち，尿路結石などで通過障害を起こす．①腎盂から尿管への移行部，②総腸骨動静脈との交叉部，③膀胱壁を貫く部である．特に最後の狭窄部は尿管が膀胱の厚い壁の中を斜めになって長い距離を進むので，膀胱に尿がたまるとその内圧によって膀胱壁を斜めに進む尿管は圧平されて，尿の逆流が防がれる．

■ 2) 膀 胱（図 5-5）

膀胱は尿管によって送られてきた尿を蓄える袋状の器官で，成人ではおよそ 700 ml の尿を蓄えることができる．膀胱の背後には，男性では直腸が，女性では子宮がある．膀胱内腔の底部では，左右の尿管の開口部と尿道の出口の 3 つの点が**膀胱三角**を囲む．ここは膀胱壁の他の部分と異なり粘膜にヒダがなく膀胱が充満しても伸展しない．

膀胱の壁は，粘膜・筋層・漿膜の 3 層からなる．粘膜をおおう**移行上皮**は膀胱の伸展度に応じて自由にその形を変える．膀胱が収縮しているときには移行上皮は 7～8 層の背の高い細胞の重なりよりなるが，尿がたまり膀胱壁が伸展されると上皮細胞は扁平になり，細胞の重なりも 2 層程度に減少する．筋層は網状に錯綜する平滑筋束からなるが，尿道への出口では筋層は輪状に並び**膀胱括約筋（内尿道括約筋）**に発達する．この膀胱括約筋は交感神経（下腹神経）が支配し，収縮することで尿をためる．排尿時は副交感神経の興奮により膀胱壁の筋層の収縮が起こり，膀胱括約筋は弛緩する．

また，膀胱括約筋の下方数 cm のところに**尿道括約筋（外尿道括約筋）**がある．これは会陰筋の一種である横紋筋（随意筋）で仙骨神経叢の陰部神経に支配される．尿道括約筋は大脳からの命令を受けて弛緩して尿道を開き，排尿が行われる．

■ 3) 尿 道

尿道は膀胱内の尿を体外に排泄する尿路で，長さとその走行は男女で著しく異な

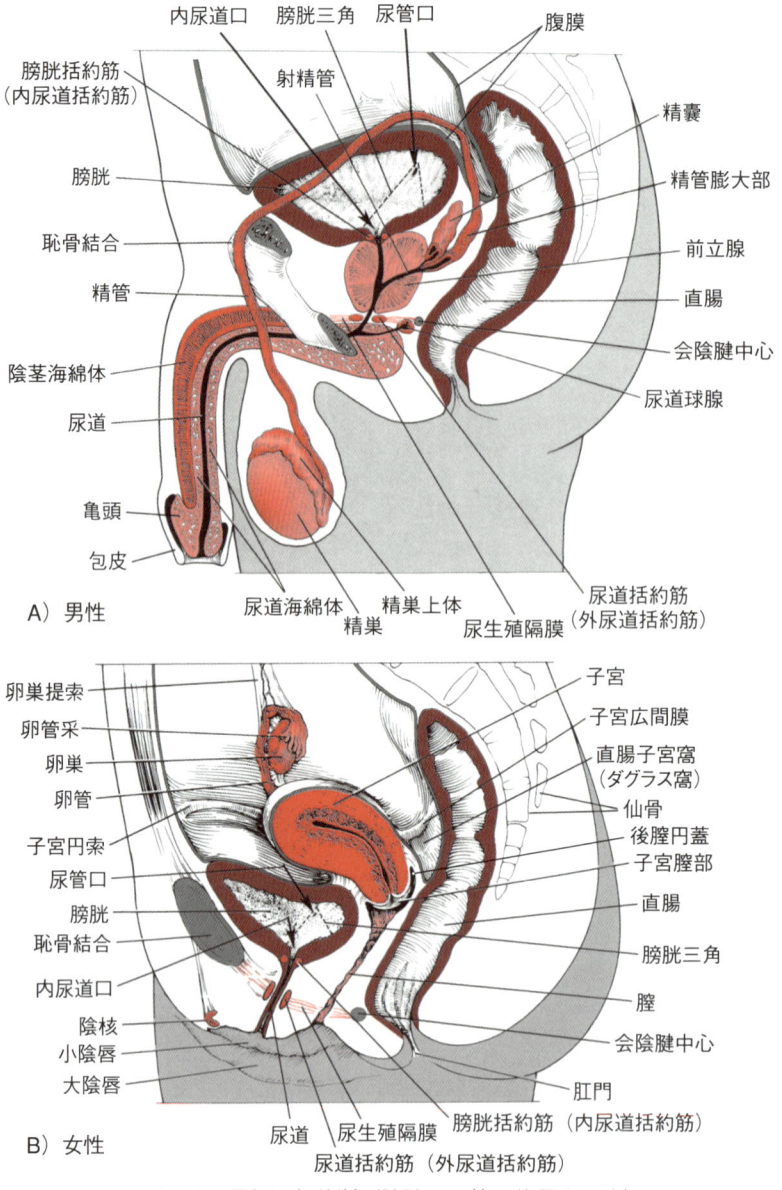

図 5-5 骨盤の矢状断（膀胱，尿管の位置を示す）

る．男性の尿道は約 16〜18 cm と長い．膀胱の内尿道口から始まり，前立腺を貫き下行する（**前立腺部**）．途中，精液を運ぶ射精管と合流する．続いて尿道は骨盤の底をつくる尿生殖隔膜を貫き（**隔膜部**），陰茎の内部を走り（**海綿体部**），陰茎の先端で外尿道口に開く．女性の尿道は約 3 cm で，男性の尿道に比べると短く，ほぼ真っ直ぐに走る．男女ともに，尿生殖隔膜を貫くところに横紋筋でできた尿道括約筋（外尿道括約筋）が発達し，排尿の調節を行う．

注 ●● 女性の尿道は真っ直ぐで短いために，尿路に細菌が侵入し，膀胱に達して膀胱炎，さらに腎盂にまで達して腎盂炎を起こしやすい．

第6章
生殖器系

● 学習のポイント ●

1. 生殖器は男性と女性ではその構造と目的が異なる．また生殖作用により生まれた個体の発生についても学ぶ．
2. 男性生殖器は精子をつくる精巣，精子を運ぶ精路，精液を分泌する付属腺，そして交接器である外生殖器からなる．
3. 精子は精巣の中に折りたたまれた長い精細管の精上皮でつくられる．精子産生には精巣下降により陰嚢に隔離された低温環境が必要である．
4. 精巣上体をつくる精路としての長い精巣上体管の中を移動することは，精子の成熟に必要である．
5. 女性生殖器は卵子を成熟させる卵巣，卵子を運び受精の場を提供する卵管，胎児を育てる子宮，そして外生殖器からなる．
6. 卵巣の皮質では，原始卵胞が胞状卵胞，成熟卵胞へと発育し，排卵後の卵胞は黄体に変わり，白体となって吸収される．
7. 子宮内膜は月経周期とともに変化をくり返す．受精卵の着床により妊娠が始まる．
8. 会陰は骨盤底部を閉鎖する尿生殖隔膜と骨盤隔膜により閉鎖されるが，臨床医学的には女性では膣口，男性では陰嚢の後端から肛門までを指す．
9. 卵子は受精が終わるとすぐに卵割を始め，着床すると胚盤が形成され，外胚葉・中胚葉・内胚葉から各器官が秩序正しく形成される．
10. 胎児は胎盤を通して母体とガス・栄養素・老廃物などの交換を行うが，絨毛間腔に浮かぶ絨毛が両者の間の物質交換の場となる．

第6章 生殖器系

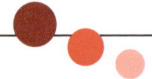

子どもをつくり種族を維持する役割を担っている器官系が生殖器系である．生殖器の形態とその機能は男女で大きく異なるので両性を別々に分ける．

1. 男性生殖器

男性生殖器は，精子をつくる器官（精巣），精子を運ぶ精路（精巣上体・精管），途中に付属する腺（精嚢・前立腺・尿道球腺），それに外生殖器（陰茎・陰嚢）からなる（図5-5参照）．

1) 精 巣（図6-1）

精巣は睾丸とも呼ばれ，左右1対をなし**陰嚢**の中に収まる．卵円形（4×2.5 cm）で，重さは10 gほどである．後上面には**精巣上体**がのる．表面は白く光沢を放つ丈夫な線維性の**白膜**におおわれる．白膜は実質内にやや隆起して**精巣縦隔**をつくり，そこからさらに**精巣中隔**が伸びだして精巣の実質を300ほどの**精巣小葉**に分ける．小葉は迂曲する**精細管**で占められる．精細管は精子がつくられる部分で，精巣縦隔に近い部分では直精細管となり，これは縦隔内の網状の**精巣網**に合流し，精巣網はさらに10～20本の**精巣輸出管**につながる．

(1) 精細管と精子産生（図6-2）

精細管の内腔は**精上皮**でおおわれる．精上皮では思春期から老年期まで絶え間なく精子が産生される．精子産生はまず精祖細胞の分裂から始まり，精母細胞・精娘細胞・精子細胞を経て**精子**となる．精上皮では下層から順に各段階の細胞が並び，成熟すると上方に押し上げられて，精子として完成されると精上皮を離れてゆく．精子産生の過程で減数分裂が起こり精子の染色体の数は23となり，体細胞の染色体数の半分となる．精上皮のあちこちに点在する大型の**セルトリ細胞**は精子産生細胞を保持するとともに精子に栄養を与えて精子の成熟を助ける．精細管と精細管の間を埋める間質には**ライディッヒ細胞**（間細胞）が大小の集団をつくり散在する．この細胞はテストステロンなどの男性ホルモンを分泌し，精子産生を促進するとともに，二次性徴の発現をもたらす．二次性徴の発現により，陰茎・陰嚢・精巣などが大きくなり，ひげ・腋毛・陰毛が生え，声変わりが起こり，皮下脂肪が減って筋肉が発達する．

(2) 精巣下降

精巣は胎生初期には腎臓と同じ位置に発生するが，胎児の成長とともに下降し（**精

図 6-1　精巣の矢状断
（精細管，精巣上体管，精管を示す）

図 6-2　精細管における精子産生

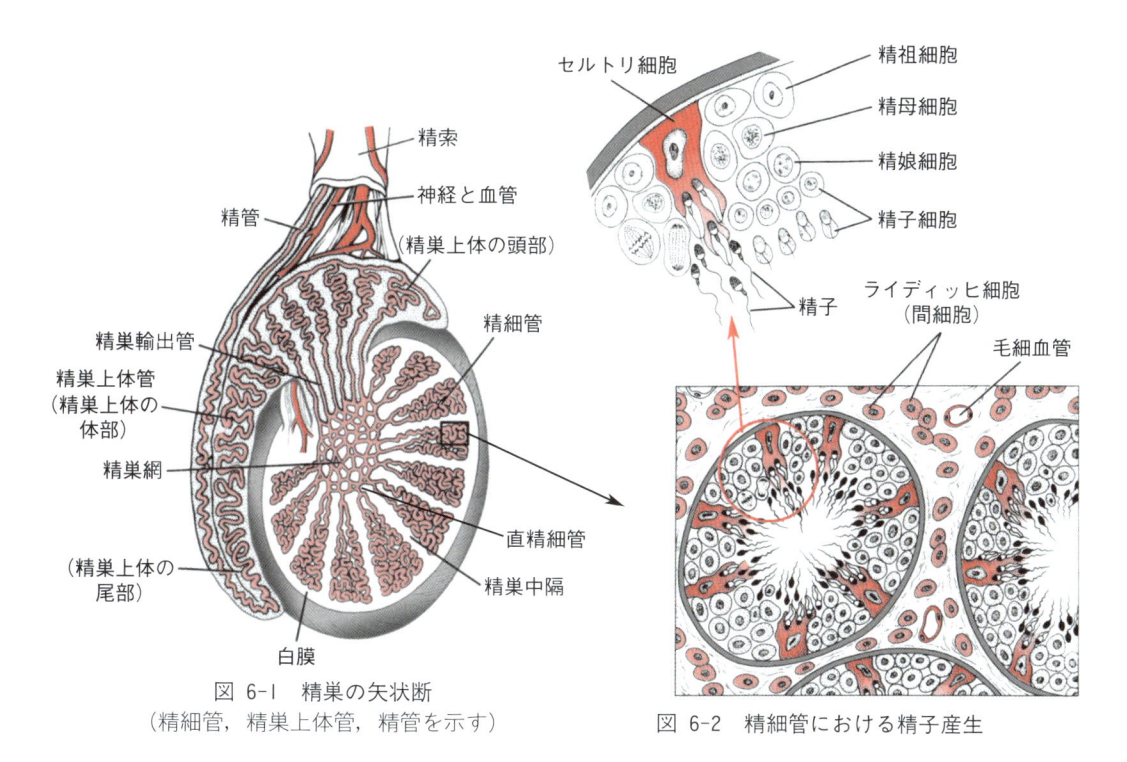

巣下降），胎生後期には鼠径管を通り陰嚢に入る（図6-3）．

陰嚢（scrotum）はラテン語で革袋を意味し，恥骨結合の下に垂れ下がった袋で，皮膚には汗腺が発達し，皮下脂肪を欠くが，**肉様膜**という平滑筋の薄い層が裏打ちをしている．陰嚢内の温度は腹腔内よりも若干低く，精子形成に適している．皮下の肉様膜の収縮や弛緩は温度の調節に役立つ．

> 注●● **停留睾丸**：生後も精巣が陰嚢内に触れられず腹腔内または鼠径管内に残っていることをいい，精巣での精子形成が阻害される．精巣は腹膜にその一部をおおわれたまま陰嚢に下降する．腹腔との交通は胎生後期に閉鎖されるのが普通であるが，生後も閉鎖されないまま存続すると，小腸などが入り込み鼠径ヘルニアを生ずる．

2）精　路（図5-5）

(1) 精巣上体

精巣上体は，精巣の上部から後縁にかけてニワトリの鶏冠(とさか)のように付着する構造で，上から頭・体・尾の3部に分けられる．精巣でつくられた精子は**精巣網**から10～15本の**精巣輸出管**をへて精巣上体に入る．精巣輸出管は精巣上体に入ると，1本の**精巣上体管**に合流する．精巣上体管は精巣上体の中を曲がりくねりながら下行するが，引き伸ばすと全長は4～5 mにもなる．精子は精巣上体管を通過するのに約3日かかる．未熟な精子は精巣上体管を通過している間に成熟し，運動能と受精能を持つようになる．

(2) 精　管

精巣上体管は精巣上体の尾部に近づくと屈曲を減じ，**精管**に移行する．精管は全

図 6-3 精巣下降

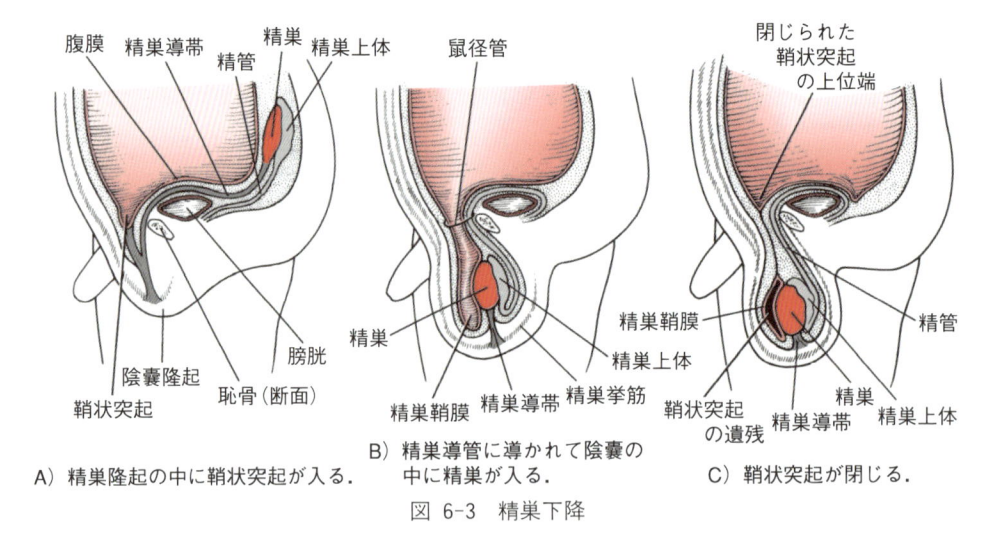

A) 精巣隆起の中に鞘状突起が入る．
B) 精巣導管に導かれて陰嚢の中に精巣が入る．
C) 鞘状突起が閉じる．

長が約 40 cm あり，直径は 2～3 mm で，その壁は厚く，粘膜・筋層・外膜が区別できる．精巣上体を離れた精管は，陰嚢内を上行し鼠径管を通って骨盤内に入る．鼠径管を通り骨盤内に入るまでの間，精管は血管，神経と一緒に結合組織で束ねられヒモ状を呈し，**精索**と呼ばれる．骨盤内に入った精管は膀胱の後ろをまわり前立腺を貫いて，左右別々に尿道に開く．精管が前立腺を貫くところは著しく細くなって**射精管**と呼ばれる．また精管が前立腺に入る手前の部分は太くなって**精管膨大部**を形成する．精子は主に精巣上体の尾部に位置する精巣上体管に蓄えられ，性的興奮が極点に達すると，精管の壁にある輪走筋が律動的に収縮して内容を射精管から尿道に放出し，射精が起こる．

(3) 付属腺（図 5-5）

精路に付属する腺として，精嚢・前立腺・尿道球腺がある．

① 精嚢

精嚢は膀胱の後下方に位置する左右1対の細長い袋状の腺で，導管は前立腺に入ってから精管に合流する．精嚢の分泌物はアルカリ性で黄色みを帯び，果糖とプロスタグランディンを含む．果糖は精子の運動のエネルギー源であり，プロスタグランディンは女性生殖器の収縮を強め精子の移動を助ける．

② 前立腺

前立腺は膀胱のすぐ下に位置し先端を下にした栗の実形の腺で，その中央を尿道が貫き，途中で左右の射精管が尿道に合流する．前立腺自身の導管も尿道に開口する．前立腺液は弱アルカリ性で乳白色を呈し，栗の花のような特有のにおいを持つ．重炭酸塩・亜鉛および大量の酸性フォスファターゼなどを含み，精子の運動を促進する働きがある．

注●● 尿道周囲にある部分を前立腺の**内腺**という．内腺は年をとると肥大・増殖し，尿道を圧迫し排尿障害を起こすことがある（前立腺肥大）．尿道から離れた部分は**外腺**といい，前立腺がんが高頻度に発生する．

③ 尿道球腺

尿道球腺は前立腺の下方に左右1対あるエンドウ豆大の粘液腺で，性的興奮の際に陰茎の亀頭を潤す．

3）外生殖器（外陰部）

尿道の通路であるとともに交接器となる陰茎と，精巣・精巣上体・精管を入れる陰嚢からなる．

(1) 陰 茎

陰茎は尿道・海綿体・皮膚で構成される．

海綿体は白膜という丈夫な結合組織の膜で囲まれ，内部はスポンジ状の静脈洞（海綿体洞）が発達している．この海綿体洞が血液で満たされ，その還流が妨げられると，海綿体は膨大硬化して勃起という状態になる．背側の**陰茎海綿体**は左右1対が接合しているが，根もとは両側に分かれて恥骨の恥骨枝に接着し，坐骨海綿体筋がこれをおおう．無対の**尿道海綿体**は，左右の陰茎海綿体の下面に従って伸び，その前端が膨大して**亀頭**をつくる．後端は丸くふくらみ**尿道球**となり，これを球海綿体筋が包む．

尿道は前立腺から出ると，すぐに尿生殖隔膜を貫き尿道球の上面で尿道海綿体に入り，中を前進して亀頭の前面で**外尿道口**に開く．

陰茎の皮膚は薄く脂肪層がなく移動性に富み，前端が**包皮**となって亀頭を包む．

(2) 陰 嚢

陰嚢は精巣・精巣上体・精管を入れる袋で，中隔によって内部は左右に分けられ，それに対応する皮膚には**縫線**が見られる．皮膚は薄く，真皮の深層には**肉様膜**と呼ばれる平滑筋が発達して，温度変化により伸縮し表面にチリメン皺を生じる．

4）精 液

精液は白く粘り独特のにおいを発する流動体で，健康男子の射精量は2～4 mlである．その90%は液性成分で占められ，その2/3は精嚢から，1/3は前立腺からの分泌物で，他に精巣上体・尿道球腺からの分泌物も含まれる．精液1 mlの中には約1億の精子が含まれる．

精子は核を頭にして長い尾を持つ．尾の付け根の部分には精子の運動エネルギーを作り出すミトコンドリアが巻き付く．平常時には**精子**は精巣上体管の中に蓄えられている．そのときは運動しないが，射精のとき前立腺や精嚢腺の分泌物の強いアルカリ性に接すると精子は尾を振る運動を開始する．腟の中は強い酸性であるが，精子はアルカリ性の粘液に包まれ保護されて子宮へと侵入する．精子は，卵管の中を泳ぎのぼって卵管膨大部で卵子と出会い，受精する．

注●● 精子の数が減少したり運動性を失った異常精子が多くなると男性不妊症を引き起こす．

2. 女性生殖器

女性生殖器は，卵子をつくる卵巣，卵子を運ぶ卵管，受精卵を育てる子宮，交接器であり産道ともなる腟，そして外生殖器よりなる．

■ 1) 卵　巣（図6-4, 5）

卵巣は母指頭大（3×1.5 cm）の楕円形をした実質性器官で，子宮の両側に位置する．卵巣の内側は**固有卵巣索**により子宮壁に，外側は**卵巣提索**により骨盤壁に，ハンモックのようにつり下げられている．卵巣は全体を腹膜がおおい，**卵巣間膜**は子宮の両側にある子宮広間膜の背面に続く．卵巣の外側には卵管采が接する．

卵巣の実質は皮質と髄質に分かれる．**髄質**は中心部の柔らかい層で，卵巣間膜の付着部である**卵巣門**から入ってくる血管・リンパ管・神経に富む．**皮質**は周辺の比較的緻密な結合組織の層で，種々の発達段階の**卵胞**や**黄体**・**白体**が見られる．卵巣は思春期に活動を開始し，閉経期まで約28日周期で卵胞期・排卵期・黄体期をくり返す．卵胞期・黄体期は，短い排卵期をはさんで14日ずつである．

(1) 卵　胞

原始卵胞は最も未熟なもので1個の卵子（卵母細胞）とこれを包む単層の**卵胞上皮**からなる．卵胞上皮が厚くなると一次卵胞，卵胞上皮が増殖し重層となったものを**二次卵胞**という．二次卵胞の卵胞上皮の間隙に卵胞液が溜まり，その腔所が大きくなるにつれて卵子は周辺に寄り**胞状卵胞**となる．卵丘の中では卵子は均質の厚い

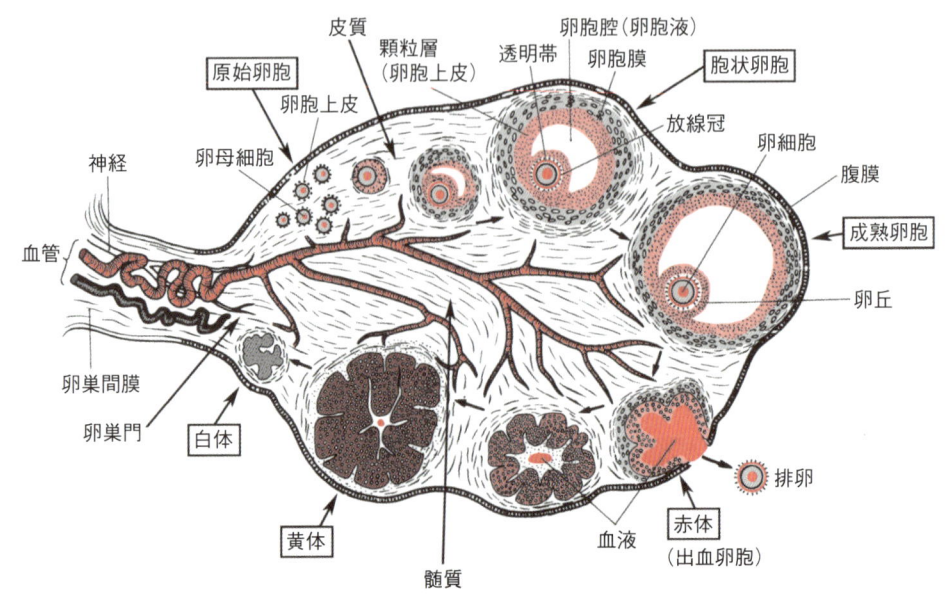

図 6-4　卵巣の内景と卵胞の発育経過

透明帯で囲まれる．また卵胞の外周は結合組織性の**卵胞膜**で包まれ，卵胞膜からは卵胞ホルモン（**エストロゲン**）が分泌される．胞状卵胞はホルモン依存性にさらに発育し，最も発育した卵胞一つを残してあとは退縮に向かう．一つ残った卵胞は大量の卵胞液を含む**成熟卵胞**（グラーフ卵胞）に発育する．直径 2 cm にも達した卵胞は卵巣の表面に盛り上がりをつくり，ついに卵胞が破れて卵子は卵丘の一部（**放線冠**）に囲まれて腹腔に出る．これを**排卵**という．排卵は 4 週毎の月経周期にもとづき左右交互の卵巣から起こる．卵子はすぐに卵管采に包まれて卵管の腹腔口から卵管内に入る．

(2) 黄体・白体

排卵後の卵胞は出血して赤いが（**赤体**），まもなく多数の脂肪滴と黄色い色素に満たされた大型の細胞の集団となり，**黄体**と呼ばれる．卵子が受精して子宮内膜に着床すれば，黄体は**妊娠黄体**となって持続するが，受精しない場合は，**月経黄体**として最大（約 2 cm）となった後，退縮し，結合組織が増えて**白体**となる．黄体からは黄体ホルモン（**プロゲステロン**）が分泌される．

2） 卵　管（図 6-5）

卵管は，卵巣から排卵された卵子を取り込み子宮に運ぶ管で，約 11 cm の長さがある．卵巣に近い 1/2 の部分はふくらみ**卵管膨大部**と呼ばれ，子宮に近い 1/2 の部分は細く**卵管峡部**と呼ばれる．卵管膨大部の先端は広がり**漏斗**をつくり，その先端からは房状の多数の突起がひらひらと出て**卵管采**と呼ばれる．卵巣から排卵された卵子は卵管采から卵管に取り込まれる．受精は卵管膨大部で起こるが，受精した卵子は卵管を運ばれているうちに 2 細胞期，4 細胞期と矢継ぎ早に分裂して 3〜4 日後には**桑実胚**になって子宮に到達する．卵子の輸送は主に卵管の筋層の運動によって行われ，5〜7 日後には**胚盤胞**となって子宮内膜に**着床**する（図 6-7）．

> 注●● 受精卵が子宮に達する前に卵管壁に着床するのを子宮外妊娠という．受精卵の発育が進むと卵管壁が破裂して大出血が起こり，母体にとって危険な状態になる．

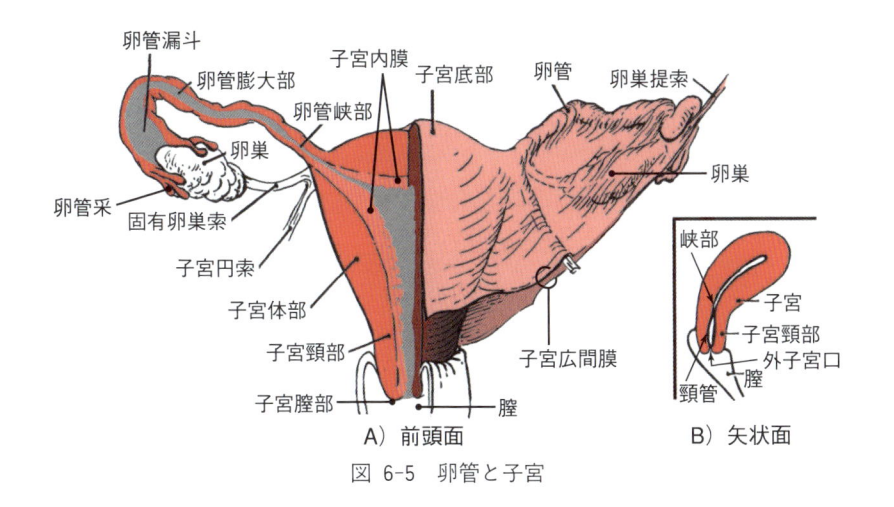

図 6-5　卵管と子宮

3）子　宮（図6-5, 5-5）

　　子宮は骨盤の中央に位置し，前方は膀胱に，後方は直腸に接する．大きさは鶏卵大で前後に扁平なナスビ形（長さ7 cm，幅4 cm，厚さ3 cm）をしている．子宮の上2/3は幅広くなって**子宮体部**といい，その上縁は丸くなり**子宮底部**という．子宮体部の上部左右には卵管が開く．子宮の下1/3は細く円筒状で**子宮頸部**という．子宮体部から頸部へ移行する少しくびれた部分を子宮峡部という．子宮頸部の下端は膣の中に突出していて**子宮膣部**という．子宮腔は三角形でかなり狭く，上部は卵管に通じ，下部は峡部をへて子宮頸管に通じ外子宮口に開く．

(1) 子宮広間膜

　　子宮および卵管を上方よりすっぽりとおおった腹膜は，晴れ着の袖のように子宮の両側に垂れ下がり，前後の腹膜が合わさって**子宮広間膜**をつくる．その中には**固有卵巣索**と**子宮円索**が含まれる．子宮は一般に前傾・前屈の位置を取る．すなわち，子宮は全体として前方に傾き（**前傾**），子宮体は子宮頸に対して軽く前方に屈曲している（**前屈**）．子宮円索は，子宮の左右両側の上隅から起こり，骨盤側壁を前方に走り，鼠径管を通って，腹腔の外に出て大陰唇の皮下に至る．子宮は子宮円索によって前方に引っぱられ，前傾の位置に固定されている．

(2) 子宮壁の構造

　　子宮壁は厚さ約1.5 cmで，子宮内膜（粘膜）・子宮筋層・子宮外膜（漿膜）の3層からできている．**子宮内膜**は単層円柱上皮におおわれる．この単層円柱上皮が管状に固有層の中に深く落ち込み，**子宮腺**（管状腺）が形成される．子宮腺と子宮腺の間を表層に向かって，ラセン状に強く曲がりくねったラセン動脈が上行する．子宮内膜には表層の**機能層**と深層の**基底層**が区別される．前者は月経の際にラセン動脈の収縮により貧血におちいり剝離するが，基底層は残り，月経終了後に基底層から粘膜が再生する．**子宮筋層**は子宮壁で最も厚い層で錯綜する平滑筋よりなる．**子宮外膜**は，子宮底と子宮体の前・後面のみが漿膜に包まれ，他は周囲の結合組織に移行する．

> 注●● 子宮がんは内膜上皮から発生するがんで，そのうちの80％は子宮頸管と子宮膣部との境界に発生する子宮頸がんで50歳前後に多く，子宮体部に発生するがんは子宮体がん（子宮内膜がん）といい，より高齢の女性に見られる．

4）膣

　　膣は子宮に続く長さ約7 cmの，前後に扁平な管状の器官で，交接器と産道を兼ねる．膣の前には尿道，後ろには直腸があって，尿生殖隔膜を貫き膣前庭に開く（**膣口**）．膣口は**処女膜**により部分的に閉ざされる．膣の上部では，球状に突出する子宮膣部を輪状に囲み，膣は浅い**前膣円蓋**と深い**後膣円蓋**をつくる（図5-5参照）．後者は薄い壁を隔てて**ダグラス窩**に接する．膣粘膜には多数の横ヒダが見られ，角化し

ない重層扁平上皮でおおわれる．粘膜下には内輪・外縦の平滑筋がある．

■ 5) 外生殖器（外陰部）（図6-6）

外生殖器の正中部には裂け目すなわち**陰裂**があり，その左右からの皮膚の隆起，すなわち**大陰唇**に挟まれる．大陰唇は男性の陰嚢にあたり，陰毛が生え皮下脂肪に富む．左右の大陰唇は恥骨結合の前で合し**恥丘**をつくる．恥丘も皮下脂肪が発達して丸く盛り上がり，思春期になると**陰毛**が生える．

(1) 小陰唇と陰核

大陰唇のすぐ内側には**小陰唇**という無毛で色素に富む皮膚のヒダがある．左右の小陰唇が合する前端に**陰核**という小さな突起がある．陰核は男性の陰茎にあたり，内部の陰核海綿体が性的に興奮すると勃起する．

(2) 膣前庭

左右の小陰唇に囲まれた領域を**膣前庭**といい，前部には尿道が開口し（**外尿道口**），後部には膣が開いている（**膣口**）．膣前庭の両側には静脈叢でできた**前庭球**という海綿体が存在する．これは男性の尿道海綿体にあたる．前庭球の後端にはエンドウ豆大の**大前庭腺**があり，膣前庭に開口する．大前庭腺は男性の尿道球腺にあたり，性的興奮によって粘液を分泌し，膣前庭を潤す．

> 注●● **会陰**：骨盤の下口（出口）を会陰という．会陰は左右の坐骨結節を結ぶ線により前部と後部に分けられ，前部は尿生殖隔膜，後部は骨盤隔膜により閉ざされる．尿生殖隔膜は尿道と膣（男性は尿道のみ）で貫かれ，骨盤隔膜は肛門で貫かれる．臨床的には，特に膣前庭の後端（男性では陰嚢の後端）から肛門までを会陰という．

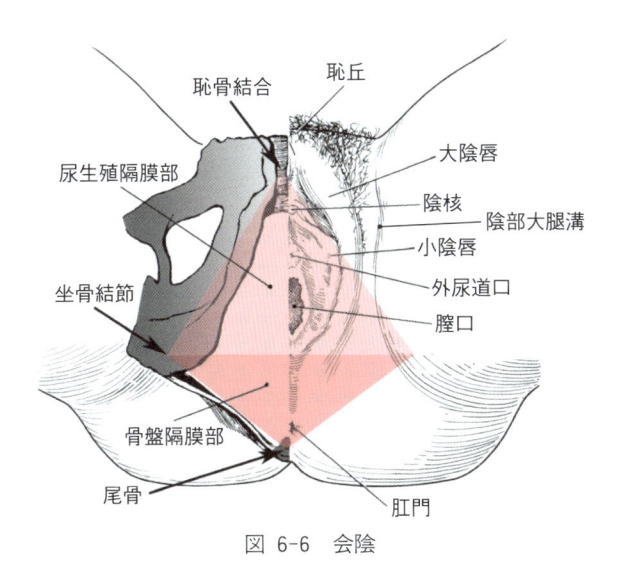

図 6-6 会陰

3. 受精と発生 (図6-7)

1) 受精

卵細胞は周囲を囲む卵丘の細胞とともに卵巣から排卵される．腹腔に出た卵細胞は，卵管采の助けを受けて卵管に吸い込まれるように入る．この時期に性交が行われて精子が腟内に射精されると，精子は子宮腔を通り抜け卵管に達し，卵管の外側1/2にある卵管膨大部で卵子に出会って**受精**が起こる．すなわち，精子は卵細胞の中に侵入し，精子の核と卵子の核とが癒合して受精卵となる．

2) 卵割

受精卵は直ちに分裂を開始して，新しい個体の発生が始まる．受精卵は分裂が終わるとすぐ次の分裂をするので，個々の細胞は分裂をくり返すごとに小さくなる．このような細胞分裂を特に卵割という．受精卵は2，4，8，16，32細胞と細胞数を増加させるが，全体の大きさは変わらず透明帯に包まれたままである．受精後4日で16～32細胞となり，桑の実に似た桑実胚になり子宮に到達する．

3) 着床

桑実胚はさらに卵割を続け，内部にすき間ができて袋状となり，胞胚（胚盤胞）という状態になる．胞胚の1極に内細胞塊という細胞の塊ができ，外側は栄養膜という細胞層で囲まれる．受精後5～7日で外側を包んでいた透明帯が消失し，胞胚が子宮内膜に付着すると，栄養膜は子宮内膜を溶解して胞胚は子宮内膜の中に入り込む．この現象を**着床**といい，妊娠の始まりである．

4) 胚葉の形成

外側を囲む栄養膜は，子宮内膜に絨毛という突起を出して，子宮壁からの栄養の吸収に役立つ絨毛膜になる．内部の内細胞塊は胎児を構成する部分で胚と呼ばれる．胚部にはまもなく外胚葉と内胚葉の2層が生じ，さらに遅れて，この2層の間に中胚葉が生じてくる(受精後3週目くらい)．各胚葉からは**表6-1**に示すような組織や器官の主要な部分が分化する．

第4週には胚葉の分化が進み，各種器官の原器が現れ，心臓が動き始める．第5週には四肢の原器も現れ，頭尾長が5～10 mmに達する．第6週では目に色素が現れる．ヒトらしい外形を表すのは7週以降で，そのころまでを**胚**または**胚子**と呼び，第8週以後を**胎児**と呼ぶ．

5) 胎盤

胎盤は胎児と母体の間の物質交換の場である（図6-7 J）．成熟したものでは直径が15 cm（厚さ3 cm）にも達する円盤状の構造で，中央に**臍帯**がつき胎児と連絡す

第6章 生殖器系　105

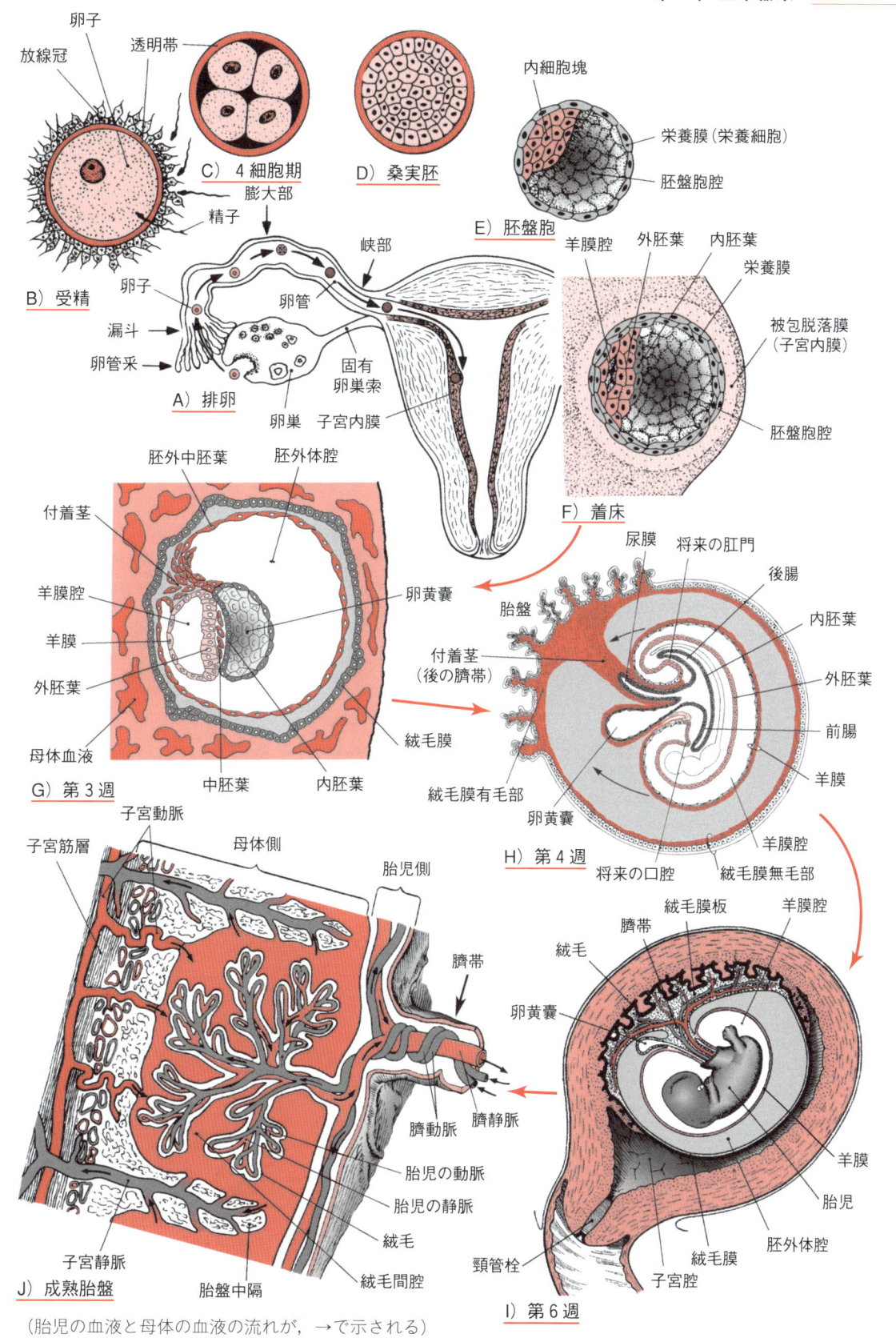

図 6-7　受精と発生

表 6-1 各胚葉から分化する主要な組織と器官

胚葉	分化する主要な組織・器官系
外胚葉	皮膚（表皮・毛・爪・皮膚腺） 神経系（脳・脊髄・末梢神経） 感覚器（視・聴・平衡・味・嗅覚器）
内胚葉	消化器（胃・腸・肝臓・膵臓） 呼吸器（喉頭・気管・気管支・肺） 尿路（膀胱・尿道）
中胚葉	骨格系（骨・軟骨・結合組織） 筋系（横紋筋・平滑筋） 循環系（心臓・血管・リンパ管・血液） 泌尿生殖系（腎臓・精巣・子宮・卵巣）

る．出産に際しては，胎児が娩出されたあとに後産（あとざん）として排出される．

(1) 絨毛と脱落膜

着床によって栄養膜から伸び出た突起が子宮内膜に木の根のように入り込む．やがてその根は樹枝状に増殖して**絨毛**となり，特殊な酵素を分泌して子宮内膜を溶かしてゆく．溶かされた子宮内膜には**絨毛間腔**がつくられ，露出した動脈と静脈はそこに血の海をつくる．絨毛はその中に浮き草のように浮かぶことになる．血の海の底をつくる子宮内膜はスポンジ状に厚くなり**脱落膜**と呼ばれる．分娩のときは脱落膜の層の下に隙間ができ，それが広がって胎盤が脱落する．

(2) 羊　膜

胚盤の外胚葉から連続する袋は**羊水**を入れて，発育する胎児をその中に浮かべる．この羊膜の袋（**羊膜腔**）は拡大を続け，子宮腔のほとんどを占めるようになる．羊水は外部の刺激や振動に対するクッションの役割を果たす．また，分娩時には子宮口を開くのに役立ち，**破水**によって分娩開始が告げられる．

(3) 臍　帯

臍帯は胎盤と胎児を連絡するヒモ状の構造で，表面は羊膜でおおわれ，中を 2 本の**臍動脈**と 1 本の**臍静脈**が通る．胎児の血液は臍動脈を通って胎盤に達し，絨毛の中で毛細血管のループをつくった後，臍静脈に集まり胎児に還る．

> 注●● **物質交換**：絨毛間腔は母胎の血液に満たされ，その中に絨毛が浮かぶ．絨毛の毛細血管を流れる胎児の血液は，ここで炭酸ガスと老廃物を捨て，酸素と栄養素を取り込む．母胎の血液と胎児の血液は毛細血管と絨毛の上皮を通して物質の交換を行い，決して両者の血液は直接に混ざり合うことはない．しかし若干のウイルスや毒物は，この関門を通って母体から胎児へ移るので，母胎の病変が胎盤を通して胎児に感染することがある．

第7章
内分泌系

● 学習のポイント ●

1. ここでは従来より内分泌器官として知られる器官について学び，消化管，腎臓，心臓，脂肪細胞などから分泌される生理活性物質については「生理学」で学ぶ．
2. 下垂体は視床下部と咽頭壁の癒合によりつくられ，内分泌機能の統合中枢をなす．
3. 視床下部の神経細胞から分泌される放出ホルモンは，下垂体門脈により前葉に運ばれ，下位に位置する内分泌腺を刺激するホルモンの分泌を調節する．
4. 下垂体後葉では視床下部の神経細胞が直接ホルモンを分泌し，体内の水分量の調節と子宮収縮に関与する．
5. 間脳の後方に突出する松果体は，朝起き夜寝る日内リズムを調節する．
6. 甲状腺には濾胞を囲む濾胞細胞とそこからはみ出す傍濾胞細胞があり，それぞれ異なるホルモンを分泌する．
7. 上皮小体は米粒大の小さな小体であるが，筋の緊張を調節する血中カルシウム濃度を調節する重要な働きをなす．
8. 副腎も由来の異なる組織の癒合によるもので，皮質と髄質では構造と働きが異なる．
9. 副腎皮質は細胞の配列から球状層・束状層・網状層が分けられ，ナトリウムの吸収・糖の新生・男性ホルモンと異なる働きのホルモンが分泌される．
10. 副腎髄質はクロム親性細胞が索状に並び，アドレナリンとノルアドレナリンを分泌する．
11. 膵臓のランゲルハンス島では，α，β，δ の各細胞が区別され，それぞれグルカゴン，インスリン，ソマトスタチンが分泌される．
12. 卵巣の卵胞からはエストロゲン，黄体からはプロゲステロンが分泌され，月経周期をもたらす．
13. 精巣のライディッヒ細胞からは男性ホルモン（テストステロン）が分泌される．

第7章 内分泌系

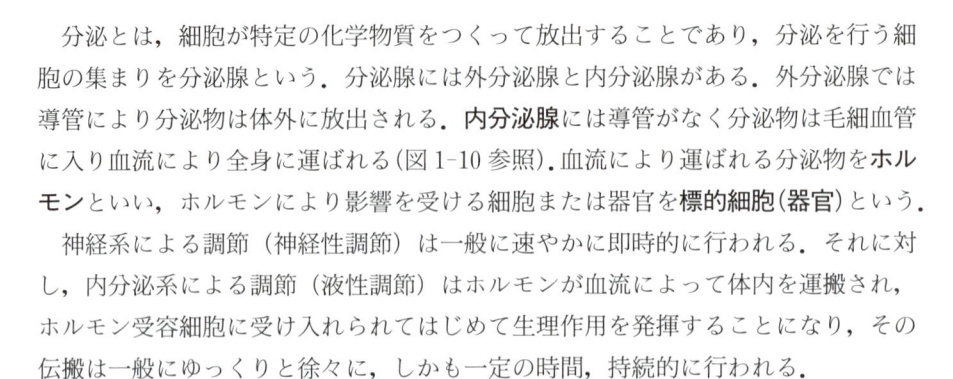

　分泌とは，細胞が特定の化学物質をつくって放出することであり，分泌を行う細胞の集まりを分泌腺という．分泌腺には外分泌腺と内分泌腺がある．外分泌腺では導管により分泌物は体外に放出される．**内分泌腺**には導管がなく分泌物は毛細血管に入り血流により全身に運ばれる(図1-10参照)．血流により運ばれる分泌物を**ホルモン**といい，ホルモンにより影響を受ける細胞または器官を**標的細胞(器官)**という．

　神経系による調節（神経性調節）は一般に速やかに即時的に行われる．それに対し，内分泌系による調節（液性調節）はホルモンが血流によって体内を運搬され，ホルモン受容細胞に受け入れられてはじめて生理作用を発揮することになり，その伝搬は一般にゆっくりと徐々に，しかも一定の時間，持続的に行われる．

　内分泌腺は上皮細胞の集団として一定のかたちと大きさを持ったものが典型的である．また，内分泌系に属する臓器として，下垂体・松果体・甲状腺・上皮小体・副腎・膵臓・性腺（卵巣・精巣）が一般的に知られているが，近年，腎臓ホルモンや消化管ホルモンなど新しいホルモンと内分泌細胞が次々と発見されるようになった（図7-1）．

1. 下 垂 体 (図7-2)

　下垂体は脳の下面から細い柄（漏斗）でぶら下がり，頭蓋骨底のトルコ鞍のくぼ

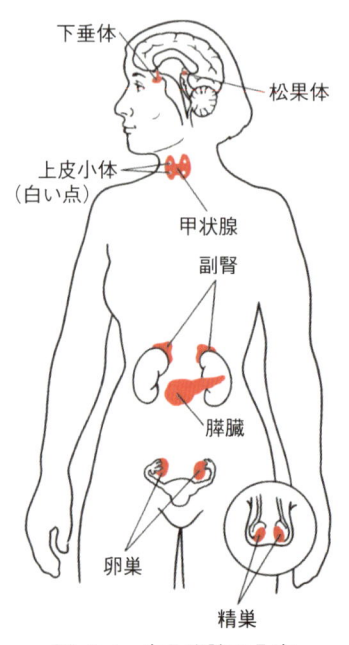

図 7-1　内分泌腺の分布

みに収まる小指頭大の器官で，発生起源の異なる**腺性下垂体**と**神経性下垂体**の2つの部分からなる．

1) 腺性下垂体

腺性下垂体は胎生期に原始口腔の天井の一部が上方に伸びてできた部分で，上皮性の腺細胞の集まりよりなる．腺性下垂体は前部を占める**前葉**と，その後ろに位置する**中間部**と，そして上方に伸びた**隆起部**の3部に区分される．前葉では腺細胞が索状または塊状に集まり，その間を内腔の拡大した毛細血管が網状に走る．

(1) 前葉

前葉の腺細胞は色素に対する染色性の違いから酸好性細胞・塩基好性細胞・色素嫌性細胞に区別され，さらに電子顕微鏡による微細構造の違いや，免疫組織化学的検査法により6種類に分類される．このような分類はそれぞれの腺細胞が分泌する

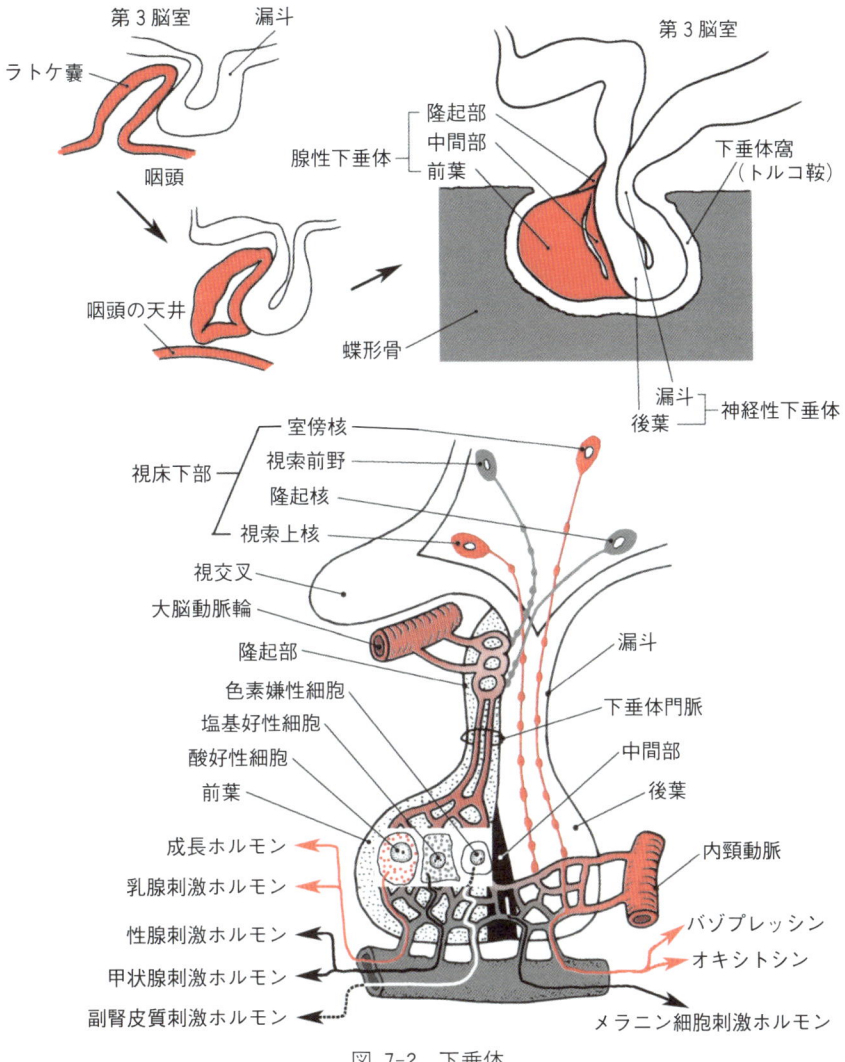

図 7-2　下垂体

ホルモンの違いを反映しており，**前葉ホルモンの6種類に対応する**（**表7-1**）．

① 下垂体門脈系

腺性下垂体では大脳動脈輪からの枝が隆起部に入り第一次毛細血管網をつくる．そのあと数本の小静脈となり隆起部を下降して前葉に達し，ここで第二次毛細血管網をつくる．一次と二次の毛細血管網の間に介在する小静脈は一種の門脈と考えられ，腺性下垂体では**下垂体門脈系**が形成される．

② 視床下部による調節

前葉の働きはさらに上位にある間脳の視床下部の支配を受けている．視床下部にはいろいろな前葉ホルモンの分泌を調節する中枢（隆起核など）がある．その中枢にある神経細胞は分泌を促進する**放出ホルモン**あるいは分泌を抑制する**抑制ホルモン**があり，それらは細胞の突起をへて隆起部の第一次毛細血管網に分泌される．これらの視床下部のホルモンは下垂体門脈系により前葉に運ばれ，前葉細胞に作用して前葉ホルモンの分泌を調節する．

(2) 中間部

後葉と接する小さな領域で，濾胞が集まり，**メラニン細胞刺激ホルモン（MSH）**を分泌する．下等動物では体色を黒くするが，ヒトでの生理作用は不明である．

■ 2) 神経性下垂体

神経性下垂体は第3脳室底の突出によって生じた神経組織であり，**後葉**とそれを視床下部につなげる**漏斗**からなる．後葉には腺細胞はなく視床下部にある神経核（視索上核・室傍核）で生成され神経線維の中を下降してきた後葉ホルモンが，ここに蓄積され放出される．神経細胞が分泌作用を営むことを**神経分泌**をいう．神経分泌により生成される**後葉ホルモン**にはオキシトシンとバゾプレッシンの2つがある．**オキシトシン**は子宮と乳腺の平滑筋を収縮させる作用があり，分娩が促進され陣痛促進剤として用いられる．**バゾプレッシン**は腎臓の集合管での水の再吸収を促進する．その結果，尿量が減少するので**抗利尿ホルモン（ADH）**ともいわれる．

2. 松果体

松果体は第3脳室中央の後上壁から後方に突出した松かさ状の小体で，大きさはあずき粒大である（図8-6，7参照）．表面は脳軟膜に包まれ，この結合組織は血管および無髄神経をともなって内部に侵入し，松果体の実質を多数の小葉に分ける．小葉は松果体細胞と神経膠細胞とからなり，松果体細胞からは**メラトニン**が分泌される．メラトニンの分泌は夜になると高くなり，明け方になると低くなる，24時間周期の**日内リズム**を示す．

松果体は7歳前後が最も発達がよく，年齢とともに退行性変化を示す．成人の松果体には**脳砂**と呼ばれるカルシウムの沈着がX線写真でみられる．

表 7-1 主な内分泌腺とホルモン

器官	分泌組織・細胞	ホルモン	作用	分泌異常
下垂体	前葉	成長ホルモン	骨の成長，タンパク質の同化促進	不足：小人症 過剰：巨人症（成長期） 　　　末端肥大症（成人）
		乳腺刺激ホルモン（プロラクチン）	乳腺に作用し乳汁産生	不足：母乳不足 過剰：母乳の異常増加
		性腺刺激ホルモン 1）卵胞刺激ホルモン	卵胞の発育促進（女性），精子形成の促進（男性）	不足：性機能低下 　　　（月経不順：女性） 　　　（不妊症：男性）
		2）黄体形成ホルモン	排卵誘発，黄体形成（女性），男性ホルモンの分泌（男性）	
		甲状腺刺激ホルモン	甲状腺ホルモンの産生分泌促進	不足：甲状腺機能低下 過剰：甲状腺機能亢進 　　　（バセドウ病）
		副腎皮質刺激ホルモン	副腎皮質の分泌機能促進	不足：副腎皮質機能不全 　　　（アジソン病） 過剰：副腎皮質機能亢進 　　　（クッシング病）
	中間部	メラニン細胞刺激ホルモン	メラニン色素の合成促進（ヒトでの生理的機能不明）	
	後葉	バゾプレッシン	血管収縮，水の再吸収促進	不足：尿崩症
		オキシトシン	分娩促進，子宮収縮，射乳促進	
松果体		メラトニン	日内リズム（サーカディアンリズム）	
甲状腺	濾胞細胞	サイロキシン	全身組織の代謝促進	不足：クレチン病（子ども） 　　　粘液水腫（成人） 過剰：バセドウ病
	傍濾胞細胞	カルシトニン	血中カルシウム濃度の抑制	
上皮小体		パラソルモン	血中カルシウム濃度の上昇	不足：テタニー（全身痙攣）
副腎皮質	球状帯	アルドステロン	腎臓でのナトリウムの再吸収を促進	
	束状帯	コルチゾール	糖新生（蛋白分解），抗炎症作用	不足：アジソン病 過剰：クッシング症候群
	網状帯	アンドロゲン	男性化	
副腎髄質	クロム親性細胞	アドレナリン	心拍数と心収縮力の増加，気管支拡張，血糖上昇	
		ノルアドレナリン	血圧上昇	
膵臓	α 細胞	グルカゴン	血糖上昇（肝グリコーゲンの分解）	
	β 細胞	インスリン	グリコーゲンとして貯蔵，グルコースの利用促進	不足：糖尿病
	δ 細胞	ソマトスタチン	グルカゴンとインスリンの分泌調節	
卵巣	卵胞膜細胞	エストロゲン	子宮内膜の増殖（月経周期），女性性徴の確立・維持	
	黄体	プロゲステロン	子宮内膜の肥厚（月経周期），妊娠の維持	
精巣	ライディッヒ細胞	テストステロン	男性性徴の確立・維持	

3. 甲状腺 (図7-3)

　甲状腺は，左右の**葉**を**峡部**がつなぎ，全体はH字形ないしU字形をなす．甲状軟骨の前下面に位置し，物を飲み込むと甲状軟骨とともに上下する．

　甲状腺は舌の背面後部（舌盲孔）から伸びる**甲状舌管**という，上皮索を導管とする外分泌腺として発生するが，この導管が消失して内分泌腺となった．

　甲状腺は単層立方上皮でできた直径0.2 mm前後の袋（**濾胞**）の無数の集まりよりなる．濾胞腔は**コロイド**で満たされ，必要に応じてコロイドは**甲状腺ホルモン（サイロキシン）**として分泌され，全身の細胞・組織を刺激して物質代謝を高め，エネルギー産生を増やす．

　濾胞間にも**傍濾胞細胞**という内分泌細胞が集まり，血中のカルシウム濃度を下げる**カルシトニン**を分泌する．

4. 上皮小体 (図7-3)

　上皮小体は甲状腺の背面にある米粒大の暗褐色の小体で，上下1対，合計4個ある．腺細胞が集まりその間に毛細血管が発達する．腺細胞は主細胞と酸好性細胞がある．ホルモンを分泌するのは主細胞で，酸好性細胞はミトコンドリアを豊富に含み赤い色素によく染まる．酸好性細胞は主細胞との移行形があり，高齢で増加する

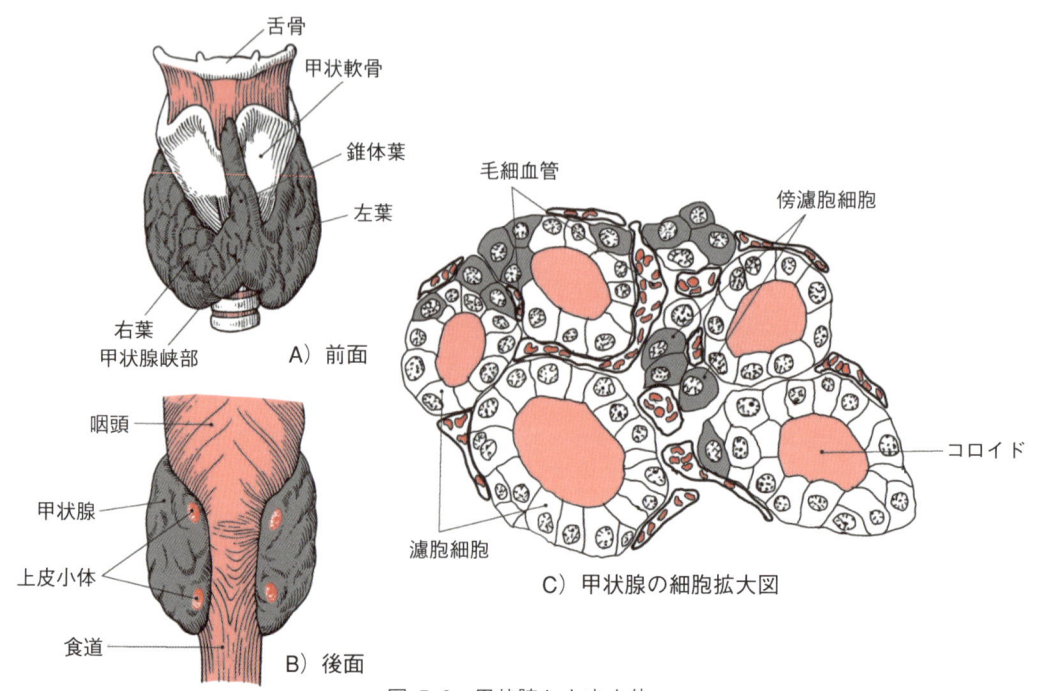

図 7-3　甲状腺と上皮小体

ところから主細胞の退行形とも考えられる．上皮小体から分泌される**パラソルモン**は骨組織に作用して，そこに含まれるカルシウムを動員し，血中のカルシウム濃度を高める．

5．副　腎（図7-4）

　副腎は，腎臓の上に三角形のナポレオンの帽子のようにかぶさる1対の器官で，**腎上体**とも呼ばれる．副腎は表層を占める皮質と，中心部の髄質に分かれ，また両者は由来も構造も機能も異なる．

■ 1）　副腎皮質

　皮質は腹膜上皮から発生する中胚葉性器官で，脂肪滴を含む大型の上皮細胞が列をつくり，その間を毛細血管が走る．皮質は，表層から深層に向かい，その細胞の配列の特徴から**球状帯・束状帯・網状帯**の3層を区別する．それぞれの層からは**アルドステロン・コルチコステロン・男性ホルモン**が分泌され，尿細管からのナトリウムイオンの吸収促進・タンパク質や脂質の糖質への変換（糖新生）・男性化の作用をそれぞれ発揮する．コルチコステロン（コルチゾール）には炎症の進行を抑える作用（**抗炎症作用**）もあり，治療にも利用される．

■ 2）　副腎髄質

　髄質の細胞は交感神経細胞と起源を同じくする神経由来の細胞で，交感神経細胞と同様に重クロム酸カリを含む染色液で黄褐色に染まるところから**クロム親性細胞**と呼ばれる．髄質細胞は分泌するホルモンの違いからアドレナリン細胞とノルアドレナリン細胞の2種類が区別される．

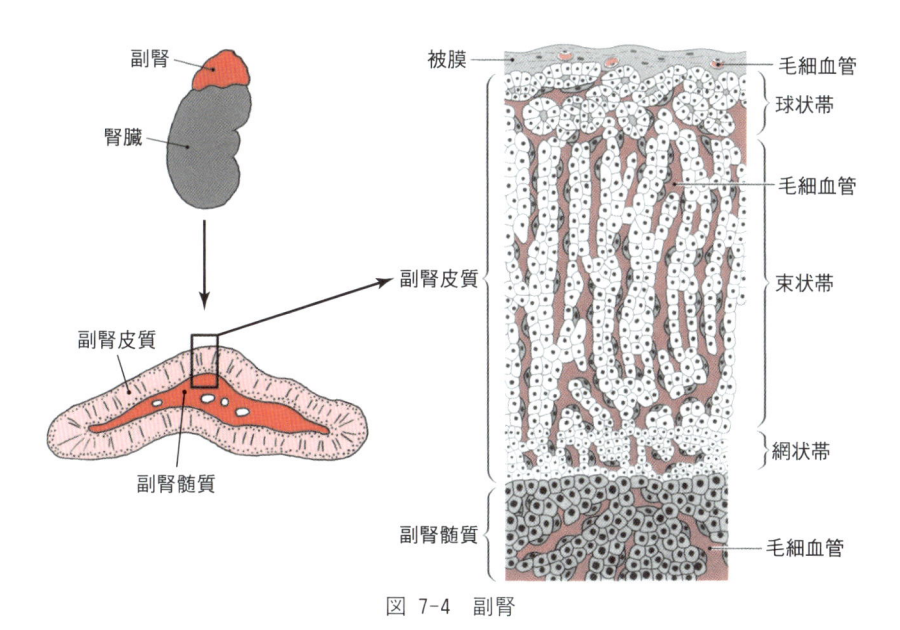

図 7-4　副腎

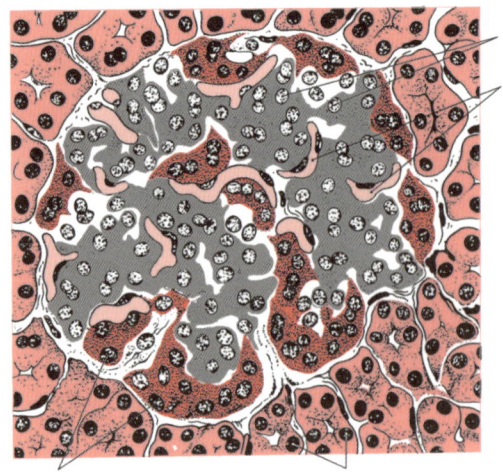

図 7-5 膵臓の顕微鏡図．膵外分泌細胞とランゲルハンス島

6. 膵 臓

　膵臓は膵液を分泌する外分泌部と，ホルモンを分泌する**膵島（ランゲルハンス島）**からなる．膵島は外分泌細胞の間に散在する直径 0.2 mm ほどの内分泌細胞の集まりで，膵臓の尾部に多く，その数はおよそ 100 万個，膵臓の容積の約 2% を占める．膵島の内分泌細胞は色素に対する染色性の違いから，**α（アルファ）細胞，β（ベータ）細胞，δ（デルタ）細胞**の 3 種類が区別される（図 7-5）．α 細胞は約 20% を占め，肝臓のグリコーゲンをグルコースに変え，血糖値を上昇させる**グルカゴン**を分泌する．β 細胞は約 80% を占め，**インスリン**を分泌する．インスリンはグルコースをグリコーゲンに変えて肝臓に貯蔵するとともに，体内の種々の細胞でのグルコースの取り込みを促し，細胞におけるグルコースの利用を促進する．**糖尿病**はインスリンの分泌不足，あるいは作用低下によって起こる．δ 細胞は極めて少なく，グルカゴンやインスリンの分泌を抑制する**ソマトスタチン**を産生する．

7. 性 腺

　精巣では精子が産生されるほかに，精細管の間の結合組織の中に小さな集団をつくる**間細胞（ライディッヒ細胞）**により，**男性ホルモン（テストステロン）**が分泌される（図 6-2 参照）．
　卵巣では胞状卵胞の**卵胞膜**から**卵胞ホルモン（エストロゲン）**，**黄体**から**黄体ホルモン（プロゲステロン）**が分泌される（図 6-4 参照）．このほか，妊娠中には胎盤の**絨毛膜**から**性腺刺激ホルモン（HCG）**が分泌され，卵巣からのプロゲステロンの分泌を促進し，妊娠を維持する（図 6-7 参照）．

第8章
神経系

● 学習のポイント ●

1. 神経系は中枢神経系と末梢神経系に分けられる．末梢神経系の求心性神経により集められた情報は中枢神経で統合され，新しい命令が，遠心性神経により骨格筋などに，また自律神経により内臓などに伝えられる．
2. 脊髄神経は椎骨に対応して番号がつけられる．求心性神経は後根から，遠心性神経は前根から出入りし，内部にはそれらに対応した構造が整然と配列する．
3. 延髄・橋・中脳からなる脳幹は生命維持に重要な中枢をなす．また脳神経が出入りするとともに，大脳と脊髄を連絡する伝導路も通る．
4. 小脳は大脳とは異なる構造的特徴と機能を有する．
5. 間脳は視床と視床下部からなる．視床は第3脳室の側壁をなす大きな神経核で，大脳への窓口としてすべての情報の取り次ぎを行う．視床下部は第3脳室の底部をつくる小さな領域であるが，自律機能の中枢として重要な働きをなす．
6. ヒトで最も発達した大脳には，本能機能を営む古皮質の大脳辺縁系と，高次機能の中枢として発達した新皮質が区別される．新皮質の一部では明確な機能の局在が知られている．
7. 大脳の深部には大脳基底核という神経細胞の集団が点在する．脳幹の黒質，赤核，オリーブ核などとともに錐体外路系の中枢として筋の緊張の調節にあたる．
8. 大脳の発達に伴い内部に複雑な脳室系が形成される．脈絡叢でつくられた脳脊髄液は脳室系を流れ，脳を包む髄膜のクモ膜下腔を満たし，脳を衝撃から守るクッションの働きをした後，クモ膜顆粒から吸収される．
9. 頑丈な頭蓋骨に守られた脳は特有の循環系を持つ．内頸動脈と椎骨動脈の左右4本は脳底に大脳動脈輪を形成し，動脈血供給の安定化を図る．静脈血は硬膜静脈洞を，硬い硬膜に守られて頭蓋腔を去る．
10. 脳では，情報は種類別に定められた道を通って行き来する．下行性の伝導路は，その行動が意識にのぼるかどうかにより，錐体路と錐体外路に大別される．上行性伝導路は，温痛覚，触圧覚，深部知覚に分かれ，異なる伝導路を通る．原則として3つのニューロンがリレーして大脳皮質に到達する．
11. 脳神経は脳から出る末梢神経である．脊髄神経とは違い，神経ごとにその機能が異なる．純感覚性のⅠ，Ⅱ，Ⅷ，純運動性のⅣ，Ⅵ，Ⅺ，Ⅻ，両者を併せ持つⅤ，副交感性が混在するⅢ，Ⅶ，Ⅸ，Ⅹに分けられる．
12. 自律神経系は交感神経と副交感神経に大別される．両者は平滑筋や分泌腺を拮抗的に支配する．中枢は脳幹と脊髄にあり，節前と節後の2つのニューロンをリレーして標的器官に到達する．

第8章 神経系

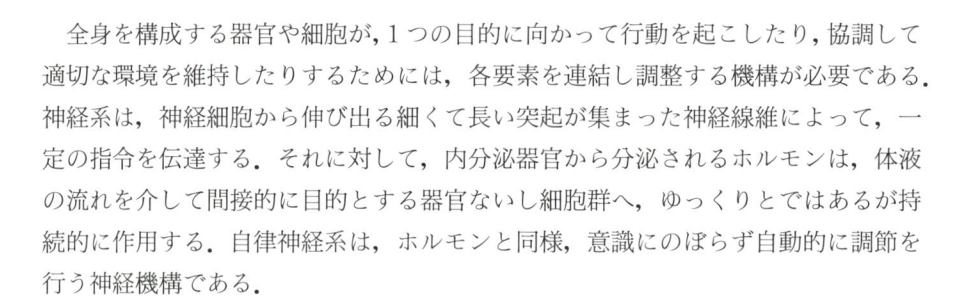

　全身を構成する器官や細胞が，1つの目的に向かって行動を起こしたり，協調して適切な環境を維持したりするためには，各要素を連結し調整する機構が必要である．神経系は，神経細胞から伸び出る細くて長い突起が集まった神経線維によって，一定の指令を伝達する．それに対して，内分泌器官から分泌されるホルモンは，体液の流れを介して間接的に目的とする器官ないし細胞群へ，ゆっくりとではあるが持続的に作用する．自律神経系は，ホルモンと同様，意識にのぼらず自動的に調節を行う神経機構である．

1. 神経系の構成

　神経組織が集まって脊髄，そして脳をつくり，からだの各部分（末梢）からの刺激を受け取り，統合し調整した新しい興奮を末梢へ送り出す．脊髄と脳は，形の上でも働きの上でも神経系の中枢をなすところから，**中枢神経系**と呼ばれる．これに対して，脊髄と脳の外にあって刺激や興奮を伝達する神経組織は**末梢神経系**と呼ばれる．

① 灰白質と白質

　中枢神経の多くの場所では，神経細胞の細胞体が集まっている場所とそれから伸び出る突起，すなわち神経線維が集まっている場所とが整然と分かれている．脊髄または脳の断面を見ると，神経細胞の細胞体の多い場所は灰色がかって見えるので**灰白質**，神経線維の集まっている場所は白く見えるので**白質**と呼ばれる．広い白質の中に神経細胞がかたまりをなして集まっている場所は，**神経核**または単に**核**と呼ばれる．細胞の中心にある核と同じ名称を使っているので，混同しないようにする必要がある．

② 神経線維

　末梢神経は，主に神経細胞より出た突起，すなわち神経線維が集まり束をなしそれを結合組織が包んだもので，一般に**神経**といわれるものにあたる．神経にはときにその途中に神経細胞の細胞体が集まり，外から見るとふくれあがる**神経節**と呼ばれる部分があり，中に含まれる細胞を**神経節細胞**という．

③ 求心性と遠心性（図8-1）

　末梢神経系は興奮を伝達する方向によって，**求心性**と**遠心性**の2つの神経に分けられる．求心性神経は末梢からの刺激を中枢へ伝達する神経で，感覚神経とも呼ばれる．遠心性神経は中枢から末梢に興奮を伝える神経で，運動神経とも呼ばれる．運動神経には手や足を動かす筋肉だけでなく，内臓の運動や消化液などの分泌を促す神経も含まれる．

図 8-1 神経系の構成

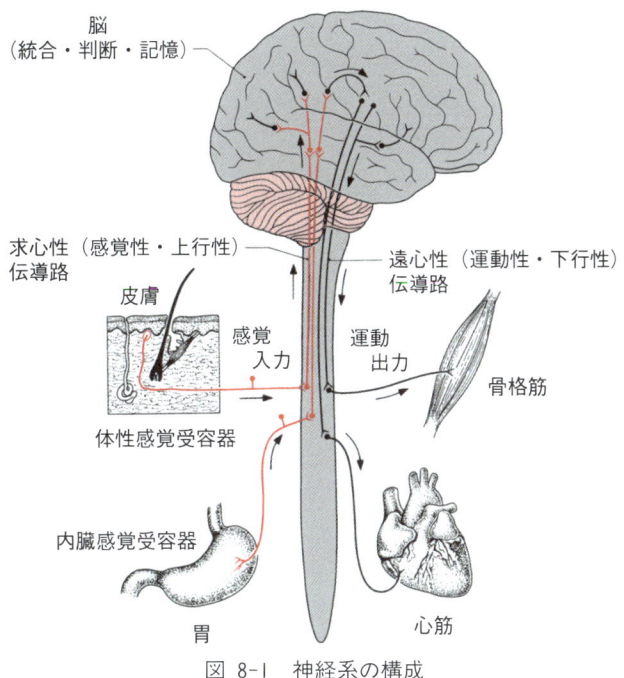

④ 神経の再生

神経細胞は，一部の例外を除き，誕生後は新しくつくられることはなく，破壊や欠損で失われても補充されない．しかし突起である神経線維は，切断されてもまた伸長によって機能の回復を見ることがある．これを**神経の再生**という．末梢神経では神経再生により機能の回復が期待できるが，中枢神経系では再生神経線維がもとの伝導路を見いだすことが難しく，機能の回復が起こらないのが一般的である．

⑤ 神経膠細胞（グリア細胞）（図 1-21）

神経組織には無数の**神経膠細胞（グリア細胞）**があり，神経細胞やその突起の間のすき間を満たしている．神経膠細胞は興奮の伝達には直接関係しないが，神経細胞の代謝活動を助けるとともに，髄鞘を形成して伝導速度を速め，食作用を発揮して異物や有害物質の除去にあたる．末梢神経ではシュワン細胞が神経膠細胞の役割を果たす．

⑥ ニューロン連鎖

1個の神経細胞とその突起を含めてニューロンと呼ぶ．神経系は互いに接触により興奮を伝える**ニューロン連鎖**からなる．感覚，運動，自律作用という神経機能は，これらのニューロン連鎖による興奮の伝達の結果にほかならない．また記憶，思考，判断，感情などという複雑な精神機能も，種々のニューロン連鎖が働いてつくりだされるものと考えられる．

⑦ 神経興奮伝達の方向性（図 1-22）

同じ経路を持つニューロン連鎖は通常，束をつくり一定の決まった部位を走る．これを**伝導路**という．ニューロン連鎖をつくるニューロンとニューロンとの接点は**シナプス**と呼ばれる．電子顕微鏡による観察では，神経終末にシナプス小胞や膜肥厚など特殊な構造が認められる．通常，ここでの興奮伝達は神経伝達物質がシナプ

ス間隙に分泌されることによって起こる．シナプスにおける興奮伝達の方向性は**一方向性**であり，ニューロン連鎖において，あるいはそれらが集まった伝導路において，求心性や遠心性などの方向性が決められる．

2. 中枢神経系

中枢神経系は脊髄と脳からなる．胎生期の初期に背面の正中部がくぼんでできた外胚葉の管（**神経管**）が成長したものであり，脊髄はその管状の形態をとどめている．脳はその管状の構造が部分的に膨隆したり屈曲したりしてできたものである．脊椎動物では，高等になるに従って脳の大きさが増し，特に脊髄に対する比率が大きくなる．ヒトでは大脳と呼ばれる部分の発達が著しい（図 8-2）．

1） 脊　髄

脊髄は長さが約 40 cm，太さが 1 cm 前後の円柱形の器官で，椎骨が積み重なってできた脊柱管の中におさまる．下端は円錐状に細くなり（脊髄円錐），第 1～2 腰椎の高さに終わる（図 8-3）．脊髄の長さが脊柱管に比べて短いのは，脊髄の成長が脊柱の成長よりも早くに終わってしまうからである．

(1) 脊髄の区分（図 8-3）

脊髄神経の根は左右 31 対ある．根の出る椎間孔に従って，**頸神経**（8 対），**胸神経**（12 対），**腰神経**（5 対），**仙骨神経**（5 対），**尾骨神経**（1 対）が区別される．第 1 頸神経は頸椎と頭蓋骨との間から出るので，椎骨の数より頸神経の数が 1 つ多くなる．神経根に従って脊髄も**頸髄**，**胸髄**，**腰髄**，**仙髄**が区別されるが，人為的な区分で，各節に特別な境があるわけではない．頸髄の下半部と腰髄の上半部は太くなっていて，**頸膨大**および**腰膨大**と呼ばれ，この部分から上肢と下肢へ行く神経が出る．

> 注●● **馬尾**：脊髄の左右両側からは脊髄神経をつくる神経線維の束（根）が出る．上位の脊髄神経が横に向かうのに対して，下位の脊髄神経ほど，下方に位置する椎間孔に向かって下降する．特に脊髄下部から出る脊髄神経の根糸は束になって下方に走り，馬の尾を思わせるところから**馬尾**と呼ばれる．

(2) 脊髄の内部構造（図 8-4）

脊髄の横断面を見ると，H 字形をした**灰白質**のまわりを**白質**が取り囲む．灰白質の中央には縦に伸びる中心管の細い穴が見える．中心管は発生初期の神経管の名残である．脊髄の正中部の前面からは**前正中裂**が深く落ち込み，後方正中部には**後正中溝**の浅い溝が走る．前面と後面の外側からは脊髄神経の**前根**と**後根**が出入りする．

① 灰白質（図 8-5）

H 字形をした灰白質の前方への突出部は**前角**，後方への突出は**後角**，胸髄～腰髄（T1～L2），および仙髄（S2～S4）では両者の中間で側方に小さな**側角**が突出する．

図 8-2 中枢神経系の発生

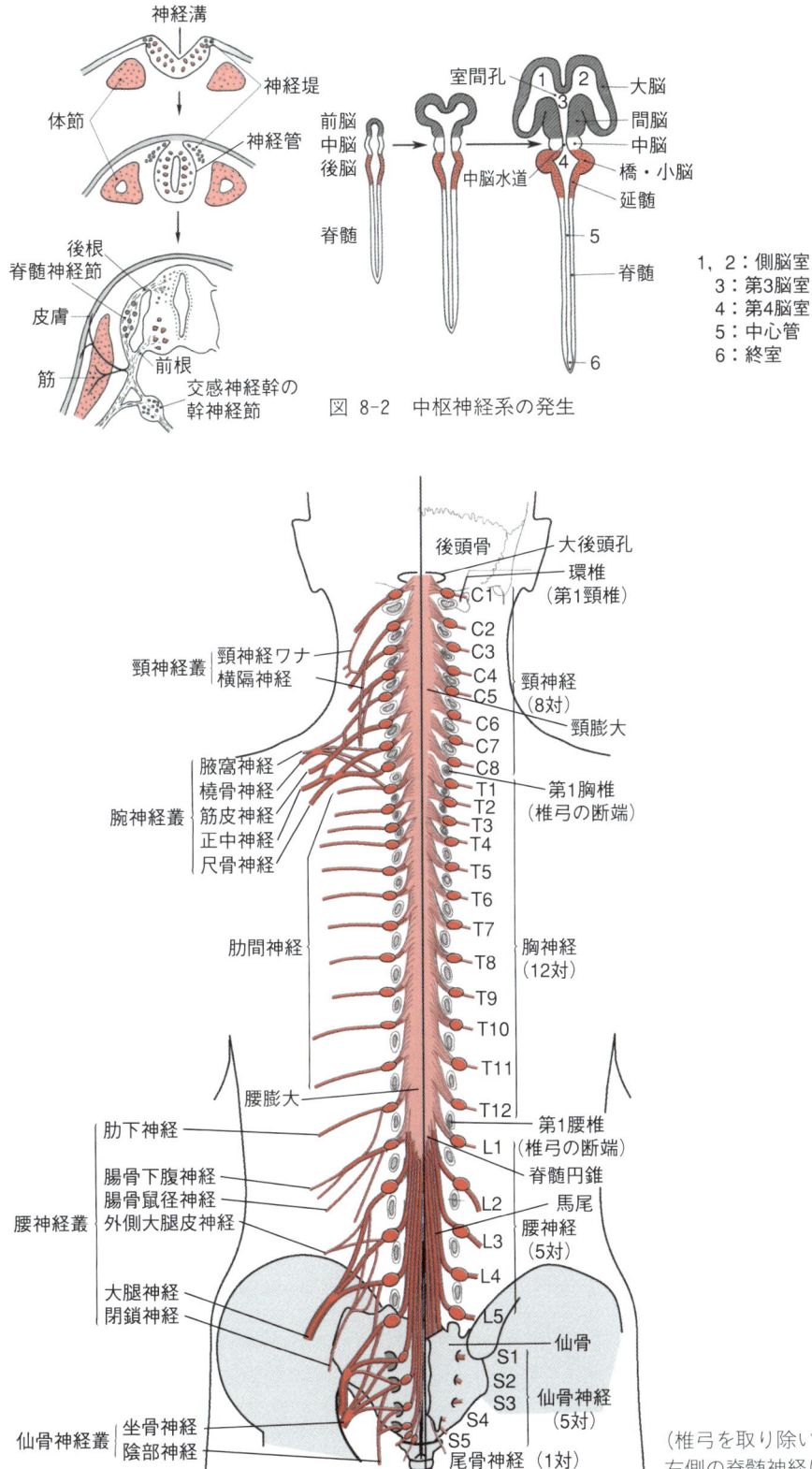

図 8-3 脊髄と脊髄神経

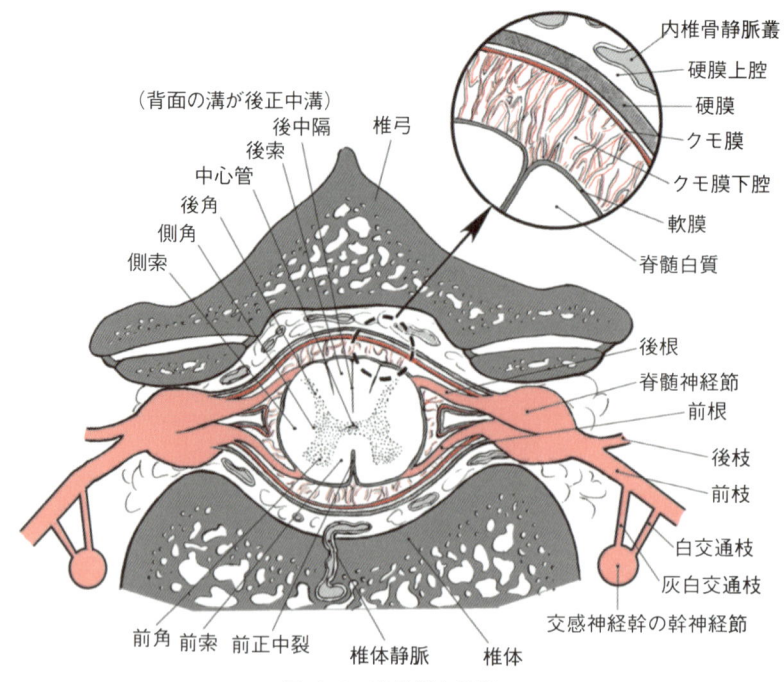

図 8-4 脊柱管と脊髄
（脊柱を椎間円板のところで切り離し，上方より見る）

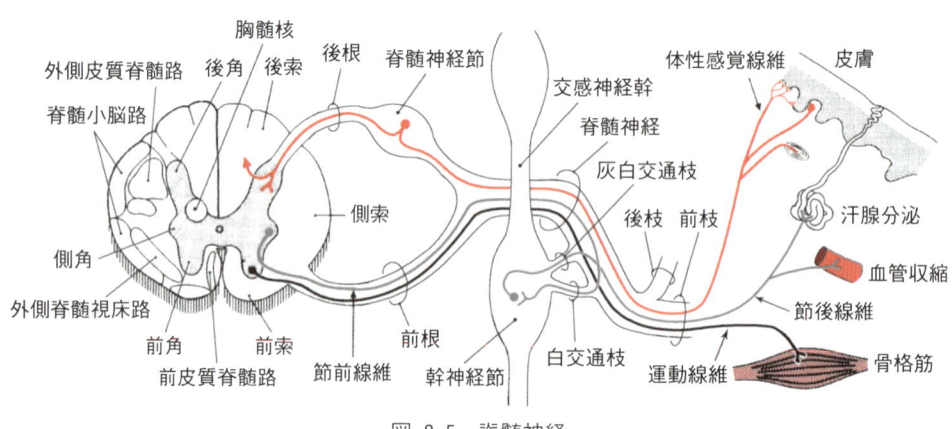

図 8-5 脊髄神経

　前角には骨格筋を支配する大型の運動神経細胞が集まり，その軸索（突起）は束となって前根を通り脊髄神経に加わる．後角には，後根として脊髄に入ってくる感覚性の神経線維を受ける感覚神経細胞が集まる．側角は内臓運動や腺の分泌を調節する自律神経細胞（交感神経性，仙髄は副交感神経性）の集まりからなり，軸索は前根を通り脊髄神経に加わる．

② **白質**（図 8-5）

　白質では，**前索・側索・後索**が区別される．同じような機能を持つ神経線維が集まり束となって伝導路が形成される．

注●● **脊髄病変**：ウイルスによって前角の運動細胞が選択的に侵される**急性灰白髄炎**（小児麻痺）は主として小児を侵し，支配する上肢や下肢の筋に麻痺や萎縮を引き起こす．ワクチン接種は急激にその被害を減少させた．**筋萎縮性側索硬化症** amyotrophic lateral sclerosis（ALS）は，側索を通る錐体路とその運動細胞が侵される疾患で，中年過ぎの男性に好発し神経性筋萎縮が手，腕，肩へと広がり，呼吸筋麻痺で5年以内に死亡する．

■ 2） 延髄と橋（図8-6）

大後頭孔を越えて頭蓋内へ延びてきた脊髄ということで**延髄**の名がある．延髄の上方には表面に多数の縞の横切る**橋**の盛り上がりが見られる．延髄と橋，それに中脳（間脳を入れることもある）を加えて，大脳を支える幹のように見えるところから**脳幹**と呼ばれる．

延髄と橋被蓋の背面には菱形をした**菱形窩**が広がり，第4脳室の底をなす．菱形窩の底をなす，かなり厚い灰白質には，多くの**脳神経核**が存在する．そのほかに灰白質と白質の入り混じった**網様体**があり，これらは生命維持のために重要な自律性および運動性の中枢を含む．

① 延髄

延髄は長さ約3cmの円柱形で，上に行くに従い太さを増す．前面で正中線を挟んで左右に**錐体**という縦に長い盛り上がりが続き，その外側に**オリーブ**という楕円形の隆起が見られる．前者は大脳皮質から下行する錐体路（随意運動を指令する伝導路）を，後者はオリーブ核を内部に入れる．錐体路の大部分の線維は**錐体交叉**で左右に交叉する．オリーブ核は赤核・小脳・脊髄と線維結合を持ち，錐体外路性の運動に関与する．延髄下部の背側には脊髄から後索が延びてくるが，その内部に**後索核**が出現する．

② 橋

橋という名は，腹側の横橋線維が左右の小脳半球を連結する橋のように見えるところからつけられた．橋はこの腹方に突出する**橋底部**と，延髄から続く背方の**橋背部**（被蓋）に分けられる．橋底部では，左右の小脳半球を結ぶ数多くの線維と，中脳の大脳脚から延髄の錐体に入る錐体路の線維が錯綜する．その間に**橋核**が散在する．

注●● **植物状態と脳死**：広く脳が損傷されても，脳幹，特に延髄機能が維持されていると，意識は失われても呼吸と心臓は支障なく働き，生命活動は維持される．このような状態を**植物状態**という．しかし，脳全体が機能を失い，さらに延髄まで侵されると，自発的な呼吸ができなくなり死に至る．このような脳幹を含む全脳の不可逆的な機能停止状態を**脳死**という．人工呼吸器などの生命維持装置を使うと，脳以外の器官はある程度活動を続けることが可能である．

■ 3） 中　脳（図8-6）

中脳は橋の前方に続く細くくびれた部分で，大きく発達した大脳と小脳にかくれて外からはよく見えない．中脳は腹方の**大脳脚**，中央部の**被蓋**，背方の**中脳蓋**（四丘体）からなり，被蓋背側を**中脳水道**という細い管が通る．大脳脚は大脳皮質から

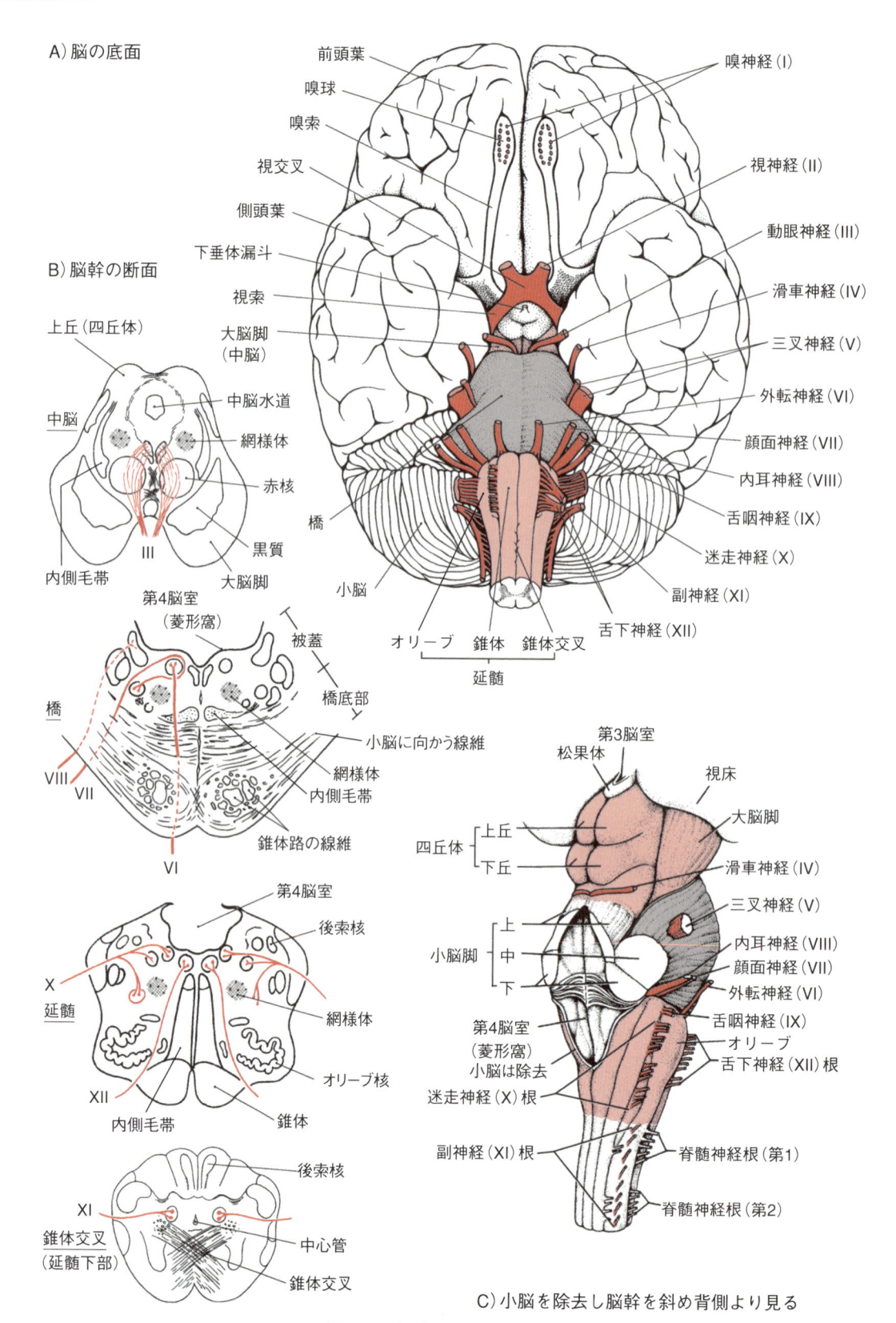

図 8-6　脳底と脳幹と脳神経

脊髄に下行する錐体路をはじめとする伝導路の束よりなる．被蓋には**赤核**および**黒質**という錐体外路系の灰白質，また眼球運動に関する脳神経核などが含まれる．赤核は，その神経細胞が鉄を含むために赤く見え，黒質はメラニン色素を含むために黒く見える．赤核と黒質は，大脳基底核とともに，骨格筋の意識にのぼらない協調的な運動（錐体外路系）に関与する．赤核が障害されると骨格筋の緊張に異常が起こり，落ち着きのない不随意運動が起こる．黒質は主として筋の緊張の調節にあたり，その障害・変性により**パーキンソン病**が起こる．四丘体は左右それぞれ上丘と下丘からなり，**上丘**は視覚の反射運動（移動する目標を追いかける眼球運動），**下丘**は聴覚の反射運動（突然の音に反射的にその方向に頭や眼を向ける）に関与する．

■ **4） 小　脳**（図8-6，7）

　大脳の後下面に接し，橋と延髄の背面にかぶさるように小脳は隆起する．大きさはこぶし大で，重さは脳重量の約10％（130 g）くらいである．小脳は，左右の大きな**小脳半球**と，正中部で小脳半球の間にはさまれて縦方向に広がる**虫部**とが区別され，上・中・下3対の**小脳脚**で，中脳・橋・延髄と連結している．小脳の表面には多数の深い溝が整然と横に走っている．大脳の溝と比べると，間隔が狭く，数が多く，平行であることが目立つ．

　小脳の表層は**小脳皮質**という灰白質におおわれ，深部は**小脳髄質**という白質が占める．小脳皮質には分子層・プルキンエ細胞層・顆粒層の3層が表面に平行に規則正しく並ぶ．深部の小脳髄質には，**小脳核**（歯状核など）の灰白質が含まれる．

　小脳は，大脳からの運動指令を受けて，体位や平衡などの身体のあらゆる情報を照合して運動が円滑に行われるように調整する．

> **注●●** 小脳が障害されると，運動の方向・速度・範囲・大きさなどが的確に調節できなくなり，まとまった運動がうまくできなくなる（**小脳性運動失調**）．歩くと酔っぱらいのようにふらつき，体のバランスが取れなくなる（**失調歩行**）．

■ **5） 間　脳**（図8-7）

　間脳は中脳の前方に位置し，左右の大脳半球の間にあって，中央に第3脳室を入れる．間脳は**視床**と**視床下部**からなり，後上方から**松果体**が突出する．

(1) 視　床

　視床は，脳室の側壁をなすほぼ卵円形をした灰白質で，全身の皮膚感覚や深部知覚の線維また小脳から起こる線維など，大脳皮質に達する求心性伝導路のすべてがいったんここに集められ，新しいニューロンに乗り換えて大脳皮質のそれぞれの中枢に送られる．視床は脳に入る感覚情報の中継点である．視床の後方下面には**内側膝状体**と**外側膝状体**という2対の高まりがあって，前者は聴覚の，後者は視覚の中継核である．

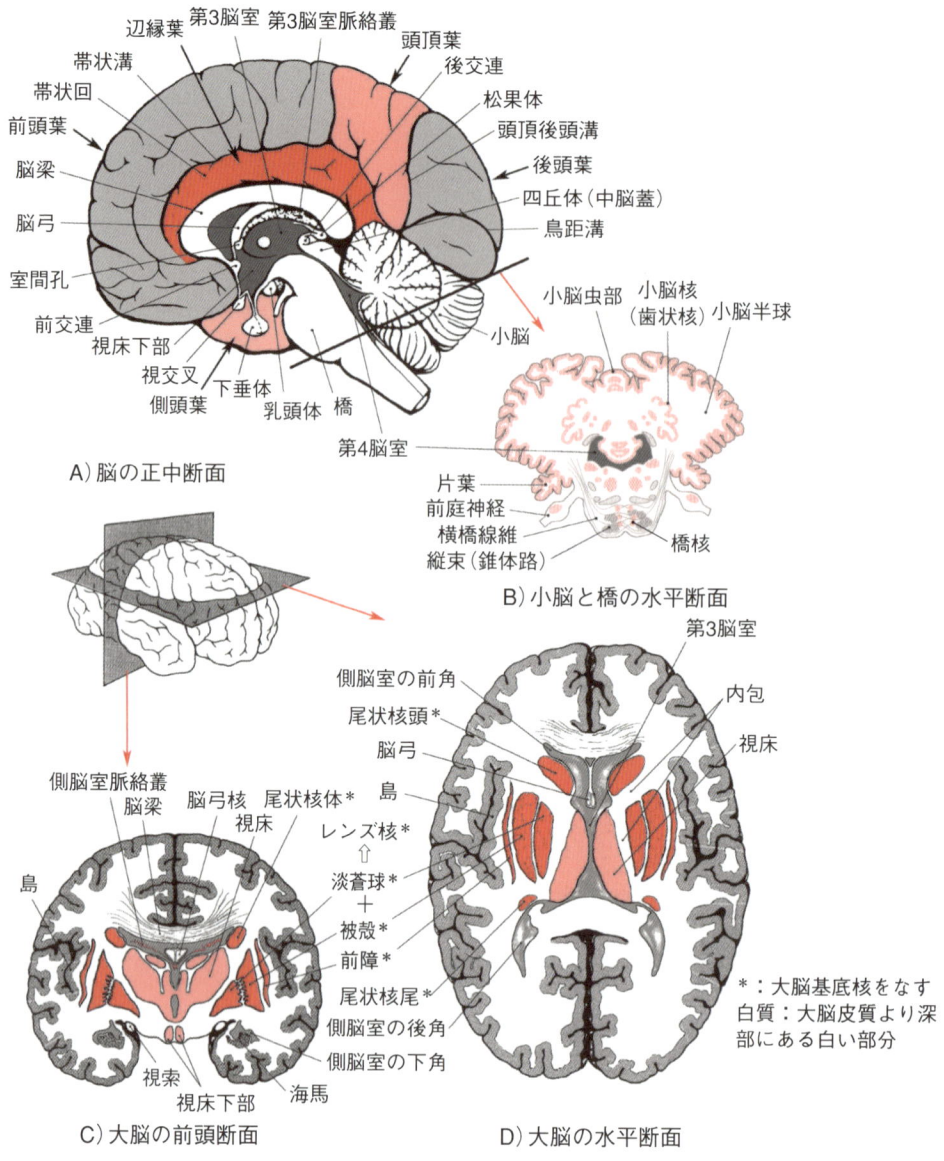

図 8-7 脳の断面

(2) 視床下部

　　　視床下部は視床の下方にあって，第3脳室の側壁および底部をつくる．底部から突き出た漏斗の先に下垂体がぶら下がり，その後方に灰白隆起および丸い1対の乳頭体がある．視床下部は，上位の大脳皮質・大脳辺縁系・視床，下位の脳幹・脊髄などと線維結合を持ち，自律機能の統合中枢として生命活動の維持に重要な働きをなす．すなわち，視床下部は自律神経系に対する最高中枢として脳幹や脊髄側角にある自律神経核に指令を発する．また，視床下部には体温調節中枢・摂食中枢・性行動・情動行動を調節する中枢がある．さらに，隆起核・視索前野などから分泌されるホルモンは，下垂体前葉のホルモンの分泌の調節を行い，内分泌腺全体の分泌機能に影響を及ぼす（図7-2参照）．

6) 大　脳

　脳の重さは全体で 1,200〜1,400 g で，ヒトで最も大きく発達した**大脳**は脳全体の約 80％を占める．大脳の表面は，神経細胞の集まる厚さ数 mm の灰白質でおおわれていて，**大脳皮質**と呼ばれる．その下には神経線維の集まる**白質**が広がるが，さらにその内部には**大脳基底核**という灰白質のかたまりがある．大脳の正中部には左右を隔てる深い溝があり，溝の深部には左右の大脳半球をつなぐ神経線維が集まって**脳梁**と呼ばれる板状の構造を作っている．左右の大脳半球の中心には**側脳室**がある．

(1) 大脳皮質（図 8-8）

　大脳は多数の曲がりくねった**大脳溝**と，それによって区切られた**大脳回**という盛り上がりでおおわれている．これらの溝と回により大脳の表面積は左右の大脳半球を合わせて 2,200 cm²，およそ新聞紙の 1 ページ大の広さとなり，約 140 億個の神経細胞が含まれる．大脳溝の中で特に深く特徴的な，**外側溝・中心溝・頭頂後頭溝**によって，大脳は，**側頭葉・前頭葉・頭頂葉・後頭葉**に分けられる．面積は前頭葉が最も広くて約 40％，残りはそれぞれ約 20％ずつである．深く切れ込んだ外側溝を広げると，その奥には**島**と呼ばれる大脳皮質領域がかくれている．

　大脳皮質は神経細胞の大きさ・形・配列などの特徴から 6 層が区別される．部位によって層の構造に違いがあり，ブロードマンは層の構造の違いから大脳皮質を 52 の領域（野）に分けた．いくつかの領域野は機能がはっきりしている（**機能局在**）．

① 古皮質と新皮質

　大脳皮質には下等な動物にも見られる**古皮質**と，動物が高等になりヒトで特に発達した**新皮質**が区別される．古皮質は大脳半球の内側で脳幹の周辺に位置し，嗅脳，帯状回，海馬などからなる．古皮質は扁桃体などとともに**大脳辺縁系**を形成し，本能行動や情動行動を支配する．本能行動とは，生命維持のための摂食行動・飲水行動，種族保存のための性行動などであり，情動行動とは怒りや恐れから誘発される逃避行動や攻撃行動などである．

　ヒトでは，新皮質は大脳皮質の約 90％を占める．新皮質には運動や感覚の最高中枢があるほか，意識や思考などの高次の精神活動を営む働きがある．

② 運動野

　中心溝の前を，平行に上下に走る**中心前回**を**運動野**といい，骨格筋の随意運動を指令する運動中枢である．運動野の部位と身体の部分との間には明確な対応関係がある．中心前回の内側上部から外側下部にかけて下肢・体幹・上肢・顔面・舌と，身体の上下を逆さにしたように支配領域が並び，また左半球は右半身を，右半球は左半身を支配するので，左右も逆の関係になる．さらに，手や顔，特に唇や舌のように微妙で複雑な運動を行う筋の支配領域は広い面積を占めており，手や指を使う運動が脳の活性化に有効なのはこのためである．

③ 体性感覚野

　中心溝の後ろで，それに沿って伸びる**中心後回**が**体性感覚野**である．皮膚感覚（温・痛・触覚）や深部感覚（関節覚・筋覚）の中枢で，ここで感覚の種類や位置を

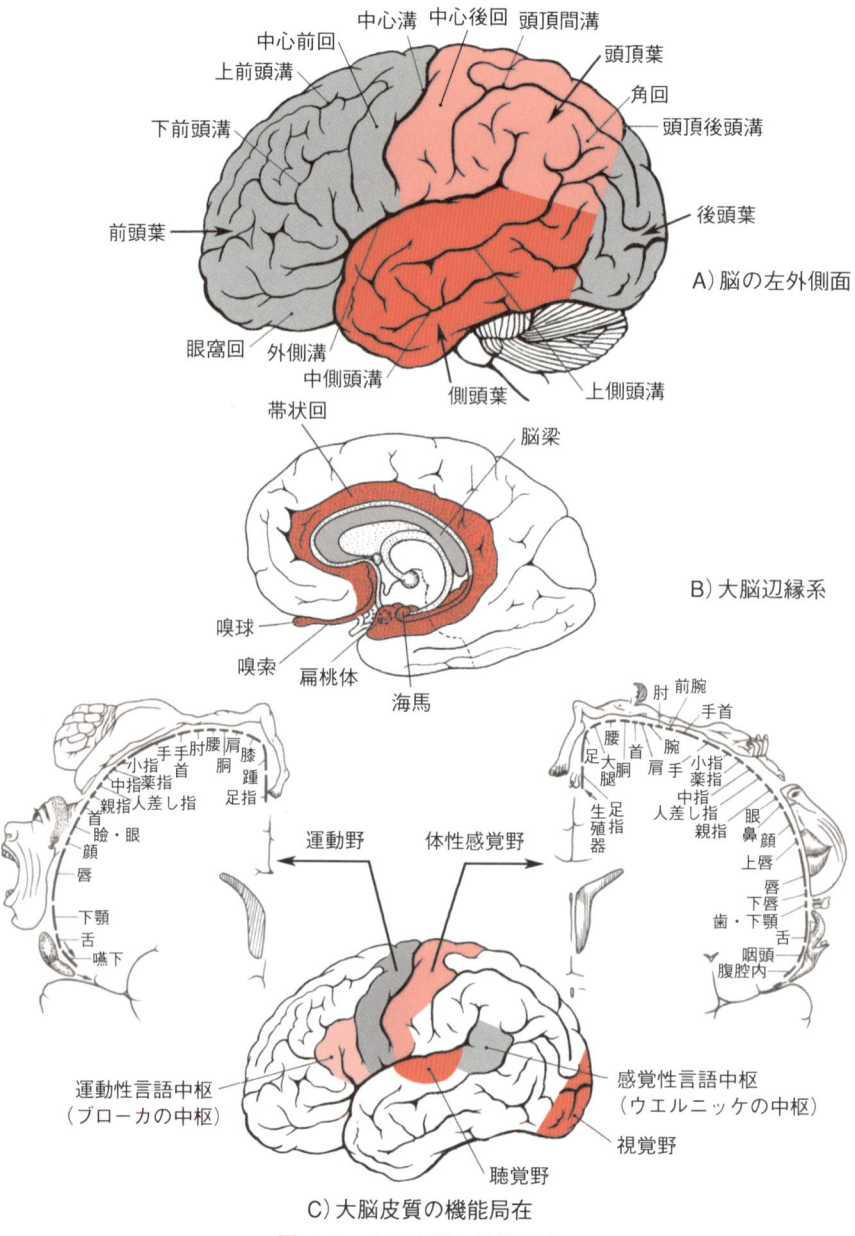

図 8-8 大脳皮質と機能局在

正確に判断することになる。感覚野も運動野と同様に、その支配する身体部位の上下と左右は反対になり、また感覚の鋭敏な領域は広い面積を占めている。

④ 特殊感覚野

視覚や聴覚などのような特殊な感覚器を持つ感覚領野である。**視覚野**は網膜から始まる視覚の中枢で、後頭葉の内面で鳥距溝（ちょうきょこう）の周囲にある。灰白質の中層を白い線が走るので**有線領**と呼ばれる。その周囲には映像の意味を理解する**二次視覚野**が広がる。**聴覚野**は内耳からの聴覚の中枢で、側頭葉の上面にある。その周囲には聞こえた音の意味を理解する**二次聴覚野**が広がる。**味覚野**は体性感覚野（中心後回）の最下部とそれに隣接する領域にある。**嗅覚野**は側頭葉の内側面にあり、古皮質に属

する．嗅覚情報は，嗅神経によって嗅球に入力され，そこからさらに嗅覚野に送られる．嗅覚野は大脳辺縁系（古皮質）に属し，側頭葉の内側に位置する．

⑤ 連合野

新皮質の大部分は，大脳皮質以外の部分との間で運動の出力や感覚の入力のやり取りを直接行わず，大脳皮質内で互いに連合して機能を遂行するので**連合野**と呼ばれる．一次感覚野（体性感覚野・視覚野・聴覚野）の周辺には，それと密接な関係を持つ二次感覚野が広がるが，これも連合野に含まれる．二次感覚野以外の連合野は，感覚情報を統合し，認識，記憶，学習，判断などの高次の精神機能を営む．

⑥ 言語野

言語の理解や表現を司る中枢を**言語野**という．大脳皮質には**運動性言語中枢**と**感覚性言語中枢**の2つの領域があり，ほとんどの人では左大脳半球（**優位脳**）に存在する．

運動性言語中枢（**ブローカの中枢**）は前頭葉の外側下部にあり，言語で表現する考えをまとめ，運動野の下部にある口腔・口唇・喉頭などの運動を指令する領域に送って言葉として発語する．一方，感覚性言語中枢（**ウエルニッケの中枢**）は聴覚野（側頭葉上面）のすぐ後方にあり，聞いた言葉の意味を理解することができる中枢である．

> **注** **失語症**：運動性言語中枢が侵されると，声を発することはできるが，意味のある言葉を正しく発声することはできない（**運動性失語症**）．また，感覚性言語野が障害されると言葉を音として聞くことはできるが，外国語を聞いているようで，その意味を理解することはできない（**感覚性失語症**）．
>
> **注** **右脳と左脳**：言語野は多くのヒトでは左大脳半球にあり，脳卒中などで左側の脳が侵されると著しい言語障害が起こる．左脳は，言語のほかに読み・書き・計算のような論理的・分析的な仕事をするのに対して，右脳では音楽・絵画のような言語で表現できない非言語的・直感的・包括的な理解をする仕事を担当するといわれる．

(2) 大脳基底核（図8-7）

大脳髄質（白質）の中にある灰白質のかたまりを**大脳基底核**という．大脳基底核は**レンズ核**と**尾状核**，**前障**，**扁桃体**からなる．レンズ核は視床の外側に位置し，さらに外側の**被殻**と内側の**淡蒼球**に分かれる．尾状核は細く長い灰白質で，視床を取り囲んで前・上・後方へと伸びる．尾状核と被殻とを合わせて**線条体**と呼ばれる．両者は同一の核であったが，内包の神経線維の発達により隔てられ2つに分かれたもので，両者の間にはところどころで細い線条による連絡が見られる．大脳基底核と黒質は**ドーパミン**という神経伝達物質により情報の伝達を行っている．

> **注** **パーキンソン病**：淡蒼球や黒質の変性などにより，ドーパミンの合成が障害され，発症する．振戦（ふるえ）・筋の固縮（こわばり）・無動（表情がなくなる）などの症状が見られる．

(3) 大脳の白質（図8-7）

大脳髄質（白質）は，大脳皮質に出入りする次の3種類の神経線維からなる．①

連合線維：同一半球内の皮質の間を連絡する線維．②**交連線維**：左右の半球を連絡する線維．③**投射線維**：大脳皮質と下位の中枢（間脳・脳幹・小脳・脊髄）とを連絡する線維．最も発達した交連線維の束は大脳の中心にある脳梁である．投射線維で特に重要な束は，運動野から下行する線維と視床から各種の感覚野へ上行する線維とがつくる**内包**である．内包は視床と大脳基底核の間にはさまれる．

■ 7） 脳 室 系（図8-9）

大脳半球には前後に長く伸びるアーチ状の**側脳室**が左右に対をなして存在する．正中部では間脳の間にはさまれて**第3脳室**が，さらに下がって橋・延髄と小脳に囲まれて三角錐状の**第4脳室**が続く．側脳室と第3脳室は**室間孔**を介して，第3脳室と第4脳室は**中脳水道**を介して，それぞれ互いに連結され，第4脳室の下端は細くなって脊髄の**中心管**となる．また，第4脳室の**正中口**と，その左右にある**外側口**と呼ばれる3ヶ所の出口から，脳の表面を包む**クモ膜下腔**へと通じる．中枢神経系は最初は単純な管として発生したが，屈曲や隆起などによって外形が複雑になるのに伴い脳室の形も複雑になる（図8-2）．

脳室の内面は，上衣細胞という神経膠細胞性の単層立方上皮におおわれる．左右の側脳室・第3・第4脳室の4つの脳室では，その一部で上衣細胞におおわれた毛細

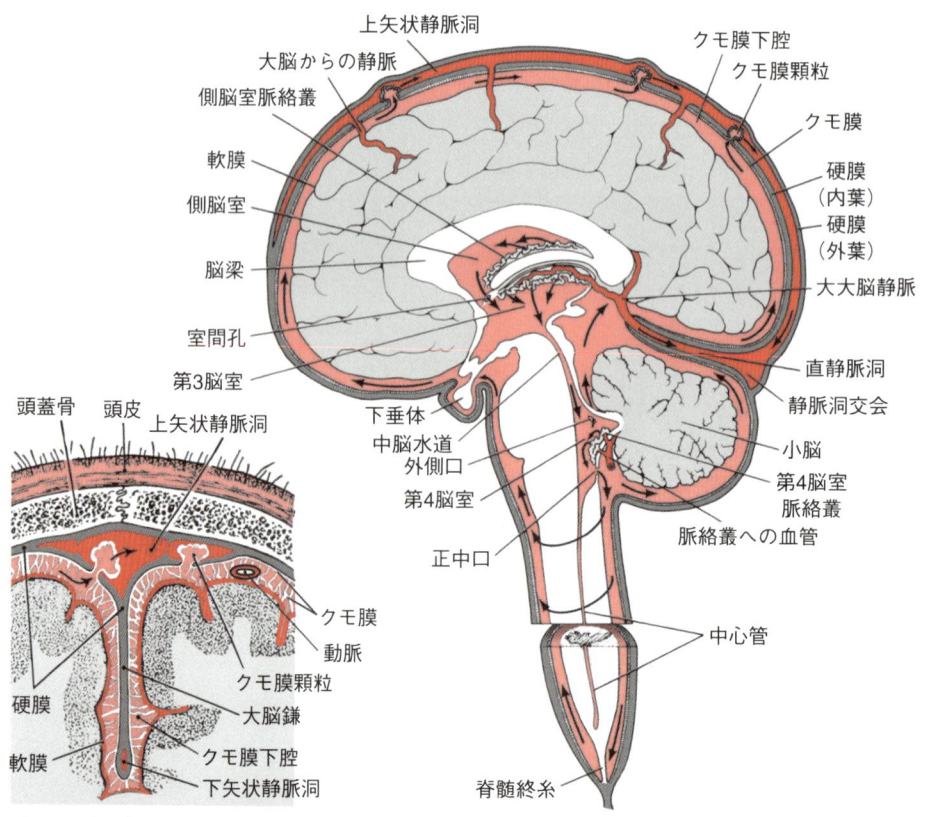

A）硬膜静脈洞とクモ膜顆粒（前頭断面）　B）脳室と脳脊髄液の流れ（正中断面）

図 8-9 脳室系

血管網が脳室内に突出し，これを**脈絡叢**と呼ぶ．ここから**脳脊髄液**が分泌される．

8）髄　膜（図8-4, 9）

脳と脊髄は，硬膜，クモ膜，軟膜の3枚の結合組織性の膜と，その間を満たす液によって保護されている．

(1) 硬　膜

硬膜は，最外層をなす厚い膠原線維の膜で内外2葉からなる．外葉は骨膜に相当し，頭蓋骨や脊柱管の内面に密着する．脊髄を包む脊髄硬膜では，両葉が完全に分かれ，両葉の間には脂肪組織や内椎骨静脈叢が入る．脳を包む脳硬膜では，両葉は融合して1枚となり，**硬膜静脈洞**のある場所だけは両葉が開いて静脈血を入れる．脳硬膜はまた，頭蓋骨から離れて頭蓋腔に仕切りをつくる．正中面では**大脳鎌**と呼ばれ，左右の大脳半球を仕切る．後方は小さな小脳鎌に続く．水平方向に伸びる**小脳テント**は大脳と小脳を境する（図8-10）．

(2) クモ膜

クモ膜は硬膜の内面に接する柔らかな膜で，脳の表面をおおう軟膜との間に細い糸状の結合組織の線維がクモの巣のように張り巡らされている．硬膜とクモ膜の結合はごくゆるく，硬膜下腔という狭いリンパ間隙が見られる．クモ膜と軟膜の間，すなわちクモの巣状に張られた結合組織線維の間を**クモ膜下腔**と呼び，脳脊髄液により満たされる．

(3) 軟　膜

脳および脊髄の表面に密着する薄い膜で，その表面が滑らかで光っているのはこの膜の存在による．

9）脳脊髄液

脳脊髄液は，脳室の**脈絡叢**から分泌されて各脳室を満たし，さらに脊髄内の中心管を満たす．脳室内の脳脊髄液は第4脳室の後方にある正中口，左右にある外側口を通り，クモ膜下腔に出て脳と脊髄の表面を流れ，**クモ膜顆粒**を介して硬膜静脈洞に吸収される．クモ膜顆粒は硬膜静脈洞にイボ状に突出した突起で，脳脊髄液を血中に排出している．

脳脊髄液は無色透明の液体で，比重は1.006，極微量のタンパク質を含み，1 μl に数個以下の白血球がある．脈絡叢から分泌されるだけの量が静脈洞に移行し，液の全量は常に120～150 ml に保たれている．1日に生産される量は約550 ml であるので，3～4回入れかわっていることになる．

注●● 脳脊髄液のはたらき：脳・脊髄を外力から保護し，リンパと同様に栄養を補給し排泄物を運び去る役を果たしている．頭蓋腔内に出血や炎症・腫瘍などがあると，髄液の

圧や性状に変化が見られることが多いので，髄液検査は中枢神経系の疾患の診断では重要である．髄液の採取や圧の測定は主に腰椎穿刺（第3〜4腰椎間から針を刺しクモ膜下腔に達する）による．脳脊髄圧の正常値は120〜150 mmH$_2$O（水平横臥位）である．

■ 10）脳の血管（図8-10）

脳は人体の中で最も活発な代謝活動を営む器官の1つである．重さは体重の2%に過ぎないが，全身の酸素消費量の約20%を消費し，心拍出量の約15%の血液の供給を受ける．その血液供給がごく短時間でも断たれると，大きな障害を受ける．脳は**内頸動脈**と**椎骨動脈**という左右の対をなす4本の動脈により栄養される．

① 内頸動脈

内頸動脈は頸動脈管を通って頭蓋腔に入り，**前大脳動脈**と**中大脳動脈**とを出して脳の前3/4を栄養する．また，後交通動脈を出して後大脳動脈とも吻合する．

② 椎骨動脈

椎骨動脈は頸椎の横突孔を上行し，大後頭孔から頭蓋腔に入る．頭蓋腔に入ると左右の椎骨動脈は橋の下面で合して1本の**脳底動脈**となる．脳底動脈は前方に走りつつ延髄・橋・小脳に枝を送り，やがて左右の**後大脳動脈**に分かれる．椎骨動脈は

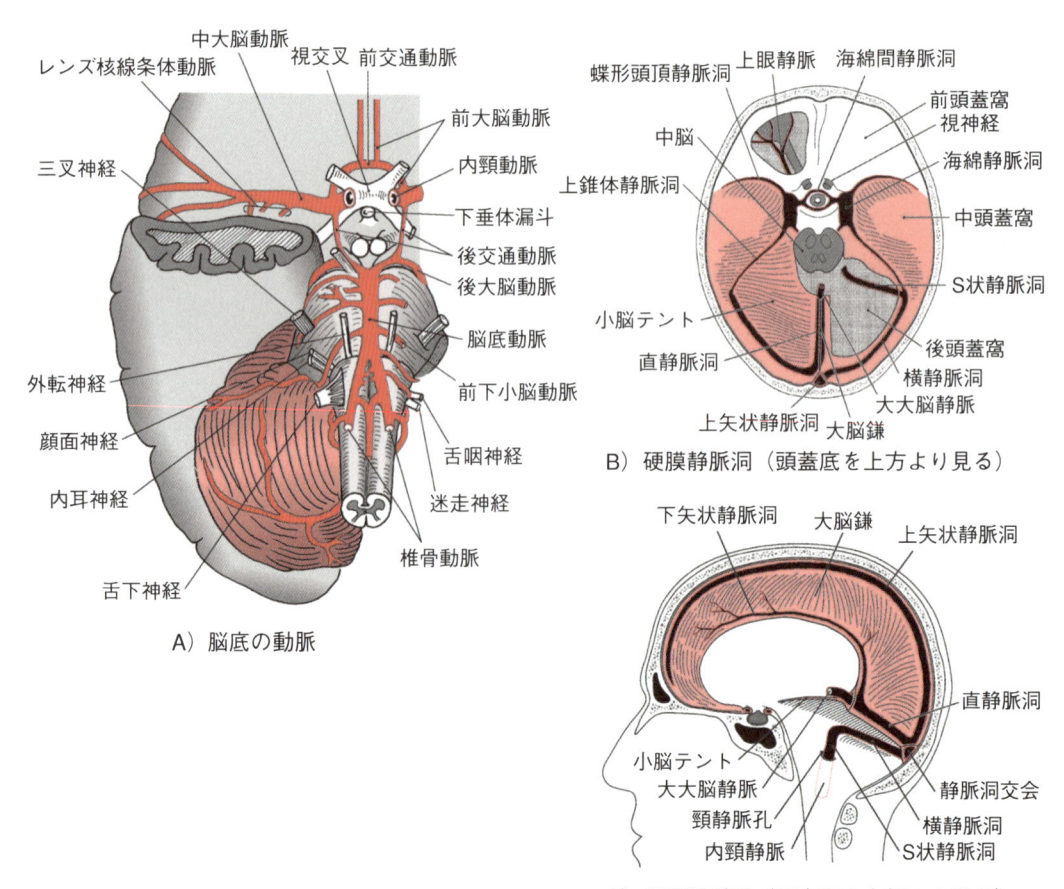

図 8-10　脳の血管

脳の後ろ1/4を栄養する．

③ 大脳動脈輪

脳底では内頸動脈，脳底動脈と，それらから分かれる枝が輪をつくるように吻合しあう．前方では，左右の内頸動脈の枝である前大脳動脈が**前交通動脈**により吻合する．後方では，脳底動脈が分岐した左右の後大脳動脈が**後交通動脈**を介してそれぞれ内頸動脈と吻合する．このように下垂体を取り囲む動脈の輪が形成され，これを**大脳動脈輪（ウィリス動脈輪）**という．

> 注●● **クモ膜下出血**：脳の動脈の本幹は，クモ膜下腔を走り，枝分かれをしながら脳の表面から内部に枝を出し血液を供給する．大脳動脈輪，あるいはそれから分かれた直後の動脈に動脈瘤をつくることがある．このような動脈瘤が破れると大出血が起こり，出血はクモ膜下腔に広がる．

> 注●● **脳出血**：中大脳動脈は大脳の広い範囲に血液を送る．この動脈はさらに深部では内包に分布しており（レンズ核線条体動脈），この動脈の出血や閉塞でしばしば半身不随（片麻痺）を引き起こす．脳出血の約70％はこの動脈の出血によるという．

④ 脳の静脈

脳の静脈は動脈とは全く異なる経路を取ることが特徴としてあげられる．毛細血管の血液は脳の表面を回る静脈に集められ，硬膜の両葉の間につくられた**硬膜静脈洞**に注ぐ．静脈洞の血液は，脳底に集められ頸静脈孔を貫き，**内頸静脈**となる．脳を去る血液は内頸静脈だけに運ばれ，脳を出る．

3. 伝 導 路

中枢神経系では2つ以上のニューロンが連なり連鎖をつくって活動している．このような連絡路は無数にあるが，離れた部分が連絡する場合，神経線維は同じ働きを持つもの，たとえば運動性の線維や感覚性の線維どうしが集まって束をつくる．このような束を**伝導路**という（図8-11）．

(1) 反 射 路

求心性伝導路と遠心性伝導路を直接結びつけ，大脳皮質を経由することなく無意識に行われる反応が**反射**であり，その経路を**反射路**，または**反射弓**という．その際，求心性の情報が遠心性ニューロンに切り換えられる中継点を**反射中枢**という．

よく知られたものに**膝蓋腱反射**がある（図10-4参照）．膝の下で膝蓋骨につながる膝蓋靱帯をたたくと，大腿四頭筋が収縮して膝の伸びる反射である．膝蓋靱帯の伸展によって靱帯に分布する知覚神経が刺激され，その刺激が反射中枢である脊髄に伝わって，大腿四頭筋を支配する前角細胞を興奮させ，その結果，この筋の収縮とその拮抗筋の弛緩が起こる（**脊髄反射**）．ほかにアキレス腱反射や挙睾筋反射などが知られる．これらの脊髄反射は関与する筋や神経の異常の検査を可能とするとともに，脊髄病変があるときにはその高さを決定することができる．

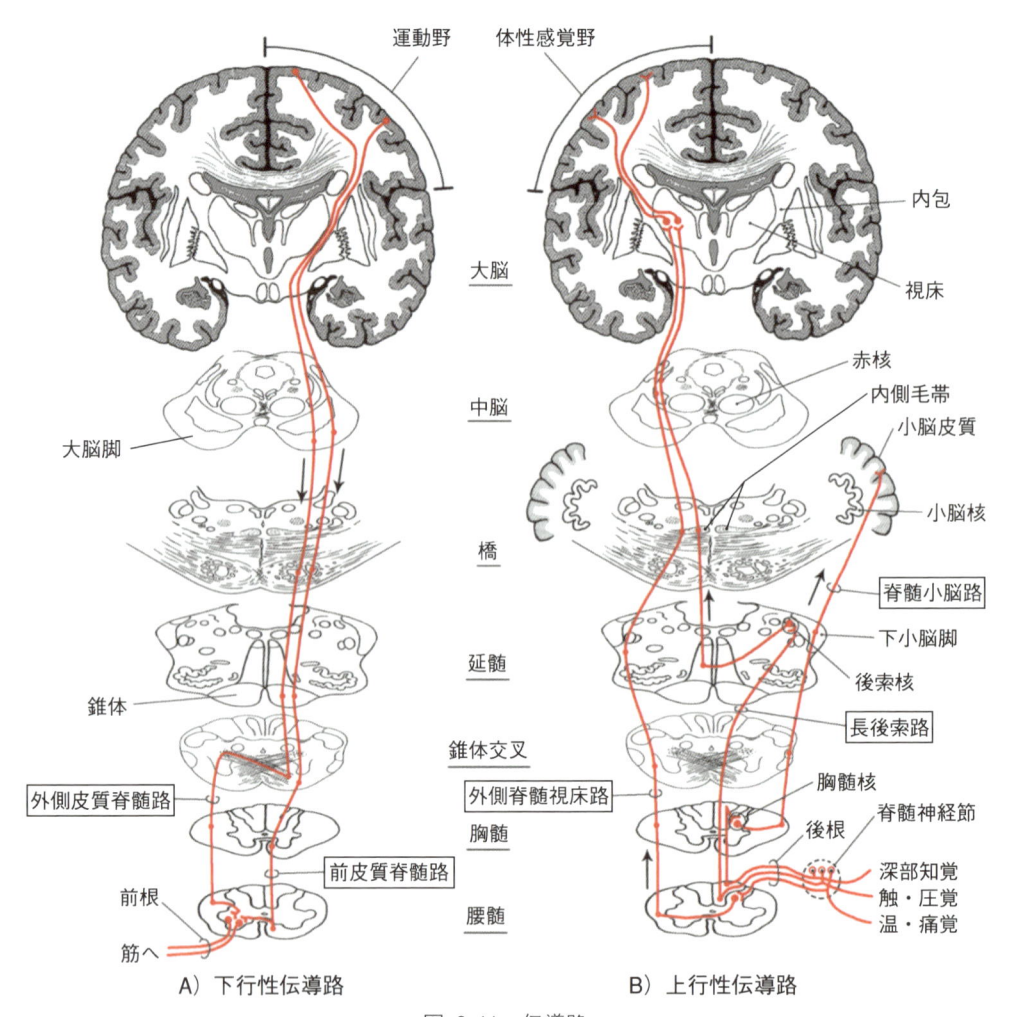

図 8-11 伝導路

(2) 下行性伝導路（図 8-11）

　　下行性伝導路は大脳皮質のような上位から発する指令を下位に伝える伝導路で，骨格筋に運動命令を伝えるところから遠心性（運動性）伝導路とも呼ばれる．これには**錐体路**と**錐体外路**が区別される．

A）錐体路

　大脳皮質の運動野（中心前回）にある**巨大錐体細胞**から起こった軸索（突起）は，**内包**を通って脳幹から遠く脊髄へ下り，脊髄の**前角細胞**に達してシナプスをつくる．前角細胞の軸索は前根から末梢神経となって支配する筋に達する．大脳皮質の運動野から下行する運動神経は，延髄の腹側で**錐体**と呼ばれる盛り上がりをつくって下行するところから**錐体路**の名がある．

　約 80％の線維は延髄下端の**錐体交叉**で，反対側の側索を下行（外側皮質脊髄路）するが，交叉しない 20％の線維は同側の前索をそのまま下行（前皮質脊髄路）し，前角細胞に入る高さで交叉する．結果的には，すべての錐体路は対側の前角細胞に終わることになる．

> **注●●** 脳出血：内包を栄養する中大脳動脈の枝である**レンズ核線条体動脈**はしばしば出血を起こし，脳出血動脈（卒中動脈）とも呼ばれる（図8-10）．脳卒中（主として内包に起こる）では，出血側とは反対側に半身不随（片麻痺）を起こす．脳卒中のような上位運動ニューロンの障害では，一般に**痙性麻痺**が起こり，筋の緊張が亢進し腱反射の亢進やバビンスキー反射などの異常反射が出現する．脊髄の前角細胞や末梢神経などの下位ニューロンが障害されると**弛緩性麻痺**が起こり，筋は緊張を失ってだらりとなり，萎縮が起こる．

B）錐体外路

下行性伝導路には，錐体路以外に，赤核脊髄路，視蓋脊髄路，網様体脊髄路，前庭脊髄路，オリーブ脊髄路などがある．**錐体外路**と呼ばれ，錐体路の指令による骨格筋の複雑な随意運動が円滑に行えるように，筋群の協調を無意識のうちに調節する．錐体路の発達はヒトの特徴であるが，一般の哺乳類や，ヒトでも新生児では延髄の錐体の発達が悪く，身体の運動のほとんどすべてが錐体外路の働きによる．

(3) 上行性伝導路（図8-11）

末梢から中枢に情報が伝えられる伝導路で，体性感覚・視覚・聴覚・平衡覚・味覚・嗅覚などを伝えるところから，求心性（感覚性）伝導路ともいわれる．これらの伝導路は，末梢の感覚受容器から中枢の大脳皮質に達するまでに，原則として，一次，二次，三次の3つのニューロンを経由する．

A）体性感覚伝導路

体性感覚には**皮膚感覚**と**深部知覚**とがある．皮膚感覚は痛覚・温度覚（冷覚と温覚）・触圧覚の3種類があり，対応する感覚受容器として，痛覚と温度覚には自由神経終末，触圧覚にはマイスネル小体やパチニ小体など，深部知覚には筋紡錘が知られる．

① 外側脊髄視床路

痛覚と温度覚は，**脊髄神経節細胞**の末梢突起が形成する自由神経終末で受容され，中枢突起をへて脊髄の**後角**に入る．ここで二次ニューロンに交代し，二次ニューロンから出た神経線維は交叉して反対側の側索にある外側脊髄視床路を上行して**視床**に至る．視床で三次ニューロンに乗り換え，その神経線維は**内包**を通り，大脳皮質の中心後回にある**体性感覚野**に入る．

② 長後索路

マイスネル小体やパチニ小体などの感覚受容器で信号化された触圧覚は，一次ニューロンである脊髄神経節細胞の末梢突起から中枢突起をへて脊髄に入り，同側の後索を上行して延髄に達し，**後索核**で二次ニューロンに交代する．後索核で交代した二次ニューロンの神経線維は交叉して反対側に入り，**内側毛帯**をつくって，延髄，橋の背側部，中脳被蓋の腹外側を上行して視床に達し，三次ニューロンに接続する．視床から起こる三次ニューロンの線維は内包を通り，大脳皮質の中心後回にある体性感覚野に入る．

③ 脊髄小脳路

筋・腱・関節にある筋紡錘，腱紡錘からの深部知覚は，一次ニューロンである脊

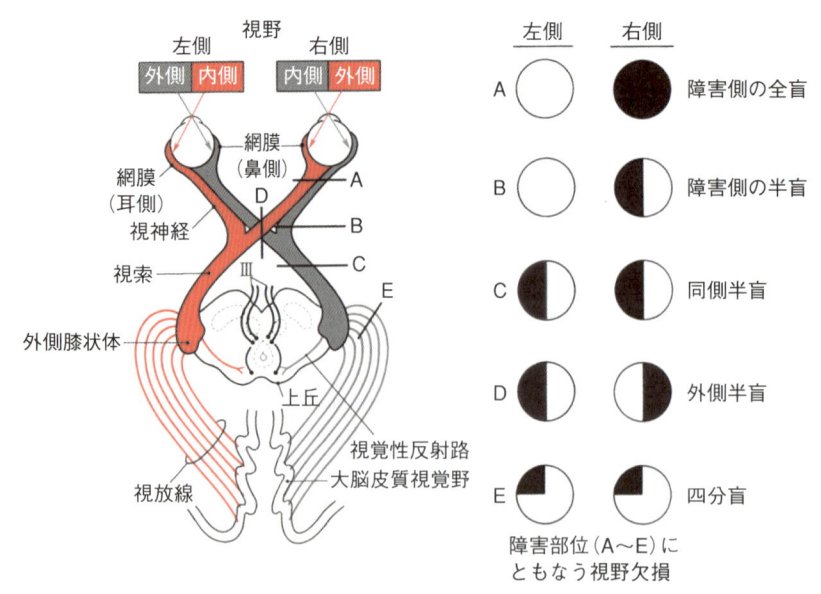

図 8-12 視覚伝導路

髄神経節の神経細胞の末梢・中枢突起をへて脊髄に入り，同側の後索を上行して胸髄の後角基部にある**胸髄核**に達し，二次ニューロンに中継される．二次ニューロンは胸髄核から同側の側索を後脊髄小脳路として上行し，延髄で**下小脳脚**として小脳に達する．

B）視覚伝導路（図 8-12）

網膜の光受容体である**視細胞**の興奮は，**双極神経細胞（一次ニューロン）**をへて，**神経節細胞（二次ニューロン）**に伝えられ，その軸索が集まって**視神経**となる．視神経は頭蓋内に入ると**視神経交叉**をつくる．視神経交叉では網膜の鼻側半からきた線維だけが交叉する．交叉線維と非交叉線維が集まって**視索**となり，**外側膝状体**に達する．ここから出た三次ニューロンは，内包の後部を通って**視放線**をつくり，後頭葉の**視覚野**に達する．視索の線維の一部は中脳の**上丘**に送られ，瞳孔反射に関係する．

C）聴覚伝導路

音刺激は内耳の蝸牛で受容され，**蝸牛神経**により伝えられる．蝸牛神経は脳幹の**蝸牛神経核**に終わり二次ニューロンに交代し，交叉して**外側毛帯**に入り中脳の**下丘**に終わる．三次ニューロンは下丘腕をつくって上行し，間脳の**内側膝状体**に達する．四次ニューロンは**聴放線**をつくって側頭葉の**聴覚野**に入る．

D）平衡覚伝導路

平衡感覚は内耳の前庭器官で受容される．**前庭神経**は脳幹の**前庭神経核**に入り，前庭神経核からの線維は大部分が小脳に入り，大脳皮質に向かう線維はごく少なく，平衡感覚はほとんど意識されることはない．

E）味覚伝導路

舌の味蕾で受容された味覚刺激は**顔面神経・舌咽神経**によって延髄の**孤束核**に伝えられ，視床をへて大脳皮質の味覚野に終わる．**味覚野**は中心後回の下部にあるといわれる．

F）嗅覚伝導路

嗅覚刺激は鼻腔の天井にある嗅上皮で受容され，嗅神経を経て嗅球に伝えられる．嗅覚情報は例外的に視床を経由せずに嗅球から大脳辺縁系の**嗅覚野**に送られる．嗅覚系は大脳辺縁系をなす系統発生的に古い大脳皮質からなり，動物では**嗅脳**として独立する．

4．末梢神経系

末梢神経系は中枢神経系と末梢である身体各部分をつなぐ神経系で，主に神経線維が集まった束からできている．その経過中に神経細胞が集まってふくらみをつくることがあり，これを**神経節**という．末梢神経系は脳脊髄神経と自律神経に分けられる．前者はさらに，脳から出ている脳神経と，脊髄から出ている脊髄神経に分かれる．自律神経は交感神経と副交感神経からなる．交感神経は脳脊髄神経とは別系統の独立した神経系をつくるが，副交感神経は脳脊髄神経の中にまぎれ込み形態的に分離するのが難しい．

■ 1）脳神経（図8-13, 14, 15, 表8-1）

脳神経は脳に出入りする末梢神経で左右12対あり，頭側からⅠ～Ⅻまでの番号がつけられている．脊髄神経は脊髄に出入りする前根と後根が合流したもので，前根

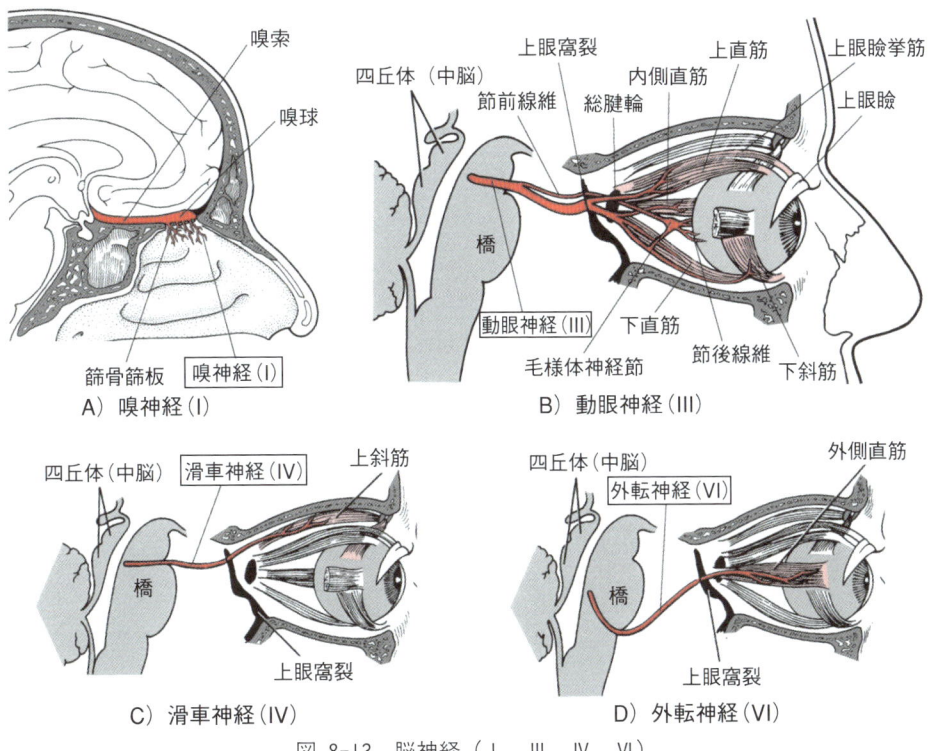

図8-13　脳神経（Ⅰ, Ⅲ, Ⅳ, Ⅵ）

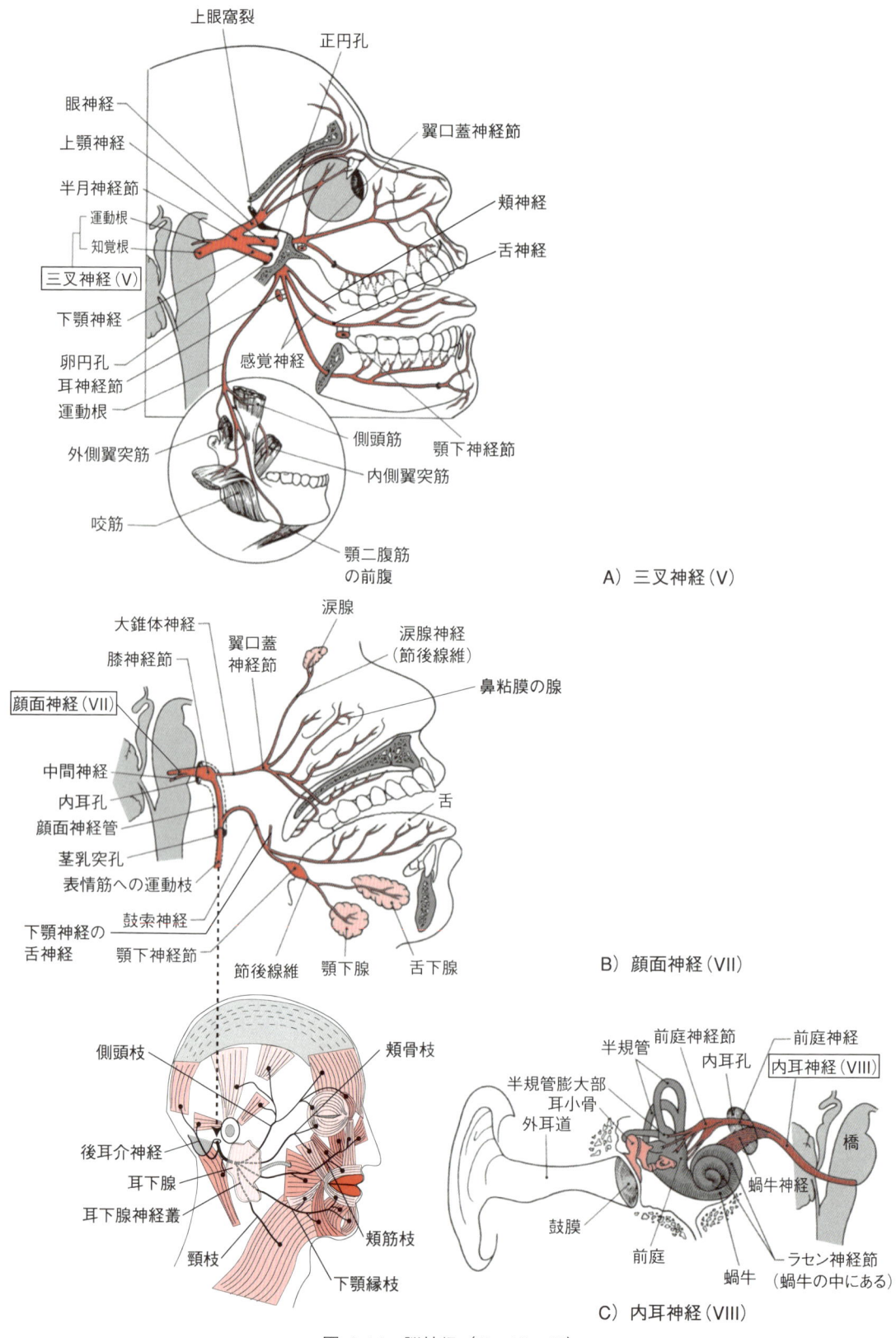

図 8-14 脳神経（Ⅴ，Ⅶ，Ⅷ）

A）三叉神経（Ⅴ）

B）顔面神経（Ⅶ）

C）内耳神経（Ⅷ）

第8章 神経系　137

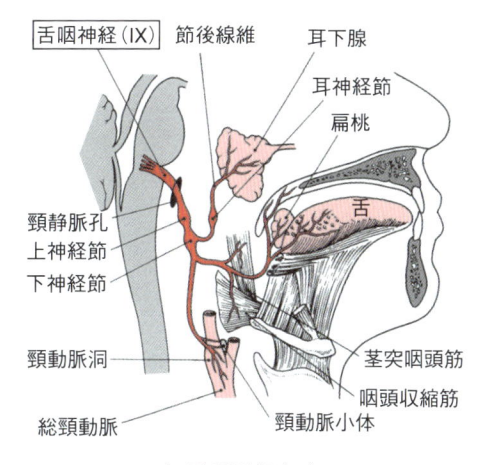

A）舌咽神経（IX）

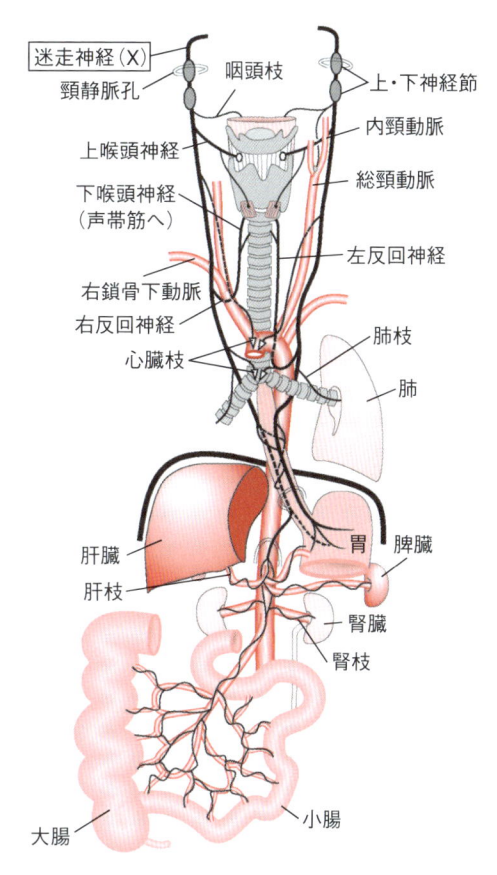

B）迷走神経（X）

C）副神経（XI）

D）舌下神経（XII）

図 8-15　脳神経（IX〜XII）

表 8-1 脳神経（Ⅰ〜Ⅷ）

名称	種類	機能	解説
Ⅰ. 嗅神経	感覚性	嗅覚	鼻腔上部の嗅上皮の感覚細胞から出る神経線維で，頭蓋底の篩板を貫いて頭蓋腔に入り，嗅球に終わる．
Ⅱ. 視神経	感覚性	視覚	眼球の後極から始まり，視神経管を通り抜けて頭蓋腔に入り，下垂体の前で視交叉をつくり，視索となって間脳（外側膝状体）に入る．
Ⅲ. 動眼神経	運動性	眼球運動	中脳から出て上眼窩裂から眼窩に入り眼球を動かす4つの筋（上直筋・内側直筋・下直筋・下斜筋）と上眼瞼挙筋を支配する．
	副交感性	縮瞳と焦点調節	副交感線維は毛様体神経節をへて，眼球内の瞳孔括約筋と毛様体筋に分布する．
Ⅳ. 滑車神経	運動性	眼球運動	中脳背面から出て上眼窩裂から眼窩に入り，上斜筋を支配する．
Ⅴ. 三叉神経	感覚性	顔面の感覚	脳神経では最も太く，感覚根と細い運動根からなる．橋の外側端で脳に入る．中頭蓋窩の硬膜内に感覚性の半月神経節（三叉神経節）があり，その先で3枝に分かれる．眼神経は上眼窩裂から眼窩を通り眼裂より上方の，上顎神経は正円孔から翼口蓋窩へ出て眼裂と口裂の間の，下顎神経は卵円孔から側頭下窩へ出て口裂より下の，顔面の皮膚・粘膜・歯・舌などに分布し感覚を司る．また下顎神経の枝（舌神経）は顔面神経と合流し，舌に分布する．
	運動性	咀嚼運動	運動根は下顎神経に加わり，咀嚼筋群などを支配する．
Ⅵ. 外転神経	運動性	眼球運動	橋の下縁から出て斜台の硬膜を貫き，上眼窩裂から眼窩に入る．眼球を外転する外側直筋を支配する．
Ⅶ. 顔面神経	感覚性	味覚	顔面神経管の中で顔面神経から分かれた鼓索神経は，下顎神経の枝（舌神経）と合流し舌の前2/3の味覚を司る．
	運動性	表情運動	橋の下面から出て内耳神経とともに内耳孔に入り，顔面神経管を通って乳様突起のすぐ前（茎乳突孔）から頭蓋の外に出る．耳下腺を貫きながら分岐し，顔面の表情筋群に分布する．
	副交感性	唾液と涙液・鼻水の分泌	鼓索神経からは味覚神経のほかに，顎下腺と舌下腺への分泌線維が出る．分泌線維は途中，顎下神経節でニューロンを交代する．また，顔面神経管内では顔面神経から大錐体神経が分岐し，途中，翼口蓋神経節で節後ニューロンに接続し，節後線維は涙腺・鼻粘膜の腺に入る．
Ⅷ. 内耳神経	感覚性	聴覚と平衡覚	蝸牛（コルチ器）からの聴覚を伝える蝸牛神経と，前庭（平衡斑）と半規管（膨大部稜）からの平衡覚を伝える前庭神経は，内耳道底で合流して頭蓋腔に入り，橋の下縁（顔面神経の外側）から脳に入る．

表 8-1 脳神経（IX～XII）

名称	種類	機能	解説
IX. 舌咽神経	感覚性	味覚・舌と咽頭の感覚	延髄上部外側から始まり，迷走神経・副神経とともに頸静脈孔を通って頭蓋の外に出る．頸静脈孔を通過するところに，感覚性の上・下神経節がある．舌と咽頭，頸動脈小体に線維を送り，舌の後ろ1/3の味覚と咽頭粘膜の感覚，および呼吸・血圧調節にも関与する．
	運動性	嚥下運動	その枝は咽頭筋にも分布し嚥下運動を司る．
	副交感性	唾液の分泌	下神経節から分岐した鼓室神経は知覚神経を鼓室に分枝した後，小錐体神経をへて耳神経節に入る．耳神経節を出た節後線維は，耳下腺に分布する．
X. 迷走神経	感覚性	外耳と咽頭の感覚	上神経節から分枝した耳介枝は，耳介および外耳道の皮膚の一部に分布する．下神経節から起こる咽頭枝は，咽頭および軟口蓋の粘膜に分布する．
	運動性	発声	右は鎖骨下動脈の前で，左は大動脈弓の前で，分岐した反回神経はそれぞれの動脈の下をくぐり反転して上行し，声帯筋を含む喉頭筋を支配する．
	副交感性	内臓運動と消化液の分泌	延髄外側から始まり，舌咽神経・副神経とともに頸静脈孔を出る．この部分で感覚性の上・下神経節をつくる．内頸静脈と総頸動脈にはさまれて下行し，右は鎖骨下動脈，左は大動脈弓の前方を通り，食道とともに横隔膜を貫いて腹腔に入る．頸胸部では頸胸部内臓に，腹部では骨盤領域以外の内臓に広く分布し，その運動と感覚を支配する．
XI. 副神経	運動性	頸部の運動	舌咽神経・迷走神経とともに頸静脈孔を通り，胸鎖乳突筋と僧帽筋に分布する．
XII. 舌下神経	運動性	舌の運動	延髄から起こり，舌下神経管を通って頭蓋を出る．咽頭の外側を下行して下方から舌に進入する．

からの運動神経と自律神経，後根からの感覚神経のいずれをも含んでいるが，脳神経にはもっぱら感覚情報のみを伝える**感覚性**（I，II，VIII）と，筋の運動を支配する**運動性**（IV，VI，XI，XII）があり，またそれらに加えて平滑筋や分泌腺を支配する**副交感性**（III，VII，IX，X）の線維を含む神経もある．

2）脊髄神経

(1) 脊髄神経の全体像

脊髄神経は脊髄に出入りする末梢神経で，脊柱の各椎間孔および前・後仙骨孔を通る31対の分節性のある神経である．神経が出入りする椎骨の高さによって，以下の5群に分けられる．

頸神経：8対（第1～8頸神経，C1～8と略す）

胸神経：12対（第1～12胸神経，T1～12と略す）
腰神経：5対（第1～5腰神経，L1～5と略す）
仙骨神経：5対（第1～5仙骨神経，S1～5と略す）
尾骨神経：1対（第1尾骨神経，Coと略す）

脊髄神経は脊柱の椎間孔から脊柱管内の脊髄に連絡するので，その数は基本的に椎骨の数と一致する．ただし，7個の頸椎間から出る頸神経は8対ある．後頭骨と第1頸椎の間から出るものを第1頸神経として数え始めると，第7頸椎と第1胸椎の間から出るのが第8番目の頸神経となって，頸椎の数（7個）と頸神経の数（8対）の数が食い違う．胸椎以下では神経は同じ番号の脊椎の下から出るので，両者は一致する（図8-3）．

(2) 脊髄神経の根部（図8-4，5，16）

脊髄神経の根元は脊髄に出入りする前根と後根であり，両根が脊柱管内で合することで脊髄神経がつくられて椎間孔を出る．

前根には，骨格筋を支配する運動ニューロンの線維が通る．**後根**には，末梢の感覚を中枢に伝えてくる感覚ニューロンの線維が通る．自律神経の節前ニューロン線維も前根を通るので，前根は遠心性線維の根，後根は求心性線維の根である．両根の合流部よりも末梢の神経は，運動性と感覚性の線維が混在することによって構成される．運動ニューロンの細胞体は脊髄の前角にあるが，感覚ニューロンの細胞体は後根の途中にあり，この部分は後根がふくれて見えるので**脊髄神経節**と呼ばれる．

(3) 前枝と後枝（図8-16）

椎間孔をへて脊柱管を出た脊髄神経は，直ちに前枝と後枝に分かれる．**前枝**は，体幹の腹側にある体壁や，上肢・下肢の筋や皮膚に分布する．**後枝**は，体幹の背側にある固有背筋と背中の皮膚に分布する．このように，前枝と後枝は分布域に明確な区別をもって編成されている．ヒトでは，一般に各分節の前枝は長く太いが，後枝は前枝に比べ著しく細い（図8-16）．これは前枝の支配領域が後枝に比べて発達しているためである．

(4) 分節構造と神経叢

発生の初期には，全身は脊柱に沿って単純に輪切りにした31の分節（体節）に明確に分かれており，脊髄神経はその分節ごとに分布していた．その後，種々の器官や体肢が分化してくるのに伴って，器官の移動や局所的な成長が起こると，単純だった分節が入り乱れる．特に，上肢と下肢が体幹の腹側の外方から伸び出すように形成されるにしたがって，体肢の皮膚と筋に行く神経はひきずられることになる．

体肢の伸長によって，脊髄神経は分節支配に著しい乱れを生ずるだけでなく，ひきずられて行った神経は体肢の筋が発達分化するのに合わせて太くなり，上下に隣り合った前枝が草むらのように交通して**神経叢**をつくる．その結果，上肢には腕神経叢，下肢には腰神経叢と仙骨神経叢がつくられる．

肋骨が存在する体幹では，胸神経（T1～12）の前枝は，各肋骨の下縁に沿って走

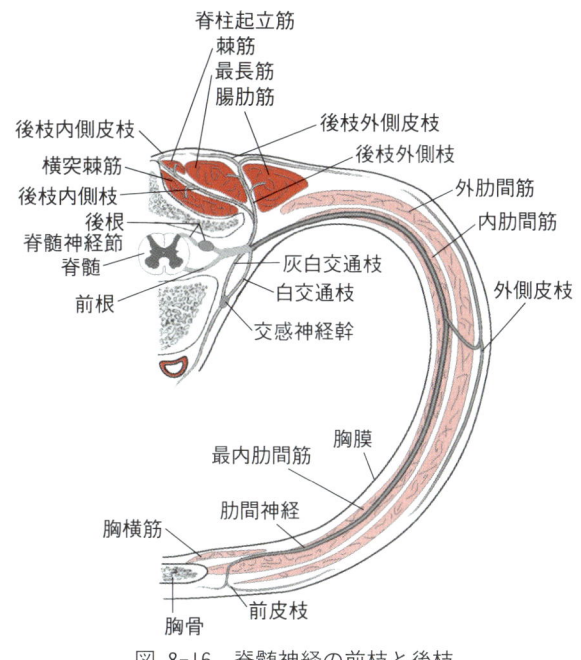

図 8-16　脊髄神経の前枝と後枝

るので発生初期の分節性を保ち，独立したまま肋間隙を走る肋間神経となる．頸部では肋骨がないので，頸神経の前枝は上下に隣り合う枝が交通して頸神経叢をつくる．一方，脊髄神経の後枝は，分節性をよく保って背中の固有背筋（脊柱起立筋など）と皮膚に分布する．

また，脊髄神経が分布する皮膚領域をデルマトーム（皮膚分節）という（図 8-17）．

> 注●● デルマトームにおける感覚（触覚や痛覚など）の異常から，脊髄神経根部の障害や脊髄損傷の高さを推測できる．

(5) **脊髄神経の分布先**（詳細は第 10 章の各部の神経を参照）

① 頸神経（C 1〜8）

ⅰ）前枝：C 1〜4 の前枝は交通して頸神経叢をつくる．皮枝は後頭部・頸部・鎖骨上部に分布する．筋枝は C 1〜3 が**頸神経ワナ**をつくり，その枝は舌骨下筋群に分布する．C 4 を中心として発する**横隔神経**は，胸郭上口から胸腔を下行して横隔膜を支配する．

C 5〜8 の前枝は T 1 と交通しあって**腕神経叢**をつくり，上肢帯と自由上肢の筋と皮膚に分布する．

ⅱ）後枝：項部の筋と皮膚に分節的に分布する．C 1 の後枝は後頭下筋群を支配する**後頭下神経**になる．C 2 の後枝の皮枝は，頭部の発達によって後頭部にひきずられて特に発達し，**大後頭神経**となる．

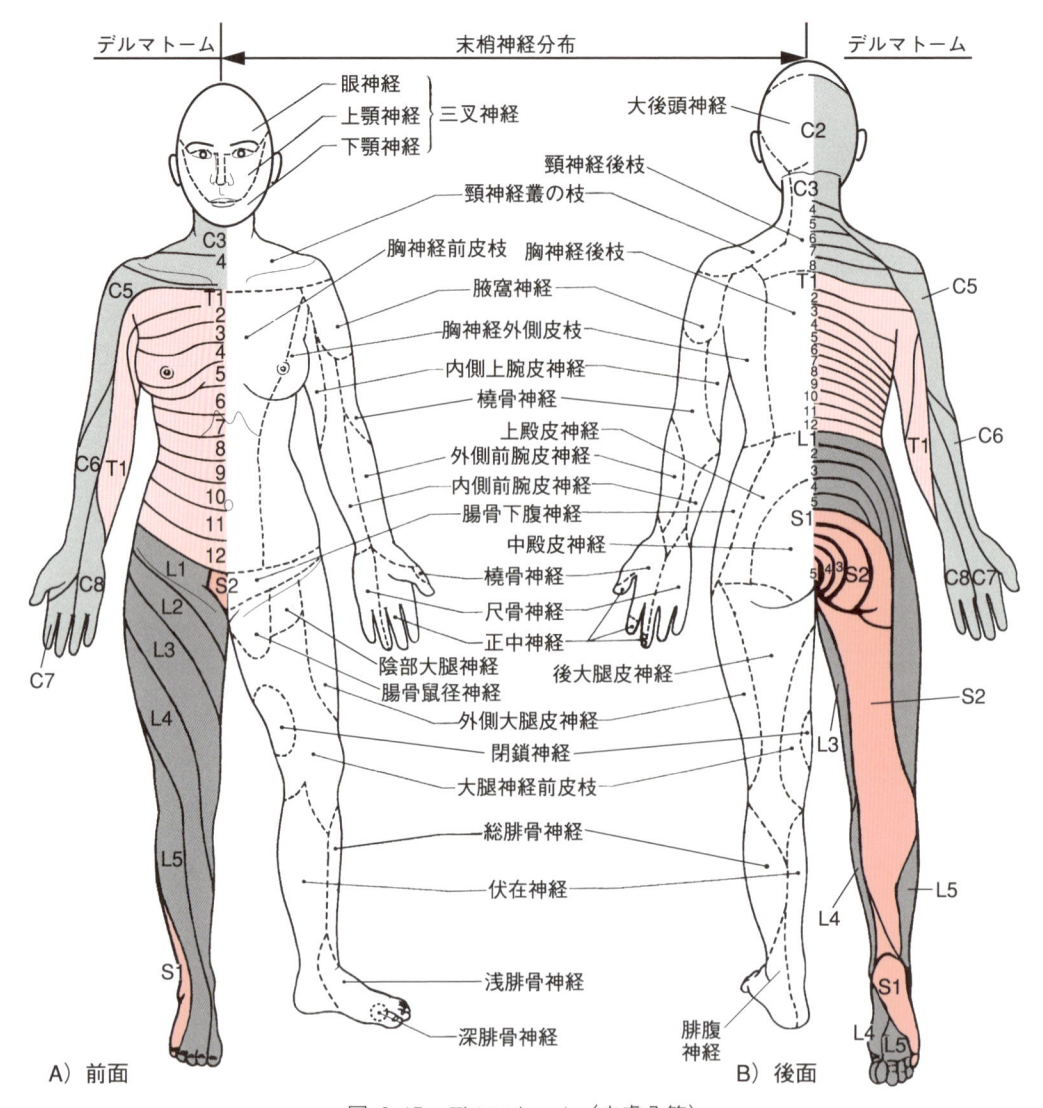

図 8-17 デルマトーム（皮膚分節）

② 胸神経（T 1～12）

ⅰ）前枝：T 1～11 の前枝は**肋間神経**として胸部・腹部の皮膚と筋を支配する．T 12 の前枝は腰神経叢に合流して肋下神経と呼ばれる．

ⅱ）後枝：背部の筋と皮膚を分節的に支配する．

③ 腰神経（L 1～5）

ⅰ）前枝：L 1～4 の前枝は T 12 とともに**腰神経叢**を構成する．L 1 は鼠径部，L 2～4 は大腿内側から前面の筋と皮膚を支配する．

L 4～5 の前枝は**腰仙骨神経幹**を構成して仙骨神経叢に合流する．

ⅱ）後枝：腰部の筋と皮膚を分節的に支配する．特に，L 1～3 の後枝の皮枝は，殿部の発達にひきずられ，長く伸びて**上殿皮神経**となる．

④ 仙骨神経（S1～5）

　ⅰ）前枝：前仙骨孔から出る仙骨神経の前枝は，L4～5の前枝と合流して**仙骨神経叢**を構成する．仙骨神経叢の枝は骨盤の大坐骨孔を通って殿部に出て，殿部・大腿後面・下腿・足の各筋と皮膚を支配する．また，仙骨神経叢のもっとも下位にあるS2～4の枝は，**陰部神経**として特に骨盤底の筋と会陰部の皮膚を支配する．このS2～4は，仙骨神経叢から独立させて**陰部神経叢**と呼ぶ場合がある．

（交感神経は胸・腰髄〔T1～L2〕から，副交感神経は脳幹と仙髄から出る．実線は節前線維，点線は節後線維を示す．一般に副交感神経の節後線維は短い）

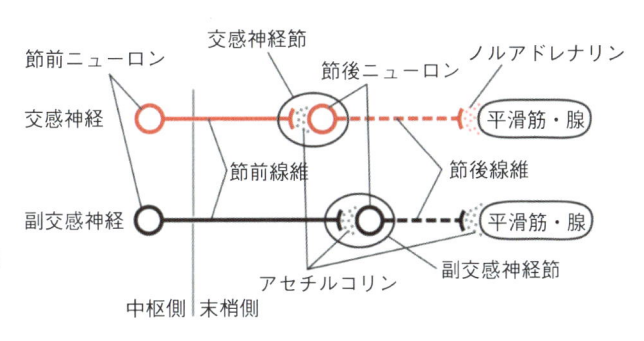

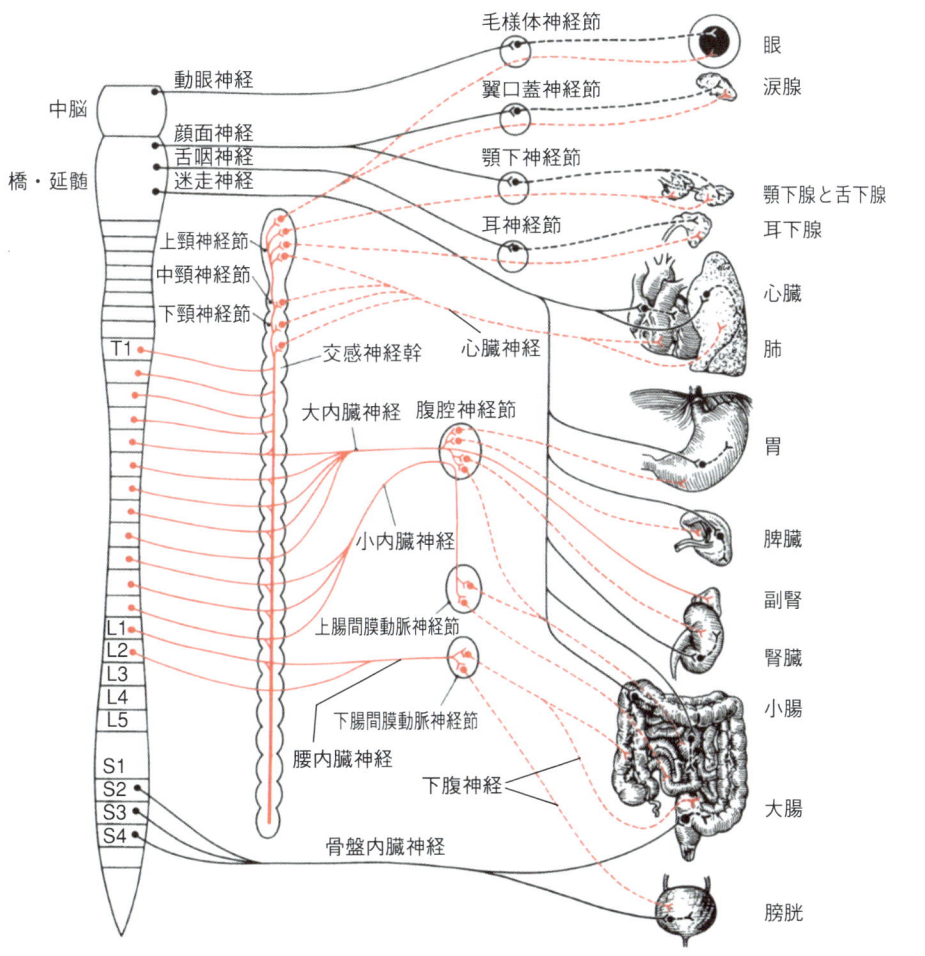

図 8-18　自律神経

ⅱ）**後枝**：後仙骨孔から出て仙骨後方にある筋と皮膚を分節的に支配する．特に，S 1～3の後枝の皮枝は，殿部の発達にひきずられて**中殿皮神経**となる．

■ 3） 自律神経系（図8-18，表8-2）

自律神経の特徴は次のようにまとめることができる．

(1) 自律神経系は，心筋・平滑筋の運動や腺の分泌を支配する神経であり，これらの構造は意識にのぼることなく自動的に調節される．

(2) 自律神経系は**交感神経系**と**副交感神経系**とに大別される．臓器は通常，交感神経と副交感神経の二重支配を受け，その働きは相反する**拮抗的**な作用である．

(3) 自律神経は中枢を出ると目的臓器に達するまでに，必ず一度ニューロンを交代する．交代のための神経細胞が集まっているところを**自律神経節**という．中枢にある神経細胞を**節前ニューロン**，それから出る線維が**節前線維**，途中の神経節にある神経細胞を**節後ニューロン**，神経節細胞から末梢臓器に至る線維を**節後線維**という．

(4) 神経終末はシナプスで神経伝達物質を分泌して，接触する神経細胞や臓器（平滑筋・分泌腺）に興奮を伝える．神経伝達物質として，交感神経系では節前線維終末は**アセチルコリン**を，節後線維終末は**ノルアドレナリン**を分泌する．副交感神経系では節前線維も節後線維もその終末からはアセチルコリンを分泌する．

(1) 交感神経系

① 交感神経幹

交感神経の節前ニューロン（交感神経中枢）は，脊髄（胸髄）の側角に位置する．脊柱の両脇には縦に長く伸びる**交感神経幹**がある．交感神経幹は，約20個の節後細胞の集まる**幹神経節**が，その間を連結する神経線維の束（**幹**）により数珠玉のようにつながれてできている．それぞれの交感神経節は，脊髄神経と短い2本の交通枝でつながれている．頸部の交感神経幹・神経節は特に発達する（頭頸部の末梢神経参照）．

② 節前線維と節後線維（図8-19）

節前ニューロンは**胸髄・腰髄**（T 1～L 2 または 3）から起始し，その線維は前根

表 8-2　交感神経と副交感神経の作用

	交感神経	副交感神経
心臓	亢進	抑制
血管	収縮	拡張
気管	拡張	収縮
瞳孔	散瞳	縮瞳
胃腸の運動	抑制	亢進
消化液	分泌抑制	分泌亢進
膀胱	弛緩	収縮
汗腺	発汗	作用なし
性機能	射精	勃起

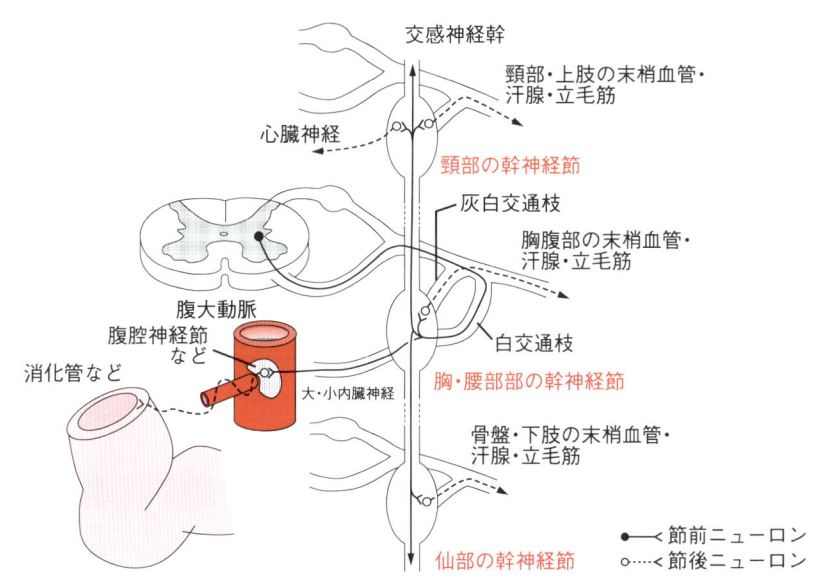

図 8-19 交感神経の節前線維と節後線維の走行

を経由して脊髄神経に合流する．**白交通枝**を通って交感神経幹に入った後，交感神経幹内で節前線維は以下のような3方向に分かれる．

　ⅰ）各分節にある交感神経節で節後ニューロンに交代し，**灰白交通枝**を通って再び脊髄神経に戻り，脊髄神経を経由して末梢に分布する．

　ⅱ）同分節の交感神経節よりも上位(あるいは下位)分節の幹神経節まで上行（下行）して，節後ニューロンに交代する．上行したものは頸部，下行したものは骨盤部の交感神経幹を構成する．

　ⅲ）一旦，交感神経幹に入るものの，交感神経節でニューロンを替えずに，節前線維のまま交感神経幹の前方に出て**大・小・腰内臓神経**になる．これらの内臓神経は大動脈から出る臓器の動脈基部で神経節（腹腔神経節，上・下腸間膜動脈神経節）をつくって節後ニューロンに交代する．その後，血管に伴行して各臓器に至る．下腸間膜動脈神経節で節後ニューロンに交代した節後線維は，膀胱や直腸に至る神経として**下腹神経**とよばれる．

(2) 副交感神経系

　副交感神経の節前ニューロンは，脳幹のいくつかの神経核と脊髄（仙髄）の側角に位置する．脳神経や骨盤内臓神経として中枢を出た節前ニューロンの線維は，支配する臓器の近くにある神経節，または臓器の中にある**神経叢**（アウエルバッハの神経叢など）で節後ニューロンに交代し平滑筋や分泌腺を支配する．

　A）脳神経に含まれる副交感神経
　① 動眼神経
　中脳の**動眼神経副核**から起始した節前ニューロンは，動眼神経に混ざって眼窩に入り，**毛様体神経節**で節後ニューロンに代わる．節後ニューロンは眼球内に入り，毛様体筋と瞳孔括約筋を支配する．

② 顔面神経

橋の**上唾液核**から起始した節前ニューロンは，顔面神経に混ざって内耳孔に入り大きく2つに分かれる．

ⅰ) **大錐体神経**として頭蓋底を走った後，蝶形骨の翼突管を通って翼口蓋窩に達し，ここで節後ニューロンに交代する(**翼口蓋神経節**)．節後ニューロンは涙腺や鼻粘膜の腺に分布する．

ⅱ) **鼓索神経**として中耳を横断した後，下顎神経の枝（舌神経）に合流し，舌の下方で節後ニューロンに交代する（**顎下神経節**）．節後ニューロンは舌下腺・顎下腺に分布する．

③ 舌咽神経

延髄の**下唾液核**から起始した節前ニューロンは舌咽神経に混ざって**鼓室神経**と**小錐体神経**を経由した後，**耳神経節**で節後ニューロンに交代する．節後ニューロンは耳下腺に分布する．

④ 迷走神経

延髄の**迷走神経背側核**に起始した節前ニューロンは，迷走神経に混ざって頸・胸・腹部（骨盤内臓以外）の全内臓に分布する．節後ニューロンに交代するのは各臓器に散在する神経節である（腸管の筋層間の**アウエルバッハ神経叢**など）．

B) 骨盤内臓神経（S 2〜4）

骨盤部の副交感神経である．節前ニューロンは，**仙髄の側角**から起始し，仙骨神経に混ざって前仙骨孔から出る．その後，各骨盤内臓に分布して，主に臓器壁内で節後ニューロンに交代する．膀胱壁の平滑筋（**排尿**），直腸壁の平滑筋（**排便**）を収縮させるほか，陰茎の血管を弛緩・拡張させ，陰茎海綿体内を充血させることで**勃起**に関与する．

> 注●● **二重支配**：交感神経と副交感神経は主に内臓器官に分布し，表8-2に示すように拮抗的に作用する．すなわち，一方が機能を高めようと促進的に働くと，他方はそれを鎮めようと抑制的に作用する．このような**二重支配**により自律神経系はバランスを取り，生命維持のための機能を調節する．
>
> 注●● **自律神経失調症**：交感神経も副交感神経も，ともに軽い緊張状態にあり，そのバランスにより生体機能の恒常性が保たれている．どちらか一方の緊張が特に強い状態を，**交感神経緊張症**あるいは**副交感神経緊張症**という．両者の緊張の差が大きい場合は**自律神経失調症**という状態で，それぞれの関与する自律神経の症状が強く現れる．

第9章
感覚器系

● 学習のポイント ●

1. 感覚器は，外界の物理的または化学的刺激を受容する器官で，視覚器・平衡聴覚器・味覚器・嗅覚器，それに皮膚が加わる．
2. 光を受容する視覚器は，眼球とその付属器（眼瞼，涙器，眼筋）からなる．
3. 眼球では，線維膜，血管膜，網膜の3層が区別され，線維膜は強膜と角膜から，血管膜は脈絡膜，毛様体，虹彩からなり，網膜には神経乳頭と黄斑が認められる．
4. 毛様体小帯に支えられた水晶体は網膜に映る物体の焦点調節にあたり，角膜との間を満たす眼房水により栄養される．眼球の内部の大部分はゼリー状の硝子体に満たされる．
5. 音を聞く聴覚器は，外耳・中耳・内耳からなり，内耳にある前庭と半規管は平衡覚を感じる器官である．
6. 外耳は集音器で，耳介と外耳道からなる．中耳は振動を音波に変える部位で，鼓膜・鼓室・耳管からなる．内耳は骨迷路と膜迷路からなり，膜迷路は蝸牛管・卵形嚢と球形嚢・半規管に分かれる．
7. 蝸牛管にあるコルチ器で音を感じ，卵形嚢と球形嚢にある平衡斑では体の傾きを，半規管の膨大部稜では直進する方向とその加速度を感じる．
8. 味覚は，舌の有郭乳頭・葉状乳頭・茸状乳頭にある味蕾で感じ，味蕾の味細胞が刺激されると，舌の前2/3の味覚は顔面神経により，後1/3の味覚は舌咽神経により伝えられる．
9. 嗅覚は，鼻腔の天井にある嗅上皮にある嗅細胞で感じる．嗅細胞が刺激されると，嗅覚は嗅神経をへて嗅球に入る．

第9章 感覚器系

　感覚器系は外界の物理的または化学的刺激を受容する器官で，視覚器・平衡聴覚器・味覚器・嗅覚器がこれに属する．皮膚もまた感覚器の1つに数えられているが，身体の機械的な保護と体温の調節等も行っており，第1章人体の構成で扱った．

1. 視 覚 器

　視覚器は光を受容する器官で，眼球とその付属器（眼瞼・涙器・眼筋）からなる．

■ 1） 眼　球（図9-1）

　眼球は眼窩の中におさまり，前面は**眼瞼**によって保護され，後端は**視神経**によって脳とつながっている．直径約25 mm，重量約7.5 gの球形体で，眼球の周囲には眼窩脂肪体があり，外部からの衝撃に対してクッションの役目をしている．

　眼球の壁は3層からなり，その内部は，水晶体により前後に二分される．水晶体の前方の空間は**眼房水**という水様透明な液体で，後方の広い空間はゼリー状の**硝子体**で満たされている．

(1) 眼球壁の外層（線維膜）

　強膜と**角膜**からなり，眼球の形を保ち保護している．

　① 強膜

　眼球の後5/6を包む，滑らかで強靱な線維性の結合組織でできている．血管が少ないため白色で，その後部は視神経を包む膜に移行する．

　② 角膜

　強膜から続く線維性の無色透明な約1 mmの厚さの膜で，眼球の前1/6を包む．その表層は結膜から続く重層扁平上皮の角膜上皮でおおわれている．血管がないため栄養は主として眼房水から供給される．三叉神経の枝が分布して，異物が入ると強い痛みを訴える．

(2) 眼球壁の中層（血管膜）

　脈絡膜，毛様体および**虹彩**からなる．眼球に対して外部からの光線を遮り，かつ栄養を与える．

　① 脈絡膜

　強膜の内面にある暗褐色の薄膜で，メラニン色素細胞と血管に富む柔軟な結合組織層である．これは眼球内部を暗室とし，光の乱反射を防ぐのに役立っている．

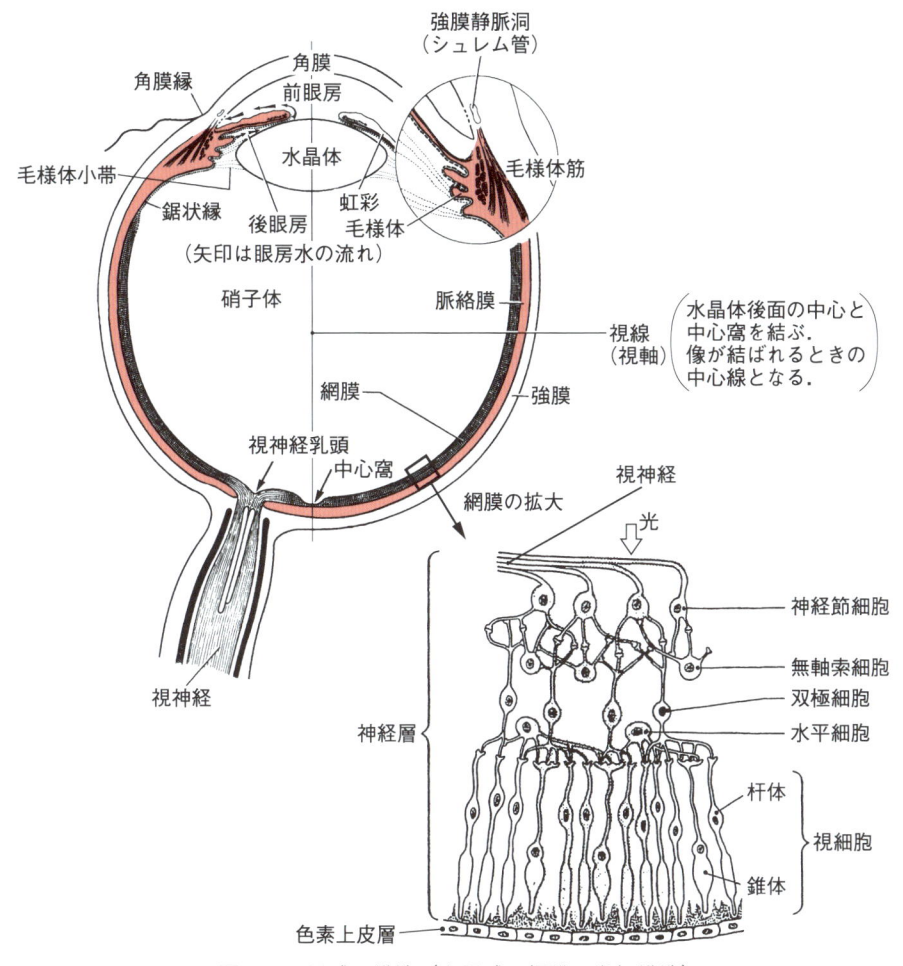

図 9-1 眼球の構造（右眼球，網膜の微細構造）

② 毛様体

脈絡膜の前方に続く海綿様に肥厚した部分で，これから内方に伸びる**毛様体小帯**（チン小帯）という細い線維は**水晶体**を支える．毛様体の中には平滑筋性の毛様体筋があり，水晶体のふくらみを調節し，焦点の位置を変えている．

③ 虹彩

毛様体から起こり，水晶体の前方でこれを周囲から縁どるように存在する．カメラの絞りにあたるもので，中心の小孔は瞳孔（直径 3～6 mm）と呼ばれる．虹彩は血管，神経，色素細胞に富み，その内部には輪走する**瞳孔括約筋**と放射状に走る**瞳孔散大筋**の2種類の平滑筋があり，眼球に入る光量の調節を行っている．

瞳孔括約筋は副交感神経（動眼神経）により，瞳孔散大筋は交感神経によりそれぞれ支配されている．

注●● 光が眼に入ると縮瞳する**対光反射**（瞳孔反射）は，脳死の判定に重要な検査である．虹彩にある色素細胞の多少により茶色，青や灰色などさまざまの瞳（ひとみ）の色調を生じる．

(3) 眼球壁の内層（網膜）

網膜と呼ばれる部分で，光の刺激を神経の興奮に変えて視神経に伝える．網膜は3層の神経組織からなる神経層（視細胞層，双極細胞層，視神経細胞層）とその外層の色素上皮層からなる．網膜は光を感じる後半部の網膜視部と，毛様体・虹彩の内面をおおうが光を感じない前半部の網膜盲部とに分けられ，その境界は鋸状縁といわれる．視神経が出ていく部位はややくぼんでおり，ここを**視神経円板**または**視神経乳頭**といい，視細胞が存在しないため光を感じない．視神経円板の約4mm外側には黄色の丸い部（直径約2mm），すなわち**黄斑**がある．黄斑の中央部はくぼんで**中心窩**といわれ，物を注視するときに焦点の合う場所で，視力の最も良いところである．

光を感じる視細胞はいちばん深層，すなわち脈絡膜側にある．その突起の形から**錐体**と**杆体**の2種類に区別され，光を感覚するのは突起の先端の**外節**と呼ばれる場所である．錐体は中心窩の付近に存在し，約650万個の細胞からなり，色覚に関与している．また杆体は網膜の周辺部に多く，1億以上の細胞からなり，明暗の識別に関係している．網膜の最外層には単層立方上皮よりなる**色素上皮層**があり，細胞は暗褐色の色素顆粒を含み，光の乱反射を防ぐとともに視細胞の機能維持に役立っている（図9-1）．

(4) 眼　底

網膜の，特に後方部の内面を**眼底**といい，瞳孔から光を入れて検眼鏡で見える部分である．視神経円板の中から**網膜中心動・静脈**が放射状に出て網膜の中を走り，広く分布している．身体で直接に動脈と静脈の形態を観察できる唯一の場所で，動脈硬化やその血管壁のもろさの診断に利用される（図9-2）．

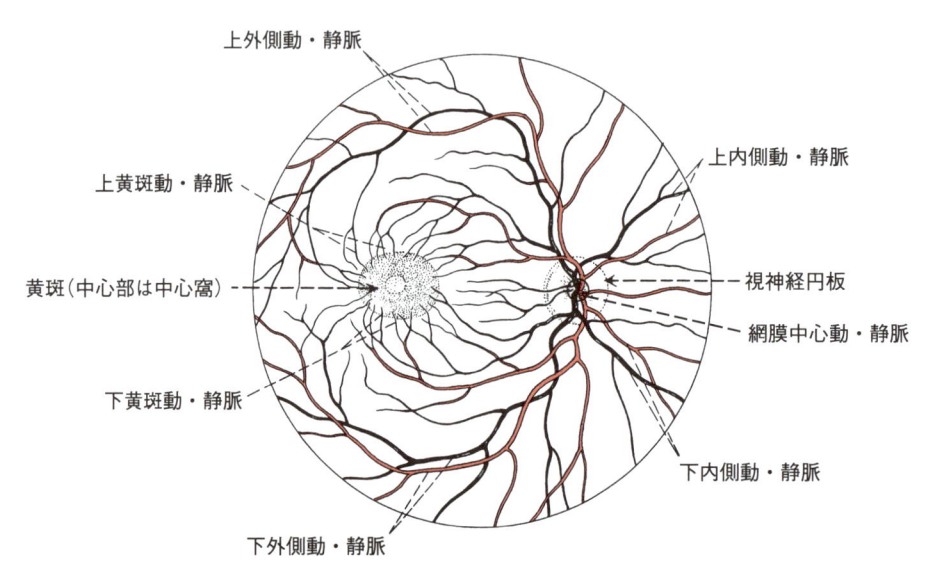

図 9-2　検眼鏡で見た網膜の血管像（右眼球，正立像）（吉川文雄による）

(5) 眼房と眼房水

　角膜と虹彩の間の空間を**前眼房**，また虹彩と水晶体との間の空間を**後眼房**といい，**眼房水**で満たされている．眼房水は毛様体内面の上皮から分泌され，後眼房から瞳孔をへて前眼房へと流れ，角膜と強膜の境界部にある**強膜静脈洞（シュレム管）**に吸収され，眼球の静脈へ流出する．眼房水の分泌と吸収のバランスにより眼圧が正常に保たれるが，循環障害が起こると眼圧が高まり**緑内障**となる．

(6) 水晶体

　直径約 10 mm の両面が凸のレンズ様物質で，特殊な線維状の細胞でできており，柔らかく弾性に富んでいる．水晶体が白く混濁すると，光の通過が遮られて**白内障**になる．また，年齢とともに水分が減少して弾性を失うと調節力が低下し，**老眼**となる．

(7) 硝子体

　水晶体と網膜との間にある無色透明なゼリー状の物質で，大部分は水分である．眼球の後 3/5 を占め，眼球の内圧を保って一定の形を与えている．

■ 2) 眼球の付属器

(1) 眼　瞼（まぶた）（図9-3）

　眼窩の前面をおおう皮膚のひだで，上下2枚からなり眼球を保護している．内面には血管と神経に富む**眼瞼結膜**があり，その結膜は奥で結膜円蓋をつくって折れ返り，眼球の前面をおおう**眼球結膜**に移行する．この粘膜は，細菌やウイルスの感染で炎症を起こしやすい（結膜炎）．眼瞼の内部には眼輪筋や硬い結合組織性の**瞼板**があり，この瞼板の中には**瞼板腺（マイボーム腺）**と呼ばれる脂腺が1列に並んで埋

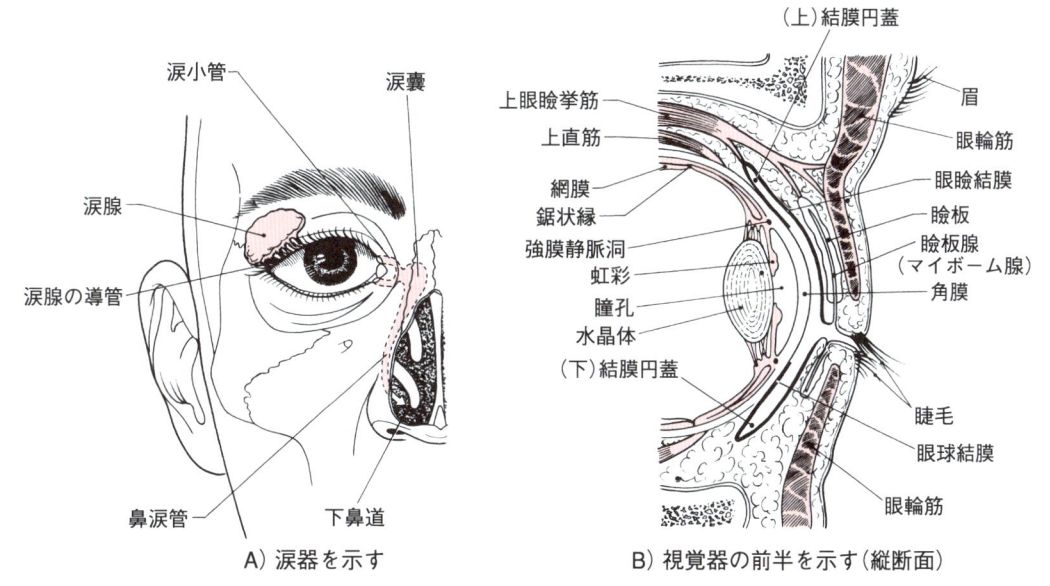

図 9-3　眼の付属器
A) 涙器を示す
B) 視覚器の前半を示す（縦断面）

まり，脂肪性の滑らかな液を分泌し涙が流れ落ちるのを防いでいる．
　また，眼瞼縁には睫毛（まつ毛）が生えている．
　上眼瞼の瞼板には**上眼瞼挙筋**が付着し，これによって目が開かれる．また**眼輪筋**は，上下の眼瞼を閉じ合わせる．

> **注●● 麦粒腫**：マイボーム腺の導管が詰まり炎症が起こる（ものもらい）と，硬い結合組織に囲まれているので内圧が高まり痛みが激しい．

(2) 涙　器（図9-3）

　涙腺は眼球の上外側にある小指頭大の漿液腺で，多数の導管は上結膜円蓋の外側部に開く．泣いたときには多量の涙が流れ出るが，平常でも絶えず少量ずつ分泌されて眼球前面を潤して角膜の乾燥を防いでいる．涙は内眼角（目がしら）のほうへと流れて集まり，上下の涙点から**涙小管**に吸収される．涙小管は鼻根部にある**涙嚢**に開き，涙嚢の下端に続く**鼻涙管**により下鼻道に注ぐ．涙は，こうして絶えず少しずつ鼻腔に流れ込んでいる．

(3) 眼　筋（図9-4）

　眼窩の中には眼球を動かすための，小さな6つの横紋筋，すなわち眼筋がある．**上直筋・下直筋・内側直筋・外側直筋**の直筋群は，眼窩の後端で視神経を取り巻く**総腱輪**から起こり，眼球の前半部の強膜に付着する．これらの4つの直筋群は，眼球をそれぞれ上方，下方，内側方，外側方に向ける働きをする．また，2つの斜筋のうち，**上斜筋**は直筋と同じく眼窩の後端より起こり，眼窩の入口の内側上方にある**滑車**という腱に達する．滑車で方向を転換したのち，眼球の後半上面に付着し，眼球を下外側方に向ける．**下斜筋**は眼窩の内側前方より起こり，眼球の後半下面につき，眼球を上外側方に向ける．

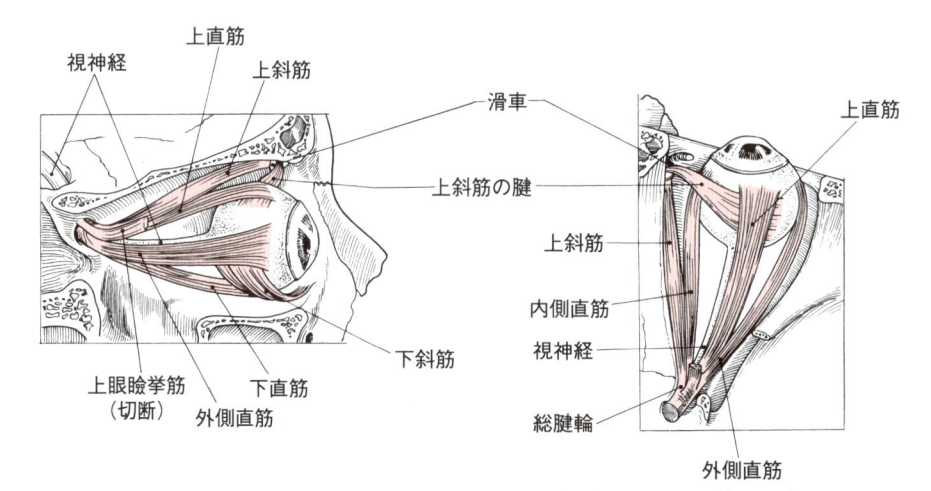

A）右眼球と外眼筋を外側方より見る　　B）右眼球と外眼筋を上方より見る

図 9-4　眼球を動かす外眼筋

上斜筋は滑車神経，外側直筋は外転神経，その他の眼筋はすべて動眼神経で支配される．眼球の複雑で機敏な動きは，これらの筋の協調によるが，その大部分は反射作用により無意識に行われる．

2. 平衡聴覚器

聴覚器は音を聞く器官で，外耳・中耳・内耳からなる．内耳は聴覚器のみならず平衡感覚を感じる器官なので，全体をまとめて**平衡聴覚器**という．

■1）外　耳（図9-5）

耳介と外耳道よりなる．

(1) 耳　介

本来，外界の音波に対する集音器の役割を果たしている．皮膚におおわれた耳介軟骨（弾性軟骨）を骨組みとし，耳介筋という小さな横紋筋が数個付いているが，ヒトでは退化して，耳介を自由に動かすことはできない．耳介の下端部には，柔らかい耳たぶ（**耳垂**）が下がる．

(2) 外耳道

外耳孔から鼓膜に至る長さ約25 mmの管状のトンネルで，その外側1/3の壁は軟骨で，内側2/3の壁は骨でできている．外耳道はS状に少し曲がっており，その内面は皮膚におおわれ，耳道腺という特殊なアポクリン汗腺があり，耳垢を分泌する．

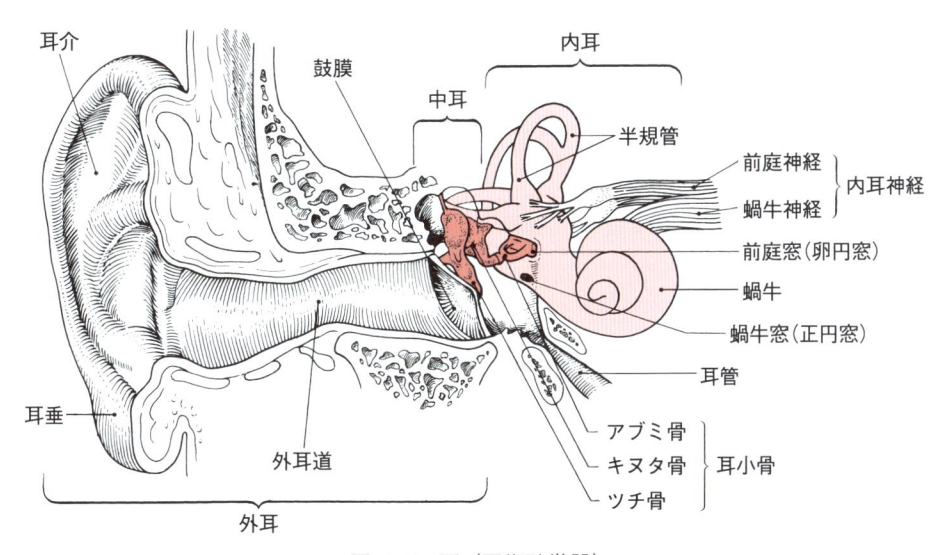

図 9-5　耳（平衡聴覚器）

2）中　耳（図9-5）

外耳から来る音波を振動にかえて内耳に伝える部位で，**鼓膜・鼓室・耳管**からなる．

(1) 鼓　膜

外耳と中耳を境する楕円形の薄い線維性の膜（長径10 mm，厚さ0.1 mm）である．外耳道に対して直角でなく下前方にやや傾斜しており，その中央は漏斗状にへこんで**鼓膜臍**と呼ばれる．鼓膜はきわめて鋭敏な痛覚をもち，鼓膜の外面には下顎神経の枝である**耳介側頭神経**と**迷走神経耳介枝**（アーノルド神経）が，内面には**舌咽神経**の枝が分布している．また，鼓膜の内面上方を**鼓索神経**が走行している．

(2) 鼓　室

鼓膜に境された奥の空洞で，内面は粘膜におおわれている．前下方に向かって長さ約35 mmの細長い**耳管**が出て咽頭（**耳管咽頭口**）に通じている（図3-2）．鼓室内には鼓膜と内耳とを連絡する**ツチ骨・キヌタ骨・アブミ骨**と呼ばれる米粒ほどの大きさの**耳小骨**があり，互いに関節で連結し音波による鼓膜の振動を内耳に伝えている．これらの耳小骨には耳小骨筋（鼓膜張筋・アブミ骨筋）が付着しており，強い音刺激に対して収縮し耳小骨の運動を弱めている．すなわち耳小骨による伝達を減弱して内耳に過度の刺激が加わらないように働いている．鼓室の内側壁は卵円形の前庭窓の膜があるため，中耳と内耳の間には直接の交通はない．鼓室の後方は，乳様突起の中の乳突蜂巣と交通するので，中耳の炎症がここに進行することもある．

(3) 耳　管

鼓室と咽頭をつなぐ管で，普段は圧平され閉鎖しているが，物を飲み込んだときに一時的に開く．耳管によって鼓室の内圧は外気圧と等しく保たれ，鼓膜が振動しやすい状態になるが，なんらかの原因で閉塞すると鼓室内の空気が吸収され陰圧となり，鼓膜は内方に強く陥没し振動が悪くなり，難聴が起こる．逆に開放されたままになると，自分の声が直接鼓室に響き異常に大きく感じる（自声強聴）．

3）内　耳（図9-5, 6）

内耳は，側頭骨の錐体の中にあり，聴覚と平衡覚を司る**骨迷路**と**膜迷路**からなる．骨迷路は複雑な形をした中空の洞で，膜迷路は骨迷路とほぼ同じ形をしてこの中に収まっている．両迷路間は**外リンパ**，膜迷路の内部は**内リンパ**と呼ばれる液体で満たされている．迷路は**蝸牛・前庭・半規管**の3部からなり，前庭は半規管と蝸牛への玄関口をなすことから，この名がある．

(1) 蝸　牛（図9-7, 8）

文字通りカタツムリの殻に似ていて，蝸牛軸をラセン管が2巻き半取り巻いている．ラセン管の横断面をみると，その内部は2階だてになっており，1階の**鼓室階**と

図 9-6 内耳（骨迷路と膜迷路）

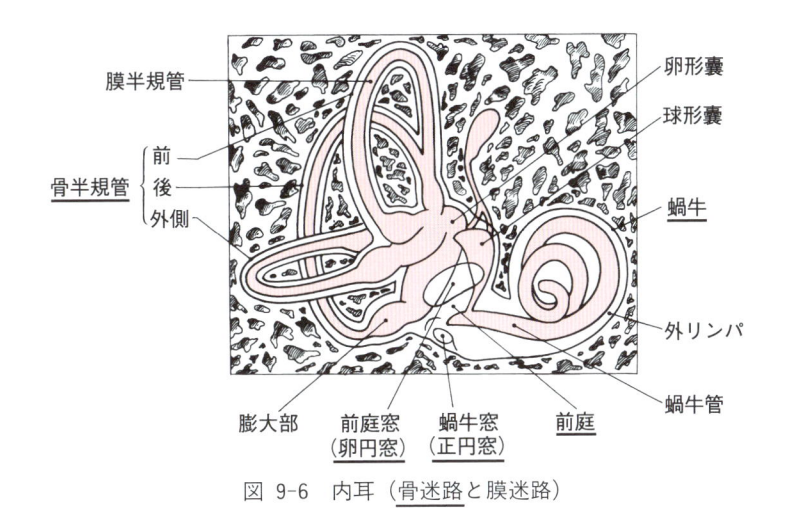

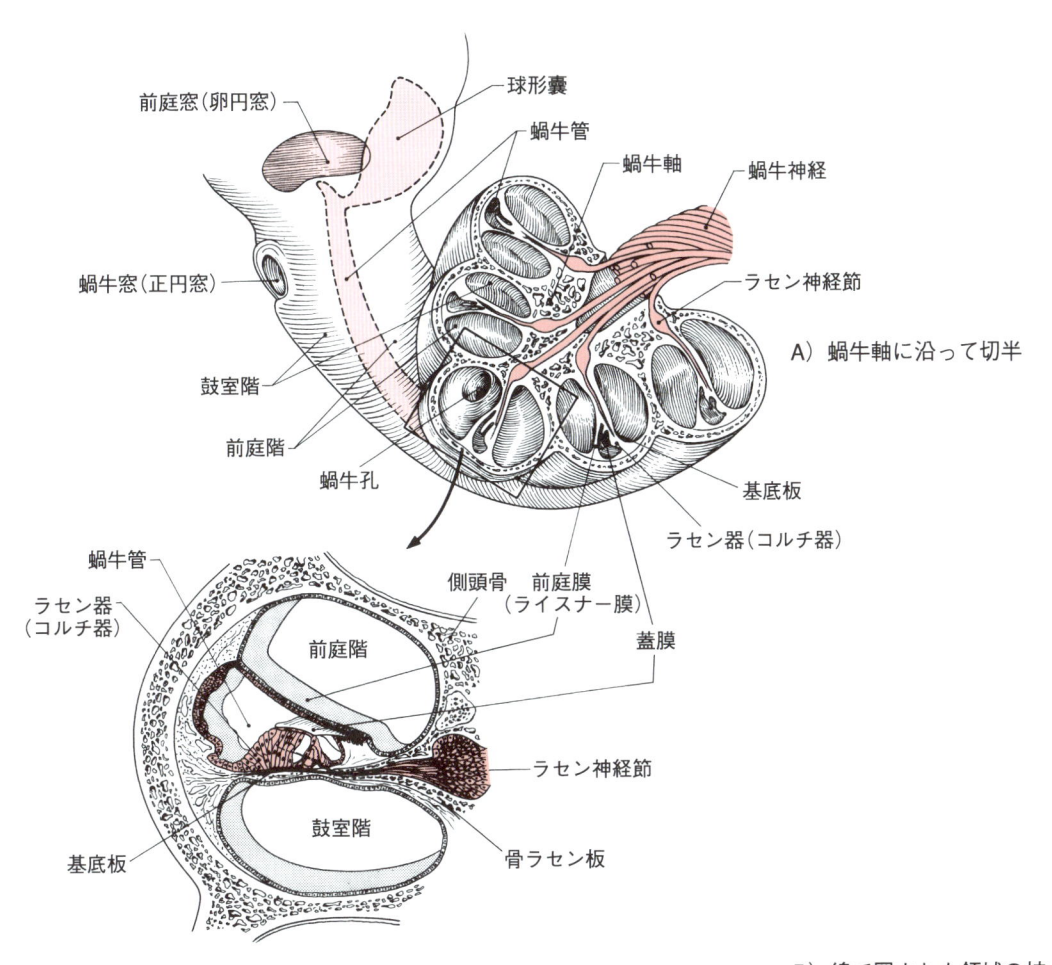

A) 蝸牛軸に沿って切半

B) 線で囲まれた領域の拡大

図 9-7 蝸牛

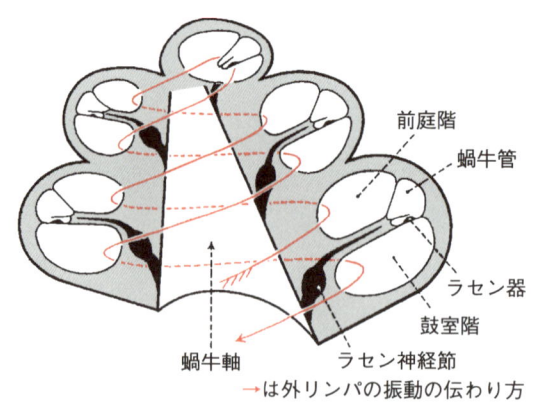

図 9-8 蝸牛の断面（半模型図）
（藤田恒太郎による）

2階の**前庭階**に分かれ，その間に中2階として膜迷路に相当する**蝸牛管**が仕切られている．蝸牛管の床の基底板上にある上皮細胞は丈が高くなり，**ラセン器（コルチ器）**を形成し音を感受する．蝸牛神経は蝸牛軸内で**ラセン神経節**をつくりラセン器に分布する．

鼓膜を震わせた音の振動は耳小骨を通じて前庭窓に達し，前庭階を満たす外リンパの液体の振動に変えられる．外リンパの振動は蝸牛の前庭階を昇りつめると鼓室階に移り，鼓室階を下る（図9-8）．すなわち，両階は蝸牛の頂部で連絡し外リンパで満たされ，蝸牛窓で消失する．この外リンパの振動は中2階をなす蝸牛管の内リンパに伝えられ，その振動はラセン器の有毛細胞を刺激して音を感受する．

(2) 前　庭（図9-9）

内耳の中央の部分で，その側壁にある前庭窓によって鼓室に接し，前方に蝸牛，後方に半規管が位置する．前庭には膜迷路に属する**球形嚢**と**卵形嚢**という2つの袋があり，その内面には平衡斑と呼ばれる感覚装置がある．**平衡斑**には丈の高い**有毛細胞**があり，炭酸カルシウムの結晶である**平衡砂**をのせたゼリー状の**平衡砂膜**が表面をおおっている．身体の傾きおよび直進する方向とその加速度を感じる．

(3) 半 規 管（図9-9）

互いに直交する面上に弧（ループ）を描く3本の半円周形の管からなり，それぞれその途中に**膨大部**というふくらみがある．膨大部の内面には**膨大部稜**という有毛感覚細胞の直線状の高まりがあり，身体の回転運動の方向と加速度を感じる．

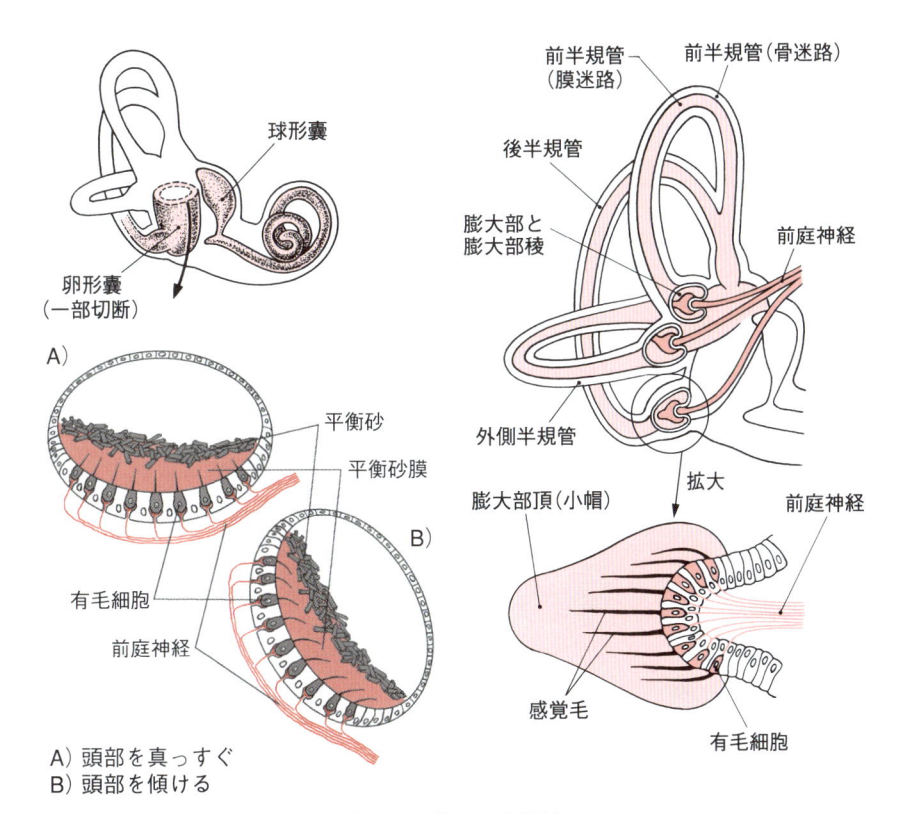

図 9-9 前庭と半規管

3. 味覚器

　味を感じる器官で，**味蕾**がそれにあたる．味蕾は舌背にある有郭乳頭，葉状乳頭の乳頭側面に並ぶくぼみで，全体は球形をなし，味孔という小さな孔で外界と交通する（図 4-5，6 参照）．そのほかに，味蕾は舌下面，喉頭蓋，咽頭壁にも散在する．味蕾には**味細胞**と**支持細胞**の 2 種の円柱形の細胞が並び，味の刺激は味細胞が感受し，舌の前 2/3 は顔面神経に，後 1/3 は舌咽神経に伝えられる．その線維は延髄にある孤束核に達したのち，大部分は交叉して上行し，視床で中継され大脳皮質の味覚野に至る．

4. 嗅覚器

　においを感じとる器官である．鼻腔粘膜のうち鼻腔の天井で篩骨の篩板の下面をおおう部分で，特に**嗅上皮**と呼ばれる（図 9-10）．嗅上皮はまわりの鼻腔粘膜に比べてやや黄色く見え，**嗅細胞**と**支持細胞**の 2 種の丈の高い細胞から構成される．嗅細

図 9-10　嗅上皮

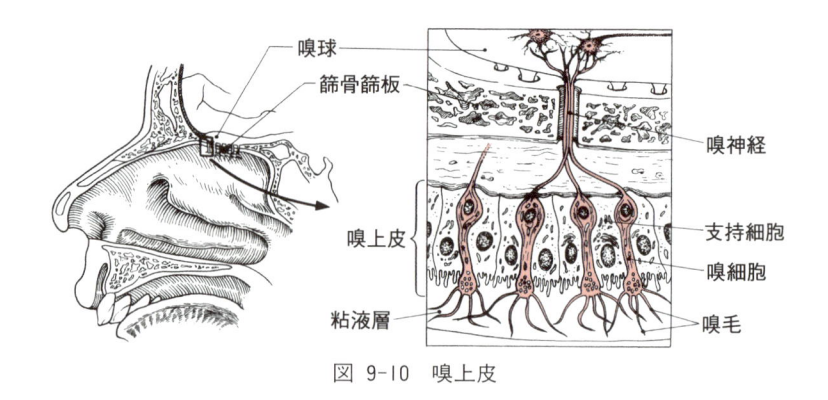

胞から出た軸索が集まって**嗅神経**をなし，篩板の孔を通り，脳底にある嗅球に入る．嗅細胞の先端はふくれ，数本の嗅毛が表層の粘液層の中を長く伸びる．粘液層に溶けたにおい物質は嗅細胞を興奮させ，その嗅覚情報は嗅球から大脳皮質や大脳辺縁系に伝えられる．

第10章
運動器系

● 学習のポイント ●

1. 全身の骨の大多数は滑膜性の連結（関節）でつながり，骨格をつくる．
2. 脊柱は，軸骨格として脊髄を保護し，胸郭および骨盤を構成して，内臓の保護と四肢の骨格および筋系の起点となる．
3. 上肢と下肢の骨格は基本的によく似た構成単位からなる．上肢を体幹の骨格とつなぐ上肢帯は運動の自由度が大きいのに対し，下肢帯は骨盤の一部になるためほとんど動かない．下肢の骨格は全身の体重を支え，移動運動に関わるため頑丈で大きい．
4. 体幹の筋は脊柱および胸腹壁の運動に関わる筋と上下肢の運動に関わる筋群からなる．
5. 体幹の体壁の筋と皮膚は，肋間神経と腰神経に支配される．骨盤内臓と会陰部は仙骨神経叢の枝に支配される．体壁の栄養血管は，大動脈と腸骨動脈の枝とこれに伴う静脈であるが，前壁を縦に走る血管がある．
6. 上肢の運動には上肢各部の伸筋と屈筋に加えて，浅背筋，浅胸筋および上肢帯筋が関わる．上腕以下の伸筋群は橈骨神経支配であるが，屈筋群は筋皮神経，正中神経および尺骨神経に支配される．
7. 上肢の神経は，ほぼすべて腕神経叢の枝である．上肢は，鎖骨下動脈の続きである腋窩動脈，上腕動脈とその枝で栄養される．
8. 下肢の筋は一般に大きく，股関節の運動に関わる筋は骨盤の内外および大腿にある．大腿の筋は3群あり，股関節と膝関節の運動に関わる．下腿の筋は主に足関節と足指の屈伸に関わる．足の内在筋はよく発達している．
9. 下肢は，腰神経叢下部と仙骨神経叢の枝により支配される．大腿動脈とその枝で栄養される．股関節周囲には内腸骨動脈の枝も分布する．
10. 頭蓋は脳を保護する脳頭蓋と顔面頭蓋からなる．頭蓋骨の間は顎関節を除き，縫合で連結される．
11. 頭部の筋は，顔面神経支配の表情筋と三叉神経支配の咀嚼筋であり，舌筋および咽頭筋とともに食物の摂取・嚥下および発語に関わる．
12. 頸部には体幹の延長としての筋群に加えて，頭部の運動および舌骨の運動に関わる筋がある．
13. 頭部は特殊感覚器からの神経も含め，12対の脳神経が支配する．上位4対の頸神経は脊柱周囲の筋と舌骨周囲の筋および頸部を中心に胸部までの皮膚を支配する．
14. 頭頸部は総頸動脈の枝と鎖骨下動脈の枝により栄養される．脳を除き，静脈血は伴行静脈により還流する．

第10章 運動器系／Ⅰ. 総　論

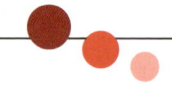

　陸上の背骨（脊柱）を持つ動物として発展してきたヒトの身体は，高い運動能力を備えている．人体の各種の運動は**骨格筋**と**骨格**の共同作業により行われるので，2つをあわせて運動器という．歩行などの全身運動，指を使う細かな動作や姿勢の維持，表情の動きなど，人体の多様な運動はほぼ200個の骨が連結されてできる骨格とこれに付着する約680個の筋肉によって引き起こされる．

1. 骨 格 系 (図10-1)

　骨格系は運動器としての機能のほかに中枢神経や内臓の保護器官としても重要であり，人体全体および各部の形を維持する支柱としての意義も大きい．さらに一生，血球の生産を続ける**赤色骨髄組織**が胸郭や骨盤の骨の中にあり，また，骨質はリン酸カルシウムを大量に含むため，血液のリン酸とカルシウムの濃度を一定に保つための貯水池としての意義も重要である．

(1) 骨の形状

　骨は形の特徴から長骨・短骨・扁平骨・含気骨に分類されるが，単一の骨で，その部位により2種以上の違った形態を示すものも少なくない（例：肩甲骨・側頭骨・蝶形骨など）．

　① **長骨**：長く伸びた管状の骨で，上肢や下肢の骨の大部分は長骨である．すらっと伸びた中央の**骨幹**と，両端の膨れた**骨端**とに分けられる．管状の骨幹の壁は**緻密質**でできており，なかに**骨髄**を入れる．骨端の表面も緻密質でつくられるが，内部は骨髄のなかを**骨梁**が網目状に伸びる**海綿質**で占められる．

　② **短骨**：手根骨や足根骨のようにサイコロ状の骨で，突出した長い軸をもたない．

　③ **扁平骨**：頭蓋骨，胸骨，肋骨のように，板状の扁平な形をした骨である．扁平骨には長骨のような広い髄腔がなく，内外2枚の緻密質の間に**板間層**と呼ばれる海綿質がサンドイッチ状にはさまる．

　④ **含気骨**：骨内部に空洞をもつもので，生体では粘膜に覆われ副鼻腔を構成する．洞は，年とともに大きさを増す．例として，前頭骨，上顎骨，篩骨，蝶形骨がある．

　個々の骨には筋や筋膜の付着のための突起や窪み（窩），神経や血管などの通路のための孔や管，溝がある．骨の部位とその形を示す特別な用語について説明する．

　　顆：体肢（上肢，下肢のこと）の長骨の骨端にある大きな骨の塊．
　　上顆：顆の表面につくふくらみ．
　　結節：骨の表面のふくらみ．
　　線と稜：骨の表面の線状のふくらみで，稜のほうが幅が広く厚い．

A）前面 B）後面

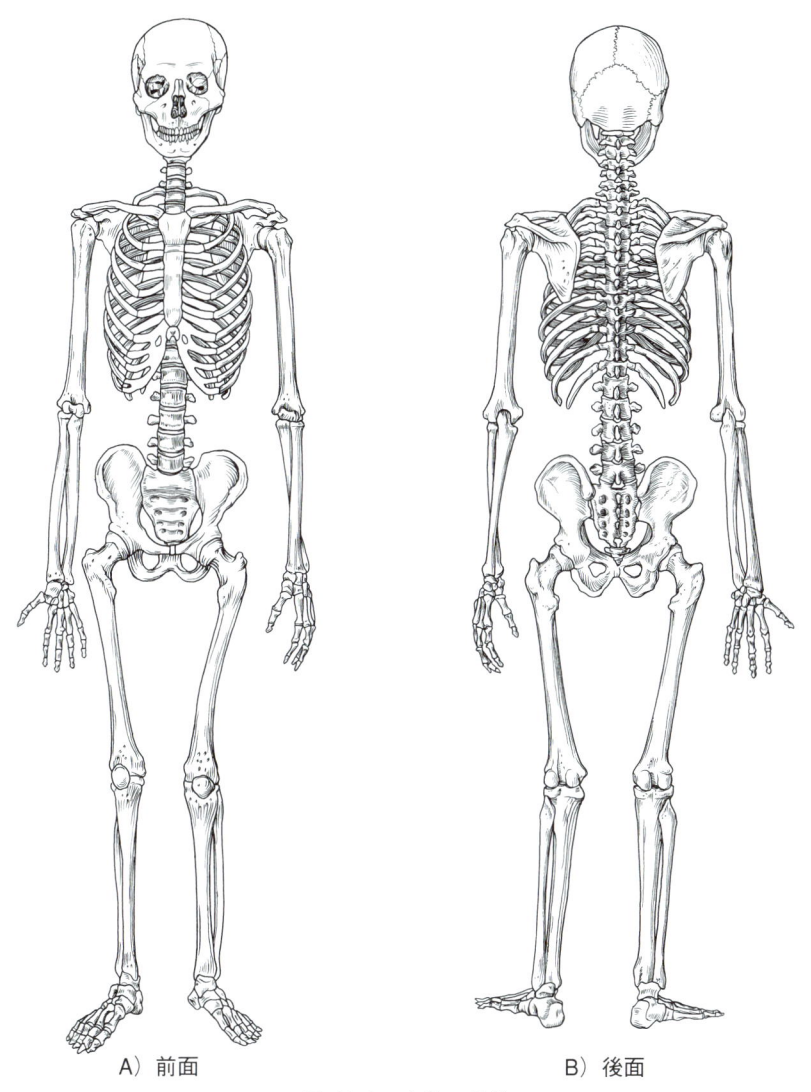

図 10-1　全身の骨格

頭，頸：長骨では骨端に近くくびれがある場合，骨端を頭，くびれを頸という．骨端に近い球状の盛り上がりは頸が不明瞭でも頭という．
底：指骨などで頭でないもう1つの骨端．仙骨でも使われる．
切痕：骨の一部がナイフで削りとった跡のように見えるところ．
棘：先端の尖ったとげ状の突起．
粗面：筋や靱帯が多数の線維束に分かれて付着する部位は，骨の表面がでこぼこした粗面になる．

注●● ヒトの身体の特徴の1つは，長距離歩行ないし走行に適して発達した下肢と直立姿勢の骨格である．また，ほかの体肢を持つ動物と比べて，手の親指（母指）が，ほかの4本の指と向かい合うこと（対立）もヒトの特徴であり，これが，器用な指使いを可能にし，道具をつくったり，多様な食料を利用できるようになったと考えられている．

(2) 骨の連結

舌骨以外のすべての骨は，他の骨と連結されて**骨格**を構成することによりその機能を果たす．2つの骨が骨質で完全に結合される**骨結合**以外は，つなぎ目で屈曲したり，回転したりする可動性が認められる．連結部の可動性はその構造により大きく左右される．

① 線維性の連結

2つの骨の間が線維性結合組織で結合されているもので，次の3種が区別される．

靱帯結合：強靱な線維性結合組織による結合で，幅広く膜状を呈するときは**骨間膜**という（脛腓靱帯結合，前腕骨間膜）．

縫合：板状の頭蓋骨の間の結合で，多数の膠原線維束が両骨の結合面を結合する．継ぎ目が複雑に屈曲する曲線になることが多い．

釘植：歯根の表面と歯槽骨の間の結合で，結合組織性の**歯根膜**が両者を結合する．

② 軟骨性の連結

軟骨結合：硝子軟骨により結合される．寛骨の"Y字軟骨"のように，成長期のほとんどの骨には軟骨結合（骨端軟骨）が見られる．胸骨の胸骨柄結合（**柄体軟骨結合**）は，成人に残存する軟骨結合の例である．

線維軟骨結合：**恥骨結合**と**椎体間結合**は，密性結合組織の中に軟骨質が散在する線維軟骨ででき，円板状の構造で2つの骨が結合される．

③ 滑膜性の連結

一般に**関節**と呼ばれる連結で，2つの骨が滑膜によりつながる．連結部には**滑液**で満ちた**関節腔**ができる（p 19参照）．

(3) 関節の種類（図10-2）

人体の運動の大部分は1つまたは2つ以上の関節を筋の収縮によって動かすことにより生じる．関節の動きの方向や範囲は，関節を構成する骨の形と動きを制限する靱帯によって決定される．関節面のある骨の部位はいろいろな形をしているが，一般に凸面を持つものを**関節頭**，これを受ける凹みを**関節窩**という．また，1つの関節は2骨の間につくられるが，肘関節のように3個以上の骨が関係するものもある．

運動性から見ると，蝶番関節または車軸関節のように，骨が特定の1軸のみを中心として動く**1軸性関節**，楕円関節のように互いに直交する2軸を中心として動く**2軸性関節**，球関節のように運動軸が3軸以上ある**多軸性関節**がある．仙腸関節は可動性がほとんどないので**半関節**とみなされる．

① 球関節

関節頭は球状で，関節窩は関節頭に対応するような凹面となっている．球関節の運動は，関節頭をつくる球の中心を通るすべての軸を中心とする運動を行う多軸関節である（肩関節）．関節窩の特に深いものは，**臼状関節**と呼ぶ（股関節）．肩関節と股関節では関節窩の周縁にある線維軟骨性の**関節唇**により，関節窩の大きさ・深さを増す．

② 蝶番関節

関節頭と関節窩が，円柱の側面の一部になっている．この関節は蝶番のように円

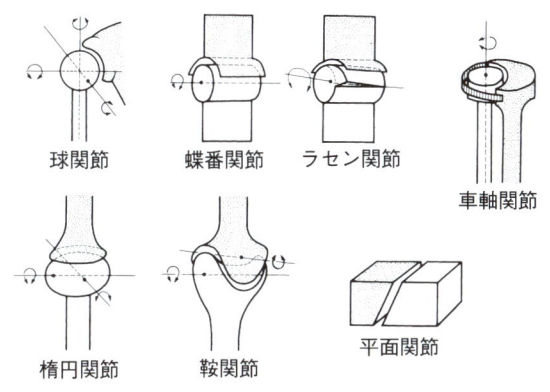

図 10-2 関節の形状による分類

柱軸を運動軸として1方向にのみ運動する1軸性関節である（腕尺関節，指節間関節）．

③ ラセン関節

蝶番関節の変形で，関節頭は円柱ではあるが，運動方向が運動軸に対して斜めになるため，らせん階段を登るように回転に伴って軸の方向へずれる（距腿関節）．

④ 車軸関節

関節頭の周囲に環状に関節面があり，関節窩の中で関節頭がその中心軸を中心に車軸のように回転する1軸性関節である（上橈尺関節）．

⑤ 楕円関節

関節頭が楕円球状の関節であり，関節頭の長軸と短軸を回転軸とする2軸性関節．回旋はできない（橈骨手根関節）．

⑥ 顆状関節

関節頭は球形ではなく，関節窩も浅く関節頭の側面にまで達してない．しかも運動は靱帯により制限されて，1あるいは2方向に限られる（中手指節関節，膝関節）．

⑦ 鞍関節

対向する関節面が鞍と馬の背のような双曲面をもち，互いに直交する方向に向かい合う．運動は互いに直交する2軸のみである（母指の手根中手関節）．

⑧ 平面関節

相対する関節面が平面で，運動は主に横滑りによる（椎間関節）．

2. 筋 系

運動器としての筋は骨格筋線維と結合組織からできている．筋線維はこれに付着する運動神経線維から信号を受けて収縮するが，その収縮力は結合組織によって骨格系に伝えられ，関節を動かす等の運動を生じる．

筋は運動器としての機能に加えて体熱の発生およびリンパや静脈血を動かす筋ポ

ンプとしても重要である．

(1) 筋の付着

ほとんどの筋は，1つ以上の関節を越えて2ヶ所以上の場所につくことにより，その関節の運動に関与する．

① 起始と停止

筋の両端のうちで筋が収縮するとき動きの少ない端を起始といい，大きく動く端を停止という．しかし，運動は相対的なものであって，動きの程度によって起始と停止を区別できないことも多い．一般に体肢の筋では体幹に近い方（近位端）を起始とし，遠い方（遠位端）を停止とする．体幹の筋では脊柱に近い方を起始とし，体幹の筋で上下方向に伸びる筋では骨盤に近い方を起始としている．

② 付着のいろいろ

多くの筋は密性結合組織からなる腱によって骨に付着するが，まとまった腱にならずに個々の筋束が直接付着する筋も多い．骨の表面に広く付着する筋ではほとんど腱がない（腸骨筋）．

大多数の筋は骨膜に付着するが，筋の一部が筋膜や関節包などに付着する筋もある．しかし，これらの構造はかならずどこかで骨に付着しているので，結果としてその筋は骨を動かし，関節の運動に関与することになる．

腱も体肢の筋の腱のように長いひも状のものだけでなく，広い腱膜状になったり（広背筋，外腹斜筋），まとまらずに多数の細い束としてつく場合もある（三角筋）．

表情筋の多くは筋の一端が皮膚に付着する（皮筋）．皮膚を動かすことにより，顔面にしわをよせたりして表情をつくる．

(2) 筋の形（図10-3）

人体にはいろいろな形をした筋があり，一般に本などでよく見る両端が腱となっている紡錘形のものはそれほど多くない．付着部が長く広い筋は全体に広い膜状になるし（僧帽筋，菱形筋），複数の肋骨に付着する筋も全体として膜状になる（前鋸筋，外腹斜筋）．

起始または停止が2つ以上に分かれる筋があり，前者の場合は**二頭筋**などという名称がつく．腱を持つ筋では，腱でない部分を筋腹というが，これを横切るように**中間腱**のある筋がある（**二腹筋**）．腹直筋では中間腱が3ないし4本みられ，特に**腱画**という．脊柱の両側にある深背筋の多くは起始も停止も多数あり，多数の小さな筋の集合を1つの筋と見なしている．

(3) 筋の神経

通常，1つの筋に1本の末梢神経の枝が侵入する（**筋枝**）．筋に分布する神経は各筋によりほぼ一定の部位で筋膜を貫いて筋内に進入し，分枝する．この神経には運動線維と感覚線維とが含まれる．**運動線維**は，筋に収縮する命令を伝える遠心性神経で，脳または脊髄の中に細胞体のある**運動ニューロン**の**軸索**（図1-21）である．

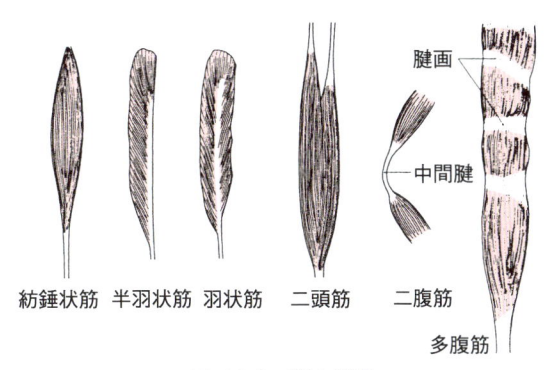

紡錘状筋　半羽状筋　羽状筋　二頭筋　二腹筋
多腹筋

図 10-3　筋の形状

その先端は分枝して複数の筋線維の表面に**運動終板**となって接着する．

感覚線維は脊髄神経節ないし脳神経節に細胞体のある**一次感覚ニューロン**の神経突起であり，痛覚などの体性感覚に加えて，筋線維の収縮状況や受動的な伸展などの深部感覚の情報を中枢神経系に向かって伝える求心性線維である（図10-4）．筋の伸展度と収縮度のセンサーとして**筋紡錘**（図10-4, 5）や**腱器官**などがある．

筋に入る神経には**自律神経線維**も含まれ，主として筋内の血管に分布し血流の調節を行う．大型の筋には，近くを通過する血管から複数の枝が入る．

注●● 筋の支配神経は，発生の初期に分布し筋が発生の経過中に付着の場所を移動しても，神経は変わらず筋に伴って移動する．たとえば横隔膜は胸郭内にあるが，頸神経叢の枝によって支配されている．これは横隔膜が頸部に発生し，発生の経過中に腹部まで下降したことを示している．このようにその支配神経を調べることにより，その筋の発生起源や系統を明らかにすることができる．

(4) 筋の補助装置

筋の機能が支障なく発揮できるために，次のような補助装置がある．

① 筋膜と筋間中隔

筋の表面を包み，隣り合う筋の間にはさまる結合組織を筋膜という．一般的には疎性結合組織からなるが，作用の大きく異なる筋群の間の筋膜や体肢の筋全体を包む筋膜は厚く，密性結合組織からなる．上腕や大腿の屈筋群と伸筋群の間の筋間中隔や前腕と下腿の骨間膜は両面に筋が付着する．

体表の皮下組織と筋群との間の筋膜を深筋膜といい，皮下組織を浅筋膜という．

② 滑液包

筋や腱が骨や靱帯および他の筋に対して押しつけられるような部位に見られ，両者の間の摩擦を減らすための滑液のたまる扁平な袋状の構造．滑液包は関節の付近に見られることが多く，肩や膝では関節腔と交通しているものもある．

③ 腱鞘

滑液包と同様の構造が腱を包んだもので，長い腱の移動をスムーズにしている．手首や足首を通過する腱の周囲に多数見られる．

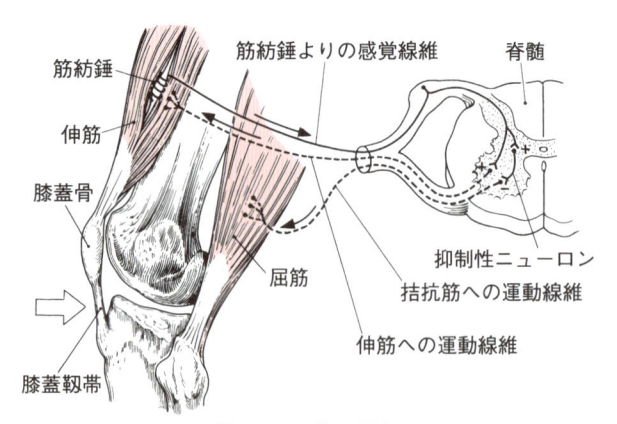

図10-4 筋の神経

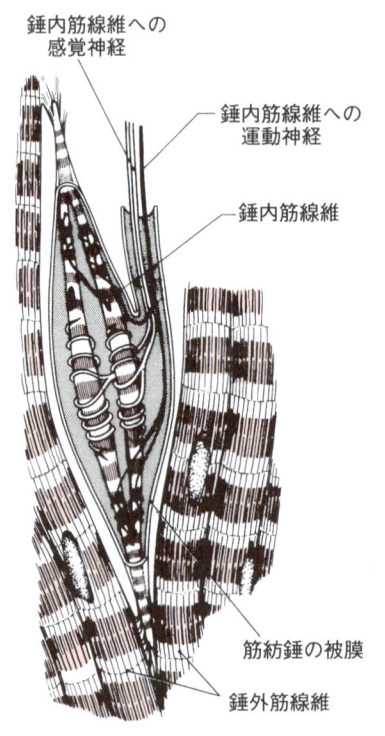

図10-5 筋紡錘

④ 滑車

　靱帯の環または骨の隆起でできており，腱が作用する力の方向を変えるための装置．

⑤ 種子骨

　手足の短母指屈筋や母指内転筋の停止腱の中に見られる豆状の骨であり，膝蓋骨は大腿四頭筋の腱に生じた巨大な種子骨と見なすことができる．

(5) 筋の作用と運動

　骨格筋は筋線維の収縮により身体の一部を動かしたり，張力を発生したりする．

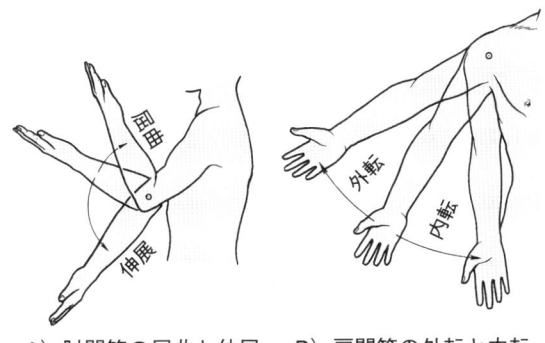

A) 肘関節の屈曲と伸展　　B) 肩関節の外転と内転

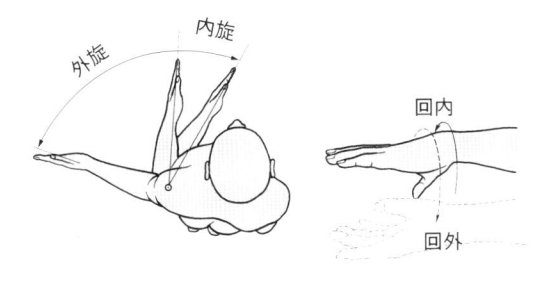

C) 肩関節の外旋と内旋　　D) 前腕の回内と回外

図 10-6　関節の運動

　その力の方向は筋線維の方向と一致するので1つの筋の作用を見るとき，筋線維（筋束）の方向を知っていることが必要である．全身運動ではいうまでもなく，身体の一部の運動にも複数の筋が関係する．個々の筋を見ると，皮筋をのぞき，1つあるいは2つ以上の関節の運動に関係する．そのため筋の作用を理解するには関節との位置関係，すなわち筋がその関節の運動軸のどこを通るかを知ることが重要である．

① 屈曲と伸展（図 10-6 A）

　関節を伸ばした状態から曲げるのが屈曲，逆向きの運動が伸展である．ただし，肩関節では上肢を前方に挙げる運動を屈曲，逆方向の運動を伸展という．手首の橈骨手根関節では手掌側への屈曲を掌屈，手背側への屈曲を背屈という．足首の距腿関節では爪先立ちするような運動を底屈，逆に爪先を上げるような運動を背屈という．

　脊柱の屈曲・伸展：脊柱では多数の関節運動の総和として前屈，後屈，側屈などの運動が行われ，元へ戻す運動が伸展となる．

② 外転と内転（図 10-6 B）

　体の前後方向に向かう軸を関節の運動軸とする運動である．肩関節と股関節では体肢の外側方へ動きを外転，その逆を内転という．ただし，肩甲骨の場合は肩甲骨全体の内側方への移動を内転，外方への移動を外転という．手指では中指から遠ざかる動きを外転，近づく動きを内転といい，足指では第2指を中心にして外転と内転が行われる．

③ 外旋と内旋（図10-6 C）

体の部分がその長軸を中心軸とする回転運動を**回旋**という．肘を脇腹につけて手を前に突き出した状態から手を外側方に動かす運動では，上腕全体がその長軸の周りに回転している．これは肩関節における外旋であり，逆向きの運動を内旋という．脊柱では右方および左方回旋という．

④ 回内と回外（図10-6 D）

肘関節より遠位の前腕と手は，表面的には回旋のように見える運動をするが，尺骨は回旋せずに橈骨の下端が尺骨頭の周囲を回転するような運動の結果，手掌の向きが変わる．体側に下垂した上肢で前方に向いた手掌を後方にまわす運動を回内，この逆の運動を回外という．このとき橈骨頭は尺骨についた輪状靱帯の中で回旋運動をしている．

⑤ 内がえし（内反）と外がえし（外反）

足では足の内側を持ち上げて足底を見るような運動と逆に足の小指側をねじり上げるような運動が可能であるが，これは足根骨間の複数の関節が関与する運動で，前者を内がえし，後者を外がえしという．

⑥ その他

体幹の運動としては脊柱の屈曲・伸展，回旋運動などに加えて，これらを組み合わせてねじるような運動とか，体壁の筋の収縮により体幹を固めて体肢の運動の基盤とするような作用もある．このほか**呼吸運動**とか，**咀嚼**や**嚥下**にも複数の骨格筋が関与する．

第10章 運動器系／II. 全身の骨格

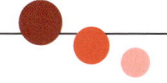

全身の骨格は，**体幹の骨格**と**体肢の骨格**とに分けられる．さらに体幹の骨格は，**頭蓋**・**脊柱**・**胸郭**に，体肢は**上肢と下肢**の骨格にそれぞれ区分される．

1. 脊柱

■ 1) 脊柱の構成（図10-7）

脊柱は体幹の支柱をなす骨格で，関節によって連結する32～34個の**椎骨**からなる．頸部の椎骨を**頸椎**，胸部の椎骨を**胸椎**，腰部の椎骨を**腰椎**，骨盤部の椎骨を**仙椎**および**尾椎**という．成人の骨格では，5個の仙椎は癒合して1個の**仙骨**となり，3～5個の尾椎も1個の**尾骨**となるので，脊柱は以下の5種類の骨から構成される．

- 頸椎：7個，胸椎：12個，腰椎：5個，仙骨：1個（仙椎5個），尾骨：1個（尾椎3～5個）

(1) 脊柱の機能

脊柱は体幹の軸心に位置して，柱のようにからだ全体を支える支持骨格である．脊柱の中には中枢神経の脊髄が収納され，脊柱は脊髄の保護骨格でもある．また，椎骨にある数種の突起に筋を付着させて脊柱を動かし，体幹運動にも関与する．

(2) 椎骨の基本形態（図10-8）

脊柱を分解して，頸椎・胸椎・腰椎・仙骨・尾骨の5種の椎骨を並べると，それぞれに異なった特徴を持つことがわかる．その中で脊柱の中央部にある胸椎は，椎骨に共通する基本形態を持った典型的な椎骨である．

1つの胸椎を取り出してみると，椎骨の中心要素は，円柱状の**椎体**とその後方にあるアーチ状の椎弓である．椎体と椎弓に囲まれた空間を**椎孔**という．椎弓の両側には横に張り出した左右1対の**横突起**，椎弓の後方には無対の**棘突起**が出る．また，椎弓の基部は，上方と下方からくびれ込んでおり，それぞれ**上・下椎切痕**という．上椎切痕の後方からは，上方に向かって左右1対の**上関節突起**が出る．下椎切痕の後方からは下方に向かって左右1対の**下関節突起**が出る（図10-10）．

まとめると，椎弓からは以下の**4種7個**の突起が出る．

- 棘突起：1個，横突起：2個，上関節突起：2個，下関節突起：2個

(3) 椎骨の連結（図10-8, 9）

上下の椎骨は，①椎間円板，②椎間関節，③数種の靱帯により連結され脊柱とな

図 10-7 脊柱の左側面

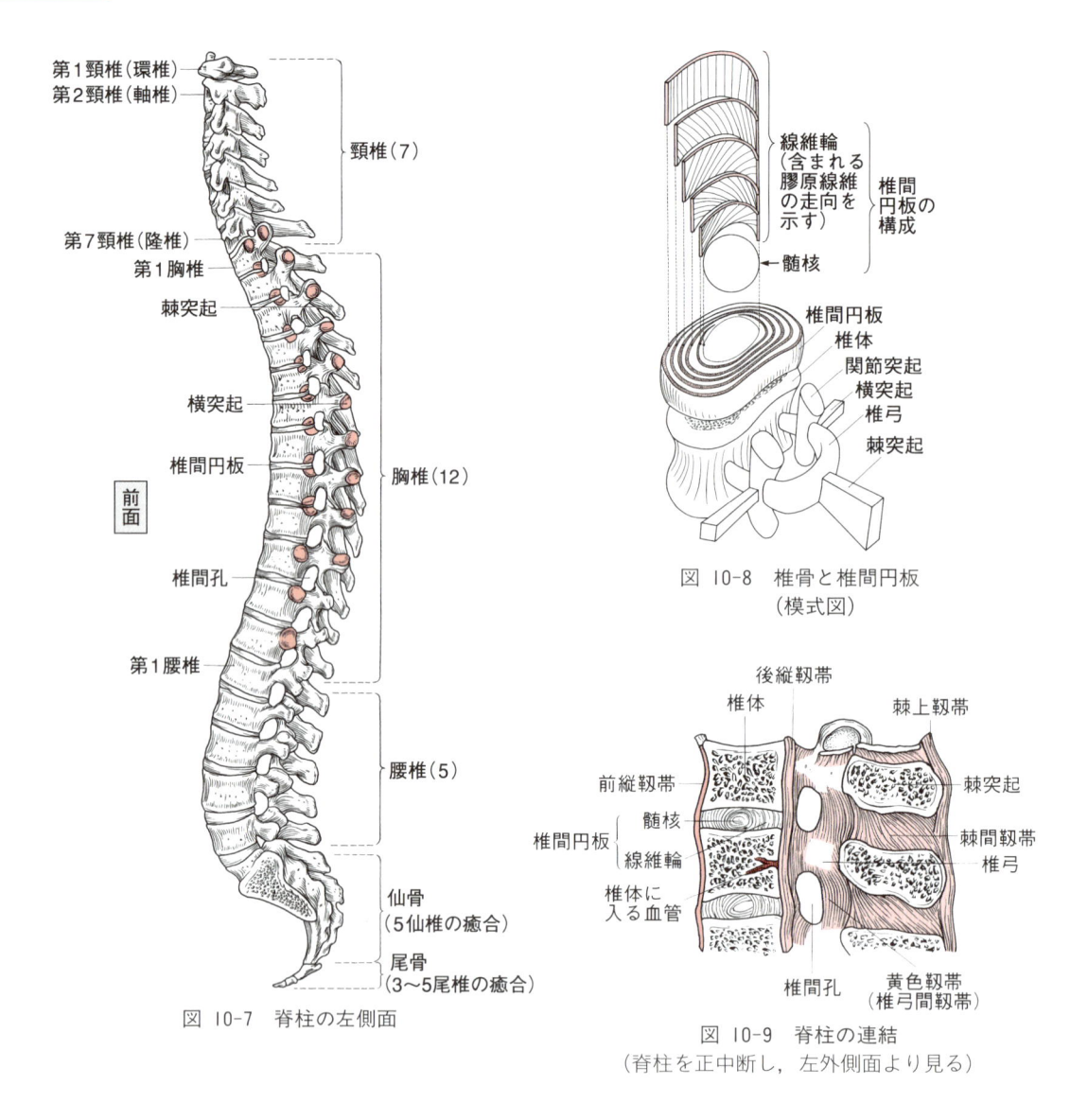

図 10-8 椎骨と椎間円板（模式図）

図 10-9 脊柱の連結（脊柱を正中断し，左外側面より見る）

① 椎間円板

椎間円板は，椎体と椎体との間を軟骨性結合させる．脊柱の長さの約1/4は椎間円板である．椎間円板の内部では，線維軟骨が層板をなして重なった**線維輪**が，中心部にあるゼリー状の軟組織である**髄核**を包んでいる．髄核の約80％は水分でできており，流動性を持つ．脊柱にかかる荷重に対して流動性のある髄核が圧力の分配を行って，脊柱の屈伸やねじれを可能にする．これは，圧力をかけて押しつけてもつぶれずに，内部の水の流動によって弾力性とある程度の可動性を生み出す水枕と同じ原理である．

注●● 椎間円板は臨床的に椎間板と呼ばれることが多い．髄核は線維輪の損傷により外へ押し出されることがある．これを**髄核ヘルニア（椎間板ヘルニア）**という．椎間板へ

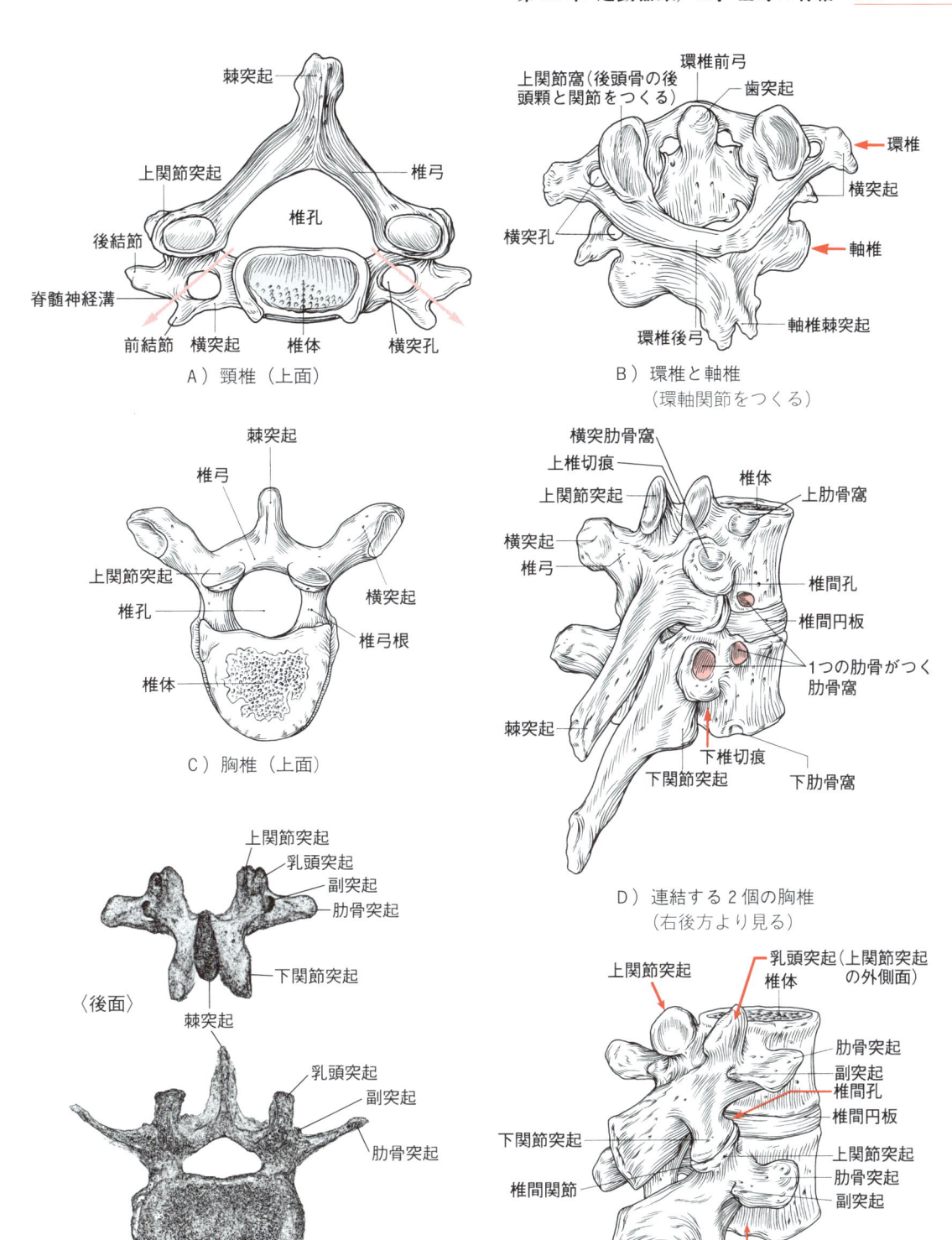

第10章 運動器系／II．全身の骨格　171

A）頸椎（上面）
棘突起／上関節突起／椎弓／椎孔／後結節／脊髄神経溝／前結節／横突起／椎体／横突孔

B）環椎と軸椎（環軸関節をつくる）
上関節窩（後頭骨の後頭顆と関節をつくる）／環椎前弓／歯突起／環椎／横突起／横突孔／軸椎／環椎後弓／軸椎棘突起

C）胸椎（上面）
棘突起／椎弓／上関節突起／横突起／椎孔／椎弓根／椎体

D）連結する2個の胸椎（右後方より見る）
横突肋骨窩／上椎切痕／上関節突起／椎体／上肋骨窩／横突起／椎弓／椎間孔／椎間円板／1つの肋骨がつく肋骨窩／棘突起／下椎切痕／下関節突起／下肋骨窩

E）腰椎
〈後面〉上関節突起／乳頭突起／副突起／肋骨突起／下関節突起／棘突起
〈上面〉乳頭突起／副突起／肋骨突起

F）連結する2個の腰椎（右後方より見る）
上関節突起／乳頭突起（上関節突起の外側面）／椎体／肋骨突起／副突起／椎間孔／椎間円板／上関節突起／肋骨突起／副突起／下関節突起／椎間関節／棘突起／下椎切痕／下関節突起

図 10-10　椎骨

ルニアでは，髄核が椎間板の外側後方に脱出することが多い．脱出した髄核はしばしば椎間円板のすぐ後ろに位置する脊髄または脊髄神経を圧迫する．椎間板ヘルニアは第3と第4腰椎間，第4と第5腰椎間に起こりやすく，この分節および1つ下位の分節の椎間孔から出る坐骨神経に痛みをもたらす．

② 椎間関節（図10-10）

椎間関節は，上位の椎骨の下関節突起と，下位の椎骨の上関節突起とが対面してできる関節である．

③ 靱帯による連結（図10-9）

椎体と椎間円板の前・後面には，それぞれ**前・後縦靱帯**が密着し，椎体を縦に連結する．椎弓の間には**黄色靱帯**が連結する．普通の靱帯は膠原線維の密な束で白っぽいが，黄色靱帯は弾性線維に富み黄色く見える．そのほか，棘突起間を結ぶ靱帯を**棘間靱帯**，棘突起の先端を縦に結ぶ靱帯を**棘上靱帯**という．ただし，この靱帯は頸部では幅が広く厚くなり，**項靱帯**と呼ばれる．

(4) 脊柱管

複数の椎骨が連なると椎弓が黄色靱帯を介して連結し合い，個々の椎孔も連続して脊柱の内部に**脊柱管**をつくる．脊柱管は脊髄を収納し，上方では後頭骨の大孔（大後頭孔）にて頭蓋腔に続き，下方では仙骨の中で仙骨管をつくって，その下端の仙骨裂孔に終わる．

(5) 椎間孔（図10-7, 9）

椎骨が連結されることにより，上位椎骨にある下椎切痕と下位椎骨にある上椎切痕は向かい合って，椎間の側面（椎間円板と椎間関節の間）に**椎間孔**をなす．脊柱管は椎間孔に通じて左右両側方に開き，脊髄神経を通す．

2) 各部の椎骨

(1) 頸椎（Cで略す）：7個（C1～7）（図10-10, 11）

頸椎は頸部脊柱をつくる7個の椎骨で，頭部を支える椎骨として特殊化する．上方から頸椎を観察すると，椎体は小さく，前後径が短い楕円形をとる．椎弓は椎体よりも横に張り出し，内部の椎孔も横に広がって三角形に近くなる．棘突起は短く，ほぼ水平後方に出る．中位の頸椎では棘突起の先端は2裂に分かれ，その間に項靱帯が付着する．横突起は短いが幅広い．頸部では肋骨が退化して頸椎の横突起に取り込まれる．その結果，横突起の前半部は肋骨に，後半部は本来の横突起にそれぞれ相当し，両者の間に**横突孔**が残る．C1～6の横突孔には上行して脳に至る**椎骨動脈**が通る．また，横突起上面で両者の間には**脊髄神経溝**があり，椎骨を連結させると，椎間孔と連絡して頸神経を通す．横突起先端には脊髄神経溝の前後に**前結節**と**後結節**が突出する．

一般に，頸椎の上・下関節突起にある関節面は水平に近い平面になり，これに加えて棘突起も水平に近いことから，頸椎間での運動を制限する要因が少ない．この

ため頸部脊柱は脊柱の中でも高い可動性を持って，頭部を多様な方向に運動することが可能である．

頸椎の中でもさらに特殊化したものは第1頸椎，第2頸椎，第7頸椎である．

第1頸椎（C1）は環椎，第2頸椎（C2）は軸椎と呼ばれ，頭蓋骨を直接支える特別な骨格である（図10-10 B）．

① 環椎

環椎は椎体を欠き，椎骨中央部には一段と大きな椎孔が開くリング状（環状）の椎骨である．大きな椎孔の前後を囲む部分をそれぞれ**前弓，後弓**という．後弓は椎弓に相当する部分であるが，その後方に棘突起は認めない．前弓と後弓は環椎の**外側塊**でつなぎとめられている．外側塊には横に張り出した横突起があり，その中には横突孔もある．

また，外側塊の上面にある上関節突起は，後頭骨の後頭顆と連結して頭蓋を支える必要から，大きな**上関節窩**という凹面をつくる（環椎後頭関節）．一方，外側塊の下面には，下関節突起に相当する下関節窩という平面があり，軸椎の上関節面と関節する（外側環軸関節）．

② 軸椎

軸椎は，椎体の上方に突き出した**歯突起**を有する特徴的な頸椎である．歯突起は本来，環椎の椎体に相当する部分であるが，発生の途中で環椎から離れて軸椎体に癒合したものである．歯突起は環椎椎孔の前方部に入り，前弓の内面（歯突起窩）に接して正中環軸関節をつくる．また，軸椎の棘突起は項部の筋が集中する部分で大きく発達し，体表からも触知できる．

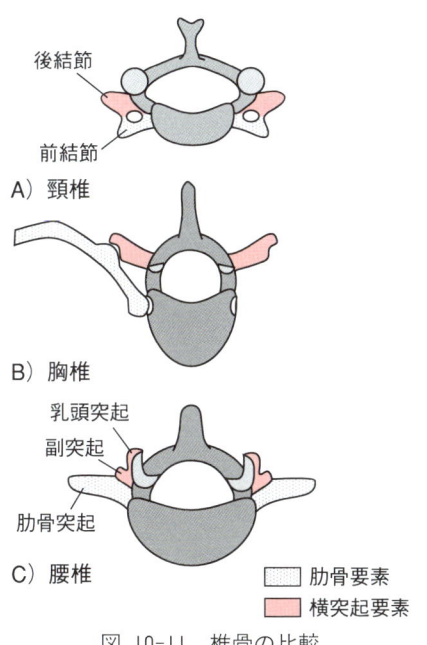

図10-11　椎骨の比較

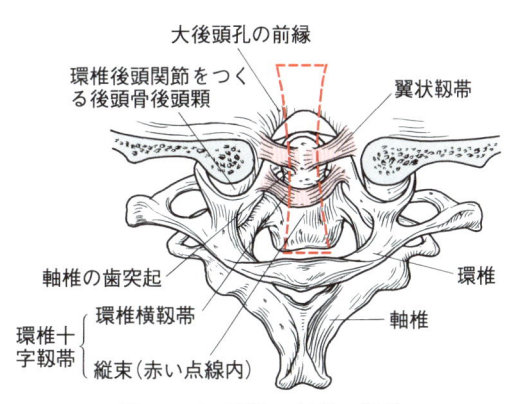

図10-12　環椎・軸椎の靱帯
（大後頭孔の後半，後頭骨を除去し後方より見る）

●**頭蓋を支える特殊な関節**（図10-12）

環椎後頭関節は，後頭骨の後頭顆と環椎上関節面との関節である．左右の環椎後頭関節をあわせて楕円関節をなし，頭部を前後に屈伸させる，うなずくような動きや側屈を可能にさせる．

環軸関節は環椎と軸椎との関節であり，正中環軸関節と外側環軸関節からなる．

外側環軸関節は，環椎の下関節面と軸椎の上関節面とで構成される．通常の椎間関節と同様に平坦な関節面どうしが対面する（平面関節）．

正中環軸関節は，軸椎の歯突起が環椎の椎孔に入って前弓の内面（歯突起窩）と連結したものである．歯突起を運動軸として環椎を横に回旋する車軸関節である．頭蓋と環椎とを一括して，左右に回旋する．この運動で歯突起が後方にずれないように，環椎の椎孔内には**環椎十字靱帯**が張っている．この靱帯は歯突起を後面から十字形に交叉しておおう2つの靱帯（環椎横靱帯と縦束（じゅうそく））よりなる．

③ **隆椎**（りゅうつい）

第7頸椎を**隆椎**という．胸椎との移行部にある隆椎は，頸椎の中でも胸椎に近い形状をしており，棘突起はスマートで長い．この棘突起は垂直に後ろに出るので，頭を前に深く倒すと頸部の後ろに隆起として体表観察される．椎骨の位置は体表から棘突起を触れることで数えられるが，長く伸びた隆椎の棘突起はその起点となる．

(2) **胸椎**（Tで略す）：12個（T1～T12）（図10-10，11，16）

胸椎は，胸部の脊柱を構成する12個の椎骨である．胸椎は脊柱の中央部に位置し，各椎骨の中でも典型的な形態をしている．

12個の胸椎は，左右12対の肋骨と胸骨と共に体幹の基本骨格になって，鳥カゴのような**胸郭**をつくる．肋骨との関節は，椎体外側面の後方にある**肋骨窩**と横突起の先端にある**横突肋骨窩**で行う．一般に，椎体に連結する肋骨頭は，椎間円板を挟んでさらに1つ上位の椎体にまで拡大して付着するので，肋骨窩は上下の肋骨窩に分かれる．たとえば，第5肋骨は，T5椎体の上肋骨窩だけにつくのではなく，椎間円板を挟んで1つ上位のT4椎体の下肋骨窩にまたがって関節する．

また，胸椎の棘突起は長くて下後方に傾斜がついており，胸部脊柱を後方から見ると棘突起が屋根瓦のように重なり合っている．これは胸椎間での運動を制限する要因になるので，胸部脊柱は頸部や腰部に比べて可動性が低くて安定する．

> 注●● 第1肋骨は2つの椎体にまたがることはなくT1のみと関節をなす．さらにT11とT12では，椎体の肋骨窩は上下に分かれず，椎体ごとに単独の肋骨窩をつくる．またT11とT12では横突肋骨窩もない．

(3) **腰椎**（Lで略す）：5個（L1～5）（図10-10，11）

腰椎は上半身の全体重を支えるために椎体は太く大きく，椎間円板も厚く変化する．腰部では，肋骨が退化して腰椎の横突起に癒合する．その結果，肋骨に相当する部分は腰椎の側方に大きく突出して，一見すると横突起のような**肋骨突起**になる．本来の横突起はその基部に小さく**副突起**として残る．また，棘突起は胸椎に比べて

短いが，幅広く頑強にできている．これらの棘突起は水平に後方に出るので，上下の棘突起間には広い隙間があく．

腰椎の上関節突起は後方に突出して内面の関節面を弯曲させるので，椎間関節の可動性は胸椎よりも高い．上関節突起の上外面は，筋の付着部としてわずかに盛り上がった**乳頭突起**となる．

> 注●● 棘突起間の隙間は脊柱管に注射針を穿刺するときに活用される（腰椎穿刺）．

(4) **仙骨**（仙椎はSで略す）：1個（S1〜5が癒合）（図10-13）

仙骨は，骨盤部の脊柱である．思春期まで軟骨結合であった5個の仙椎は，成人になると外側に付属する肋骨片とともに癒合し，1個の仙骨となる．仙骨は上部が大きく，下方は急激に細くなり，逆三角形をしている．これは体幹の体重を一手に支えてきた脊柱が，仙骨下半部では荷重を骨盤の寛骨に受け渡して小さくなったためである．仙骨上面は，逆三角形の底辺に当たるので**仙骨底**といい，第1仙椎の椎体上面がその主要部をなし，前端を**岬角**という．仙骨の尖った下端は**仙骨尖**と呼ぶ．

仙椎の各椎体は癒合することで椎間円板を失い，その結合部は仙骨前面に4本の**横線**として残る．一方，癒合によって仙椎後面の棘突起や椎間関節はそれぞれ縦に連なって，棘突起は**正中仙骨稜**を，椎間関節は**中間仙骨稜**を形成する．椎孔も癒合しあって**仙骨管**をつくる．仙骨管は脊柱管の続きであり，仙骨の前面・後面にそれぞれ4対の前・後仙骨孔を通じて外に開き，仙骨管の下端は**仙骨裂孔**で終わる．仙骨裂孔の左右両側には**仙骨角**という盛り上がりができる．仙骨角は体表から殿裂の奥に触れる．

また仙椎の癒合によって脊髄神経（仙骨神経）が通る椎間孔も仙骨内に取り込ま

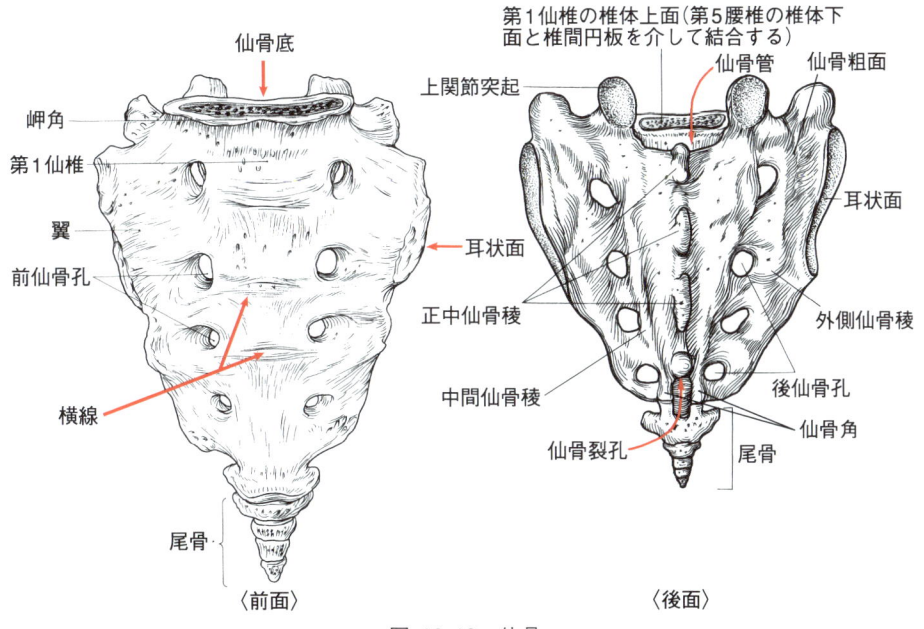

図 10-13　仙骨

れ，仙椎間には，仙骨前面に**前仙骨孔**，仙骨後面に**後仙骨孔**が各4対できて，仙骨神経前枝と後枝がそれぞれ別々に通る．

仙骨の外側面は広く拡大して，寛骨の一部（腸骨）と関節する（仙腸関節）．関節面はL字型の**耳状面**（じじょうめん）であり，その後方には仙腸靱帯がつく仙骨粗面がある．**仙腸関節**は関節面に凹凸があって，さらにその周囲を厚く強固な仙腸靱帯につながれるので，運動性はほとんどない（半関節）．腸骨と関節する仙骨外側部は，本来，肋骨に相当する部分である．

(5) 尾 骨（図10-13）

尾の退化しているヒトでは，尾椎は3～5個の小さな骨であり，通常それが融合して1個の**尾骨**となっている．第1尾椎はときに仙骨尖に骨性結合して，仙骨の一部に取り込まれることもある．

■3） 脊柱の弯曲（図10-14）

脊柱を側面からみると，**頸椎は前弯・胸椎は後弯・腰椎は前弯・仙椎は後弯**して，全体的にゆるいS字型をとる．ただし，脊柱は生まれながらにS字弯曲をしているわけではない．

元来，胎児の脊柱は全体的にゆるやかに後弯し，これを**一次弯曲**という．生後，重力に対して脊柱が体を支えるように適応することで，段階的に前弯が形成される．新生児ではまだ一次弯曲だが，生後3ヶ月ほどで「首がすわる」ようになると，頸部の脊柱は頭部の重みに適応し，二次的に前弯する．さらに生後1年以上経って，直立二足歩行をはじめると，腰部脊柱が上半身の体重を支えるので腰部が前弯を呈する．これら頸部と腰部の前弯を**二次弯曲**という．結果的には胸部と仙骨部に一次弯曲が残る．

脊柱の前弯部は，脊柱の後方に背筋を発達させるので一般に運動性が高い．一方，脊柱の後弯部では，脊柱前方に胸郭や骨盤といった内臓の保護骨格を構築しているので運動性が悪い（あるいは運動しない）．

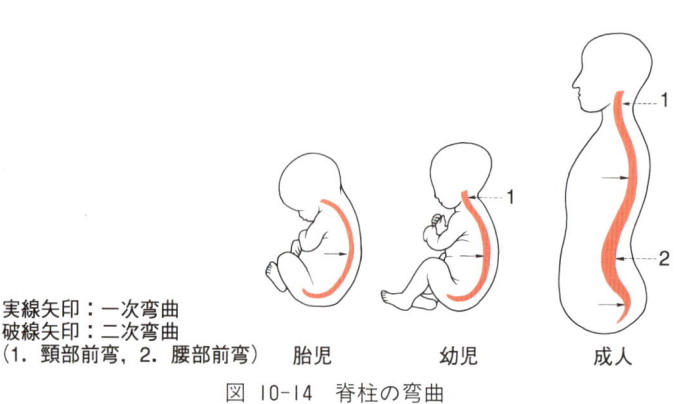

注●● 脊柱の異常によって弯曲が起こることもある．老人性円背では一次弯曲が強くなり，脊柱の左右につく筋の緊張バランスが取れないと側方に弯曲（脊柱側弯症）する．

実線矢印：一次弯曲
破線矢印：二次弯曲
（1．頸部前弯，2．腰部前弯）　胎児　　幼児　　成人

図 10-14　脊柱の弯曲

2. 胸　郭（図10-15, 16）

　肺と心臓を収める鳥カゴのような骨格で，**胸椎（12個）・肋骨（12対）・胸骨（1個）**の合計37個の骨から構成される．

(1) 胸　骨（図10-15, 18）

　胸郭前部の正中にあるネクタイ型の扁平な骨で，上方から，**胸骨柄・胸骨体・剣状突起**の3部からなり，それぞれ軟骨結合により連結する（胸骨柄結合および胸骨剣結合）．これらの軟骨結合は加齢とともに骨化する傾向にあるが，特に胸骨柄結合は成人になっても残ることが多い．

　胸骨柄は胸骨上部に位置する．上縁正中部の切れ込みを**頸切痕**(けいせつこん)といい，体表からも左右の鎖骨の間でくぼみ（頸窩(けいか)）をなす．頸切痕の両側には，鎖骨との関節面である1対の**鎖骨切痕**がある．

　胸骨体は胸骨の主体をなす部分である．胸骨柄から胸骨体の両縁には，肋骨との関節部位である**肋骨切痕**が7対ある．胸骨柄と胸骨体の結合縁はわずかに角度をなして前に突出し，**胸骨角**という．この部分の胸骨外側縁には，第2肋骨の肋軟骨が

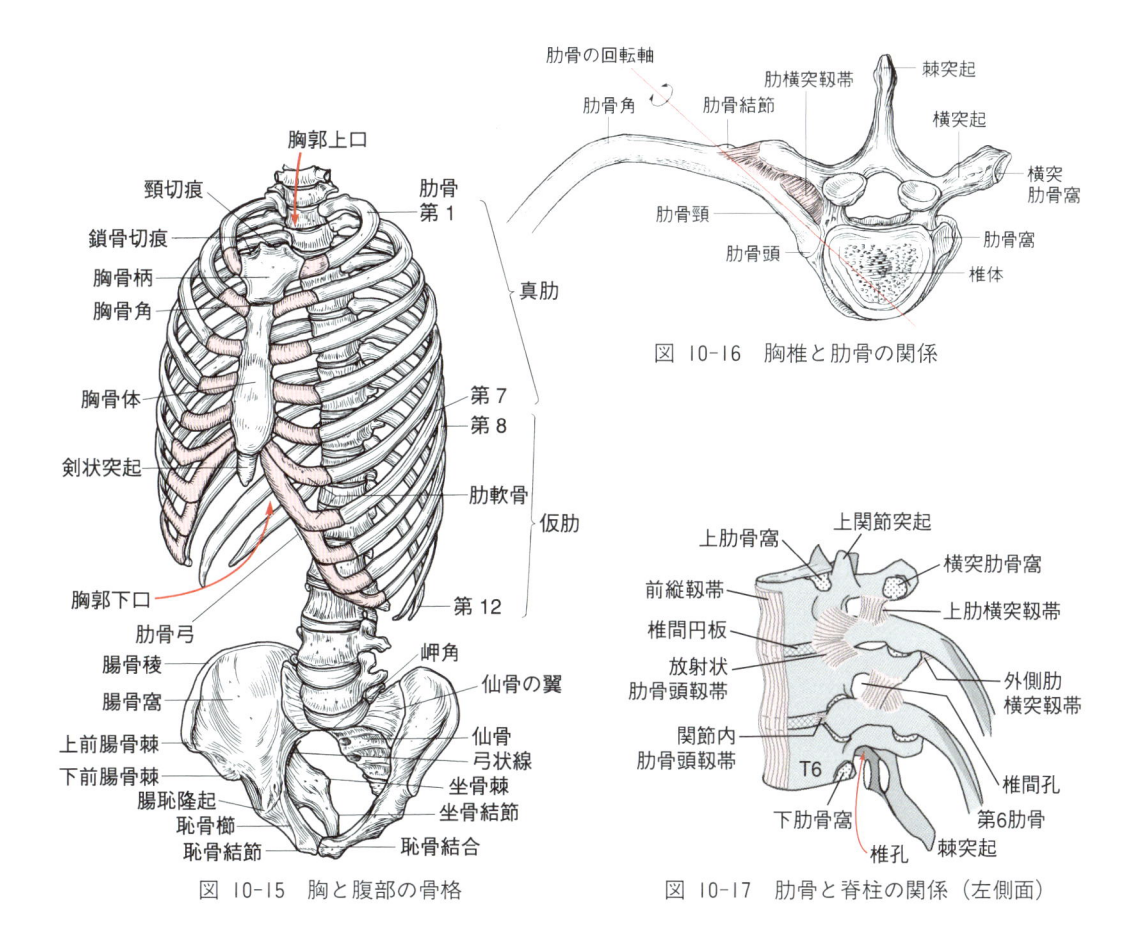

図 10-15　胸と腹部の骨格

図 10-16　胸椎と肋骨の関係

図 10-17　肋骨と脊柱の関係（左側面）

付着する．体表から胸骨角を外側にたどった第2肋骨を基点にして肋骨・肋間を数えることができる．

剣状突起は，体表から見るといわゆる鳩尾（みずおち）の部分に位置する．

> **注●●** 胸骨体は皮膚の直下にあって，内部の海綿質には生涯にわたって造血を営む赤色骨髄が含まれる．このことから太い針を胸の皮膚の上から刺して（胸骨穿刺），骨髄を採取し骨髄検査を行う．

(2) 肋　骨（図10-15, 16, 17）

弓なりに曲がった12対の細長い扁平な骨で，胸郭の側壁をなす．肋骨はもともと軟骨として発生し，その大部分は硬骨に置き換わって**肋硬骨**となるが，前端部は軟骨のまま**肋軟骨**として残存する．肋硬骨は肋骨頭・肋骨頸・肋骨体の3部からなる．肋骨体は肋軟骨を介して胸骨側面に連結する．

肋骨の後端を**肋骨頭**といい，胸椎体と関節をなす（**肋骨頭関節**）．肋骨頭に続く細い部分を**肋骨頸**という．肋骨頸はやや太くなった**肋骨体**に続く．肋骨頸と肋骨体との移行部の外側面はふくらんで**肋骨結節**と呼ばれ，胸椎の横突起先端と関節をつくる（**肋横突関節**）．弓なりに側方に曲がる肋骨体の弯曲度は，肋骨結節の少し外側で急に変わる．この部分を**肋骨角**といい，その外面（後面）はやや粗く，腸肋筋の外側縁が付着する．肋骨体の下縁には溝があり，**肋骨溝**という．これに沿って，肋間動静脈・神経が通る．

第1～7肋骨は，それぞれの肋軟骨を介して独立して胸骨につくので，**真肋**（しんろく）という．第8～12肋骨は各自の肋軟骨が胸骨に直接つかないので，**仮肋**（かろく）という．第7～10肋軟骨は連結して**肋骨弓**をつくる．一方，第11・12肋骨は遊離して終わるので，**浮遊肋**という．

(3) 胸郭の全体像と運動

胸椎・左右の肋骨・胸骨は，つりがね型の胸郭をつくる．

第1胸椎～第1肋骨～胸骨柄の上縁は胸郭上口をなす．**胸郭上口**は胸部と頸部の連絡口であり，食道や気管のほか，総頸動脈や鎖骨下動脈などが通る．第1肋骨の上面には鎖骨下動脈と鎖骨下静脈が接して走った溝（**鎖骨下動脈溝・鎖骨下静脈溝**）が残る．

また，胸郭上口を側面から見ると，胸骨柄の上縁は第1胸椎よりも下位にあり（およそ第2胸椎の高さ），第1肋骨は前方に斜めに下がる．このため胸郭内に入っている肺の上端（肺尖）は，胸郭上口の前方部では第1肋骨の上方に数cmほど出る．

胸郭全体には可動性があり，その運動は呼吸と関係する．胸郭の横径・前後径・上下径の拡大は吸気に関連する．特に，肋骨を上方に引き上げることで胸郭が拡大するが，この肋骨の動きはバケツのハンドルの動きにたとえられる．

この肋骨の動きによる呼吸運動を**胸式呼吸**という．

注●● 高齢になると，肋軟骨は石灰化や骨化を起こすことがある．このため胸郭は可動性を減じて，呼吸運動に障害が及ぶこともある．

注●● 胸郭の左右径は前後径に比べ大きい．通常，幼児や小児，肺気腫など呼吸障害のある患者では両径がほぼ同じで，胸郭はまるく樽状を呈する（樽状胸）．逆に前後径に対して横径の大きい胸郭を扁平胸，胸骨が陥凹した胸郭を漏斗胸，胸骨が前方に突出した胸郭を鳩胸という．

3．上肢の骨格

上肢の骨は，体幹と連結する上肢帯の骨と，肩関節より遠位で可動性に富む自由上肢の骨に分けられ，片側で8種32個の骨からなる．

■ 1） 上肢帯の骨（図10-18, 19）

(1) 鎖 骨

鎖骨は，S字状にかるく曲がった棒状の骨で，頸部と胸部の境界において皮下に触れる．鎖骨の内側端は胸骨端と呼ばれ，胸骨柄と**胸鎖関節**をなす．胸骨端は肥厚しており体表からも隆起のように触れる．外側端は肩峰端といい，肩峰と**肩鎖関節**をつくる．肩峰端は胸骨端よりも扁平であるが，その下面には，肩甲骨の烏口突起と強く連絡する靱帯の付着痕が盛り上がる（円錐靱帯結節と菱形靱帯線）．

鎖骨の役割は，①体幹から上肢を引き離すこと，②肩関節の位置を動かすことである．鎖骨が長く発達すれば肩関節が体幹から遠ざかる．このように体幹から上肢を離すことで上肢の運動域を広げることができる．

注●● 鎖骨の内側2/3部分は，前方に凸の彎曲をしており，骨断面は厚い．一方，外側1/3部分は彎曲方向を後方に変えて，骨断面も扁平に変化する．この彎曲の方向変化と骨断面の変化から，鎖骨は内側2/3と外側1/3との境界で骨折しやすい．

注●● 発達した鎖骨をもつ哺乳類は，上肢を動かすことの多いサルやコウモリであり，一般にネコやイヌなど四足動物では，鎖骨がほとんど存在しない．

(2) 肩甲骨

肩甲骨は，逆三角形をした扁平な骨である．三角形の頂点部分は，**上角・下角・外側角**であり，三角形の3辺は**上縁・内側縁・外側縁**に相当する．

肩甲骨の上角には，肩甲骨を引き上げる肩甲挙筋がつく．肩甲骨の下角は，前鋸筋など肩甲骨を回旋させる筋の集中があって厚い．肩甲骨の外側角は特に肥厚し，先端は浅い丸皿のような**関節窩**として上腕骨と肩関節をなす．関節窩の上端に関節上結節，関節窩の下端には関節下結節があり，それぞれ上腕二頭筋と上腕三頭筋がつく．また，関節窩の上方からは，前方に曲がった**烏口突起**が出る．肩甲骨の上縁で，烏口突起の基部には，**肩甲切痕**があり，肩甲上神経を通す．

肩甲骨の前面は浅くくぼんだ**肩甲下窩**で，肋骨に面する．肩甲骨の後面には，**肩甲棘**が斜め上方に向かって出る．肩甲棘の外側端は関節窩よりもさらに外側上方に

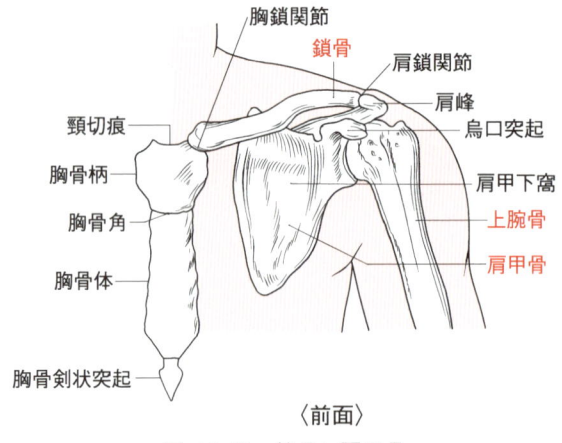

図 10-18 鎖骨と肩甲骨

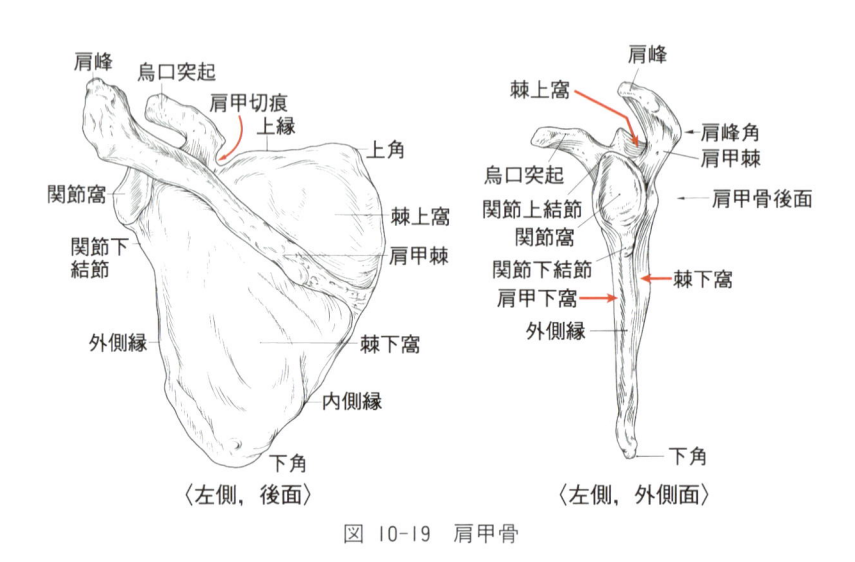

図 10-19 肩甲骨

出て，肩関節の頂上で**肩峰**となって体表から明瞭に触れる．肩甲棘によって肩甲骨の後面は**棘上窩**と**棘下窩**に区分される．結局，肩甲骨の前後面には，棘上窩・棘下窩・肩甲下窩という3つのくぼみができ，これらの3窩は肩甲骨を前後から挟んで上腕骨に向かう筋により埋められる．

■ 2) 自由上肢の骨

(1) 上 腕 骨（図 10-20）

上肢の骨の中で最も長くて太い長管骨である．

上端には半球状の関節面を持つ上腕骨頭と，そのすぐ下に大結節，小結節を認める．**上腕骨頭**は内側に傾いて肩甲骨の関節窩と対面し，肩関節をつくる．**大結節**は上腕骨の外側面に大きく広がり肩甲骨の後面から起こる筋が付着する．**小結節**は上腕骨前面に強く隆起し，肩甲骨の前面から起こる肩甲下筋が付着する．両結節からは下方にそれぞれ**大結節稜・小結節稜**が続く．大結節と小結節との間には**結節間溝**があり，そこに上腕二頭筋（長頭）の腱が走る．

図 10-20 上腕骨（右側）

図 10-21 前腕骨（右側，前面）

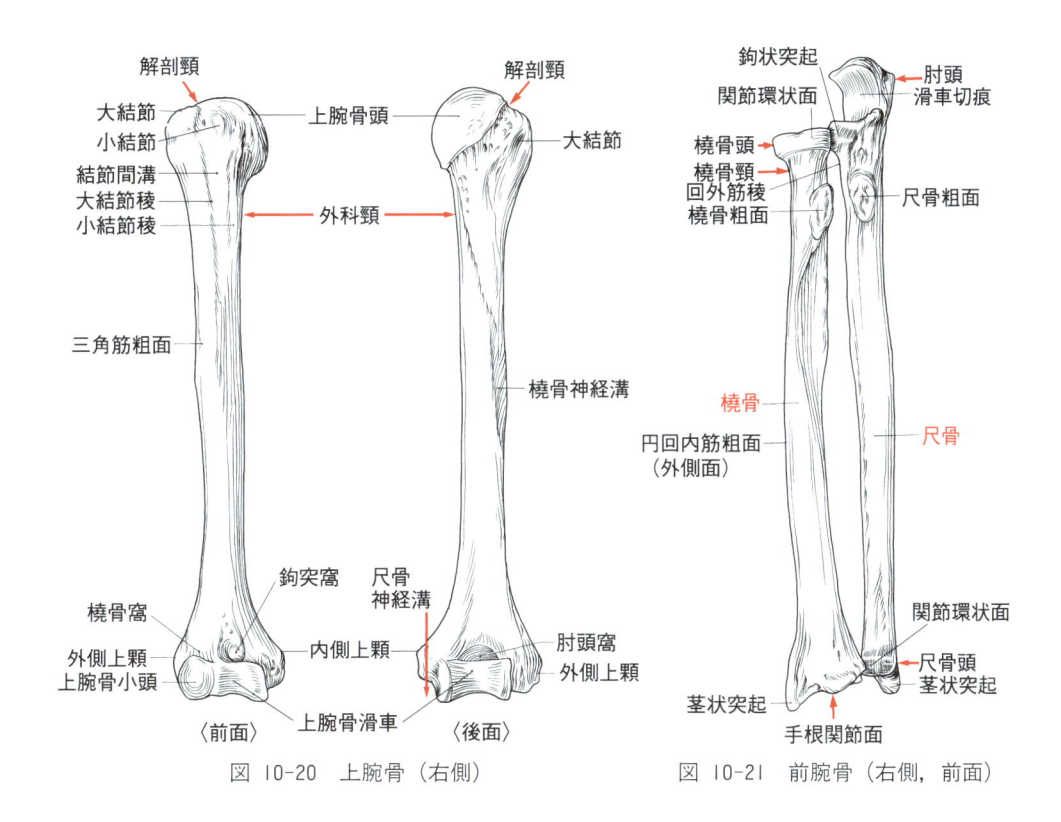

　解剖学的には，骨頭の基部を骨頸部といい，上腕骨の場合は骨頭の基部と大・小結節との間に相当するので，ここを**解剖頸**と呼ぶ．一方で，骨頭に大・小結節までを含めた部分と上腕骨体との移行部は，外科的に骨折が好発する弱い部分なので**外科頸**と呼ばれる．

　上腕骨体の上半分は，ほぼ円柱状である．上腕骨体上部の外側面には，Ｖ字形の粗面があり，**三角筋粗面**という．三角筋粗面のやや下方で，上腕骨体後面には斜めに走る浅い溝がある．これは橈骨神経が上腕骨体に接して通った**橈骨神経溝**である．

　上腕骨体の下半分は，徐々に横に広がる．扁平になった両端は，上腕骨下端で，**外側上顆**と**内側上顆**となって突出し，体表からも触れる．内側上顆の後面には**尺骨神経溝**がある．両上顆の間には，前腕の骨と肘関節を営む**上腕骨顆**が位置する．上腕骨顆は，橈骨と関節する半球状の**上腕骨小頭**と，尺骨と関節する糸巻き状の**上腕骨滑車**からなる．

　上腕骨小頭の前上方には橈骨窩があり，上腕骨滑車の前上方と後上方にはそれぞれ鈎突窩と肘頭窩がある．肘関節の屈伸の際に，橈骨窩には橈骨頭，鈎突窩には鈎状突起，肘頭窩には肘頭があてはまる．

(2) **前腕の骨**（図 10-21）

　前腕の骨は内側の尺骨と，外側の橈骨からなる．

　① **尺骨**

　尺骨は，上部では太く，中央部では三角柱状で，下部では細い円柱状になる．

尺骨上端は**肘頭**(ちゅうとう)で，その前面には**滑車切痕**があり，上腕骨滑車と肘関節の一部をなす（腕尺関節）．滑車切痕の下縁前方は釣り針の先端のように突出し，**鉤状突起**(こうじょうとっき)をつくる．滑車切痕の外側端から下方に連続する小さい関節面は，橈骨と連結する**橈骨切痕**で肘関節の一部をなす（上橈尺関節）．鉤状突起の下方には，**尺骨粗面**があり，肘関節を屈曲させる上腕筋がつく．

尺骨下端は**尺骨頭**で，その外側面は滑らかな**関節環状面**として橈骨下端の尺骨切痕に対面する（下橈尺関節）．尺骨頭の内側端には**茎状突起**が下方に突出する．

体表から肘の後面には肘頭が明瞭に触れる．肘頭から手首の方に向かって尺骨の稜線をたどると，尺骨頭や茎状突起が触知できる．

② 橈骨

橈骨は尺骨と反対に，上部が細い円柱状，中央部では三角柱状で，下端が太い．

橈骨上端は**橈骨頭**である．この上面は浅い丸皿のようにくぼんで上腕骨小頭と肘関節の一部を構成する（腕橈関節）．橈骨頭の側面は尺骨の橈骨切痕に対する**関節環状面**になり，その下方は細くなって橈骨頸となる．橈骨頸の下前面には結節状に隆起した**橈骨粗面**があり，肘関節を屈曲させる上腕二頭筋がつく．

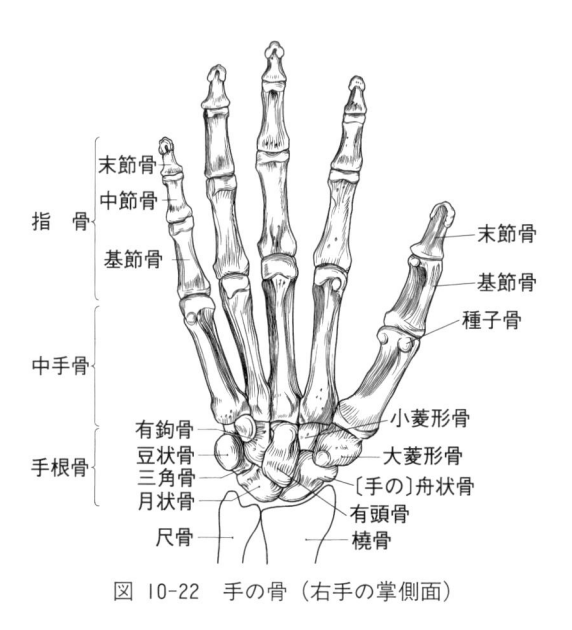

下端は太く広がり，外側には**茎状突起**が突出する．下端の内側には**尺骨切痕**の浅いくぼみが見られ，尺骨頭と関節をつくる．下面には手根骨に対する**手根関節面**が見られる．

また橈骨下部の後面には前腕伸筋腱が通る複数の溝があり，溝の合間には背側結節（リスター結節）が隆起する（図10-27）．この結節のすぐ尺側には長母指伸筋腱が通る溝ができる．この結節は手首の背側で体表から触知できる．

(3) 手の骨

手根部に手根骨，手のひらに中手骨，指に指骨が位置する．

図 10-22 手の骨（右手の掌側面）

① 手根骨

手根骨は，小さな骨が近位に4個，遠位に4個並んだ合計8個の骨からなる．

近位列には，橈側から**舟状骨・月状骨・三角骨・豆状骨**が並ぶ．豆状骨を除く橈側の3個，舟状骨・月状骨・三角骨は，橈骨手根関節（手関節）に関わる．豆状骨は尺側手根屈筋の種子骨であり，他の手根骨とは発生が異なる．この骨は三角骨とのみ関節をなす．

遠位列には，橈側から**大菱形骨・小菱形骨・有頭骨・有鈎骨**が並ぶ．これら遠位列の骨は中手骨と手根中手関節（CM関節）をなす．

> **注●● 手根管**：手根骨の橈側端にある舟状骨と大菱形骨，尺側端にある豆状骨と有鈎骨はそれぞれ手のひらに隆起をつくり，手根中央部は弧を描いてくぼんでいる．この隆起をそれぞれ橈側手根隆起と尺側手根隆起といい，両隆起の間に靱帯性の**屈筋支帯**が張って手根中央部のくぼみとともに**手根管**というトンネルをつくる．手根管には指の屈筋腱や正中神経が通る．

② 中手骨

5本の管状骨である**中手骨**は，手のひらをつくる．近位端を底，中央部を体，遠位端は丸いので頭と呼ぶ．中手骨底は**手根中手関節（CM関節）**をなし，中手骨頭は指骨との間に**中手指節関節（MP関節）**をなす．こぶしを握ったときには，MP関節が屈曲して，中手骨頭がゲンコツの先端に隆起して触れる．

③ 指骨

母指は2節，他の4指は3節からなる．近位から**基節骨・中節骨・末節骨**と呼ばれる．母指には中節骨がない．各指骨は近位より，底・体・頭の3部からなる．

3）上肢の関節

(1) 胸鎖関節（図10-18）

鎖骨と胸骨との間をつなぐ**胸鎖関節**は体幹と上肢を結ぶ唯一の関節である．鎖骨を触りながら，肩を上下，前後に動かすと，肩関節の位置が移動するのにあわせて鎖骨が胸鎖関節で大きく動いていることがわかる．このように，胸鎖関節での鎖骨の動きは肩関節の位置を変えることに関係する．また，胸鎖関節の内部は，**関節円板**により完全に2分され，球関節に近い運動をする．

(2) 肩鎖関節（図10-18，23）

鎖骨の外側端（肩峰端）の小さな関節面と，肩峰の内側面にできる小さな関節平面の間でつくられる．内部に小さな関節円板があるとされるが，関節円板が不完全なことが多い．

(3) 肩関節（図10-23，24）

肩関節は，半球状の上腕骨頭と浅い皿のような肩甲骨の関節窩がつくる球関節である．上腕骨頭を関節窩にあてはめると，骨頭のほうが関節窩よりも大きく，広い

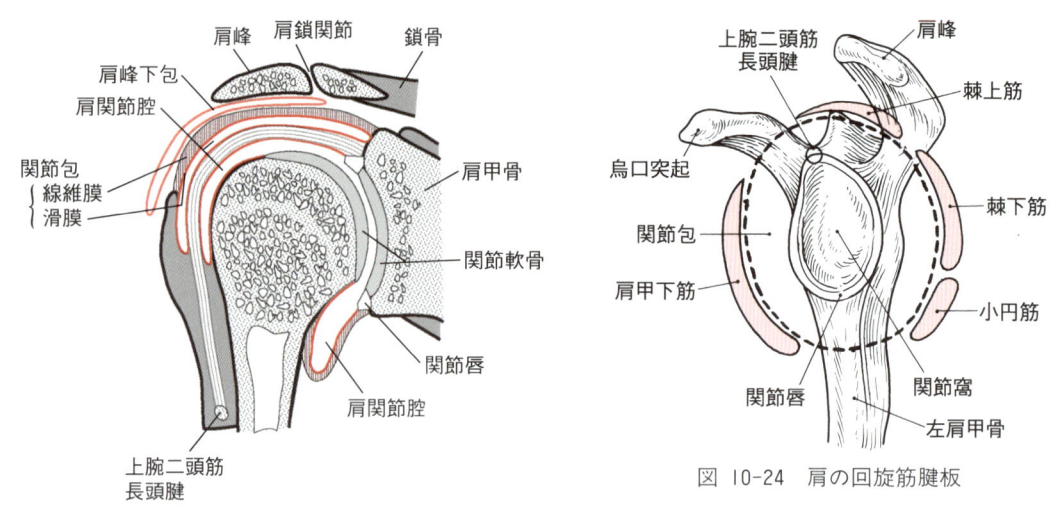

図 10-23　肩関節（断面）

図 10-24　肩の回旋筋腱板

関節面を持つことがわかる．これに加えて関節包も緩いので，肩関節の可動性は非常に高い．

　関節窩の周縁には，線維軟骨性の**関節唇**が縁どり，関節窩を広げるとともに深さも追加する．関節唇上縁の関節上結節につく上腕二頭筋の長頭腱は，関節腔内を走る際に滑膜に包まれる．また，肩関節周囲の筋の摩擦を軽減する滑液包（肩甲下筋の腱下包など）も関節腔と交通する．

　肩関節は緩い関節包を持つが，肩関節をまたいで上腕骨の大結節と小結節につく筋（棘上筋・棘下筋・小円筋・肩甲下筋）の停止腱が関節包の外周に張りつき，これを補強する．この4筋の腱をまとめて**回旋筋腱板**と呼ぶ．

(4) 肘関節（図10-25）

　肘関節は，肘部で上腕骨・尺骨・橈骨の3つの骨がそれぞれ連結しあう**複関節**であり，腕尺関節・腕橈関節・上橈尺関節が1つの関節腔内にある．関節包の両側には**内側・外側側副靱帯**がついて補強する．

① 腕尺関節

　腕尺関節は，上腕骨滑車が尺骨の滑車切痕とつくる関節で，蝶番関節である．肘関節の屈曲―伸展に関わる．

② 腕橈関節

　腕橈関節は，上腕骨小頭が半球形の関節頭になって，橈骨頭上面の橈骨頭窩という丸く浅いくぼみに対面してできる．この関節は自由度が高い球関節であり，蝶番関節である腕尺関節の動き（屈伸）や，車軸関節である上橈尺関節の動き（回内―回外）に連動して動く．

③ 上橈尺関節

　上橈尺関節は，橈骨頭の側面にある関節環状面と，尺骨にある橈骨切痕との関節である．円柱状をした橈骨頭の長軸を回転軸にして，橈骨頭の関節環状面が橈骨切痕をすべって回転する車軸関節である．これにより前腕の回内―回外が行われる．

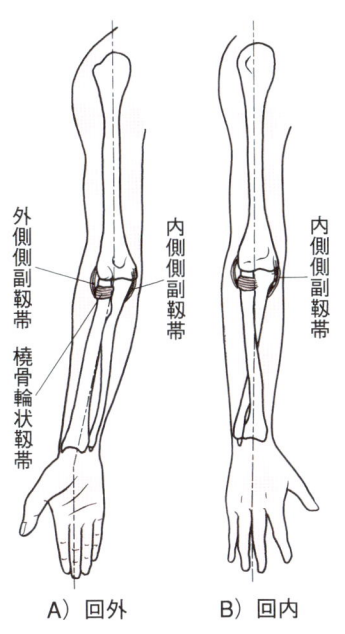

図 10-25 前腕の回内・回外と肘関節の靱帯（右側）

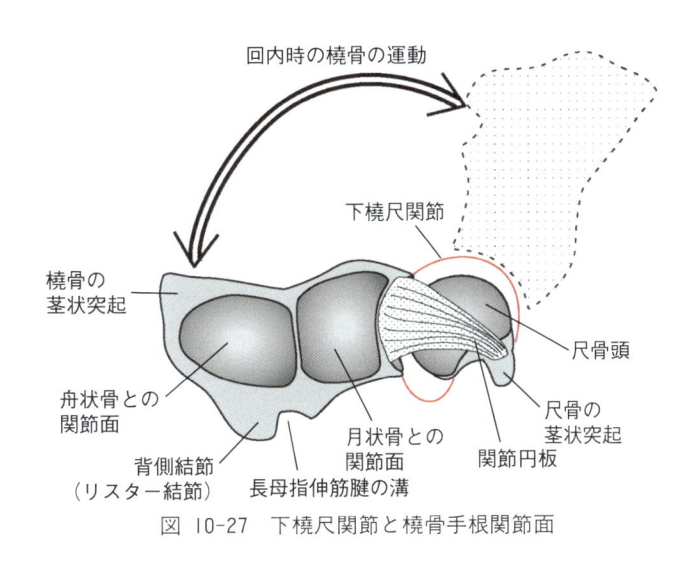

A）回外　B）回内

外側側副靱帯・橈骨輪状靱帯
内側側副靱帯
内側側副靱帯

図 10-27 下橈尺関節と橈骨手根関節面

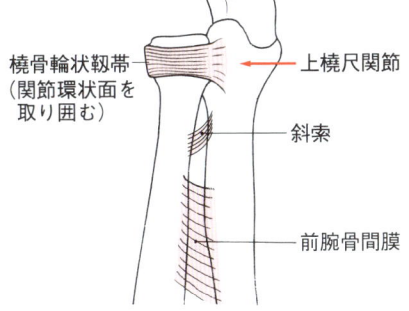

回内時の橈骨の運動
下橈尺関節
橈骨の茎状突起
舟状骨との関節面
背側結節（リスター結節）
月状骨との関節面
長母指伸筋腱の溝
尺骨頭
尺骨の茎状突起
関節円板

図 10-26 橈骨輪状靱帯と前腕骨間膜（右側）

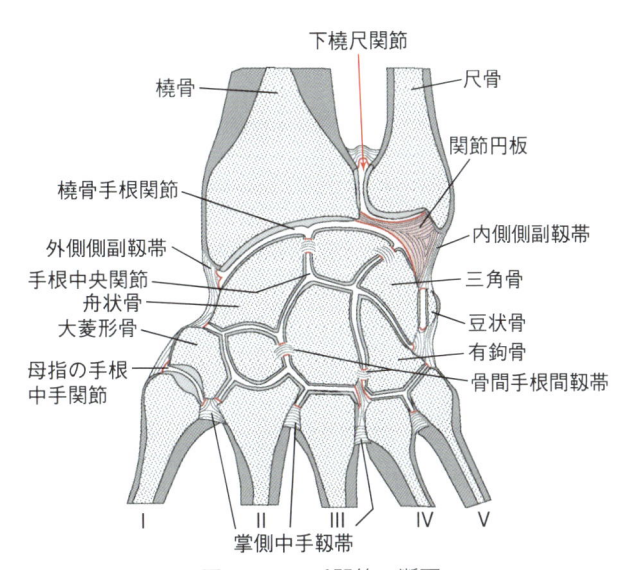

橈骨輪状靱帯（関節環状面を取り囲む）
上橈尺関節
斜索
前腕骨間膜

図 10-28 手関節の断面

下橈尺関節
橈骨
尺骨
関節円板
橈骨手根関節
外側側副靱帯
内側側副靱帯
手根中央関節
三角骨
舟状骨
豆状骨
大菱形骨
有鈎骨
母指の手根中手関節
骨間手根間靱帯
掌側中手靱帯
I　II　III　IV　V

橈骨切痕の縁につく**橈骨輪状靱帯**は輪になって橈骨頭を取り囲み，橈骨頭が橈骨切痕から離れないようにする（図 10-26）．

(5) 橈骨・尺骨の連結

橈尺関節と前腕骨間膜からなる．

橈尺関節には，前腕上端にある上橈尺関節と，前腕下端の下橈尺関節があり，いずれも車軸関節である．

① 上橈尺関節（図10-26）

　前述のように上橈尺関節は肘関節を構成する関節の1つで，橈骨頭の関節環状面が橈骨切痕を回転する．

　② 下橈尺関節（図10-27，28）

　下橈尺関節は，橈骨にある尺骨切痕に尺骨頭の関節環状面が対面してできる．尺骨頭の下方には，尺骨切痕下端から尺骨の茎状突起の間に張る関節円板があり，尺骨頭は手関節の関節腔から隔てられる．前腕を回外位から回内するとき，橈骨下部は尺骨頭の前方を回って内側に移動する．

　③ 前腕骨間膜（図10-26）

　前腕骨間膜は，向かい合った橈骨と尺骨の骨間縁どうしを結ぶ強靱な膜状の靱帯である．骨間膜を境にして，前腕前面には屈筋群がつき，前腕後面には伸筋群がつく．

(6) 橈骨手根関節（図10-28）

　橈骨手根関節は，通称，手関節（手首の関節）のことである．手根骨近位列のうち，舟状骨・月状骨・三角骨の3つが共同して楕円形の関節頭となり，浅くくぼんだ橈骨の手根関節面と関節をなす．舟状骨と月状骨は橈骨と直接対面するが，三角骨は橈骨下端から尺骨茎状突起の間に張る関節円板に接するので，尺骨は関節面に関与しない．

　この関節は楕円関節であり，主に手を前後に振る動作（屈曲―伸展）と左右に振る動作（橈屈―尺屈）を行う．

(7) 手根骨どうしの関節（図10-28）

　手根骨どうしの関節は，手根間関節という平面関節である．特に近位列と遠位列の関節を手根中央関節という．

(8) 手根骨と中手骨との関節

　手根中手関節（CM関節：carpo-metacarpal joint）：小菱形骨・有頭骨・有鉤骨と第2〜5中手骨とがつくるCM関節は共通の関節包にくるまれた半関節で，ほとんど動かない．一方，大菱形骨は第1中手骨とともに母指のCM関節を構成する．大菱形骨のCM関節面はウマの鞍形をした可動性が良い鞍関節で，他の指の関節包からは独立している．この関節により母指の運動域はそのほかの指よりも大きい．

(9) 中手骨と基節骨との関節

　中手指節関節（MP関節：metacarpo-phalangeal joint）：中手骨頭と基節骨底との関節である．中手骨頭は丸くて関節窩が浅いので球関節にも似ているが，掌側靱帯と側副靱帯によって補強され，回旋運動ができないので，顆状関節に属するといわれる．

(10) 指の関節

指節間関節（IP 関節：interphalangeal joint）：基節骨，中節骨，末節骨の間の関節で，蝶番関節である．基節骨と中節骨の間は，近位指節間関節（PIP 関節）といい，中節骨と末節骨の間は遠位指節間関節（DIP 関節）と呼ぶ．関節包は**掌側靱帯**と**側副靱帯**で補強される．

4．下肢の骨格

下肢の骨は，体幹との連絡を果たす下肢帯と，股関節より遠位の自由下肢の骨に分けられる．片側で8種31個の骨からなる．

下肢骨 ┬ 下肢帯………寛骨1
　　　 └ 自由下肢骨…（大腿骨1，膝蓋骨1，脛骨1，腓骨1，足根骨7，中足骨5，〔足の〕指骨14）

■ 1） 下肢帯の骨

(1) 寛骨（図10-29）

寛骨は最も大きい扁平骨で，骨盤の左右をなす．思春期までは腸骨・坐骨・恥骨の3骨に分かれており，3骨の会合部はY字型の軟骨で結合される．成人では，Y字軟骨が骨化して癒合し（骨性結合），1つの寛骨になる．この会合部の外側面には**寛骨臼**という深い半球状のくぼみがあり，大腿骨頭がはまり込む（股関節の関節窩）．

寛骨臼内には三日月型の関節面（**月状面**）がある．月状面に囲まれた寛骨臼の底

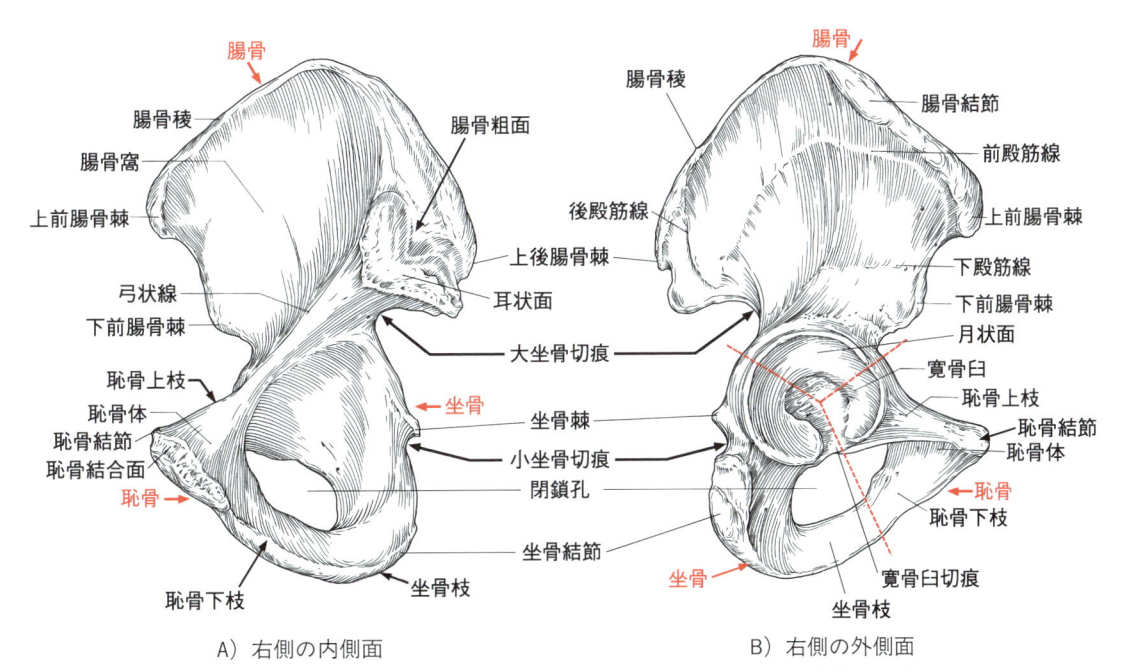

A）右側の内側面　　　B）右側の外側面

図 10-29　寛骨（赤い点線はY字軟骨があった部位）．腸骨・恥骨・坐骨が区分される．

部は寛骨臼窩といい，大腿骨頭靱帯と脂肪塊を入れる．寛骨臼窩の下端は寛骨臼外縁のかけた部分（寛骨臼切痕）に続く．

① 腸骨

腸骨は，寛骨臼上部からさらに上方へ扇状に広がった骨で，内面と外面から筋に挟まれる．

腸骨の内面は腹腔の下縁をなして，中央には**腸骨窩**があり，腸を受けとめる．腸骨窩には股関節を屈曲させる腸骨筋がつく．腸骨窩の後方には，"くの字型"をした**耳状面**があり，仙骨と関節する．腸骨の外面は，3層の殿筋群が付着する**殿筋面**である．各殿筋の付着部間には前・後・下殿筋線が走る．

腸骨の外側上縁は広く肥厚して**腸骨稜**となり，体表から明瞭に触れる．腸骨稜には，腹筋などが付着するので，この稜は腹部と殿部の境界線にもなる．

腸骨稜の前端は**上前腸骨棘**で，体表の重要な基準点となるほか，鼠径靱帯の外側端が付着する．この下方には，下前腸骨棘がある．

腸骨稜の後端には**上後腸骨棘**があり，この部に一致して皮膚にくぼみを見る（ビーナスのえくぼ）．

② 坐骨

坐骨は，寛骨下部の後方部をなす"L字型"の骨である．L字の曲がり角の部分には体表から触れる坐骨結節がある．**坐骨結節**には，大腿後面の筋や仙骨との間に張る**仙結節靱帯**がつくほか，座位のときに体重がかかる部分になる．坐骨結節の上方には2つの連続した切痕，すなわち**大坐骨切痕**と**小坐骨切痕**がある．これら2つの切痕の間には**坐骨棘**が突出する．坐骨棘と仙骨・尾骨の間に張る**仙棘靱帯**と仙結節靱帯によって，大坐骨切痕は**大坐骨孔**，小坐骨切痕は**小坐骨孔**になる（図10-30）．

③ 恥骨

恥骨は寛骨下部の前方部をなす"くの字型"の骨で，坐骨とともに**閉鎖孔**を囲む．くの字の中央部は恥骨体といい，この内面には**恥骨結合面**がある．恥骨体の上方には恥骨結節があって，上前腸骨棘から至る鼠径靱帯が付着する．恥骨体から上方に伸びた恥骨上枝は，閉鎖孔の上縁をなして腸骨の弓状線に続く．

(2) 骨　盤（図10-30, 32）

左右の寛骨と仙骨・尾骨とでつくられる"骨のうつわ"である．骨盤の前方では，左右の寛骨（恥骨）が**恥骨結合**によって軟骨性の連結をする．後方では，仙骨と寛骨とが耳状面で**仙腸関節**をつくって連結するほか，**仙腸靱帯・仙棘靱帯・仙結節靱帯**によって強く固定される．骨盤は，体重を脊柱から自由下肢の骨に伝達する支持骨格であるとともに，骨盤内臓（膀胱・子宮・卵巣・直腸など）を保持する保護骨格でもある．このように骨盤には安定性が求められることから，仙腸関節は周囲を強固な靱帯でおおってほとんど動かない半関節となる．

骨盤底の前方には，恥骨結合によって，恥骨下面に恥骨弓がつくられ，その角度を**恥骨下角**という．恥骨結合上縁より，恥骨上縁を通り腸骨内面にある**弓状線**をへて，仙骨の**岬角**に終わるラインを**分界線**という．分界線によって骨盤は，上部の**大骨盤**と下部の**小骨盤**に分かれる．小骨盤の囲む円筒形の空間は**骨盤腔**で，分界線に

図 10-30 骨盤の靱帯（正中断）

図 10-31 骨盤の前後径と骨盤傾斜（直立位）

1. 骨盤上口の前後径（解剖結合線）
2. 真結合線（産科結合線）
3. 対角結合線
4. 骨盤下口の前後径

A）女性骨盤

B）男性骨盤

図 10-32 骨盤の性差

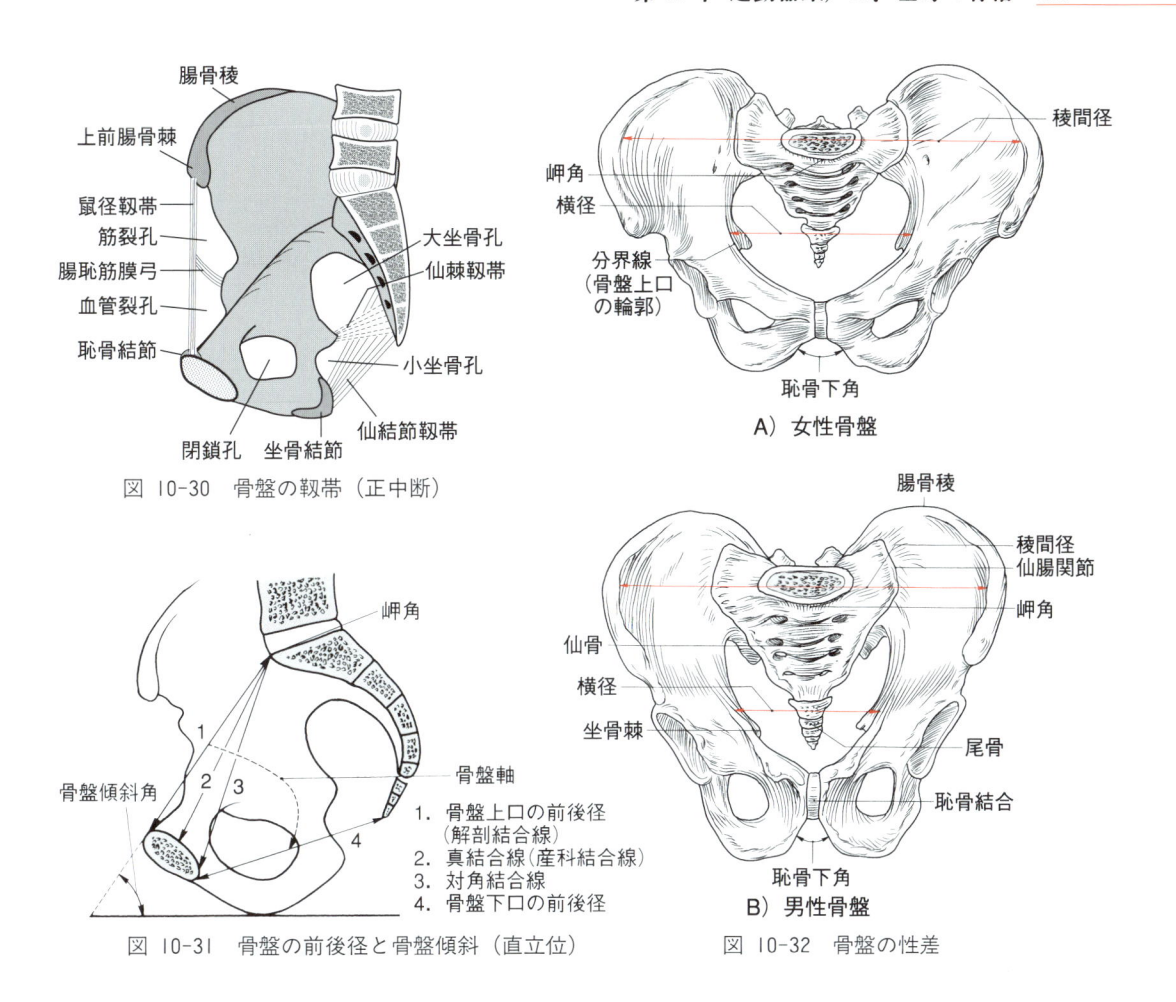

表 10-1 骨盤の性差

	男 性	女 性
骨盤上口の形	ハート形	横楕円形
恥骨下角	小（60°）──手の第2指と第3指を広げたときの角度（Vサイン）	大（90°）──母指と第2指を広げたときの角度
骨盤腔	狭く，漏斗形	広く，円筒形
閉鎖孔の形	卵円形	三角形
仙 骨	幅狭く，長い 後弯が強い	幅広く，短い 後弯が弱い
岬 角	突出する	あまり突出しない

沿う**骨盤上口**と，骨盤底にできた**骨盤下口**の間に相当する．骨盤腔には骨盤内臓が入り，分娩のときには**産道**となる．

骨盤は骨格の中で最も大きい性差を示す骨格で，その特徴を図と表にまとめる（図10-32，表10-1）．

注●● 直立位のとき，骨盤は前方に傾斜する（骨盤傾斜）．そのときの骨盤上口と水平面

とがなす角度は 55～60°である．座位では，骨盤傾斜は 0°になる．骨盤上口・骨盤腔・骨盤下口の中心を結ぶ線を**骨盤軸**と呼び，分娩のときに胎児の頭はこの骨盤軸に沿って産道を通過する（図 10-31）．

■ 2） 自由下肢の骨

(1) 大腿骨（図 10-33）

大腿骨は人体で最も大きな長骨で，その長さは身長に比例する．上端には球状の**大腿骨頭**があり，寛骨臼にはまって股関節をなす．大腿骨頭からは外側下方に傾いた**大腿骨頸**が続く．さらに，大腿骨は大腿骨頸と大腿骨体の移行部で角度をなして曲がる．これを**頸体角**という．

大腿骨頸の基部の外側上方には**大転子**，内側下方には**小転子**という隆起がある．大転子の内側面は深くくぼみ，**転子窩**という．大転子には外寛骨筋が集中し，小転子には寛骨内面からの筋がつく．

大腿骨前面では，大転子と小転子の間に**転子間線**という粗な線が斜走する．これは股関節を補強する靱帯の付着痕である．一方，大腿骨後面で大転子と小転子の間に**転子間稜**がある．転子間稜の下方には，大殿筋がつく**殿筋粗面**がある．

骨幹は**大腿骨体**といわれ，円柱状で前方に軽く弯曲する．前面は平滑だが，後面には**粗線**という縦に走る線状の隆起がある．粗線をよく観察すると，上方と下方で互いに分離する 2 本の稜線から構成されることがわかる．これが粗線の**内側唇**と**外側唇**である．粗線は直立二足歩行に必要な筋の付着によってできたもので，内側唇に大腿四頭筋の内側縁や内転筋群がつき，外側唇には大腿四頭筋の外側縁や大腿二頭筋の短頭が付着する．

大腿骨の下端は次第に横幅が広がり，2 つ並んだ楕円形の隆起である**内側顆**と**外側顆**になって脛骨の上面と関節する（膝関節）．内側顆と外側顆の後面では，両顆の間が大きくくぼんで**顆間窩**をつくる．内側顆と外側顆の前面には，膝蓋骨と関節する滑面がある（**膝蓋面**）．また，内側顆と外側顆の側方には，**内側上顆**と**外側上顆**が出る．両上顆には，膝関節の側副靱帯のほか下腿の筋が付着する．

> **注** ●● 頸体角は通常 120～130°である．幼児では頸部の傾きが弱くて垂直に近く，成人女性では骨盤が横に広いため，男性よりも頸部の傾きが大きい．

(2) 膝蓋骨（図 10-37）

膝蓋骨は，大腿骨下端で大腿骨顆の膝蓋面と関節をつくる逆三角形に近い扁平な骨である．俗に"膝のおさら"で知られている．元々は大腿四頭筋の腱と骨との摩擦を防ぐように腱内にできた**種子骨**である．

(3) 下腿の骨（図 10-34）

① 脛骨

脛骨は，下腿の内側にある長く丈夫な長骨で，大腿骨とともに体重を支える．

脛骨の上端は肥厚し，左右両側に広がって**内側顆**と**外側顆**になる．その上面は平

坦で，中央に突出した**顆間隆起**の両側に2つの関節面をつくって大腿骨の内側顆・外側顆と関節する．2つの関節面の間に出る顆間隆起には，膝関節内の**膝十字靱帯**のほか，**内側・外側半月**が付着する．脛骨上部の前面では，大腿四頭筋の停止腱である膝蓋靱帯がつく**脛骨粗面**があって，体表から容易に触れる．

脛骨の骨幹部は三角柱状の**脛骨体**である．その前縁は脛骨粗面から下方に続く稜線として体表から触れる．前縁よりも内側に触れるのが脛骨内側面である．特に前縁は"弁慶の泣き所"として知られる．薄い皮膚の直下に敏感な感覚の骨膜があるため，打撲すると非常に痛い．また，外側にある**骨間縁**には，腓骨との間に張る**下腿骨間膜**の付着がある．

脛骨の下端は四角柱状で，内側には**内果**が突出して，体表からよく観察できる．外側面には，骨間縁から続く**腓骨切痕**という三角形のくぼみがあり，靱帯を介して腓骨と結合する（**脛腓靱帯結合**）．脛骨の下面には，足根骨（距骨）と距腿関節をなす内果関節面と下関節面がある．

② **腓骨**

腓骨は下腿の外側にある長骨で，脛骨よりはるかに細く，体重を支える役割はほとんどない．

腓骨の上端は**腓骨頭**として肥厚し，膝関節の外側下方で体表から触れる．腓骨頭は膝関節の外側側副靱帯の付着部となり，腓骨頭にある関節面は脛骨外側顆と連結する（脛腓関節）．

細く長い**腓骨体**は下腿の筋に囲まれるので，体表からは触れられない．ここには**骨間縁**があり，脛骨の骨間縁との間に**下腿骨間膜**が張る．

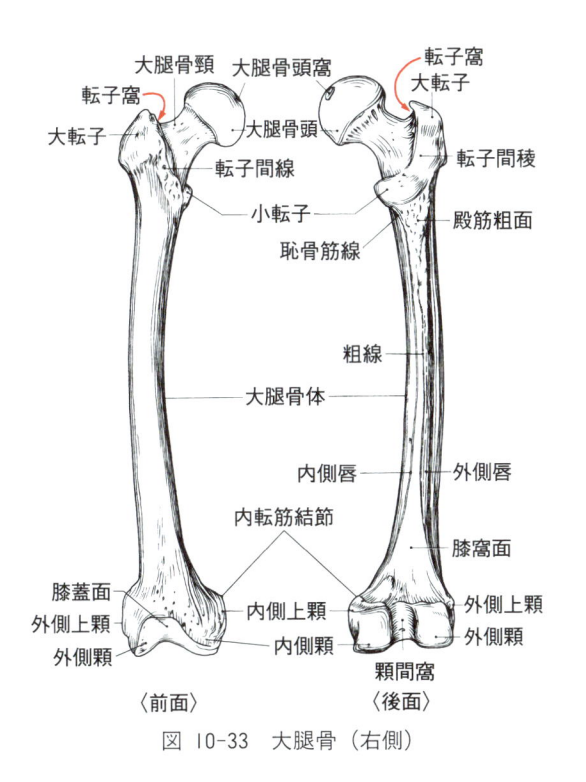

図10-33 大腿骨（右側）

図10-34 下腿骨（右側）

腓骨の下端は**外果**となって肥厚し，体表から触れる．外果の内側面には外果関節面があり，脛骨の下端とともに距骨と連結する（距腿関節）．

(4) 足の骨（図10-35）

① 足根骨

足根骨は，近位の2骨（**距骨・踵骨**）と遠位の5骨（**舟状骨・内側楔状骨・中間楔状骨・外側楔状骨・立方骨**）の合計7つが存在する．近位の2骨は遠位の骨に比べて著しく大きい．

　i ）**距骨**：近位の足根骨のうち内側に位置し，以下の3つの関節面を持つ（図10-38）．①距腿関節の関節頭として距骨上面に膨隆した**距骨滑車**，②距骨前面にある舟状骨との関節面，③距骨下面にある踵骨との関節面，である．距腿関節とは足関節のことであり，距骨は足関節に関わる唯一の足根骨である．また，距骨と踵骨との関節を距骨下関節といい，距骨は踵骨の上にのる．

　ii ）**踵骨**：足根骨の中で最大の骨で，後方に大きく突出した**踵骨隆起**には**アキレス腱**が付着する．この隆起は直立二足歩行するヒトに特徴的である．また，踵骨内側には距骨をのせている**載距突起**が棚のように突出する（図10-39）．

② 中足骨

中足骨は5本の管状骨で，近位端を底，中央を体，遠位端を頭と呼び，内側より第1～5中足骨の順で並んでいる．

> **注** ●● 長時間の歩行の際には，第2中足骨が疲労骨折を起こすことがある（行軍骨折）．

③〔足の〕指骨

指骨は手と同様の形を持つが，はるかに短い．各骨は近位から，底・体・頭の順で区別され，**基節骨・中節骨・末節骨**と並ぶ．母指には中節骨がない．また小指には，しばしば末節骨と中節骨との癒合が見られる．

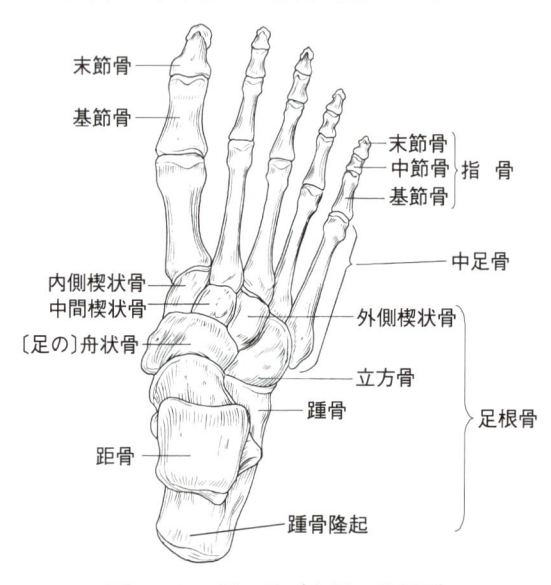

図10-35　足の骨（右側，足背面）

図 10-36 股関節の靱帯（右側）

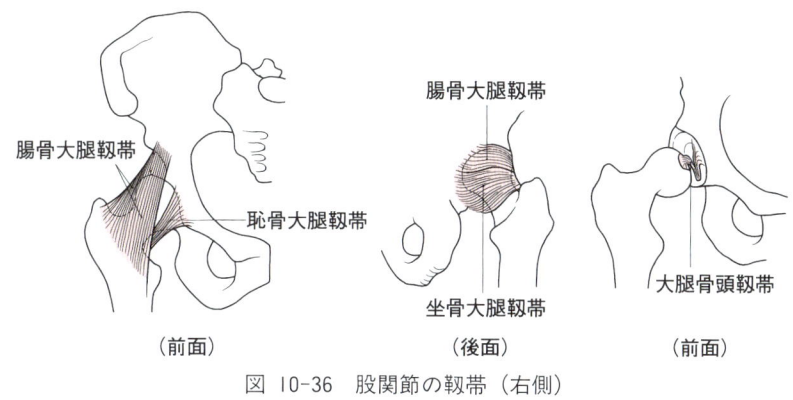

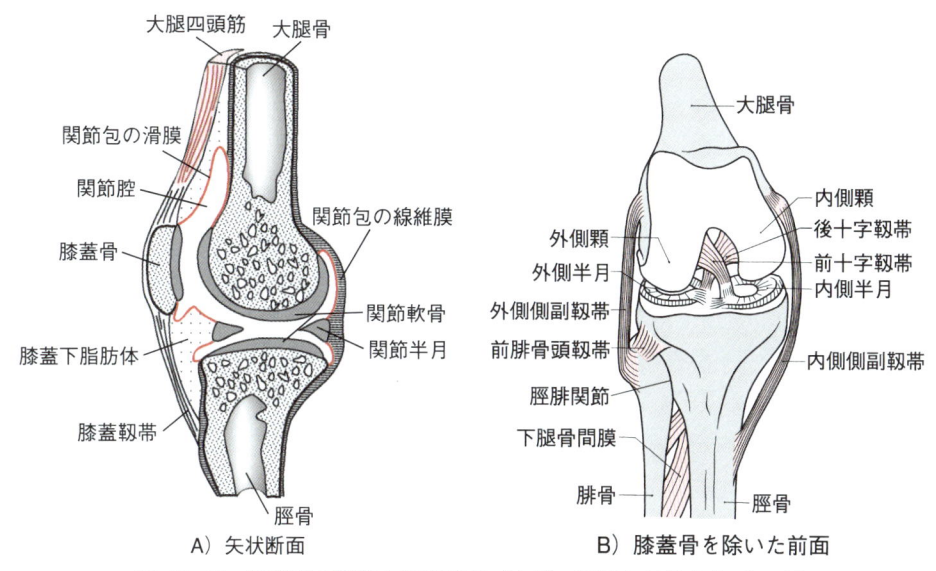

A）矢状断面
B）膝蓋骨を除いた前面

図 10-37 膝関節の靱帯と関節半月（右側，関節包は除かれている）

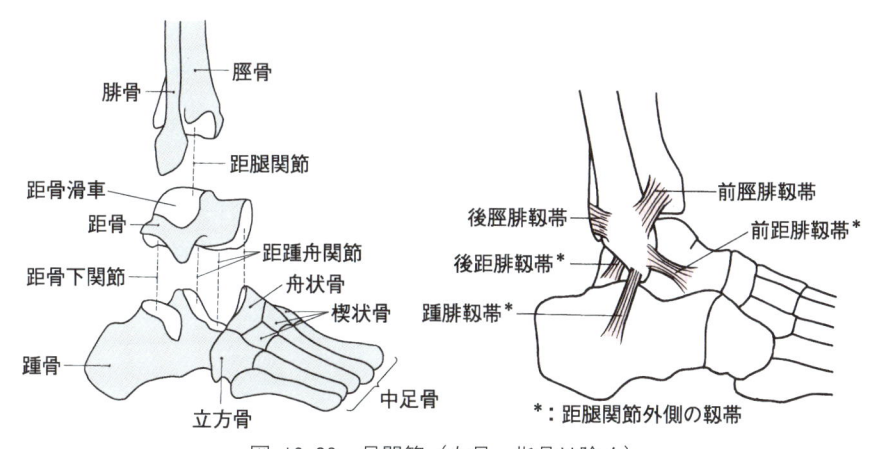

＊：距腿関節外側の靱帯

図 10-38 足関節（右足，指骨は除く）

3）下肢の関節

(1) 股関節（図10-36）

　　股関節は，ボール状の大腿骨頭が寛骨臼にはまりこんで構成される．肩関節と同じ球関節であるが，関節窩が臼のように深いので**臼状関節**といわれる．臼状関節は浅い球関節より脱臼しにくく安定するが，運動の自由度は制限される．寛骨臼の輪郭には，線維軟骨からなる**関節唇**が取り囲んで関節窩をより深くする．

　関節包は大きく，その遠位端は大腿骨の転子間線に付着しており，大腿骨頸は関節腔内に含まれる．このことから，大腿骨頸は表面を滑膜に覆われることになり，骨膜を欠く．

　股関節の主な靱帯は以下の4つである．

　① **大腿骨頭靱帯**

　この靱帯は，大腿骨頭と寛骨臼との間に張る股関節の**関節内靱帯**で，大腿骨頭の栄養血管がその中を通る．股関節は深い関節なので，関節包の下方からやってくる血管だけでは骨頭を養いきれない．それを補うように，大腿骨頭靱帯は寛骨臼の下縁を走る閉鎖動脈の枝を関節内に導いて，骨頭への血行路をつくる．

　② **腸骨大腿靱帯**

　関節包の表面で腸骨と大腿骨との間に張り，股関節の上方および前方を補強するY字型の靱帯である（Y字靱帯）．からだの中でもっとも強靱な靱帯といわれる．

　③ **恥骨大腿靱帯**

　関節包の表面で恥骨と大腿骨との間に張り，股関節の下方を補強する．

　④ **坐骨大腿靱帯**

　関節包の表面で坐骨と大腿骨との間に張り，股関節の後方を補強する．

　　注●● 骨膜は骨折が治癒する際の骨の修復要素でもある．従って，骨膜を欠く大腿骨頸部を骨折すると修復要素が少ないので治癒が遅くなる．また，成人では，大腿骨頭の血管は退化・閉塞し，骨頭の血行が乏しくなるため，大腿骨頸部の骨折で骨頭壊死を起こしやすい．

(2) 膝関節（図10-37）

　　膝関節は，大腿骨の下端（内側顆・外側顆）と，脛骨上面（内側顆・外側顆）とが対面してできる．腓骨は膝関節に関与しない．機能的には蝶番関節，もしくは大腿骨下端の楕円形の内・外側顆が関節をつくるので顆状関節に属するといわれる．また，膝蓋骨の後面も関節面となって，大腿骨下端の前方にある膝蓋面と連結する．

　膝関節を補強する主な靱帯を以下に列挙する．

　① **膝十字靱帯**

　脛骨上面の顆間隆起の前後と大腿骨顆間窩との間に張る**関節内靱帯**で，2本の前・後十字靱帯からなる．関節が前後に動揺しないように安定させる．

　② **内側側副靱帯**

　大腿骨内側上顆と脛骨内側縁との間に張る．膝関節包の線維膜が肥厚してできた

靱帯である．
③ 外側側副靱帯
大腿骨外側上顆と腓骨頭の間に張る．体表からも腓骨頭を目印にして上方にたどると，膝関節の後外側でこの靱帯が触れる．
④ 膝蓋靱帯
この靱帯は大腿四頭筋の停止腱の一部である．大腿四頭筋腱のうち，膝蓋骨と脛骨粗面との間の部分が骨と骨とを結ぶ靱帯であると見なされるため，この名がある．体表からも触れることができ，この靱帯をたたいて大腿四頭筋の伸展反射を調べることができる（**膝蓋腱反射**）．

膝関節腔内で大腿骨と脛骨との間に介在する**外側半月**と**内側半月**は，三日月型の線維軟骨板である．また，膝関節腔の中には滑膜でおおわれた脂肪組織が関節腔内に拡大し，骨と骨の間を埋める．これを**膝蓋下脂肪体**という．

> **注●●** 内側半月は内側側副靱帯の内面に付着し，関節腔内でもその位置を保つ．一方，外側半月と外側側副靱帯との間には，膝窩筋が入り込み，関節運動時にはこの筋の作用で外側半月は後方に引かれて移動する．

(3) 下腿の連結（図 10-37, 38, 39）
脛骨と腓骨は，①上端では脛腓関節，②骨幹部では下腿骨間膜による連結，③下端では脛腓靱帯結合によって連結する．
① 脛腓関節
脛骨外側顆の下端と腓骨頭との平面関節である．
② 下腿骨間膜
脛骨体と腓骨体にそれぞれ向かい合う骨間縁どうしを連結する，強靱な結合組織の膜である．
③ 脛腓靱帯結合
脛骨にある腓骨切痕に腓骨の下端がはまり込み，両者の間を**骨間靱帯**が強固に結合する．結合の前後にも**前・後脛腓靱帯**が張って，結合を補強する．

(4) 距腿関節（図 10-38, 39）
距腿関節は**足関節**とも呼ばれ，下腿と足根骨（距骨）との間にできる蝶番関節（ラセン関節）である．脛骨の**下関節面**および**内果関節面**と，腓骨の**外果関節面**が連続して関節窩をつくり，距骨上部の**距骨滑車**が骨頭となって構成される．この関節の運動は足首の屈伸運動であり，特に屈曲を**底屈**，伸展を**背屈**という．この関節の内側と外側は，側副靱帯として内側靱帯と外側の靱帯群が補強する．

内側靱帯は，三角靱帯とも呼ばれ，①脛骨―舟状骨の間の部分，②脛骨―距骨の間の部分，③脛骨―踵骨の間の部分，の3部からなる．一方，外側にあるのは，**前・後距腓靱帯**と**踵腓靱帯**の3つの靱帯である．

> **注●●** 足をくじいたりすると，これらの靱帯や関節包が過度に伸展されて損傷することがある（**捻挫**）．捻挫は過度の内反（足底を内側に向ける）で起こることが多く，外側の

靱帯群が損傷されやすい．

(5) 足根骨どうしの関節（足根間関節）（図10-38, 39, 40）
　　足根間関節は，7つの足根骨間にできる関節の総称である．6種類の関節があって，個々の関節の動きは小さい．なかでも距骨下関節・距踵舟関節・踵立方関節は協力して足の内反と外反に関与する．
　　① **距骨下関節**：距骨と踵骨の関節で，踵骨が距骨をのせる．
　　② **距踵舟関節**：距骨の前下面は，踵骨と舟状骨とそれぞれ連結し，3骨の間で大きな複関節をなす．距骨と舟状骨との間は顆状関節になっている．この関節と距骨下関節との間は，距骨と踵骨の間に張る**骨間距踵靱帯**で隔てられる．
　　③ **踵立方関節**：踵骨の前面と立方骨の後面との関節である．関節形態は不完全ながら鞍関節に属するといわれる．この関節は単独の関節腔を持ち距踵舟関節から独立する．しかし，機能的には距踵舟関節と踵立方関節は横に並んで協調して働くので，両者を併せて1つの関節とみなすことができる．これを**横足根関節**といい，外科的には足の切断（横断）部位として**ショパール関節**と呼ばれる．
　　足底においては，ショパールの関節をまたぐ複数の靱帯が強靱に張る．それらは**底側足根靱帯**と総称され，足根骨をアーチ状に組み上げて**足弓**を形成する．底側踵舟靱帯，長足底靱帯，底側踵立方靱帯（短足底靱帯）がある．**底側踵舟靱帯**は載距突起と舟状骨底面の間に張って距骨の前方部を持ち上げている．この靱帯は弾力性があって，伸展されてもバネのように元に戻るので**スプリング靱帯**といわれている．

　　注●● このスプリング靱帯が伸びたままだと，足のアーチが維持できずに距骨の前方部と舟状骨が下方に傾き，**扁平足**になる．

(6) 足根骨と中足骨との関節（足根中足関節）（図10-40）
　　足根中足関節は，遠位の足根骨と中足骨との関節である．内側・中間・外側の楔状骨が第1～3中足骨と関節し，立方骨が第4と5中足骨と関節する．平面関節に属し，外科的には足の切断（横断）部位として**リスフラン関節**と呼ばれる．

(7) 中足骨と基節骨との関節（中足指節関節）（図10-40）
　　中足指節関節は，中足骨頭と指の基節骨底との間にできる関節である．5本の中足骨頭は**深横中足靱帯**で互いに結合しあっているので，手のように指の自由な運動はできない．歩行やランニングの際には，母指などの足指で地面を強く蹴ることで推進力を得て前に進む．このときに中足指節関節は過伸展の状態になるために，中足骨頭の関節面は足背に向かって広がっている．

(8) 指の関節
　　足の指節間関節（IP関節：interphalangeal joint）：各指の指節骨間にある蝶番関節で，屈伸運動を行う．手のIP関節と同様に，基節骨と中節骨の間は近位指節間関節（PIP関節）といい，中節骨と末節骨の間は遠位指節間関節（DIP関節）と呼ぶ．

図 10-39 距腿関節・距骨下関節（右側）

図 10-40 足弓（右足）

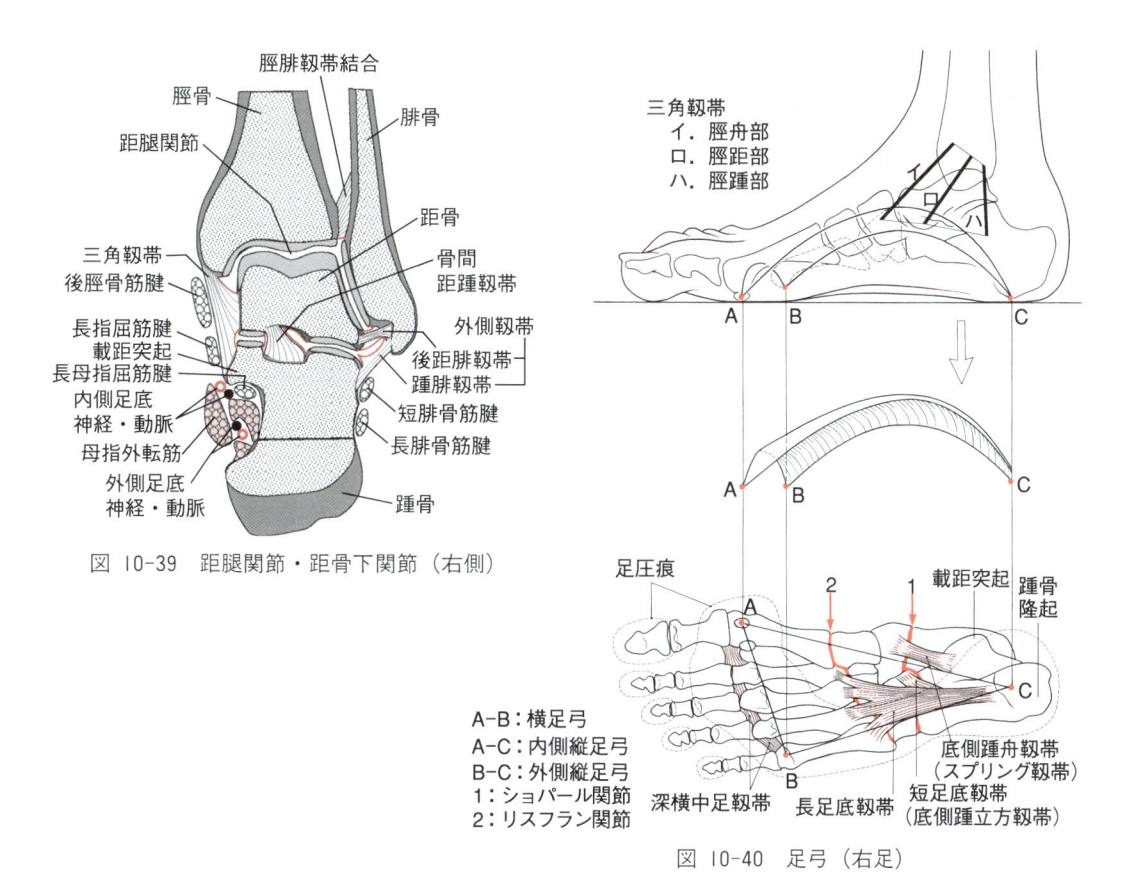

A-B：横足弓
A-C：内側縦足弓
B-C：外側縦足弓
1：ショパール関節
2：リスフラン関節

(9) 足弓（図 10-40）

　小さな骨からなる足の骨格は，互いに強く結合されて体重を支える．それと同時に，足の骨はアーチ型に配列していて，クッションのように足が地面につくときの衝撃を分散・緩和・吸収する．このアーチを**足弓**といい，直立二足歩行を支えるヒトの足に適した形態である．3種類あり，縦に走る2つの**縦足弓（内側・外側縦足弓）**と**横足弓**がある．

　足弓を成立させる足根骨の配置としては，距骨は踵骨の上にのり，舟状骨や内側・中間・外側楔状骨も距骨とともに持ち上がって"土踏まず"をつくる．踵から中足骨頭の間で，足の内側半分（踵骨―距骨―舟状骨―内側・中間・外側楔状骨―第1～3中足骨）は，"土踏まず"を含む大きな**内側縦足弓**をなす．一方，足の外側半分（踵骨―立方骨―第4・5中足骨）は低いアーチの**外側縦足弓**をつくる．

　足弓は骨・靱帯・筋の作用によって形成維持される．靱帯は特に足底で強固に張って，足弓に重力が加わってもアーチが広がって，つぶれないようにしている．また下腿の筋は長い腱を足弓の下に付着させアーチを上方に牽引することで足弓を維持する．

5. 頭蓋骨

　体幹の最上部に位置し，脳を包んで保護するほか，鼻や口といった呼吸器や消化器の入口も取り囲む複雑な骨格である．頭蓋は 15 種 23 個の骨格が組み合わさってできているが，下顎骨と舌骨を除く大部分が**縫合**や，一部の軟骨結合によって固く連結される．

■ 1）頭蓋骨の成り立ち

　頭蓋骨は，脳頭蓋と顔面頭蓋の骨に大別される．頭蓋の上方は**脳頭蓋**として頭蓋腔を形成して中枢神経の脳を保護するので，別名神経頭蓋ともいう．一方，頭蓋の下方は，**顔面頭蓋**として眼窩・鼻腔・口腔などの臓器の入口を囲むので，別名内臓頭蓋とも呼ばれる．脳頭蓋が顔面頭蓋よりも大きく発達するのはヒトの特徴である．

(1) 脳頭蓋（図 10-41, 43, 44）

　頭蓋腔の形成には，6 種 8 個の頭蓋骨が関与する．2 種は左右で対をなす骨であり，4 種が無対性の骨である．

　　　　前頭骨 1 個，頭頂骨 2 個，側頭骨 2 個，後頭骨 1 個，
　　　　篩骨 1 個，蝶形骨 1 個

　頭蓋腔を部屋にたとえると，ドームのような屋根になる部分を**頭蓋冠**といい，床になる部分を**頭蓋底**という．

① 頭蓋冠

　左右の頭頂骨を中心に，前に前頭骨，後ろに後頭骨，側方に側頭骨の一部（鱗部）がそれぞれ結合してドーム状の頭蓋冠をつくる．これらの骨の輪郭は，ノコギリの歯のようにギザギザしている．隣り合った骨どうし，このギザギザを結合縁として，線維性結合した縫合により頭蓋冠が維持される．代表的な縫合の種類には，**冠状縫合，矢状縫合，ラムダ縫合，鱗状縫合**がある．

　　i）**冠状縫合**：前頭骨と左右の頭頂骨との間にある縫合で，頭蓋冠の前方部にある．縫合線はヘアバンドをつけたような方向に走る．

　　ii）**矢状縫合**：頭頂部で，左右の頭頂骨の間を矢状方向に走る縫合である．

　　iii）**ラムダ縫合**：頭頂骨と後頭骨との間を走る縫合で，後頭部にある．縫合線の形状がギリシャ文字の λ（ラムダ）に似るのでこの名がついた．また人の字のようにも見えるので，人字縫合とも呼ばれる．

　　iv）**鱗状縫合**：側頭部において頭頂骨の外側縁と側頭骨の上部（鱗部）との間にできる半円状で魚のうろこのような縫合である．

　頭蓋冠をつくる骨はいずれも典型的な扁平骨に属し，胎生時に**膜内骨化**によって発生する．膜内骨化では，各骨の中央から骨化が始まり周辺に向かって広がる．これらの骨は出生時にはまだ骨化が完全でなく，周縁部は骨化せずに線維性結合組織のまま残る．特に 3 つ以上の骨が会合する部分では，広い結合組織の膜性部が残り，

これを**泉門**と呼ぶ（図10-44）．泉門のうち，**大泉門・小泉門・前側頭泉門・後側頭泉門**がよく知られる．前頭骨と頭頂骨との間にできる大泉門と，頭頂骨と後頭骨との間にできる小泉門は皮膚の上から触知できる．

> **注** ●● 大泉門の触察は，新生児の発育状態や頭蓋内圧の変化を知る指標となる．一般に，小泉門は生後約3ヶ月，大泉門はおよそ2歳で閉じるといわれる．また，出生時に胎児の頭が狭い産道を通るときには，泉門の部分で頭蓋冠の扁平な骨が移動し，屋根瓦のように重なりあって，頭全体を産道の形に合わせる．

② **頭蓋底**（図10-45, 46）

脳を収納する頭蓋腔の底をなすのが頭蓋底である．これを頭蓋腔の内面より見たのが**内頭蓋底**であり，下顎骨と舌骨を除いて頭蓋を下面より見たのが**外頭蓋底**である．頭蓋底には，脳に出入する多数の脳神経や血管を通すための孔や溝がたくさんあって複雑な形態をとる．

> **注** ●● 頭蓋底は衝撃によって骨折を起こしやすく，これが頭蓋底骨折である．たとえ軽微な骨折でも，そこを出入りする脳神経が損傷されたり圧迫を受けたりして重篤な麻痺症状をきたす．

●**内頭蓋底**

内頭蓋底は，脳の底面に対面するので，脳の凹凸を鋳型にしたようなくぼみと隆起ができる．このくぼみを**頭蓋窩**といい，脳の前頭葉が入る**前頭蓋窩**，側頭葉が入る**中頭蓋窩**，後頭葉や小脳が対応する**後頭蓋窩**に分かれる．前頭蓋窩と中頭蓋窩の間には高低差による段差があり，中頭蓋窩と後頭蓋窩の間には錐体が大きく隆起することによって，これらの頭蓋窩を区画する．また，後頭蓋窩の中央には，延髄の出る大きな**大後頭孔（大孔）**が開いて，頭蓋腔は脊柱管に連絡する．

内頭蓋底の中央部では，前方から前頭骨，篩骨，蝶形骨，後頭骨が1列に並び，蝶形骨と後頭骨の間に割り込むように左右の側頭骨が位置する．

　a）前頭蓋窩

大部分は前頭骨で，それに加えて篩骨と蝶形骨の前方部も構成に関与する．

前頭蓋窩の中心には篩骨の篩板がある．**篩板**は，鼻腔の天井でもあり，頭蓋腔と鼻腔はこの薄い篩板に隔てられているだけである．篩板中央には，ニワトリのトサカを連想させる**鶏冠**が出て，篩板を左右に分ける．左右の篩板には多数の小孔があいて，**嗅神経（Ⅰ）**を通す．前頭骨の部分は眼窩の上壁をつくり，篩骨の両側で盛り上がる．また，**蝶形骨の小翼**は前頭蓋窩の後縁をなす．

　b）中頭蓋窩

中頭蓋窩は，蝶形骨の後方部と側頭骨の前方部よりなる．

中央には，**蝶形骨の体部**が盛りあがって，その背面（上面）にはウマの鞍をおもわせる**トルコ鞍**が形成される．鞍の中央はくぼんで**下垂体窩**と呼ばれ，内分泌器官である下垂体が入る．下垂体窩の前方で蝶形骨の小翼の基部には，水平方向に開く左右1対の**視神経管**が眼窩に連絡して，**視神経（Ⅱ）**を通す．

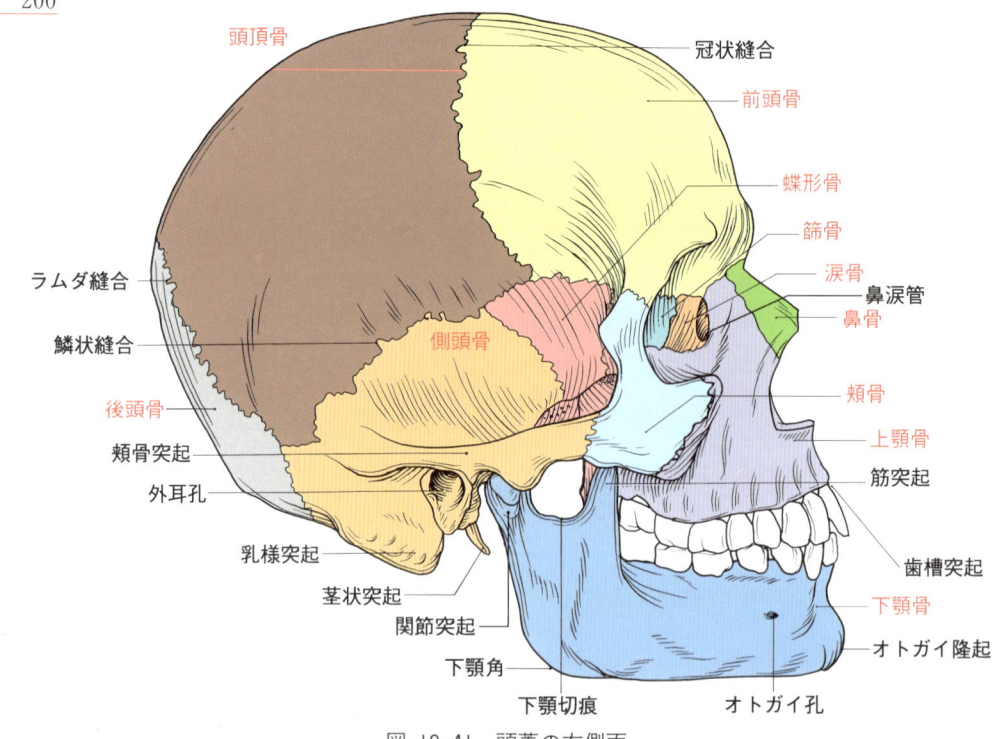

図 10-41　頭蓋の右側面

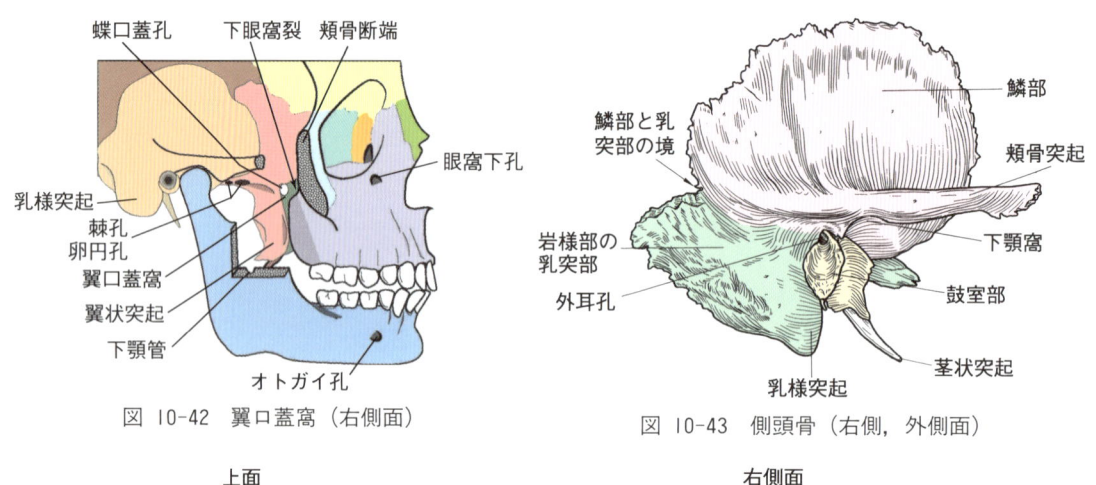

図 10-42　翼口蓋窩（右側面）

図 10-43　側頭骨（右側，外側面）

図 10-44　新生児の頭蓋

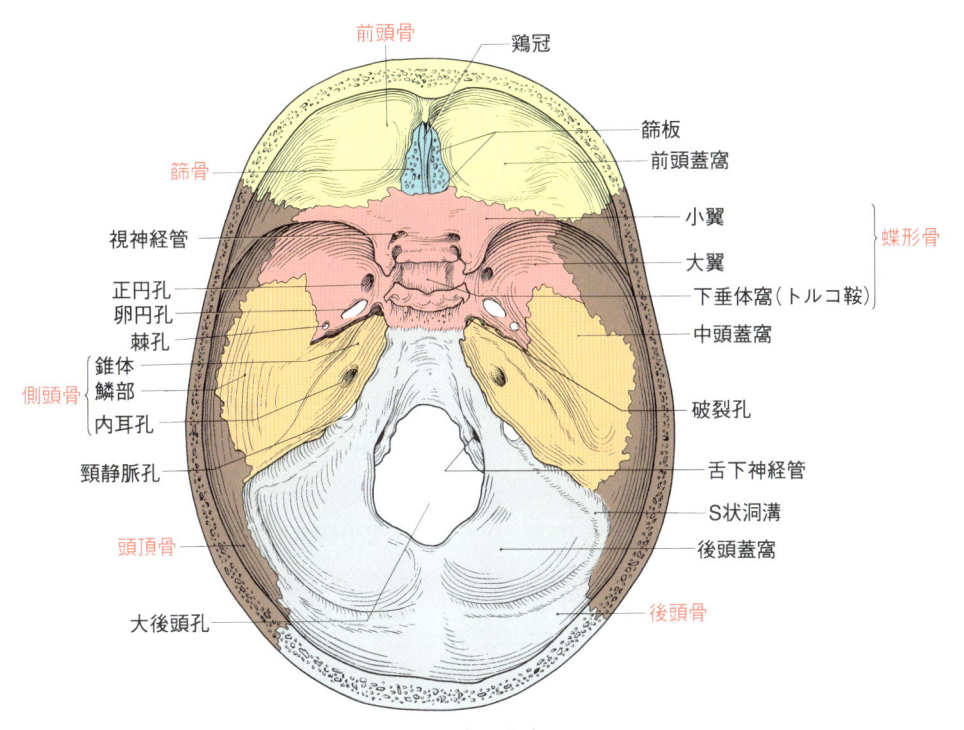

第 10 章 運動器系／Ⅱ．全身の骨格

図 10-45　内頭蓋底

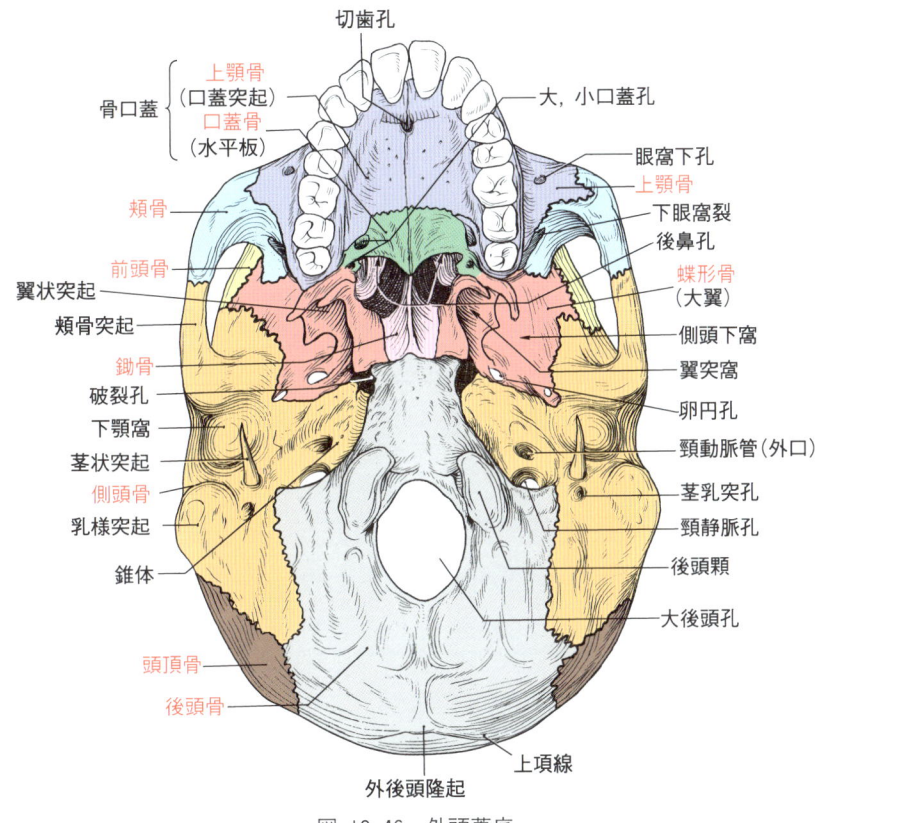

図 10-46　外頭蓋底

トルコ鞍の両側で中頭蓋窩の主体をなすのは，**蝶形骨の大翼**である．大翼は小翼よりも低位にあり，前頭蓋窩と中頭蓋窩の境界では，小翼と大翼との間に高低差を利用して開いた隙間ができる．この隙間は眼窩に通じており，上眼窩裂といわれる．**上眼窩裂**には視神経以外の眼窩内と連絡しあう神経（III〜VI）が通る．すなわち，眼球を動かす筋の神経（**動眼神経・滑車神経・外転神経**）や眼球表面の感覚神経（**三叉神経の第1枝：眼神経**すなわちV-1）が通る．

大翼の基部には**正円孔**が開き，**三叉神経の第2枝：上顎神経**（V-2）が通る．大翼の後縁では楕円形の大きな**卵円孔**が開き，**三叉神経の第3枝：下顎神経**（V-3）が通る．

また，**棘孔**は卵円孔の外側にある小孔で，硬膜の動脈である**中硬膜動脈**を通す．卵円孔の内側には，蝶形骨と側頭骨との間にできた**破裂孔**という裂隙があるが，生体では軟骨で埋められている．内頭蓋底では，側頭骨の錐体を貫通してきた**頸動脈管**が破裂孔に開く．外頭蓋底からきた**内頸動脈**はこの管を通って頭蓋腔に達し，トルコ鞍の両脇から脳に分布する．

> **注●●** 正円孔と卵円孔の開口方向は貫通する脳神経の走る方向に一致する．上顎神経が通る正円孔は斜め前下方に開いて眼窩の下縁をなす上顎骨に向かって貫通し，下顎神経が通る卵円孔は垂直下方に開いて真下にある下顎骨に向かう．

c）後頭蓋窩

後頭蓋窩は，内頭蓋底に強く隆起する側頭骨の**錐体**によって中頭蓋窩と境される．後頭蓋窩をつくるのは主として後頭骨であるが，それに加えて正中前方部では蝶形骨体もわずかに関与するほか，側頭骨の錐体も後頭蓋窩の外側前方部を構成する．

錐体後面には**内耳孔**が開いて，**顔面神経**と**内耳神経**が通る（VIIとVIII）．その下方で，錐体後縁と後頭骨の前縁が縫合する部分に大きな頸静脈孔ができる．**頸静脈孔**はS状洞溝から連続する孔で，硬膜静脈洞から続く**内頸静脈**が通るとともに，**舌咽神経・迷走神経・副神経**が入る（IX〜XI）．

後頭蓋窩の正中部は，トルコ鞍の後方で蝶形骨体と後頭骨が軟骨結合してできた斜面（斜台）になって大後頭孔に続く．大後頭孔の前外側には，左右1対の**舌下神経管**が開いて，**舌下神経**（XII）を通す．

●外頭蓋底

外頭蓋底の前方部の構成には，顔面頭蓋の骨も関与し，上顎の歯がアーチを描いて並ぶ**歯列弓**と**歯槽突起**がある．歯槽突起に囲まれた部分が**骨口蓋**（硬口蓋）で，前2/3は上顎骨，後ろ1/3は口蓋骨により構成される．骨口蓋の前正中部には**切歯孔**が，左右の外側後端には1対ずつ**大・小口蓋孔**が開く．これらの孔には上顎神経（三叉神経の第2枝）と顔面神経の混合枝が通る．上顎神経は口蓋の感覚，顔面神経は口蓋にある無数の小唾液腺からの唾液分泌をそれぞれ支配する．

骨口蓋の後端には，左右1対の**後鼻孔**があり，ここで鼻腔が後方の咽頭へと開口する．後鼻孔の周囲は蝶形骨の下面に相当し，後鼻孔の側壁として蝶形骨の**翼状突起**が位置する．生体では，翼状突起の下方には軟口蓋が付着する．

外頭蓋底の中部は，卵円孔・破裂孔・頸動脈管外口がある．その外側には，頰骨と側頭骨（頰骨突起）からなる**頰骨弓**がある．頰骨突起の基部には，顎関節をつくる**下顎窩**がある．下顎窩の直後には**外耳孔**が開く．

外頭蓋底の後部には，外側に隆起する**乳様突起**があり，胸鎖乳突筋の停止となる．その内側にはアンテナのような鋭い**茎状突起**が出る．茎状突起の基部で乳様突起との間には顔面神経が通る**茎乳突孔**がある．さらにその内側には頸静脈孔が開く．後部の中央には大後頭孔が開き，その両脇には左右1対の**後頭顆**が楕円形に隆起し，**環椎後頭関節**の関節頭になる．後部の後端には**外後頭隆起**があり，後頭部における体表上の触知点となる．

(2) 顔面頭蓋

顔面をつくり，眼窩・鼻腔・口腔などの基礎をなす顔面頭蓋は9種15個の顔面骨によってつくられる．6種は左右対をなす有対性の骨であり，3種は対をなさない無対性の骨である．

　　　　上顎骨2個，頰骨2個，涙骨2個，鼻骨2個，下鼻甲介2個，
　　　　鋤骨1個，口蓋骨2個，下顎骨1個，舌骨1個

顔面を前方から見ると，中央には鼻腔があり，その上方には1対の眼窩が，下方には口腔がある．

① **眼窩**（図10-47）

眼窩は，眼球とその付属器を入れるくぼみで，四角錐を横にした形をとる．四角錐の底面に相当するのは四角い**眼窩口**で，大きく顔面に開く．眼窩内部では上壁，下壁，内側壁，外側壁の4つの壁が区別される．眼窩の奥に行くほど4つの壁が接近しあって漏斗の先ように狭くなる．4つの壁の構成に関わる骨は，前頭骨，蝶形骨，上顎骨，篩骨，頰骨，涙骨，口蓋骨の7種である（**表10-2，図10-47**）．

眼窩の後端には，**視神経管**のほか上眼窩裂と下眼窩裂が"くの字"の裂隙をつくっている．**上眼窩裂**は蝶形骨の小翼と大翼との間にある裂隙で，頭蓋腔と交通して，動眼神経・滑車神経・眼神経・外転神経を通す．**下眼窩裂**は蝶形骨の大翼と上顎骨の間の裂隙で，外頭蓋底に開く（図10-46）．

眼窩口の上縁には，**前頭切痕**と**眼窩上孔**（眼窩上切痕）があり，額の感覚を伝える眼神経（三叉神経の第1枝）の枝が通る．

眼窩口の内側下面には，涙骨と上顎骨の間に**鼻涙管**が開いて鼻腔に通じる（図10-48）．眼窩口の下縁より少し下方には**眼窩下孔**が開き，顔面の皮膚感覚を伝える上顎神経（三叉神経の第2枝）の枝が通る（図10-42）．

② **鼻腔・副鼻腔**（図10-46, 47, 51, 52, 53）

鼻腔は，洋梨の形をした**梨状口**で顔面に開き，後端は1対の**後鼻孔**によって外頭蓋底に開く．鼻腔は**鼻中隔**によって左右に分けられる．鼻中隔の上半は篩骨，下半は鋤骨によってつくられる．

鼻腔の外側壁からは，内腔に向かって出る**上・中・下鼻甲介**という薄い骨が，3段に並んで垂れ下がる．それぞれの鼻甲介の下には，空気の通り道ができ，**上・中・下鼻道**と呼ぶ．また，鼻甲介と鼻中隔との間の空間を**総鼻道**という．下鼻道の前端

には，眼窩内壁から至る**鼻涙管**が開く．涙は眼球の表面を潤した後，ここを通って鼻腔に流れ出る．

副鼻腔とは，鼻腔を取り囲む骨の内部にできた空洞のことで，いずれも鼻腔と交通し，内面には鼻腔と連続する鼻粘膜がおおう．副鼻腔には，上顎洞・蝶形骨洞・前頭洞・篩骨洞（篩骨蜂巣）の4つがある．

ⅰ）**上顎洞**：上顎骨体内の大きな空洞で，最大の副鼻腔である．上顎洞の底は歯根に近接するほど深いが，鼻腔への開口部は上方にあって中鼻道に開く．この開口部は三日月状で半月裂孔という．

ⅱ）**蝶形骨洞**：蝶形骨体内に左右1対あり，すぐ上にはトルコ鞍がある．鼻腔の後上方（蝶篩陥凹）に左右別々に開口する．

ⅲ）**前頭洞**：前頭骨にある左右1対の空洞で，左右別々に半月裂孔の前上端で中鼻道に開く．

ⅳ）**篩骨洞（篩骨蜂巣）**：鼻腔の上前方で，篩板の両脇に位置する篩骨迷路のなかにある多数の小胞で，中鼻道と上鼻道に開く．

> 注●● 生体の鼻中隔では，篩骨と鋤骨の前方には板状の硝子軟骨（鼻中隔軟骨）がついて左右の鼻腔を仕切る．
>
> 注●● 鼻腔粘膜の炎症（鼻炎）は，しばしば副鼻腔の粘膜に波及して，**副鼻腔炎**を引き起こす．一般に副鼻腔から鼻腔への開口通路は狭く，また，上顎洞などでは開口が高い位置にあるので，副鼻腔炎の際には膿の排出が容易でない．膿が副鼻腔にたまることを**蓄膿症**という．

③ **口腔**（図10-46，47）

口腔の上壁を**口蓋**といい，外頭蓋底の前方に位置する．口蓋を構成するのは上顎骨と口蓋骨である．

口腔の下部は下顎骨である．馬蹄形状の下顎体に囲まれた内側の空間は口腔底となり，舌が入るスペースになる．下顎の前端に突き出した**オトガイ隆起**は体表から触れる．オトガイの両脇には**オトガイ孔**が開き，下唇付近の感覚を司る下顎神経（三叉神経第3枝）の枝が通る．

> 注●● 生体では，口蓋の前2/3は硬口蓋であるが，後ろ1/3は膜状の横紋筋がつくる軟口蓋である．

2）脳頭蓋をつくる骨

（1）前頭骨

前頭骨は，額と左右の眼窩の上壁をつくる貝がらのような形をした扁平骨で，内頭蓋底では前頭蓋窩の主体をなす．眼窩口の上縁をつくる部分には**前頭切痕**と**眼窩上孔**（**眼窩上切痕**のこともある）がある．また，眉間の内部には左右に1対の**前頭洞**があるので，含気骨でもある．前頭骨は鼻腔の上壁の一部をなし，前頭洞は鼻腔と交通して副鼻腔になる．前頭骨の上縁は頭頂骨と冠状縫合をなす．

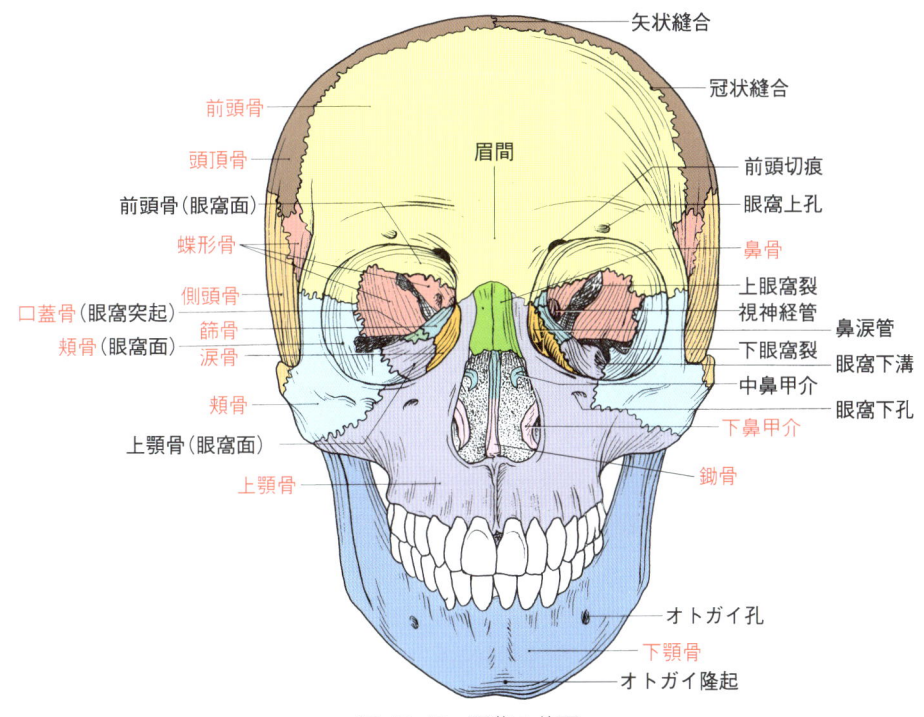

図 10-47　頭蓋の前面

表 10-2　眼窩を囲む壁

上壁	主に前頭骨，後方の一部は蝶形骨
外側壁	前方は頬骨と前頭骨 後方は蝶形骨
下壁	主に上顎骨，前方の一部は頬骨，後方の一部は口蓋骨
内側壁	主に篩骨，前方の一部は前頭骨，涙骨，上顎骨
後端	主に蝶形骨

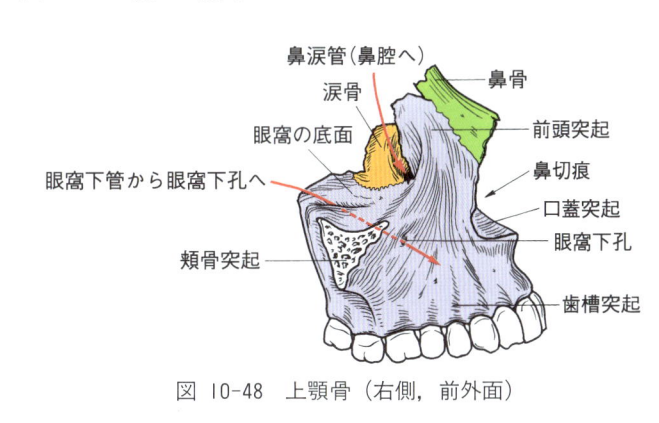

図 10-48　上顎骨（右側，前外面）

(2) 頭頂骨

頭頂骨は，頭蓋腔の屋根をなす四角形の扁平骨で，左右1対ある．前方は前頭骨と冠状縫合をつくり，左右の頭頂骨どうしは矢状縫合をなして結合する．外側では鱗状縫合により側頭骨と，後方ではラムダ縫合によって後頭骨と接する．

(3) 後頭骨

後頭骨は，後頭部にあるカシワの葉のような形をした扁平骨である．
後方にある円盤状の部分は後頭鱗と呼ばれ，上縁はラムダ縫合によって頭頂骨と接する．この部分の外面中央には**外後頭隆起**があり，体表からも触れる．また内面には十字の隆起があり中央を内後頭隆起という．

前方中央の四角い部分は**後頭骨の底部**であり，蝶形骨体と軟骨結合して**斜台**をつくる．斜台の後方では，**大後頭孔**が開く．大後頭孔の外側部は側頭骨と接し，その会合部に**頸静脈孔**ができる．外側部の下面には，1対の**後頭顆**が盛り上がり，その基部を**舌下神経管**が貫く．

(4) 側頭骨（図10-43）

側頭骨は，頭蓋の外側壁をなす左右1対の複雑な形をした骨である．発生学的には3つの部分，すなわち，**鱗部・鼓室部・岩様部**からなる．これら3部が癒合して単一の骨となるのは生後1年ほど経ってからである．

鱗部は，扁平で丸い輪郭を持った"うろこ"のような部分で，外耳孔の上前方部に広がる．上部は鱗状縫合により頭頂骨と接して頭蓋冠の一部をなし，前方部からは，頬骨と結合するための**頬骨突起**が伸びて，**頬骨弓**の後半部をなす．頬骨突起の基部下面には**下顎窩**がある．

鼓室部は，雨どいのような半管状の小さな骨で，外耳道および鼓室の底をなす．

岩様部は錐体部と乳突部からなる．錐体部は後頭骨と蝶形骨大翼との間を内側前方に伸び，上面は内頭蓋底の**錐体**となって隆起して中頭蓋窩と後頭蓋窩を仕切る．表面には**内耳孔**が開き，内部に**内耳**（蝸牛・前庭・半規管）をおさめるほか，**頸動脈管**が貫通する．一方，乳突部は錐体部の外側下方に大きく膨隆して，鱗部の後方に達し，側頭骨外面で**乳様突起**をつくる．乳様突起は耳の後方に触れ，体表上の目印になるほか，内部には鼓室から続く**乳突蜂巣**という多数の小胞が広がる．

さらに，岩様部の下面からは，下前方に**茎状突起**が伸びる．その基部には**茎乳突孔**が開く．

外耳孔を入り，外耳道を通ると**鼓室**に突き当たる．鼓室は中耳の主体をなし，3個の**耳小骨**（ツチ骨・キヌタ骨・アブミ骨）が並ぶ．鼓室の前方は**耳管**に，後方は乳突蜂巣に続く．鼓室の壁の奥には，内耳が存在する．

> **注** 乳突蜂巣は中耳の一部で，中耳炎の炎症が波及すると慢性化し，治癒を難しくさせる．

(5) 蝶形骨（図10-49）

蝶形骨は，頭蓋腔の中央に位置する骨で，チョウが羽を広げたような形をしている．中央部はチョウの胴体に対応し，**蝶形骨体**という．体の上面には**トルコ鞍**がある．体の前方は後鼻孔の上縁をなし，体の内部には鼻腔と連絡する1対の**蝶形骨洞**がある．体の後方は後頭骨と結合し斜台を構成する．

体の両脇からは，左右1対の小翼と大翼が伸びる．**小翼**は前頭蓋窩の後縁をなし，基部には**視神経管**が開く．**大翼**は中頭蓋窩の主体である．小翼よりも下方に位置するので，小翼との間に**上眼窩裂**が開く．また，大翼には**正円孔・卵円孔・棘孔**が開く．

下方にも1対の**翼状突起**が伸びる．翼状突起は鼻腔の外側壁の後方部をつくり，突起の基部には**翼突管**が開く．

図 10-49 蝶形骨

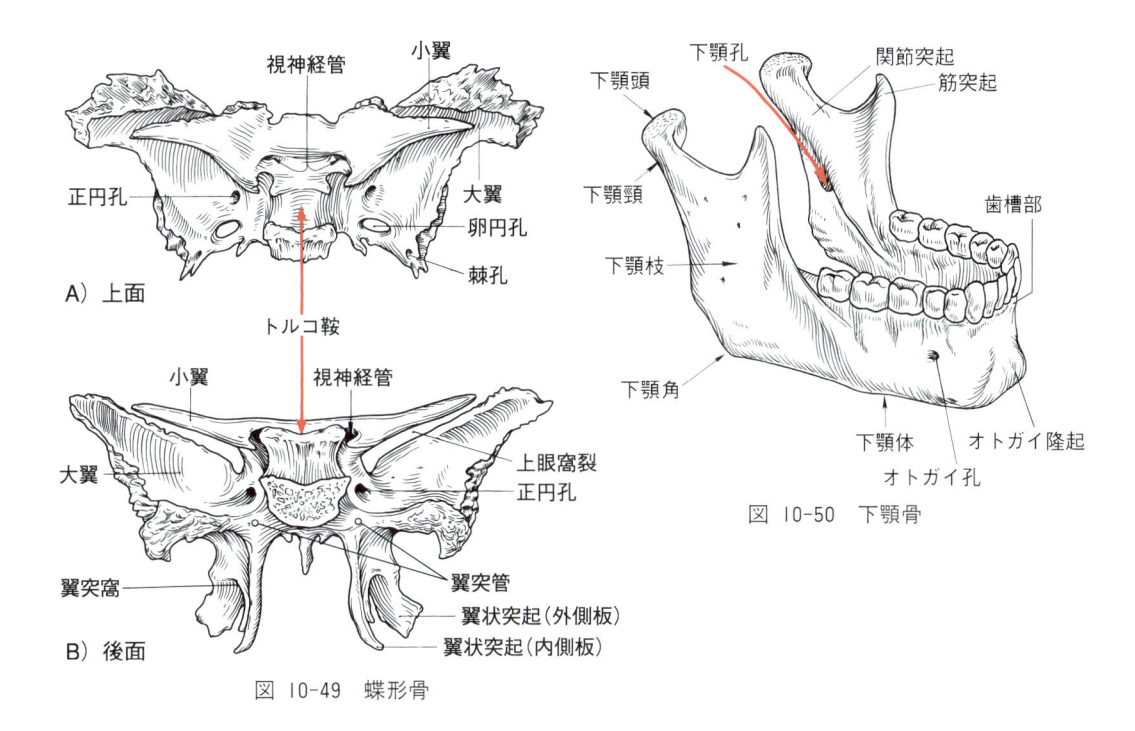

図 10-50 下顎骨

(6) 篩　骨（図 10-45, 51, 52, 53）

　　篩骨は，蝶形骨体の前，前頭骨の後ろにある骨で，内頭蓋底でもあり，鼻腔の上部でもあるほか，眼窩の構成にも関与する．篩骨の主体をなす中央部は，2枚の平たい骨の板が水平と垂直に交叉した十字型の部分で，水平の板の両端には鼻腔の壁をなす篩骨迷路が下がる．

　　水平の板は，小孔が"篩い"のように開く**篩板**である．垂直の板の上方は，篩板の上に少し出る**鶏冠**で，篩板より下方に出た板は**垂直板**と呼ばれ鼻中隔の上部をなす．篩板の両端からぶら下がった1対の**篩骨迷路**の中には，鼻腔と連絡する多数の小胞からなる**篩骨蜂巣**（篩骨洞）がある．また，篩骨迷路の外側面は，眼窩の内側壁をなす．

3) 顔面頭蓋をつくる骨

(1) 鼻骨・涙骨・頬骨

　　鼻骨は，鼻根部（メガネが鼻に当たる部分）をつくる長方形の小さな扁平骨で，左右1対ある．

　　涙骨は，眼窩の内側壁の前下部をなす小骨で，左右1対ある．指の爪のような形と大きさであるが，爪よりも薄い．涙嚢を入れるくぼみをつくり，上顎骨と結合して鼻涙管をつくる（図10-41）．眼球を濡らした涙が**鼻涙管**を通り鼻腔（下鼻道）に流れる．

　　注●● 目薬を点眼したときに，薬液が鼻の中に流れていく感覚を持ったことはないだろうか．これは眼球表面のあまった薬液が鼻涙管を通って鼻腔に流れ込むためである．

　　頬骨は，頬の出っ張りをつくる左右1対の骨で，眼窩の外側壁をつくるほか，頬

図 10-51　頭蓋の正中断

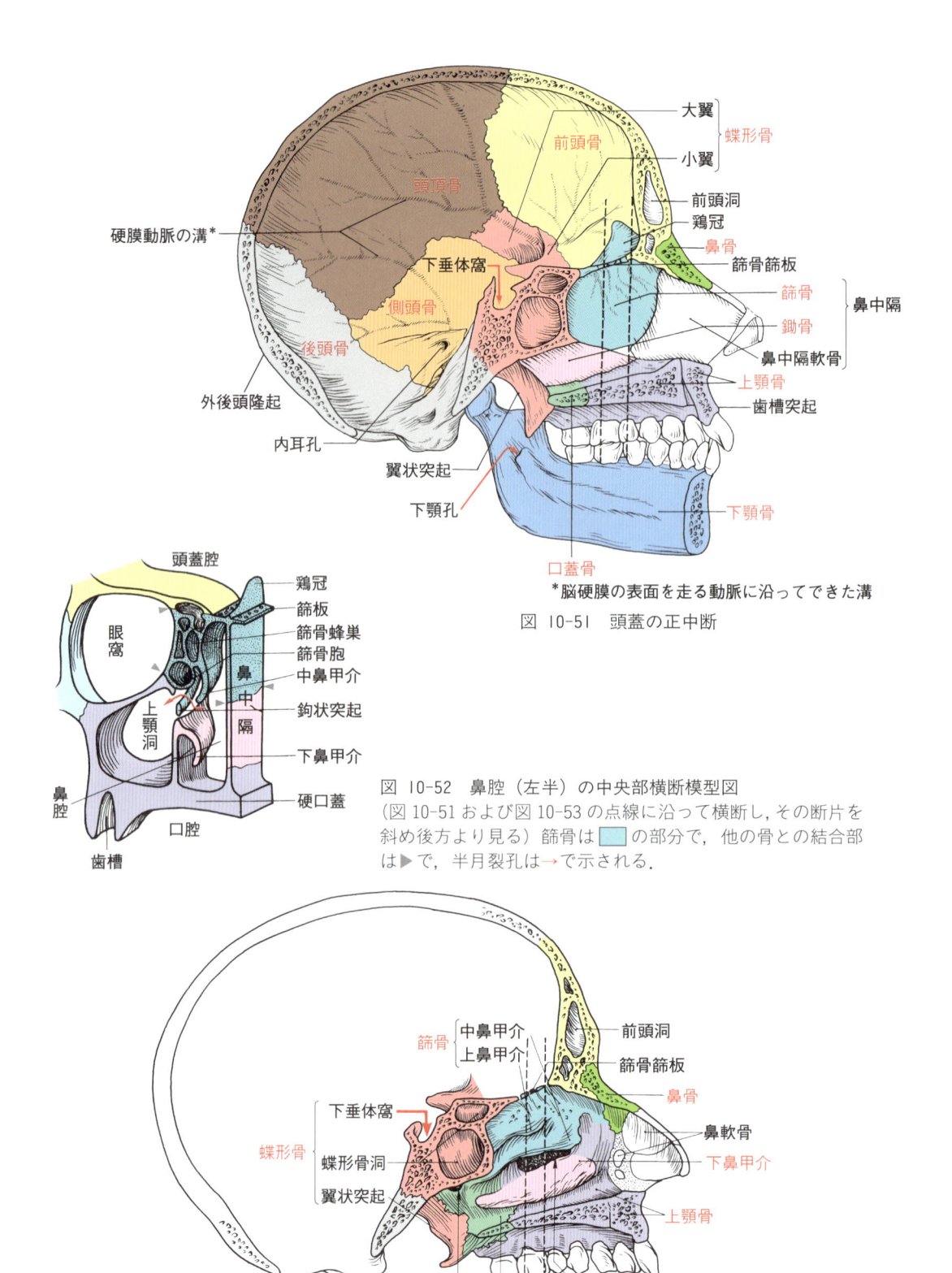

＊脳硬膜の表面を走る動脈に沿ってできた溝

図 10-52　鼻腔（左半）の中央部横断模型図
（図 10-51 および図 10-53 の点線に沿って横断し，その断片を斜め後方より見る）篩骨は □ の部分で，他の骨との結合部は ▶ で，半月裂孔は → で示される．

図 10-53　骨鼻腔の外側壁

骨弓の前方部を構成する．

(2) **上顎骨**（図 10-48, 51, 53）

　　上顎骨は，複雑な形をした左右 1 対の大きな骨である．左右の上顎骨が合して，顔面の中央部を形成することで，眼窩・鼻腔・口蓋の構成に大きく関与する．

　　眼窩の下壁と鼻腔の側壁をつくるのは体部であり，内部に，大きく広がる**上顎洞**がある．体部の前方には，**眼窩下孔**が開く．

　　体部からは前頭骨と結合する**前頭突起**，頬骨と結合する**頬骨突起**，歯の並ぶ**歯槽突起**，口腔の天井をなす**口蓋突起**の 4 つの突起が出る．左右の口蓋突起が合して，**骨口蓋**の主体をなし，その縫合線の上に**切歯孔**が開く．また，口蓋突起の後縁では口蓋骨と縫合をなし，縫合部には**大口蓋孔**が開く．

(3) **口蓋骨・下鼻甲介・鋤骨**

　　口蓋骨は，上顎骨の直後にあって，水平と垂直の板からなる L 字型の骨で，左右 1 対ある．水平板は口蓋の後方部，垂直板は鼻腔の側壁後方部をつくる．口蓋骨の後縁は蝶形骨の翼状突起と連結する．

　　上顎骨，口蓋骨と翼状突起との間にできたわずかなくぼみを**翼口蓋窩**と呼ぶ．（図 10-42）．

　　下鼻甲介は，鼻腔の外側壁に位置する貝がらのような形をした小さな骨で左右 1 対ある．鼻腔の外側壁から屋根のひさしのように鼻腔内に突き出る（図 10-53）．

　　注 ●● 上鼻甲介と中鼻甲介は単独の骨ではなく篩骨の一部であるが，下鼻甲介は単独の骨である．

　　鋤骨は，篩骨の垂直板の下方で鼻中隔の下部をつくる板状の骨で，ウシに引かせて土を掘り起こす鋤（すき）に似ているところからこの名がある（図 10-46, 51）．

(4) **下顎骨**（図 10-50）

　　下顎骨は馬蹄形の骨で，歯の並ぶ**下顎体**と，後上方に伸びる**下顎枝**よりなる．

　　下顎体の上縁は歯が並ぶ**歯槽部**である．また下顎体の前端は**オトガイ**と呼ばれ，体表上の目印になる．オトガイ正中部の高まりをオトガイ隆起という．オトガイの両脇には**オトガイ孔**が開く．オトガイが隆起するのはヒトの特徴とされる．

　　下顎枝の上端は，後方の関節突起と前方の筋突起の 2 つに分かれる．関節突起は，下顎頭として先端が丸くなり側頭骨の下顎窩にはまって**顎関節**を形成する．**筋突起**は，咀嚼筋の付着部になる．下顎枝の内面には**下顎孔**が開き，この孔から下顎体の中にかけて**下顎管**が続いてオトガイ孔に出る．下顎体から下顎枝への移行部の下端は突出して，**下顎角**といい，体表からよく触れる．

(5) **舌骨**（図 10-54, 55）

　　舌骨は，甲状軟骨の上方にある馬蹄形の骨で，顔面骨から完全に遊離し，筋の付

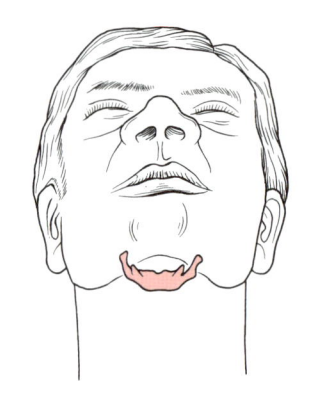

図 10-54 舌骨の位置

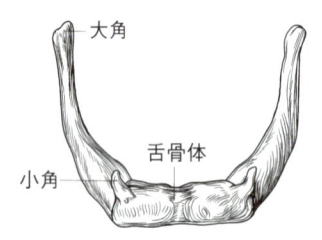

図 10-55 舌骨の形状

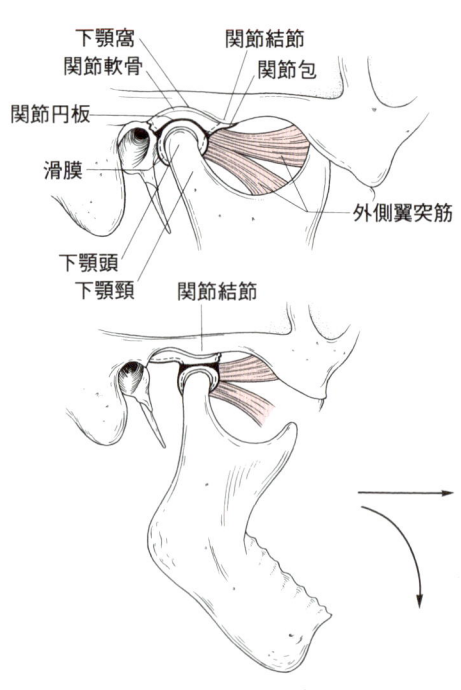

図 10-56 顎関節
上：口を閉じた場合，下：口を開けた場合．両者における下顎頭，下顎窩および関節円板との関係に注意．

着によってその位置を保っている．体表から，甲状軟骨（のどぼとけ）の上縁よりおよそ1横指上方に触れる．

4）頭部の関節・顎関節

顎関節は，下顎骨の関節突起先端の**下顎頭**が側頭骨の**下顎窩**にはまって関節をなしたもので，左右1対ある．関節内には主に線維軟骨でできた**関節円板**があって，関節包に付着する．関節包は緩く，外側・内側で靱帯によって補強される．機能的に，顎関節は左右の1対が共同して働く．その運動は以下の3つに分けられる．

① 上下運動：口の開閉であり，食物を噛み切る動作である．
② 前進-後退：下顎頭を前に引き出す動作は，開口のきっかけとなる．このとき，下顎頭とともに関節円板も前に引き出される（図10-56）．
③ 側方への回旋：咀嚼の際の磨り潰し運動である．

第10章 運動器系／III. 体　幹

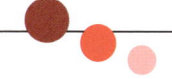

　体幹とは頭部，頸部，胸部，腹部および骨盤部を指すが，ここでは狭義の意味での体幹，すなわち胸部，腹部とその後面の背部および会陰部について扱うことにする．

1. 体幹の筋

■ 1) 胸　筋

　胸部の筋は，浅胸筋，深胸筋，横隔膜の3群に大別される．

(1) 浅胸筋（図10-57, 58, 59）

　すべて胸郭から起こり，上肢帯または上腕骨につく．腕神経叢からの神経支配を受ける（表10-3）．

　① 大胸筋

　前胸壁にある大きな扇状の筋で，肩関節の内転・内旋・屈曲を行う．両腕をひろげて深呼吸するときは肋骨を引き上げるので，呼吸の補助筋にもなる．**腋窩**（脇の下）の前壁をつくる．腋窩の後壁は広背筋，内側壁は前鋸筋，外側壁は上腕骨によって境されている．

　② 小胸筋

　大胸筋の下に隠れた扁平な三角形の筋で，肩甲骨の関節窩を前下方に向ける．地面に落とした物を，腕を前方に伸ばして拾うときに働く筋である．肩甲骨が固定されているときは，肋骨を挙上し呼吸の補助筋としても働く．

表 10-3　浅胸筋

筋　名	起　始	停　止	支配神経	作　用
大胸筋	鎖骨（内側1/2）胸骨と肋軟骨腹直筋鞘	上腕骨大結節稜	内側胸筋神経 外側胸筋神経（第5〜8頸神経および第1胸神経）	肩関節の屈曲，内転・内旋
小胸筋	第2〜5肋骨	肩甲骨烏口突起		呼吸補助筋
鎖骨下筋	第1肋骨	鎖骨下面	鎖骨下筋神経（第5頸神経）	鎖骨を下内方に引き，胸鎖関節を保護する．
前鋸筋	第1〜8肋骨	肩甲骨内側縁	長胸神経（第5〜7頸神経）	肩甲骨を前に引く．下角を前に引いて肩甲骨を回す．

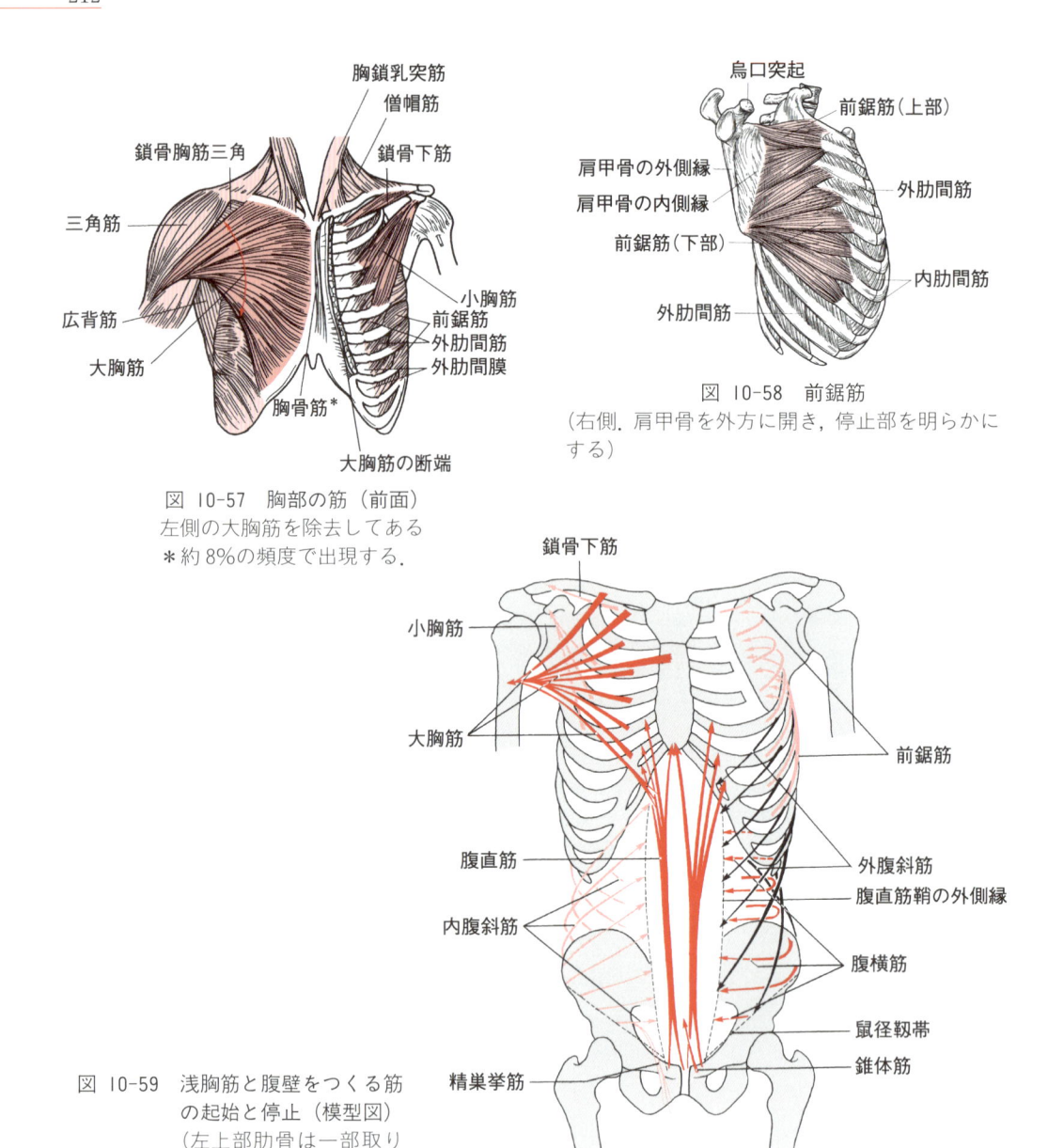

図 10-57　胸部の筋（前面）
左側の大胸筋を除去してある
＊約8％の頻度で出現する．

図 10-58　前鋸筋
（右側．肩甲骨を外方に開き，停止部を明らかにする）

図 10-59　浅胸筋と腹壁をつくる筋の起始と停止（模型図）
（左上部肋骨は一部取り除いてある）

③ 鎖骨下筋

鎖骨の下面に沿って走る小さな筋で，体表からの観察はほとんどできないが，鎖骨を下内方に引きつけている．上腕の強い運動の際，鎖骨が過度に引っ張られないように固定し，胸鎖関節の脱臼を防ぐ．また，筋の直下を走行する鎖骨下動・静脈のクッションの役目を果たしている．

④ 前鋸筋

胸郭の側面にある薄い筋で，腋窩の内側壁をつくる．起始が外腹斜筋の起始と組み合ってギザギザの輪郭をもち，鋸の歯を連想させるところからこの名がある．全体として肩甲骨を前方に引くが，とくに下方の筋束は下角を前方に引いて肩甲骨を回し，肩関節の屈曲と外転を助ける（図10-99参照）．

(2) 深胸筋

胸郭に起始と停止をもつ固有の胸筋で，すべて呼吸作用に関係する．肋骨挙筋のほかは，すべて肋間神経の支配を受ける．肋間筋は，筋束の方向や肋間神経との位置関係より，外肋間筋，内肋間筋および最内肋間筋の3層に区別される（表10-4）．

① 外肋間筋・肋骨挙筋

この2筋は肋骨を引き上げて胸郭を広げ，息を吸い込む吸気筋である．また，外肋間筋は後方で厚く，前方に向かうにつれて薄い膜状になる（外肋間膜）．

② 内肋間筋・最内肋間筋・肋下筋・胸横筋

これらは肋骨を引き下げ胸郭を狭めて，息を吐き出す呼気筋である（図10-60, 61, 62）．内肋間筋は胸骨縁ではよく発達し，肋間神経よりも浅く位置するが，最内肋間筋・肋下筋・胸横筋は肋間神経よりも深層に存在する．

(3) 横隔膜

横隔膜は，胸腔と腹腔を隔てる横紋筋でできた膜状の隔壁である（図10-63）．胸

表 10-4　深胸筋

筋　名	起始・停止	支配神経	作　用
外肋間筋	各肋間隙を満たす最表層筋．後方では肋骨結節から起始，筋束は前下方へ斜めに走る．前方は腱膜様となり，外肋間膜という．	肋間神経	肋骨を引きあげて胸郭を広げ，息を吸いこむ（吸気筋）．
内肋間筋	肋間隙の中層筋．筋束は前上方へ斜めに走る．後方は腱膜様となり，内肋間膜という．	肋間神経	肋骨を引きさげて胸郭を狭め，息を吐き出す（呼気筋）．
最内肋間筋	肋間隙の最内層筋．内肋間筋の内面で同じ走向をもつ筋束であるが，肋間神経・動脈・静脈が両者を分ける．		
肋下筋	胸郭後壁の内面にある．最内肋間筋の分束で，2～3肋間にまたがる．		
胸横筋	起始は胸郭前壁の内面で，胸骨から斜上方へ走る．停止は第2～6肋軟骨へ至る．		
肋骨挙筋	胸郭後壁の外面にある．起始は各胸椎の横突起で斜め下外側に扇状に広がる．停止は1つまたは2つ下の肋骨につく．	脊髄神経後枝	肋骨を引き上げ息を吸う．（吸気筋）

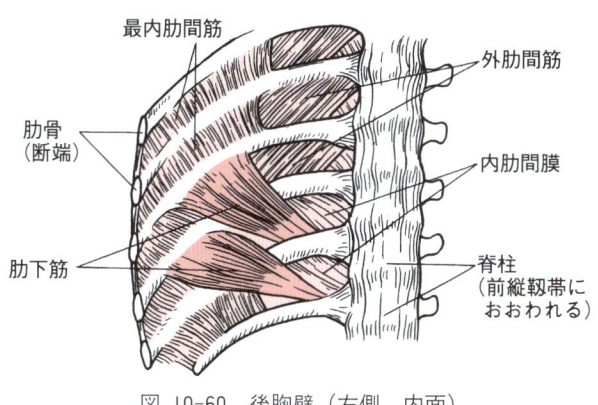

図 10-60　後胸壁（右側，内面）

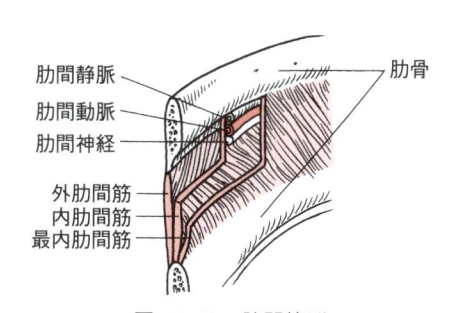

図 10-61　肋間筋群
（内面よりみる．肋間動・静脈および神経は内肋間筋と最内肋間筋の間を走る）

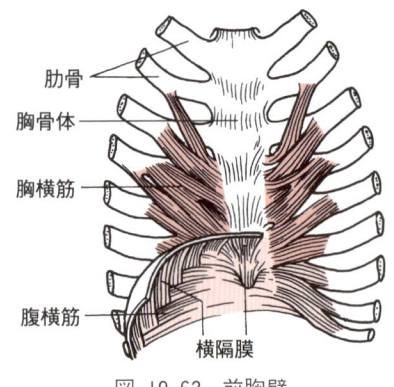

図 10-62 前胸壁
（内面，肋間筋は除かれている）

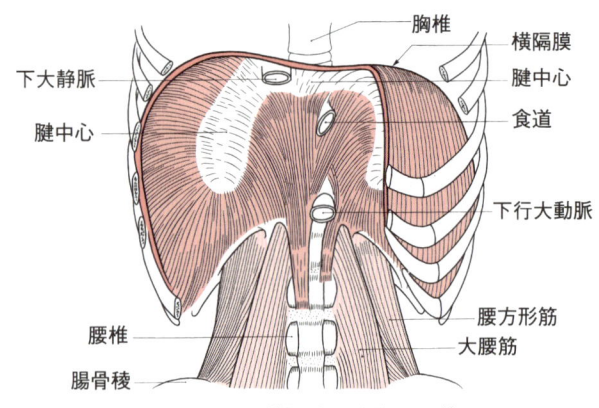

図 10-63 横隔膜と後腹壁の筋
（横隔膜の前面と右側は一部取り除いてある）

表 10-5 横隔膜

筋 名	起 始	停 止	支配神経	作 用
横隔膜	腰椎部：第1～4腰椎の椎体前面，第12肋骨尖端 肋骨部：第7～12肋軟骨の内面 胸骨部：剣状突起よりの小さい筋束	腱中心（膜状筋板は円蓋状に集まる．中心部は腱膜化し，クローバー状を呈す）	横隔神経（第3～5頸神経）	吸気筋（収縮すると胸腔は広がり，弛緩すると胸腔は狭まる）

郭下口の周囲から起こった筋がドーム状に集まり，第4～5肋骨の高さの頂上部に，停止腱がクローバー形の**腱中心**をつくる．横隔膜が収縮すると，胸腔内に深く入り込んでいるドームの屋根が低くなり胸腔を広げることになり，主要な**吸気筋**として働く（表10-5）．

横隔膜は，胸郭下口を閉ざしているため，胸腔と腹腔を連絡する構造物によって貫かれ，主に次の3孔が生じる．

大動脈裂孔：第12胸椎の椎体前面にあり，下行大動脈と動脈周囲交感神経叢（**大・小内臓神経**など），奇静脈，胸管などが通る．

食道裂孔：第10胸椎の高さで大動脈裂孔の左前上方にあり，食道と，左右の迷走神経が通る．

大静脈孔：第8胸椎の高さで腱中心にあり，右寄りに位置する．下大静脈が通る．

横隔膜の上面は胸膜に，下面の大部分は腹膜におおわれ，肝臓・胃などの腹腔臓器を入れ保護している．裂孔の周りの筋束はハチマキ状に走り，腸管などの裂孔からの脱出を防いでいる．横隔膜ヘルニアの中では，食道裂孔を通るもの（**食道ヘルニア**）が最も多い．

■2) 腹 筋

腹筋は，肋骨の退化と消失に伴って，隣接する筋どうしが互いに結合して筋板状となったものである．肋骨弓および第12肋骨下縁と骨盤上縁との間に張って，腹腔の周りの壁をつくる．腹筋には，前腹筋・側腹筋・後腹筋の3群が区別される．

表 10-6　前腹筋

筋　名	起　始	停　止	支配神経	作　用
腹直筋	恥骨結合 恥骨	第5～7肋軟骨前面 剣状突起前面	肋間神経 （第7～12胸神経）	体幹を前屈
錐体筋	恥骨	白線	肋下神経 （第12胸神経） 腸骨下腹神経 （第1腰神経）	腹直筋の働きを助ける.

(1) 前腹筋

　　前腹壁にあって，正中線の両側の幅の狭い部分を縦走する筋群で，腹直筋と錐体筋がある（図10-64，67，表10-6）．
　① 腹直筋
　　臍の両脇を縦に走る帯状の長い筋で，上部では筋の幅は広く，下部では幅が減少するが厚さは増大する．途中には中間腱としての機能を持つ3～4本の**腱画**（けんかく）が筋を横切るように並んでいる．体操や重量挙げの選手のように筋の発達した人では，体表からその筋の輪郭を観察できる．腹直筋の前面と後面は，**腹直筋鞘**（前葉と後葉）におおわれる．この筋鞘は側腹筋である外腹斜筋，内腹斜筋，腹横筋の停止腱膜が正中線近くで癒合してつくられる．左右両側の腹直筋鞘の線維は正中線上で互いに交錯癒合し，剣状突起から恥骨結節まで続く強い紐（ひも）状の**白線**をつくる（図10-64，65）．白線は臍のところで臍動脈・臍静脈を通していた孔を囲んで**臍輪**（さい）をつくる．臍輪は生後，次第に縮小し閉鎖するが，閉鎖が不完全なときには，腹圧が高まると臍輪から腸が脱出し**臍ヘルニア**が起こる．臍輪から約3cm下方で腹直筋鞘後葉が終わり，その下縁である**弓状線**が明瞭に認められる（図10-67）．これより下方では腹直筋の後面は直接横筋筋膜に接しており，容易に腹腔に到達することができる．
　② 錐体筋
　　腹直筋の下部前面にある三角形の小筋で，白線を緊張させ腹直筋の働きを助ける．前面は腹直筋鞘前葉におおわれ，後面は粗性結合組織を介して腹直筋に接する．

(2) 側腹筋

　　側腹筋は外腹斜筋，内腹斜筋および腹横筋から構成され，その筋束は互いに重なり合って腹壁の大部分を形成している（図10-66，67，表10-7）．
　① 外腹斜筋
　　腹壁の最表層をおおう筋で，筋束はズボンのポケットに手を入れるような方向，すなわち後ろから斜め前下方に向かって走行し，広い停止腱膜となって腹直筋鞘前葉を形成する．
　② 内腹斜筋
　　外腹斜筋におおわれ腹壁の中層を構成する．筋束は外腹斜筋と交叉する方向，すなわち外側下方から内側上方に走る．最下端部の筋束は精索を包み込むように下降して**精巣挙筋**となり，腰神経叢から起こる陰部大腿神経の支配を受ける．

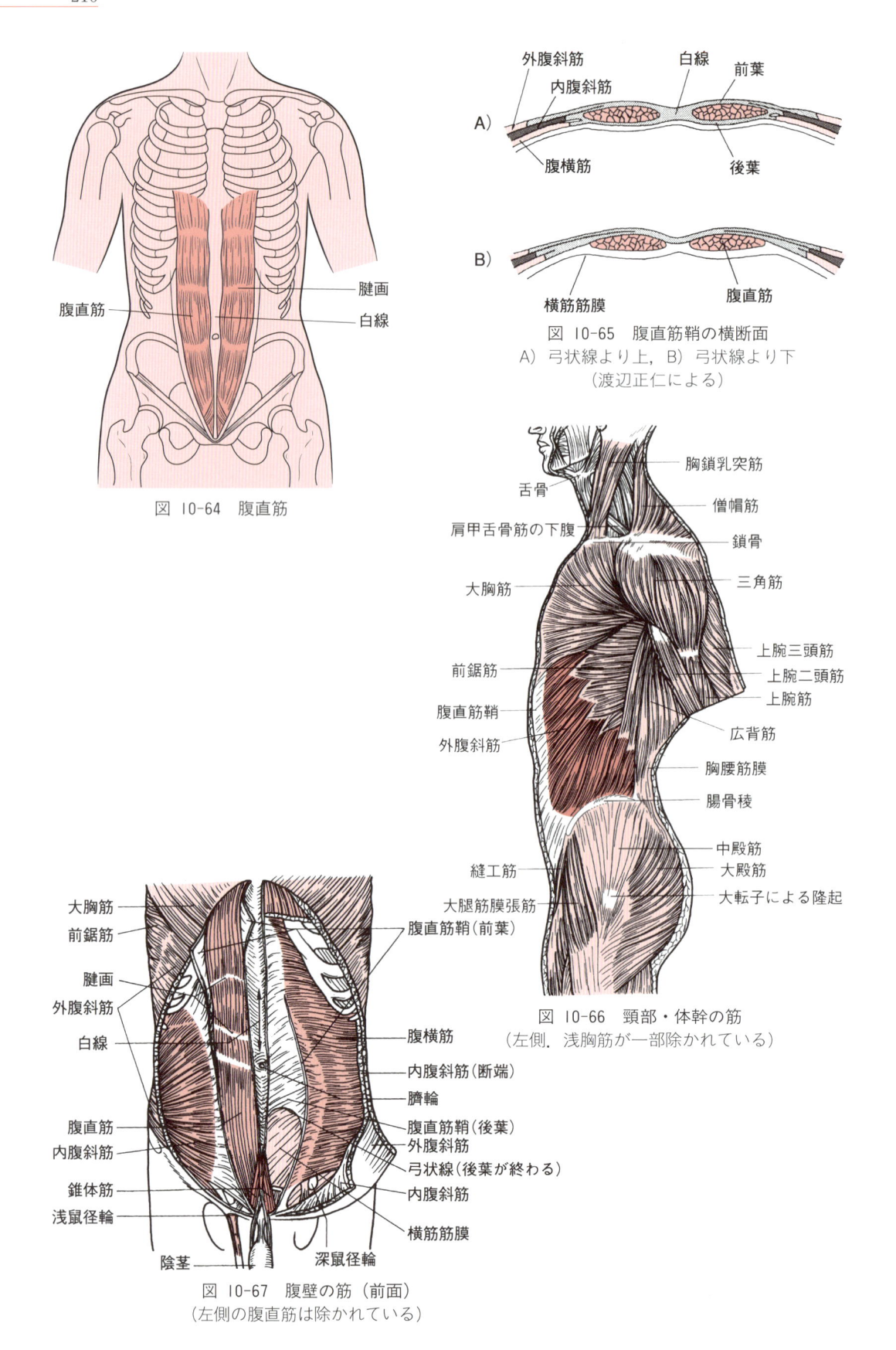

図 10-64 腹直筋

図 10-65 腹直筋鞘の横断面
A) 弓状線より上，B) 弓状線より下
（渡辺正仁による）

図 10-66 頸部・体幹の筋
（左側．浅胸筋が一部除かれている）

図 10-67 腹壁の筋（前面）
（左側の腹直筋は除かれている）

表 10-7　側腹筋

筋　名	起　始	停　止	支配神経	作　用
外腹斜筋	第 5～12 肋骨の外面	腹直筋鞘 鼠径靱帯 腸骨稜	肋間神経 （第 5～12 胸神経） 腸骨下腹神経	肋骨を引き下げ，脊柱を前屈
内腹斜筋	胸腰筋膜 腸骨稜 鼠径靱帯	第 10～12 肋骨下縁 腹直筋鞘	肋間神経 （第 10～12 胸神経） 腸骨下腹神経	体幹をまわし，側屈する（図 10-78）．
腹横筋	第 7～12 肋軟骨内面 胸腰筋膜 腸骨稜 鼠径靱帯	腹直筋鞘	肋間神経 （第 7～12 胸神経） 腸骨下腹神経	腹圧を高める．

③ 腹横筋

側腹筋の最内層にあり，筋束はほぼ水平に横走して腱膜となり，腹直筋鞘につく．肋間神経より内側に位置する．

④ 鼠径靱帯と鼠径管

鼠径靱帯は外腹斜筋の停止腱膜の下縁が肥厚して靱帯となって，上前腸骨棘と恥骨結節との間に張ったものである．**鼠径管**は，鼠径靱帯の上縁に沿って斜め内下方に向かって走る側腹筋のトンネルで，その長さは，成人では約 4 cm ある．腹腔側の入口は**深鼠径輪**といい鼠径靱帯のほぼ中央にあり，内下方に斜走して恥骨結合のすぐ上方の**浅鼠径輪**で腹壁の外に出る（図 10-68）．ここを男性では精管と精巣動・静脈を含む精索が，女性では子宮円索という結合組織のひもが通る．

> 注●● 胎児期に精巣という鼠（ねずみ）が腹腔から陰嚢へと下降していった径（みち）であるところから，鼠径という名がある．鼠径管は前腹壁における抵抗の弱い場所であり，ヘルニアの好発部位となる．成長とともに鼠径管は長くかつ斜走するようになるが，新生児では鼠径管は短く深鼠径輪は浅鼠径輪のほぼ後方にあるので，ヘルニアを起こしやすい．とくに男児では，精巣が腹腔から陰嚢に下降したあとの腹膜の閉鎖が不完全だと，**鼠径ヘルニア**になりやすい．

(3) 後 腹 筋

後腹筋は，腰椎の両側にある（図 10-63，69）．

① 腰方形筋

腰椎の両側にある長方形の扁平な筋である．この筋と腰神経前枝とは交叉する．第 12 肋骨を骨盤の方に引き寄せる働きがあり，体幹を側屈する（**表 10-8**）．腰方形

表 10-8　腰方形筋

筋　名	起　始	停　止	支配神経	作　用
腰方形筋	腸骨稜	第 12 肋骨	腰神経叢	腰椎の側屈，両側が同時に働けば腰椎の後屈

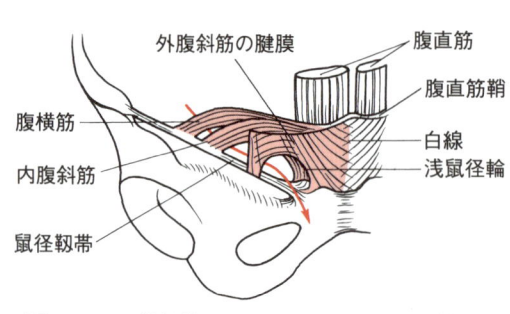

図 10-68　鼠径管をつくる 3 つのアーチ（右側）

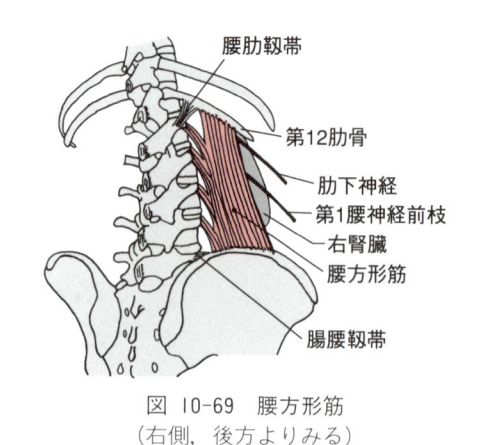

図 10-69　腰方形筋（右側, 後方よりみる）

筋の前方には腎臓があり, 固有背筋の外側後方から腎の位置を知る際の指標となる.

■ 3) 会陰筋

骨盤の出口を閉じて骨盤内臓を載せ, 肛門および尿道の括約に関わる作用をなす筋群である（図 10-70, 71）.

① 肛門挙筋

骨盤底をつくる重要な筋で, 前方の恥骨尾骨筋と後方の腸骨尾骨筋に大別される. 恥骨尾骨筋は恥骨の内面および内閉鎖筋膜から起こり, 後方に走り直腸の後方で左右の筋が合して尾骨につく. その一部は直腸下端で直腸を U 字状に囲み恥骨直腸筋をつくる. 腸骨尾骨筋は内閉鎖筋膜の内面から後内方に走り, 肛門と尾骨との間に張る肛門尾骨靱帯につく.

② 尾骨筋

仙棘靱帯の内面に付着する筋で, 坐骨棘から起こり内方に扇状に広がって最下の仙椎および尾骨の側縁につく.

肛門挙筋と尾骨筋は**骨盤隔膜**を形づくり, 骨盤下口の後方部すなわち肛門三角を閉ざし, 骨盤臓器の支持とその下垂を防いでいる.

③ 外肛門括約筋

肛門挙筋より下方にあって肛門を輪状にとりまく横紋筋で, 肛門の括約作用があり, 損傷されると大便失禁を生じる.

④ 浅会陰横筋

左右両側の坐骨結節から起こり, 内方に走って会陰腱中心につくが, 薄い筋で欠除することもある.

⑤ 深会陰横筋

左右両側の坐骨枝と恥骨下枝から起こり内方に走り, 正中線上で互いに交錯し, 後方では会陰腱中心につく. 恥骨弓の下方に張る三角形の線維筋性板で, **尿生殖隔膜**の主体をなす. 尿道括約筋は深会陰横筋が尿道を取り囲むようにしてできたもので, 男性では排尿を随意的に調節する. 女性では尿道のほかに膣を囲む. この隔膜は, 男性では尿道, 女性では尿道と膣に貫かれる.

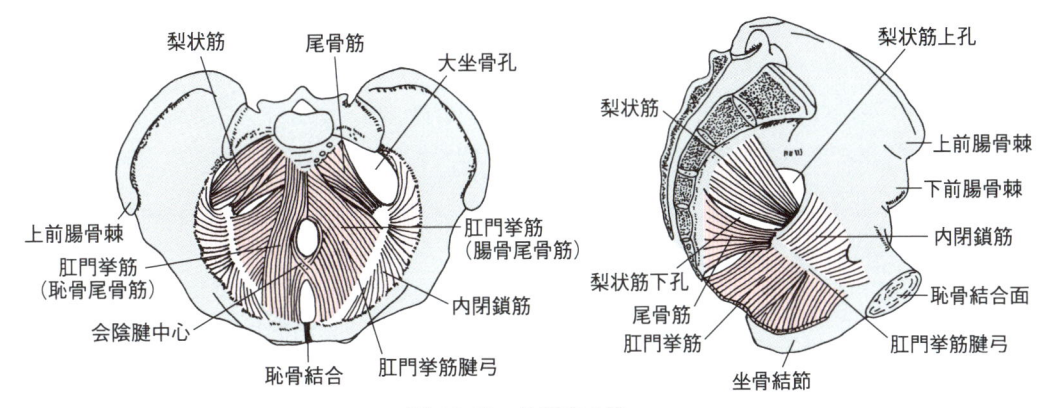

図 10-70　骨盤底の筋
（骨盤の上方と側方から見たもの）

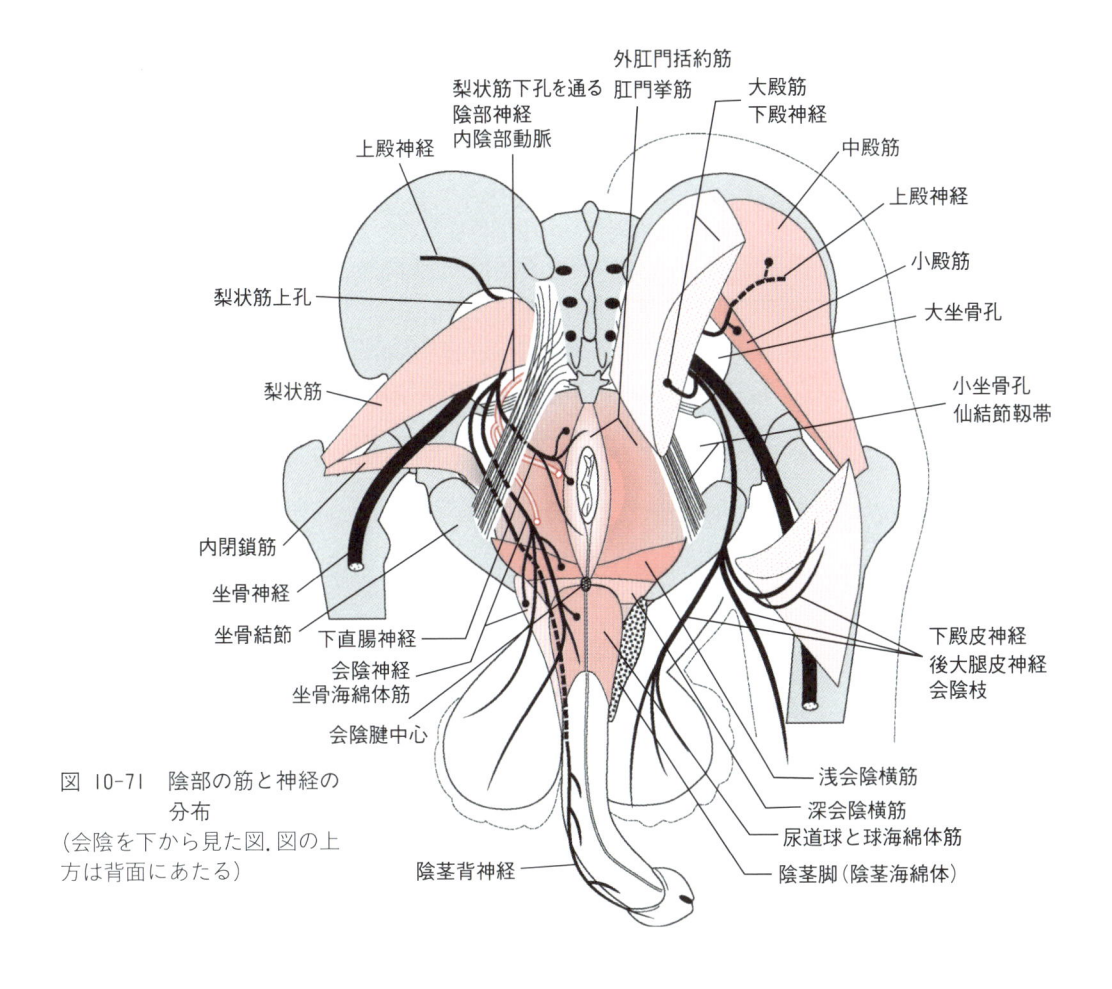

図 10-71　陰部の筋と神経の分布
（会陰を下から見た図．図の上方は背面にあたる）

⑥ 坐骨海綿体筋

男性では坐骨枝から起こり，陰茎脚をおおって前走し，陰茎海綿体につく．女性では細く，坐骨枝から起こり陰核背面の白膜に至る．陰茎または陰核海綿体を圧迫し，勃起を助ける．

⑦ 球海綿体筋

男性では会陰腱中心，尿道球，尿道海綿体の後部から起こり，尿道海綿体を包み前上方に走って終わる．尿道を圧迫して射精を助ける．女性では，肛門の前端から起こり，腟前庭の両側を通り，前庭球や大前庭腺をおおいつつ前走し，陰核の背面に達する．前庭球を圧迫し，腟口を狭くする．

■ 4) 背 筋

背筋は脊柱および胸部の後方にある筋の総称で，浅背筋と深背筋に大別される．深背筋は，由来と機能の相違から，さらに浅層の第1層と深層の第2層に区別される．

(1) 浅背筋

背部の表層をおおう筋群である．主として脊柱から起こり，上肢帯または上肢の骨（肩甲骨・鎖骨・上腕骨）に停止する4筋が属し，上肢帯筋として上肢の運動に関与する（図10-72，73，表10-9）．

① 僧帽筋

背中をおおう菱形の扁平な筋で，形状がカトリックの僧の頭巾に似ているところからその名が由来する．僧帽筋は主として上肢の運動のとき，肩甲骨を動かし固定するが，上部・中部・下部の各部で線維の走行が異なるので，運動の方向はそれぞれ相違する．上部が収縮すると肩甲骨と鎖骨の外側端が挙上し，肩をすくめるような運動が起こる．中部は筋線維が水平に走り，肩甲骨を内方に引き固定する．たとえば，気をつけの姿勢で肩を後に引くときに働く．下部は肩甲棘の内側端を下方に

表 10-9 浅背筋

筋　名	起　始	停　止	支配神経	作　用
僧帽筋	外後頭隆起 項靱帯* 棘突起（全胸椎＋第7頸椎）	肩甲棘（肩甲骨） 肩峰（肩甲骨） 鎖骨外側1/3	副神経 第2～4頸神経	上部は肩甲骨と鎖骨の挙上．中部は肩甲骨を内方に引き固定．下部は肩甲骨を回転し，上腕の挙上を助ける．
広背筋	棘突起（第7胸椎以下の胸椎・腰椎・仙骨） 腸骨稜 下位（第9～12）肋骨 肩甲骨下角	小結節稜（上腕骨）	胸背神経（第6～8頸神経）	肩関節の内転・内旋さらに背部へ回るように働く．
肩甲挙筋	第1～4頸椎横突起	肩甲骨上角	肩甲背神経（第5頸神経）	肩甲骨を上内方に引く．
小菱形筋	第6・7頸椎棘突起	肩甲骨内側縁上部		
大菱形筋	第1～4胸椎棘突起	肩甲骨内側縁		

* 項靱帯：後頭骨の外後頭隆起と第7頸椎棘突起との間に張りわたされた靱帯で，膠原線維のほかに弾性線維を豊富に含む．

図 10-72 体幹の後面

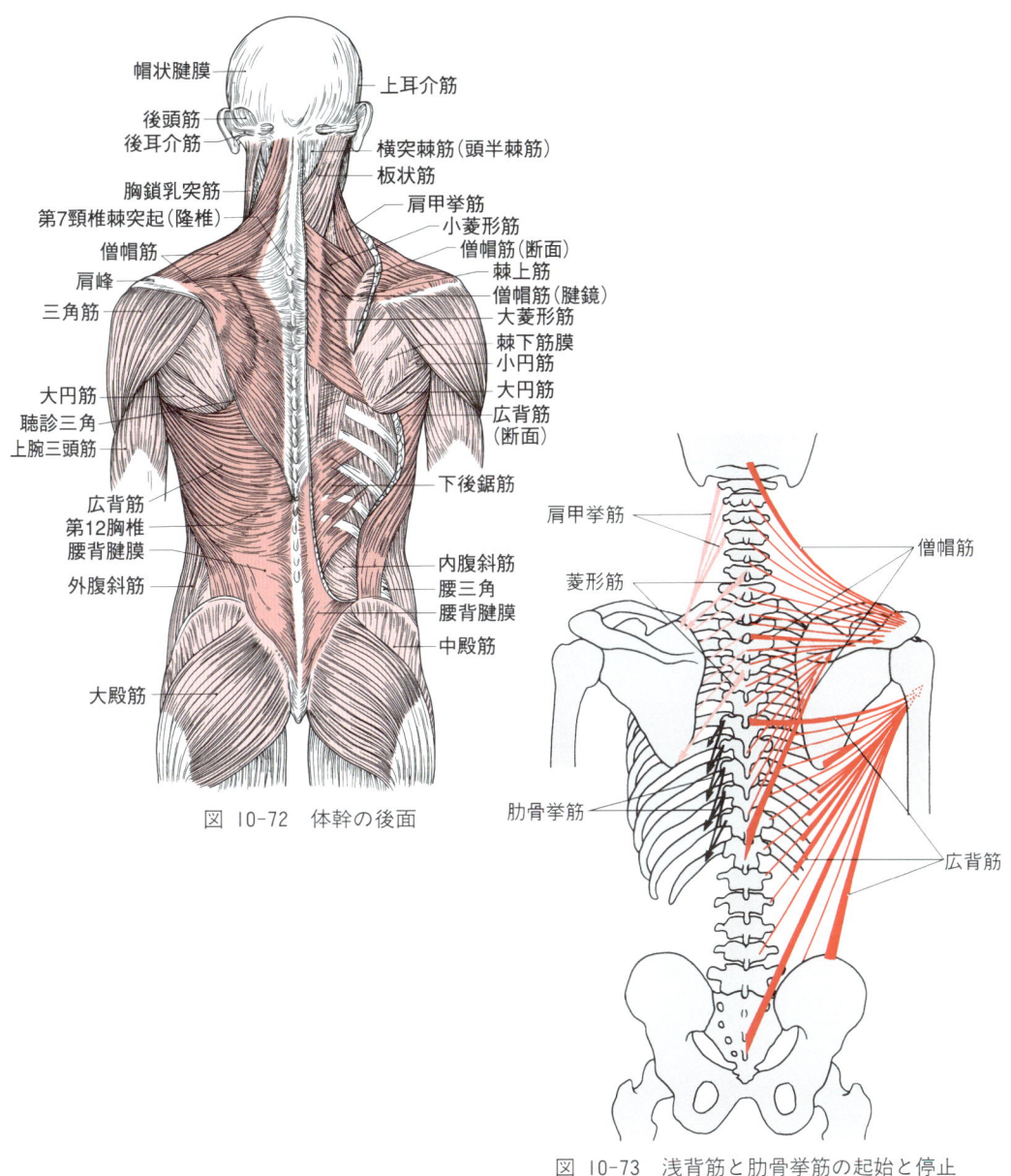

図 10-73 浅背筋と肋骨挙筋の起始と停止（模型図）

引くので，肩甲骨は回転し，肩関節の外転時に腕の挙上を助ける（図 10-99 参照）。上肢が固定されたとき，両側が同時に働けば頭を後屈させることができ，一側だけが働けば頸部をそちらの方に側屈することができる．

② 広背筋

背中から腰にかけて広くひろがる三角形の大きな板状の筋で，本来，上肢帯の筋であり，脊柱からの起始は二次的なもので，肩甲骨下角から起こる筋束が原始的な状態を示すという．広背筋は，上腕を後方に引き肩関節を内転・内旋する．すなわち上肢を背部にまわすように働く．背中を手でかいたり，水泳でクロールのストロークを行うなどの場合に，広背筋が働く．また，停止部を固定すると，体幹が挙上す

る．鉄棒にぶら下がった場合，上腕骨を下方に引いて上方に脱臼するのを防ぐとともに，大胸筋と一緒に体を引き上げるように働く．広背筋は胸郭の背側壁に沿って走っているので腋窩の後壁を構成する．上方では僧帽筋と菱形筋との間に**聴診三角**，下方では腸骨稜および外腹斜筋との間に**腰三角**を形成する．

③ 肩甲挙筋

その名の通り，肩甲骨を上内方に引き上げる筋で，胸鎖乳突筋の後ろにつくられる後頸三角の底部を斜めに走る．

④ 菱形筋（りょうけいきん）

僧帽筋におおわれ，脊柱の棘突起と肩甲骨の内側縁の間を結ぶ筋で，上部の小菱形筋と下部の大菱形筋とに分けられる．肩甲骨の内側縁を内上方に引き，肩甲挙筋とともに肩甲骨の関節窩を下方に向け，挙上した腕を下げるときなどに働く．

(2) 深背筋

深背筋は上肢の運動とは関係がなく，さらに由来と機能の異なる2層の筋群に分けられる．

A）第1層（棘肋筋）（図10-74）

上後鋸筋と下後鋸筋があり，椎骨の棘突起と肋骨を結ぶことから，棘肋筋と呼ばれる．肋骨を上下させ，呼吸の補助筋として働くが，薄い筋でその力は弱い．いずれも，肋間神経の支配を受け，本来は肋間筋と同じ筋群に属する筋で，下層の固有背筋とは厳密に区別されるものである．**上後鋸筋**（じょうこうきょきん）は菱形筋におおわれ，肋骨を引き上げ吸気筋として，また，**下後鋸筋**は広背筋におおわれ，肋骨を引き下げる呼気筋として働く（表10-10）．

表10-10 深背筋の第1層（棘肋筋）

筋名	起始	停止	支配神経	作用
上後鋸筋	第5頸椎〜第2胸椎の棘突起，項靱帯	第2〜5肋骨	肋間神経（第1〜4胸神経）	肋骨を引き上げる（吸息の補助筋）．
下後鋸筋	第10胸椎〜第2腰椎の棘突起	第9〜12肋骨	肋間神経（第9〜12胸神経）	肋骨を引き下げる（呼息の補助筋）．

B）第2層（固有背筋）（図10-75, 76）

本来の背筋であって，**脊髄神経後枝**に支配される（表10-11）．多数の筋からなり，しばしばまとめて**固有背筋**と総称される．脊柱の両側にあり，仙骨から後頭部まで縦走する筋群で，脊柱と頭を動かし，全体としては脊柱を直立させる．胸・腰部では厚い**胸腰筋膜**に包まれているので，浅背筋とは明らかに区別される．

① 板状筋

頸部で僧帽筋の下層にあり，扁平で板状を呈する．頸部と頭部を後屈（頸部の伸展）させ，一側のみが働くとそちらに側屈・回旋する．また，板状筋は他の背筋（最長筋・頭半棘筋）と協力して，頭が重力で前方に傾かないよう保持し，前屈位から復するように働く．停止の違いから，**頭板状筋**と**頸板状筋**とが区別される．

表 10-11　深背筋の第 2 層

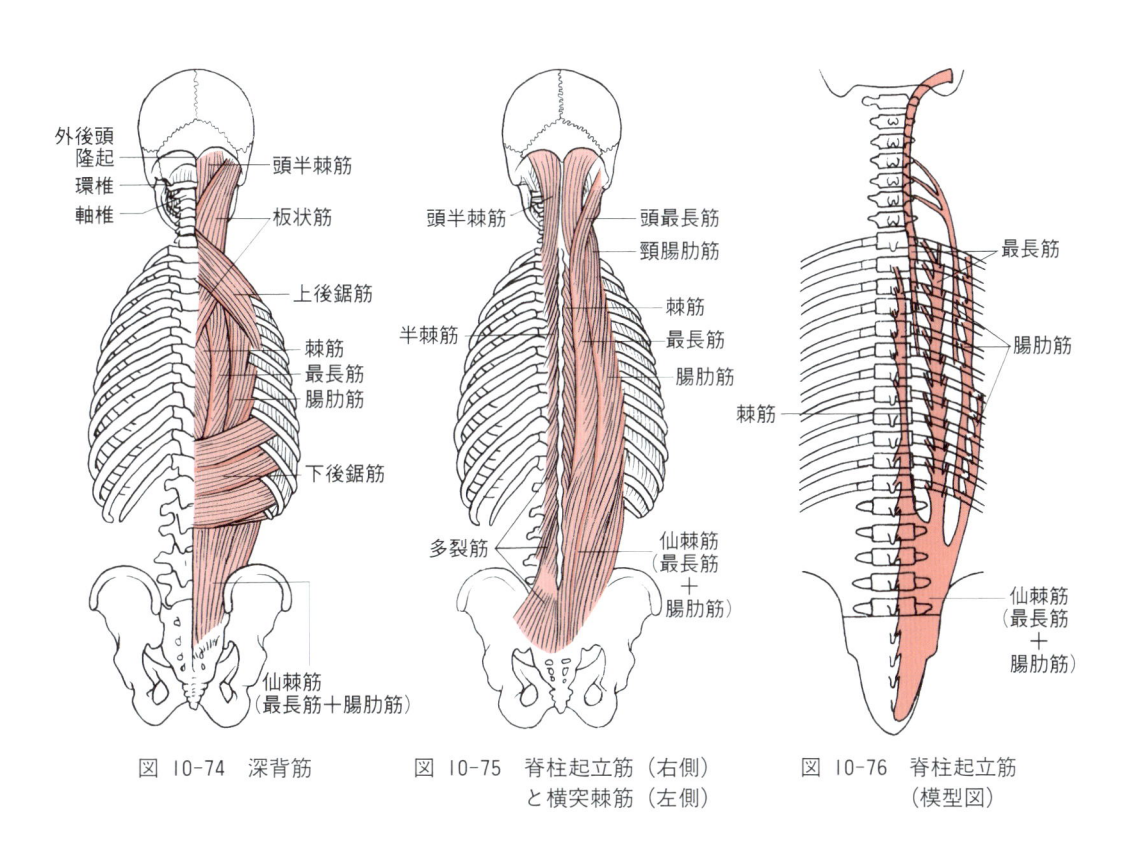

筋　名	起　始	停　止	支配神経	作　用
板状筋	下位（第4～7）頸椎および上位（第1～5）胸椎の棘突起	乳様突起（側頭骨）第1～2頸椎横突起	脊髄神経後枝	頭および脊柱の背屈と側屈
脊柱起立筋	仙骨の背面・下部腰椎棘突起・腸骨稜	最も外側に位置し，肋骨に終わる（腸肋筋）．中間部に位置し，横突起または肋骨に終わる（最長筋）．内側に位置し，上位の棘突起に終わる（棘筋）．		
横突棘筋	横突起から起こり，棘突起に終わる筋群			

図 10-74　深背筋

図 10-75　脊柱起立筋（右側）と横突棘筋（左側）

図 10-76　脊柱起立筋（模型図）

② **脊柱起立筋**

　最大の背筋で，腸骨，仙骨の後面から上方は側頭骨の乳様突起にまで達する．外側から**腸肋筋・最長筋・棘筋**が並び，3筋は協力して働き，脊柱を伸展して屈曲を防ぎ，脊柱を起立させる．一側のみが働くと，側屈，回旋する．特に斜走する筋群は，腹壁の筋とともに働いて脊柱を回旋する．

③ **横突棘筋**

　最深層にある背筋で，いずれも横突起から斜めに上行して上位の棘突起につく筋群（半棘筋・多裂筋・回旋筋）の総称である．**半棘筋**は頭頸部で発達がよく，脊柱を直立させ，頭を保持するのに重要な筋である．居眠りの場合に頭が前方に落ちる

表 10-12 後頭下筋

筋名	起始	停止	支配神経	作用
小後頭直筋	環椎の後結節から起こり，外上方に広がる．	後頭骨の下項線の内側部の下方．	後頭下神経	主として頭を後に引いて直立位に保持する．一側が働けば同側に曲げる．また下頭斜筋は同側に回す．
大後頭直筋	軸椎の棘突起から起こり，小後頭直筋の外側部の一部と重なりながら外上方に広がる．	後頭骨の下項線の外側部．		
上頭斜筋	環椎の横突起前部から起こり，斜めに後上方に走る．	大後頭直筋の停止を一部おおって，その外上方．		
下頭斜筋	軸椎の棘突起から起こり，斜めに外上方に走る．	環椎の横突起の後部．	後頭下神経 大後頭神経	

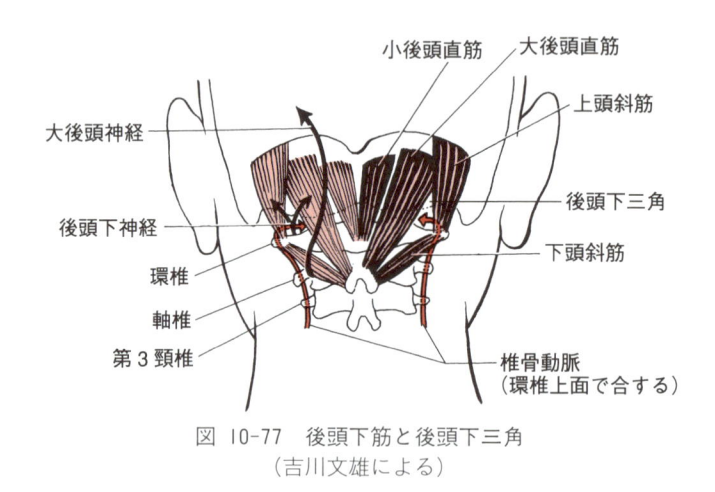

図 10-77 後頭下筋と後頭下三角
（吉川文雄による）

のは，半棘筋が弛緩するためと考えられている．**多裂筋，回旋筋**と順次筋の長さが短くなり，前者は脊柱の伸展とわずかな回旋，後者は脊柱の回旋を行う．

(3) 後頭下筋（図 10-77，表 10-12）

後頭下筋は，項部の最深層にある筋群で，後頭骨から第 2 頸椎にわたって見られる 4 対の小筋（**大後頭直筋・小後頭直筋・上頭斜筋・下頭斜筋**）からなり，頭の後屈と回転作用に関与する．大後頭直筋と上および下頭斜筋によって囲まれる**後頭下三角**から出現する第 1 頸神経後枝（**後頭下神経**）の支配を受ける．

2. 体幹の運動

体幹の運動としては脊柱の運動と呼吸運動がある．脊柱の運動には前屈・後屈，

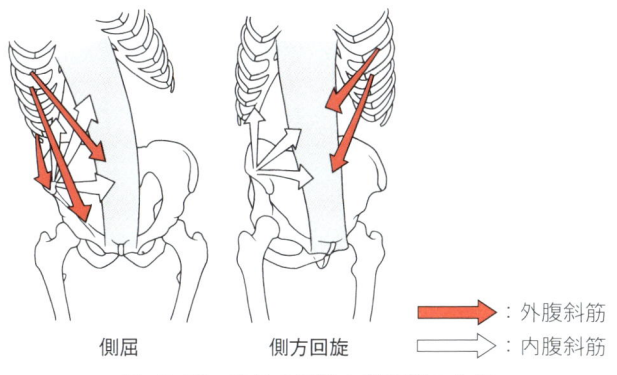

図 10-78 脊柱の運動と側腹筋の作用

側屈，回旋があり（図10-78），また，呼吸運動は胸郭の拡大・縮小と横隔膜の上下運動によって行われる．これらの運動には体幹の筋群が関与している．

■ 1）体幹の前屈・後屈

前屈・後屈は，胸部では肋骨の存在と胸椎棘突起の下方への急傾斜のため運動は小さく，腰部では大きい．前屈には腹直筋，後屈には脊柱起立筋（腸肋筋，最長筋，棘筋）が働く．

■ 2）体幹の側屈

側屈は前・後屈と同様，胸部で小さく腰部で大きい．側腹筋（外腹斜筋，内腹斜筋，腹横筋），腰方形筋あるいは脊柱起立筋の一側のみの運動として起こる．

■ 3）体幹の回旋

回旋は胸部，腰部とも椎骨間の運動は小さいが，脊柱全体の運動として現れる．横突棘筋（半棘筋，多裂筋，回旋筋）を中心に行われ，そのほかに脊柱起立筋あるいは側腹筋が関与する．

■ 4）呼吸運動

吸息運動は，外肋間筋による肋骨の挙上と横隔膜の下方への収縮によって起こる．深吸息時には，さらに胸鎖乳突筋，斜角筋，大胸筋，前鋸筋などが加わる．呼息運動は，吸息筋の弛緩と内肋間筋による肋骨の下降および腹壁筋の収縮による横隔膜の挙上によって起こる．

> 注●● 胸部にはさらに大・小胸筋，前鋸筋，鎖骨下筋，背部には僧帽筋，広背筋，肩甲挙筋，菱形筋があり，これらの筋群は上肢帯の運動に関与している．上肢帯が体幹と連結するのは胸鎖関節のみで，鎖骨の運動により肩の位置が決められる．鎖骨と連結する肩甲骨は，肩鎖関節を中心に回旋運動を起こす．

3. 体幹の局所解剖

胸部，腹部，背部および会陰の相互の境界は，人体の区分と方向（図1-27）参照のこと．

1) 胸部

胸部は，胸郭およびこれに保護された胸部内臓と，上肢と体幹を連結する上肢帯およびその筋からなる．

① 胸郭

胸郭の上半は，前方を大胸筋と鎖骨，後面を肩甲骨とこれにつく筋によって補強されている．胸郭は，骨性胸郭と肋間筋および付帯する結合組織からなり，肋間筋を主体とした結合組織性胸郭壁の厚さは，内面につく壁側胸膜を含めても数mmしかない．胸郭の下口は，上に凸のドーム状に横隔膜がふさぐので，横隔膜の直下に位置する肝臓や腎臓など腹腔内臓の一部も胸郭の中に入る．

鎖骨と胸骨は，大胸筋の起始部におおわれた部分を除き，全長にわたって皮下に直接触れる．体表から容易に触れる胸骨の**頸切痕**は胸腹部の基準点となり，**胸骨角**は第2肋骨の付着部および気管の分岐のレベルを示す指標として使われる．第1肋骨は，鎖骨や大胸筋などが邪魔をして触れにくい．胸骨と直接連結するのは第7肋軟骨までであり（**真肋**），第8以下の肋骨の肋軟骨は，ひとつ上位の肋軟骨に結合をし（**仮肋**），全体として第7肋軟骨を始点とする肋骨弓をつくる（**図10-15**）．第11, 12肋骨は遊離端で終わり（**浮遊肋**），その先端を側腹筋の奥に触れることができる．特に，第12肋骨は横隔膜や腰方形筋，固有背筋の付着部として，また骨性指標として重要である．

② 鎖骨胸筋三角

大胸筋と三角筋の間の狭い間隙と鎖骨によりつくられる浅い陥没は**鎖骨胸筋三角**あるいは鎖骨下窩と呼ばれる（図10-57）．三角筋胸筋溝をあがってきた**橈側皮静脈**が，鎖骨胸筋三角からその深部を流れる**腋窩静脈**に注ぐ．また，この三角のすぐ外側の三角筋の奥に，**烏口突起**を触れることができる．

2) 腹部

腹壁は，臍の両側を縦に走る腹直筋と，その外側に板状に広がる側腹筋および背部の腰方形筋が主体となる．左右の腹直筋の間の前正中溝の内部は**白線**と呼ばれ，太い血管や神経がなく，剣状突起から恥骨結合まで続く腱膜状の帯となる．

① 臍部

臍は，いうまでもなく出産時に切断された臍帯の切口が皮膚でおおわれたものである．母体からの栄養を運んだ**臍静脈**は，胎児循環の終了にともなって索状の結合組織（**肝円索**）となる．肝円索は前腹壁内面と肝臓下面との間に張る**肝鎌状間膜**の下縁の中に残る（図4-17参照）．また，胎児の**臍動脈**は途中までは骨盤内臓の血管

に転用されるが，その先は結合組織化して索状になり，臍より下方の腹壁の内面に腹膜のひだをつくる．臍は，通常，第3と第4腰椎間の椎間円板の高さにある．

② 下腹部

一般に皮下脂肪が厚く，**鼠径靱帯**や**恥骨結節**も触れにくい場合があるが，**腸骨稜**の全長とその最前部にある**上前腸骨棘**は必ず体表から触れられる．腸骨稜結節は，上前腸骨棘より5，6 cm後上方の腸骨稜外側唇の突出部である．下腹部の皮下組織層は浅層の脂肪組織層と深層の膜様の線維層に分けられる．深層の線維層は弾性線維に富みスカルパの筋膜と呼ばれ，脂肪層と腹壁筋との間に介在する．この筋膜は鼠径靱帯より数cm下方で大腿筋膜に結合する．

③ 鼠径管

恥骨結節の外側上方に，**鼠径管**の体表側への開口部である**浅鼠径輪**の輪郭を触知できる．ここを精巣（睾丸）に至る**精索**（女性では**子宮円索**）が通り，皮下に紐状の構造物として指先に触れる．鼠径管は鼠径靱帯を底面として側腹筋でつくられたトンネルで，腹腔側への開口部である**深鼠径輪**は下腹壁動・静脈の外側に位置する．胎生の後期に精巣が腹腔の後壁を下行し，鼠径管を通って陰嚢の中に収まるが，精巣を包む精巣鞘膜は腹膜の続きである（図6-3参照）．生後，この腹膜の突起部は完全に閉鎖して索状になるが，開存したり，二次的に押し広げられたりする場合がある（**鼠径ヘルニア**）．

3）会　陰

骨盤部の外壁の大部分は殿部と大腿部でおおわれるため，体表に表れるのは，左右の大腿の間の狭い領域，すなわち**会陰**に限られる．この部はほぼ骨盤下口に相当し，皮下に恥骨下枝から坐骨枝をへて**坐骨結節**を触れる．後方は，左右の大殿筋によるふくらみの間にできる殿裂の底に尾骨を触れる．

会陰の中央，すなわち男性では肛門と尿道球，女性では肛門と腟前庭の後交連との間を，狭義の会陰という．この皮下には，肛門括約筋や会陰横筋とその筋膜が結合する**会陰腱中心**がある（図10-71）．会陰腱中心と坐骨結節を結ぶ線より前方を尿生殖隔膜部（**尿生殖三角**），後方を骨盤隔膜部（**肛門三角**）と呼ぶ（図6-6参照）．骨盤腔の側壁の大部分は内閉鎖筋と梨状筋でおおわれるが，恥骨後面と内閉鎖筋の内面の筋膜から幕状に肛門挙筋が起こり，肛門および肛門と尾骨を結ぶ正中線上の靱帯に終わるために，肛門挙筋の下面と内閉鎖筋の間にV字状の陥没ができる．この陥没を**坐骨直腸窩**といい，大量の柔らかい脂肪組織で埋められる．

4）背　部

背部は背中とも呼ばれる領域で，脊柱とその両側に続く肋骨，そしてその背面につく固有背筋，肩甲骨および上肢帯の筋から構成される．

① 脊柱部

後正中溝を挟んで横突起の先端を縦に結ぶ左右の**脊柱傍線**の間を，**脊柱部**と呼ぶ．後正中溝の皮下には脂肪もなく，筋膜や腱膜もこの線を越えることはないので，棘突起の先端を明らかに触れる．ただし中位の胸椎の棘突起は，2個下位の椎骨のレベ

ルまで斜め下方に伸びているので，棘突起の触知による椎骨レベルの同定は慎重に行わねばならない．固有背筋より浅い層にある僧帽筋と広背筋は，ほぼ背部の大部分をおおう．この2筋と大菱形筋によって囲まれる領域を**聴診三角**といい，胸郭に直接到達できる部位である（図10-72, 87）．浅背筋の起始部は腱膜性になる傾向があり，僧帽筋の起始腱は第1胸椎背面の部位が最も広く，左右の筋を合わせると菱形を呈し，腱鏡と呼ばれる（図10-72）．後正中溝の両側の盛り上がりは**固有背筋**によるもので，特に腰部と項部で顕著である．固有背筋の内側部は横突棘筋（半棘筋，多裂筋，回旋筋）からなり，また外側部の最長筋と腸肋筋は，脊柱傍線を越えて肋骨角を縦に連ねた線まで広がる（図10-75）．

② 肩甲間部（図10-82）

脊柱傍線と肩甲骨内側縁の間を**肩甲間部**といい，この部位では僧帽筋の下層にさらに大小の菱形筋がある．肩甲骨内側縁に沿って浅背筋に分布する頸横動・静脈の枝と肩甲背神経が下行している．

③ 腰背部（図10-72, 87）

広背筋は，腰部で腸骨稜の後部から下位の胸椎棘突起まで広がる広大な起始腱膜をつくり，この腱膜と固有背筋を包む**胸腰筋膜**とが癒合したものが**腰背腱膜**と呼ばれる．胸腰筋膜は前方に伸び，固有背筋の外側部とその前方にある腰方形筋を分けており，この部分を胸腰筋膜の前葉と呼ぶ．胸腰筋膜と広背筋腱膜が合してできた腰背腱膜の部分を胸腰筋膜の後葉と呼ぶことも多い．また，懸垂など肩を下げる方向に力を入れると，腋窩後壁から側腹部にかけて広背筋の外側縁を触れるが，腸骨稜からの起始の前縁と外腹斜筋の後縁と腸骨稜に囲まれた**腰三角**は，腹壁の中で抵抗の低い部位の1つである．

4. 体幹の脈管

1）動　脈

(1) 胸壁の動脈

浅胸筋に分布する動脈は，**鎖骨下動脈**の続きである**腋窩動脈**から起こる．腋窩動脈は第1肋骨の外側縁から大円筋（または大胸筋）の下縁までの部分で，最上胸動脈，胸肩峰動脈，外側胸動脈，肩甲下動脈（胸背動脈，肩甲回旋動脈），前・後上腕回旋動脈などが起こり，肩や側胸部に枝を出す．大・小胸筋には胸肩峰動脈，また前鋸筋には胸背動脈が分布している（図10-79, 81）．

胸壁の皮膚と深胸筋には**肋間動脈**が分布する．第1および第2肋間隙を走る肋間動脈は，鎖骨下動脈の枝である肋頸動脈から起こる．第3～11肋間動脈は胸大動脈から有対性に起こり，背枝を出したのち肋骨下縁の肋骨溝に沿って内肋間筋と最内肋間筋との間を肋間神経とともに前走し，胸骨縁で鎖骨下動脈から起こる内胸動脈の枝と吻合する（図2-14参照, 10-80）．途中，外側枝を出し胸部側壁の皮膚に分布する．胸大動脈は脊柱の左側に位置するので，右の肋間動脈は左に比べて椎体の前

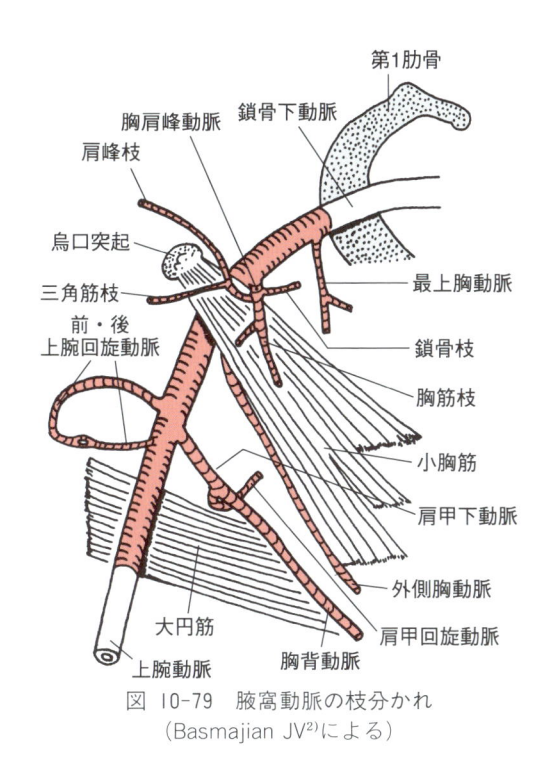

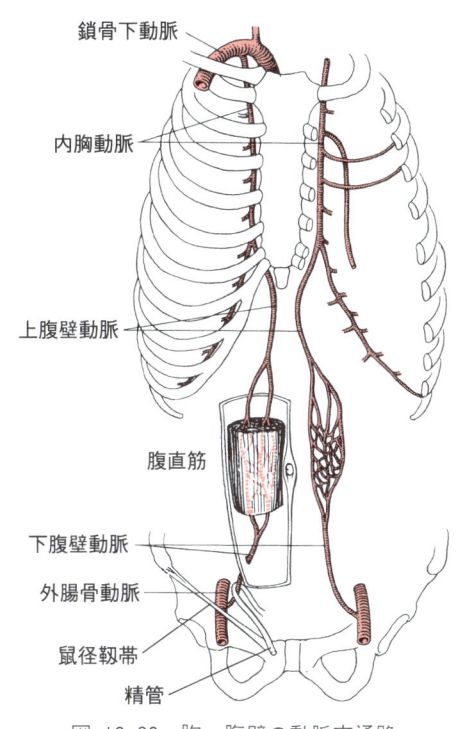

図 10-79 腋窩動脈の枝分かれ
（Basmajian JV[2]による）

図 10-80 胸・腹壁の動脈交通路
（内胸動脈，上・下腹壁動脈）
（吉川文雄による）

面を横切る分だけ長い．

横隔膜には，腹大動脈から起こる下横隔動脈が主体をなすが，胸大動脈から起こる上横隔動脈あるいは鎖骨下動脈から起こる内胸動脈の枝も分布する．

(2) 腹壁の動脈

前壁を構成する腹直筋には，**内胸動脈**の枝である**上腹壁動脈**と**外腸骨動脈**の枝である**下腹壁動脈**が分布する．内胸動脈は肋軟骨の後面を下行したのち肋骨弓を横切り，上腹壁動脈となって腹直筋の後面に進入する．また下腹壁動脈は外腸骨動脈から起こり，腹直筋の**弓状線**のところから後面に沿って上行し，臍の高さで上腹壁動脈と吻合する（図 10-80）．

後壁から側壁の動脈は，下位の肋間動脈と腰動脈および内腸骨動脈の枝である腸腰動脈が分布する．肋間動脈と腰動脈は内腹斜筋と腹横筋との間を前下方に走行し腹壁に分布する．

(3) 会陰の動脈

会陰には**内陰部動脈**の枝が分布する．内陰部動脈は内腸骨動脈の終枝として起こり，梨状筋下孔を通って骨盤外に出るが，仙棘靱帯を回って小坐骨孔から再び骨盤内に入る．内陰部動脈はその後，坐骨の内面に沿って内閉鎖筋の筋膜からできたトンネル状の**陰部神経管**（図 10-86）を陰部神経とともに前方に走り，**下直腸動脈・会**

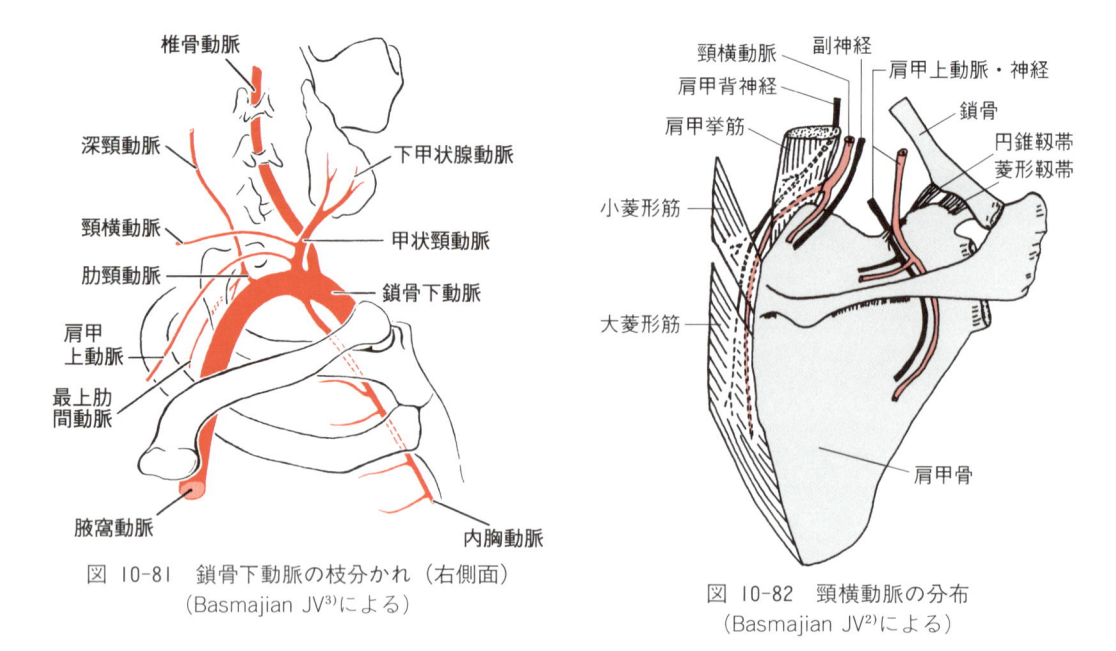

図 10-81 鎖骨下動脈の枝分かれ（右側面）
（Basmajian JV[3]による）

図 10-82 頸横動脈の分布
（Basmajian JV[2]による）

陰動脈・陰茎（陰核）深動脈・陰茎（陰核）背動脈に分かれる．

(4) 背部の動脈

僧帽筋，肩甲挙筋および菱形筋には鎖骨下動脈から起こる**頸横動脈**が分布する．鎖骨下動脈は胸鎖関節の後方から第1肋骨の外側縁の間の部分で，腋窩動脈に移行する．椎骨動脈，内胸動脈，甲状頸動脈（下甲状腺動脈・上行頸動脈・頸横動脈・肩甲上動脈），肋頸動脈などが起こり，脳，頸部そして胸部に分布する（**図 10-81**）．頸横動脈は前斜角筋の前を横切り頸部を後方へ横走して肩甲挙筋の下端に達したのち，肩甲骨の内側縁に沿って下行する．（**図 10-82**）．広背筋には腋窩動脈から起こる肩甲下動脈の枝である胸背動脈が分布し（図 10-79），さらに前鋸筋にも進入する．

背部の皮膚および固有背筋を養う動脈として肋間動脈ないし腰動脈の背枝が分布し，脊髄神経後枝と伴行する．

■ 2) 静 脈

(1) 胸壁の静脈

胸壁の皮静脈は動脈に伴わないで走り，互いに吻合して網状を呈する．乳房静脈叢，胸腹壁静脈，外側胸静脈は**腋窩静脈**あるいは内胸静脈に集まり，**腕頭静脈**をへて**上大静脈**に注ぐ．深部の**肋間静脈**は同名の動脈に沿って**奇静脈**または半奇静脈を介して上大静脈に注ぐ（図 2-17 参照）．

(2) 腹壁の静脈

腹壁の皮静脈のうち臍より上方では，胸壁の皮静脈に連なり腋窩静脈あるいは内胸静脈に注ぐ．臍より下方では，浅腹壁静脈，浅腸骨回旋静脈を介して大腿三角に

集まり**大伏在静脈**あるいは**大腿静脈**に注ぎ，最終的に**下大静脈**に流入する．このように胸腹壁の皮静脈は上大静脈あるいは下大静脈に流入するため，肝臓疾患による門脈循環障害（**門脈圧亢進**）では，門脈血は臍傍静脈を介して臍周囲の皮静脈に連なり，臍を中心に放射状の拡張蛇行がみられる（**メデューサの頭**）（図 2-18 参照）．

腹壁深層の肋間静脈，腰静脈は同名動脈に沿って走行し，奇静脈，下大静脈ないし外腸骨静脈に注ぐが，一部腎静脈とも連絡する．

(3) 会陰の静脈

会陰の静脈は浅層の**外陰部静脈**に注ぐものと，深層の**内陰部静脈**に流入するものとがある．外陰部静脈は大腿静脈に連なり，内陰部静脈は陰茎（陰核）背静脈の続きとして起こり，肛門挙筋の外側下部にある陰部神経管を動脈・神経に沿って**内腸骨静脈**に流入する．また，内陰部静脈は恥骨結合直下の間隙を通じて骨盤静脈叢とも連絡し内腸骨静脈に注いでいるため，肛門挙筋を挟んで静脈輪が形成される．

(4) 背部の静脈

背部の静脈は肋間静脈ないし腰静脈の背枝に注ぎ込み，奇静脈あるいは下大静脈に連なる．そのほか脊柱の静脈として**椎骨静脈叢**がある．椎骨静脈叢は脊柱の全長にわたって存在し，椎骨の外面に形成される外椎骨静脈叢と，脊柱管の内面に沿って走る内椎骨静脈叢からなる．内椎骨静脈叢は椎体や脊髄からの静脈を受け入れ椎間孔から出て外椎骨静脈叢と連絡し，胸部では肋間静脈，腰部では腰静脈に注ぎ，最終的には上大静脈あるいは下大静脈に流入する．このように椎骨静脈叢は上大静脈と下大静脈を結ぶ側腹路ともなる．

■ 3） リンパ（図 2-21）

(1) 胸壁のリンパ

胸壁の皮下あるいは浅胸筋からのリンパは，**腋窩リンパ節**に注ぐ．また，深層のリンパは内胸動脈に沿う胸骨傍リンパ節，肋間動脈に沿うリンパ節，横隔膜上面にある横隔リンパ節を介して縦隔リンパ節あるいは**胸管**に流入する．乳房のリンパは腋窩リンパ節，胸骨傍リンパ節および肋間リンパ節と連絡する．

(2) 腹壁のリンパ

腹壁浅層のリンパのうち，臍より上方では胸壁の皮静脈に沿って腋窩リンパ節に，下方では鼠径靱帯を乗り越えて大腿三角の**鼠径リンパ節**に流入する．また，臍輪を通じて腹腔内，特に肝臓のリンパ節とも交通する．深層のリンパは胸骨傍リンパ節，腹大動脈や下大静脈に沿って存在する腰リンパ節そして外腸骨リンパ節に流入する．

(3) 会陰のリンパ

会陰浅層のリンパは外陰部静脈に沿って鼠径リンパ節に，深部のリンパは内陰部動・静脈に沿って骨盤腔内の内腸骨リンパ節に至る．

(4) 背部のリンパ

背部浅層のリンパは，上半部では腋窩リンパ節に，下半部では鼠径リンパ節に注ぐ．また，深部のリンパは肋間動・静脈の背枝に沿って体内に入り，胸腔の縦隔リンパ節，腹腔の腰リンパ節に連なる．

5. 体幹の神経

(1) 胸壁の神経
① 胸壁の皮神経

胸壁の皮膚には**肋間神経**の外側皮枝と前皮枝が分布する（図10-83，84，8-16参照）．外側皮枝は，腋窩部および側胸部で前鋸筋または外腹斜筋を貫いて皮下に出て，胸部の外側半に分布する．第2肋間神経外側皮枝は発達がよく，恒常的に上腕後面に分布し**肋間上腕神経**と呼ばれる．前皮枝は，胸骨の外側縁近くで肋間筋と大胸筋を貫いて皮下に出て，胸部の内側半に分布する．肋間神経の皮枝は上方から下方に向かって規則正しく分節状（帯状）に分布し（**デルマトーム**），第4・5肋間神経は乳頭の高さに相当する．なお，胸骨角より上部は頸神経叢から起こる**鎖骨上神経**（C3・4）が分布する（図8-17参照）．

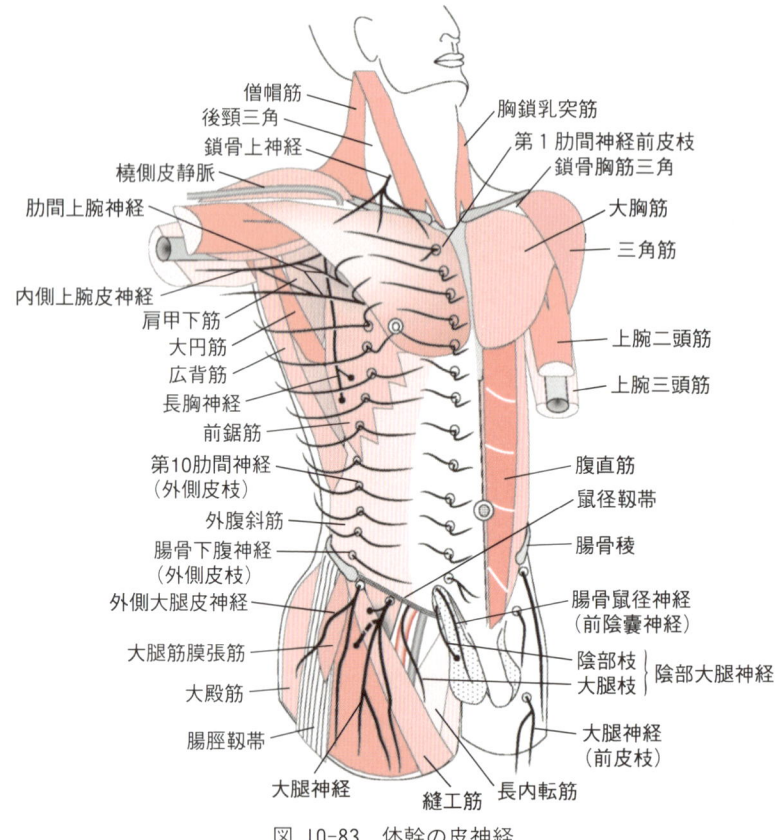

図 10-83 体幹の皮神経

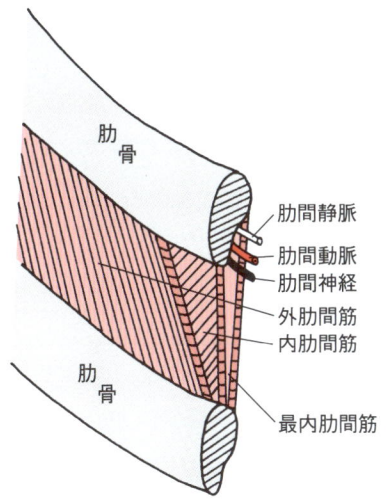

図10-84 肋間動・静脈と肋間神経

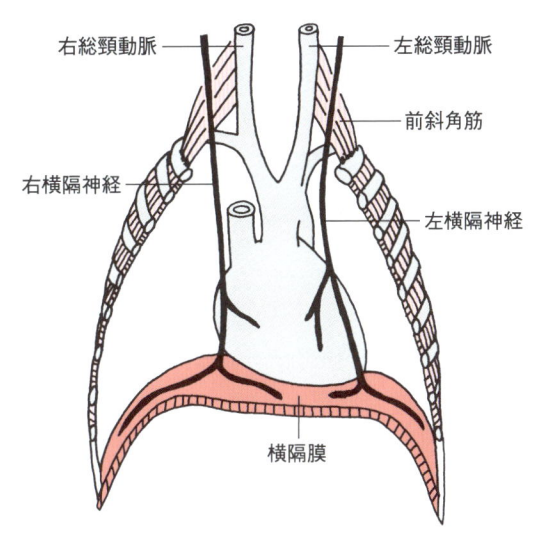

図10-85 横隔神経
（伊藤隆による）

② 浅胸筋の支配神経

浅胸筋は**腕神経叢**からの神経支配を受ける．大・小胸筋は，腕神経叢の外側神経束と内側神経束の最腹側部をアーチ状につなぐ胸筋神経ワナから起こる**内側・外側胸筋神経**に支配される（図10-105）．鎖骨下筋は第5頸神経根部の前面から起こり，腕神経叢の前を下行する**鎖骨下筋神経**に支配される．前鋸筋は第5～7頸神経根部の後面から起こる**長胸神経**に支配される．この神経は筋の表面から進入するため，手術などで損傷を受けやすい（図10-83）．

③ 深胸筋の支配神経

深胸筋は肋骨挙筋を除いて，**肋間神経**の支配を受ける．肋間神経は分節性を保った基本的な神経で，内肋間筋と最内肋間筋の間を両筋に分枝しながら肋骨溝を腹側方向に走行して胸骨縁で前皮枝となる（図10-83，8-16参照）．外肋間筋枝は肋間神経の根部で起こり，内肋間膜を貫いて外肋間筋と内肋間筋の間を走行する．第1胸神経前枝は主として腕神経叢の形成に参加するため，第1肋間神経は発達が弱い．また，第12胸神経前枝は第12肋骨下縁に沿って走るので**肋下神経**と呼ばれる．

肋骨挙筋は胸神経の後枝に支配される．

④ 横隔膜の支配神経

頸神経叢から起こる**横隔神経**により支配される（図10-85）．横隔神経は，第3～5頸神経から起こり前斜角筋の前面を下行し，鎖骨下動脈と静脈の間を通って胸腔に入る．胸腔では肺門の前方で胸膜と心膜との間を下行して横隔膜に達する．大部分は運動性線維から構成されるが，胸膜，心膜あるいは腹膜に分布する感覚性線維や交感神経線維を含む．横隔神経は長い下行経過の途中で，手術あるいは悪性腫瘍などによってしばしば傷害を受ける．

(2) 腹壁の神経
① 腹壁の皮神経（図 10-83, 8-16）
　腹壁の皮膚には，下位肋間神経および肋下神経の外側皮枝と前皮枝，そして第1腰神経前枝が分布する．外側皮枝は肋間神経が肋骨弓の後方を横切り内腹斜筋と腹横筋との間を走行しているときに分枝され，腹壁皮下の大部分に分布する．前皮枝は肋間神経が腹直筋を貫いたのち分枝され腹壁前側に分布している．皮神経の分布域はほぼ胸壁と同様，分節状で，剣状突起の高さに第7肋間神経，臍の高さに第10肋間神経，腸骨稜および鼠径部には第1腰神経前枝（**腸骨下腹神経**）が分布する．**腸骨鼠径神経**は鼠径管を通って前方に向かい，浅鼠径輪から皮下に出て，陰嚢（大陰唇）を中心に分布する．

② 腹壁筋の支配神経
　腹直筋には第7〜11肋間神経および肋下神経が腹直筋鞘の後葉を貫いて筋の後面から進入し，腱画と腱画との間に分布する．外腹斜筋の支配神経は，肋間神経の外側皮枝から起こり筋の表面を前下走して進入するため，上腹壁の外科的処置の際に損傷する危険性がある．内腹斜筋と腹横筋の支配神経は，下位肋間神経，肋下神経および腸骨下腹神経が両筋の間を走行中に順次分枝される．腰方形筋は肋下神経および第1〜3腰神経前枝が分布するが，第1・2腰神経前枝が主体をなす．

(3) 会陰の神経
　会陰には**陰部神経**が分布する（図10-71）．陰部神経は第2〜4仙骨神経前枝から構成され（陰部神経叢），梨状筋下孔を通って骨盤外に出たのち再び坐骨棘を回って小坐骨孔から会陰部に入る．会陰部では坐骨枝の内面に沿って，内陰部動・静脈とともに**陰部神経管（アルコック管）**の中を前方に走り，**下直腸神経・会陰神経・陰茎（陰核）背神経**に分かれる（図10-86）．下直腸神経は外肛門括約筋と肛門周囲の皮膚，会陰神経は浅・深会陰横筋，坐骨海綿体筋，球海綿体筋および会陰の皮膚に分布する．陰茎（陰核）背神経は陰茎（陰核）の背面に達する．肛門挙筋および尾骨筋を支配する神経は，陰部神経叢の根部から起こり，筋の内面より進入する．
　会陰の皮膚には陰部神経のほかにも後大腿皮神経の会陰枝，前方からは陰部大腿神経や腸骨鼠径神経の枝が分布する．

(4) 背部の神経
① 背部の皮神経
　背部の皮膚には，脊髄神経の後枝が分節状に分布する（図10-87）．脊髄神経後枝はさらに内側枝と外側枝に分かれ，内側枝は上位の脊髄神経ほど発達して，内側方に向かい棘突起の近くで皮下に出る．腰神経と仙骨神経後枝の内側枝は皮枝をほとんど出さずに筋内で終わる．一方，外側皮枝は下位の神経ほど発達がよく，最長筋と腸肋筋の間から出現し外側下方に向かい，外側皮枝として皮下に出る．特に第1〜3腰神経後枝の外側皮枝は上殿皮神経となり，腸骨稜を越えて殿部の皮下に至る．また，仙骨神経後枝の外側皮枝は，中殿皮神経として殿部内側部の皮膚に分布する．

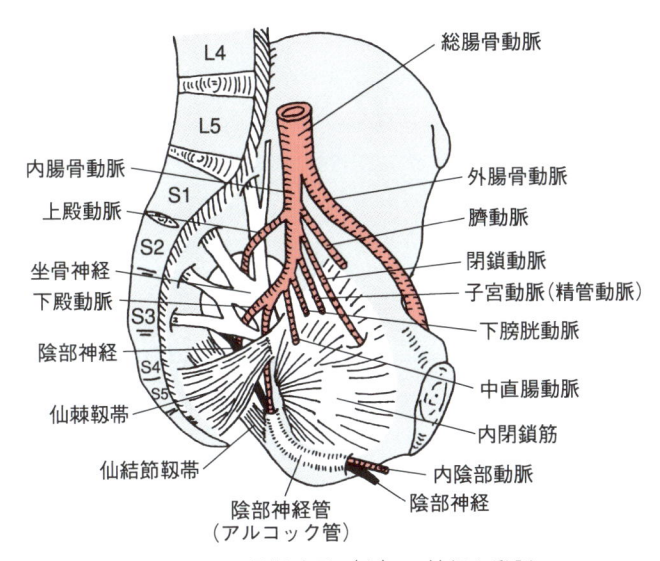

図 10-86　骨盤内壁（左）の神経と動脈

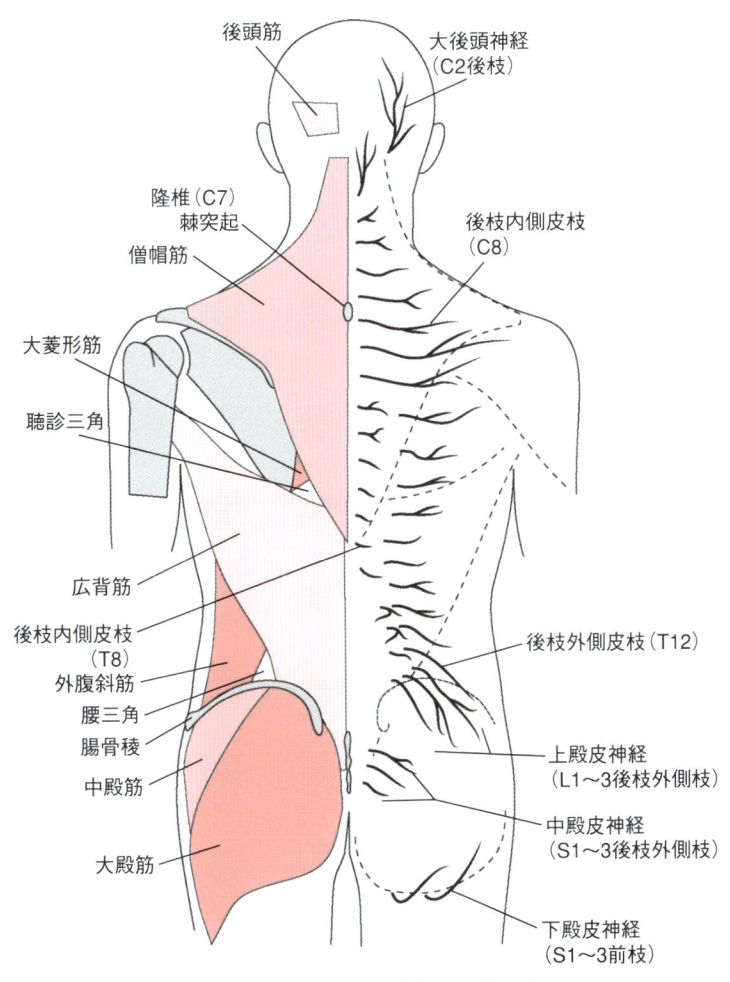

図 10-87　脊髄神経後枝の皮膚分布

② 浅背筋の支配神経

　僧帽筋は副神経を主体として，第2・3頸神経の前枝が加わり二重神経支配を受ける．同じ支配神経を受ける胸鎖乳突筋とは共通の筋母体から発生した兄弟筋と考えられる．僧帽筋以外の浅背筋は腕神経叢から起こる神経によって支配される（図10-105）．広背筋は第5～8頸神経の成分を含み，腕神経叢の後神経束から起こる胸背神経に支配される．肩甲挙筋と菱形筋は第5頸神経の基部後面から起こる**肩甲背神経**に支配される．

③ 固有背筋の支配神経

　脊髄神経後枝に支配される．固有背筋内側群の横突棘筋は後枝内側枝からの枝によって支配され，外側群の最長筋と腸肋筋には両筋の間から出現する外側枝の枝が進入する．

④ 後頭下筋の支配神経

　後頭下筋は第1頸神経後枝（後頭下神経）の支配を受ける．また，第2頸神経後枝（**大後頭神経**）は，特に強大に発達し後頭下三角の下縁をつくる下頭斜筋を支配したのち上行し，僧帽筋の起始腱を貫いて後頭部の皮膚に分布する（表10-12，図10-77, 87）．

第10章 運動器系／IV. 上　肢

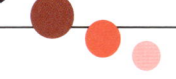

1. 上肢の筋

上肢の筋は，その筋腹がある位置に従って，上肢帯の筋・上腕の筋・前腕の筋・手の筋に分けられる．

■ 1） 上肢帯の筋（図10-89, 90, 93, 96，表10-13）

上肢帯の骨から起こって上腕骨につき，主に肩関節の外転―内転と回旋を行って自由上肢を基部から動かす．支配神経はいずれも**腕神経叢**から分枝する．

三角筋以外の上肢帯筋は，主に平板状の肩甲骨を前後から挟んで起こり，それぞれ上腕骨につくので，上腕骨の上部には筋の停止部が2ヶ所できる．すなわち，肩甲骨前面の筋が肩関節の前方を通って停止する**小結節**と，肩甲骨後面の筋が肩関節の上・後方をまたいで集中する**大結節**である．特に肩甲骨後面の筋は発達して3種類に分化するので，大結節は上腕骨後面まで拡大する．

① 三角筋

肩から上腕上部にかけての"肩の丸み"をつくる筋で，体表から容易に観察できる．この筋は構成する筋線維の方向によって前・中・後の3部に分けられる．三角筋の前方部は鎖骨から起こる筋束で，肩関節を屈曲させる．それに対して，後方部は肩甲棘から起こる筋束で，肩関節を伸展させる．これらに挟まれた中間部の筋束は肩峰付近から起こり，肩関節の外転を行う．

ただし，三角筋だけでは上腕を水平位よりも高く挙上することができない．従って，僧帽筋や前鋸筋などが肩甲骨を回転させ，肩甲骨の関節窩を上に向ける必要がある．

表 10-13　上肢帯の筋

筋　名	起　始	停　止	支配神経	作　用
棘上筋	棘上窩（肩甲骨）	大結節（上腕骨）	肩甲上神経	肩関節の外転
棘下筋	棘下窩	大結節		肩関節の外旋
小円筋	肩甲骨外側縁	大結節	腋窩神経	肩関節の外旋
三角筋	肩甲骨の肩峰・肩甲棘・鎖骨の外側1/3	三角筋粗面		肩関節の外転（側方挙上） 屈曲（前方挙上） 伸展（後方挙上）
肩甲下筋	肩甲下窩	小結節	肩甲下神経	肩関節の内旋
大円筋	肩甲骨下角	小結節稜		肩関節の内旋・内転

注●● 三角筋中間部の線維は上腕骨の長軸方向と平行であり，腕が体幹に沿って下垂した状態で作用させても，単に上腕を垂直に引き上げるだけで直ちに外転できない．肩関節の外転を始動させるには，まず棘上筋の収縮が必要である（図10-99）．

② 棘上筋

肩甲骨後面の棘上窩から起こり，肩関節の上方を腱となって大結節に停止する．腱は肩関節包に癒合して関節を補強する．この腱は肩峰の直下を通り，三角筋の深層に接する．肩関節の外転による棘上筋腱の摩擦を軽減するため，棘上筋腱と肩峰の間には**肩峰下包**，三角筋との間には**三角筋下包**という大きな滑液包がある．一般に肩峰下包と三角筋下包は連続する滑液包である（図10-23）．

注●● 棘上筋の腱や滑液包には，加齢とともに変性が起こり，石灰化や断裂などが生ずることもある．この場合に，肩関節の外転によって肩に疼痛が生ずる（**五十肩**）．

③ 上腕骨を回旋させる筋群

肩甲骨前面の肩甲下窩には**肩甲下筋**があり，単純に肩関節の前をまたいで小結節につき，肩関節を内旋させる（上腕骨を内回しする）．一方，肩甲骨後面で，肩甲棘の下方（棘下窩と外側縁）に起こる**棘下筋**と**小円筋**はほぼ一体となり，単純に肩関節の後ろをまたいで大結節につき，肩関節を外旋させる（上腕骨を外回しする）．

これら肩甲下筋・棘下筋・小円筋に**棘上筋**を加えた4筋は，上腕骨の回旋運動などを行いつつ，各腱が肩関節包の前後および上部に直接癒合して，関節を補強する**回旋筋腱板（ローテータ・カフ）**を構成する（図10-24）．

④ 大円筋

肩甲骨の下角から起こり，広背筋と並んで上腕骨の小結節稜に停止して，肩関節を内転・内旋させる．筋を切った断面が円形なのでこの名がある．大円筋と小円筋は，名前が似ているが，支配神経も作用もまったく異なる．

また，大円筋と小円筋の間には隙間があり，腋窩の後壁に開くので腋窩隙といわれ，後述する上腕三頭筋長頭によって**内側・外側腋窩隙**に二分される．特に外側腋窩隙には，腋窩神経が通り抜けて小円筋と三角筋を支配する．

■ 2）上腕の筋

上腕部に筋腹を持つ**上腕の筋**は，主に肩甲骨または上腕骨から起こり，前腕の橈骨・尺骨について肘関節の運動に関与する．ただし，烏口腕筋は肩甲骨と上腕骨を結ぶ筋であり，機能的には肩関節を動かす上肢帯筋の役割がある．上腕の前面には**屈筋群**が，後面には**伸筋群**が位置する（図10-88, 92）．屈筋群は**筋皮神経**，伸筋群は**橈骨神経**の支配である．

(1) 上腕の屈筋群（図10-88, 89, 90，表10-14）

① 烏口腕筋

名前が示すように，肩甲骨の烏口突起から起こり，上腕骨体の内側に停止する筋

図 10-88　上肢の前面（浅層）

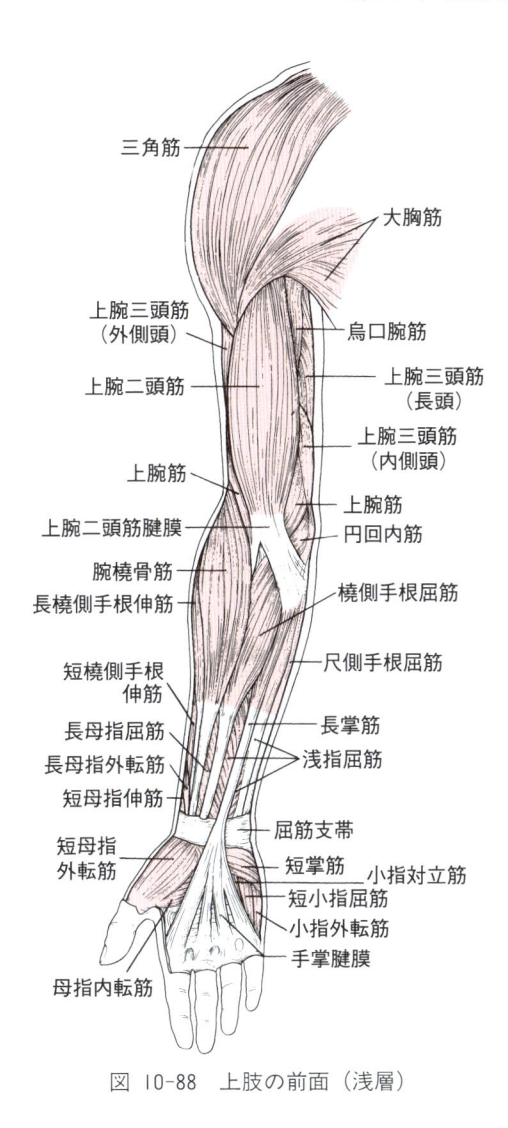

である．筋の表面は上腕二頭筋の短頭におおわれる．肩関節を屈曲・内転するが，その機能的意義は小さい．上腕の屈筋群の中で最も筋腹が腋窩に近接しており，腋窩で腕神経叢から分かれた筋皮神経は，この筋を貫通して支配する．

② **上腕二頭筋**

"力こぶ"の筋として有名で，肘関節の屈曲と前腕の回外をさせる．

起始は長頭と短頭の2頭からなる．**長頭**は，肩関節腔内にある肩甲骨の関節上結節から起こり，滑膜におおわれて上腕骨頭の上を横断する．その後，上腕骨小結節の外側縁を滑車のように利用して下方に向きを変え，結節間溝を下行する（図10-23）．**短頭**は烏口突起から起こり，その起始腱は烏口腕筋の表面に走る．

筋を収縮させると上腕部に筋腹が隆起して，肘窩の中央には停止腱がより明瞭になる．停止腱は肘関節をまたいで橈骨粗面につくほか，一部は腱膜として前腕内側の皮下にある前腕筋膜に癒合する．この腱膜は前腕を回外する際に，二頭筋の収縮

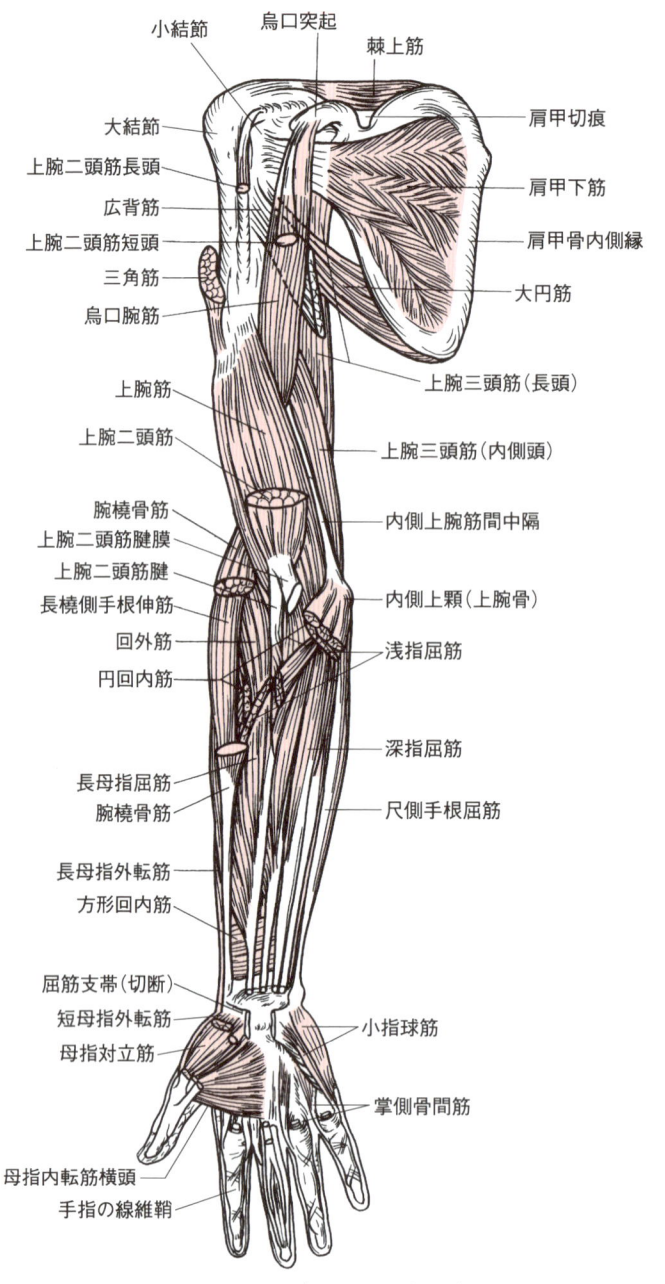

図 10-89　上肢の前面（深層）

表 10-14　上腕の屈筋群

筋　名	起　始	停　止	支配神経	作　用
烏口腕筋	烏口突起（肩甲骨）	上腕骨体	筋皮神経	肩関節の屈曲・内転
上腕二頭筋 　1．長頭	関節上結節（肩甲骨）	橈骨粗面（橈骨）	筋皮神経	肘関節の屈曲・前腕の回外
2．短頭	烏口突起（肩甲骨）			
上　腕　筋	上腕骨前面の下半部	尺骨粗面（尺骨）		肘関節の屈曲

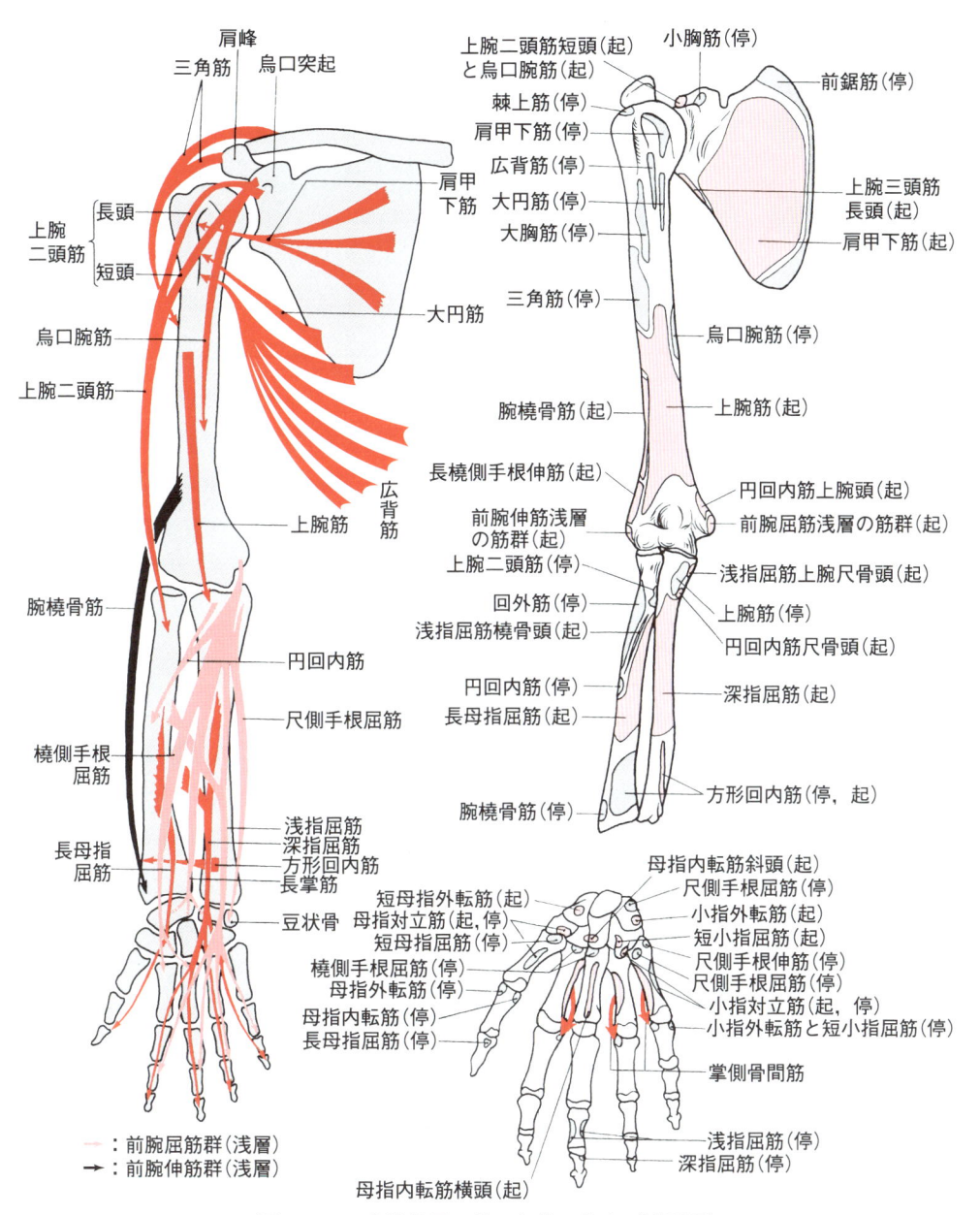

図 10-90 上肢前面の筋の起始と停止（模型図）

力を前腕筋膜に伝える作用があるといわれる．上腕二頭筋に力を入れながらわずかに肘を曲げると，この腱膜が肘窩の内側の皮下に明確に触れ，その深層には肘窩に向かう上腕動脈や正中神経が通る．

③ 上腕筋

上腕二頭筋の深層にあるので体表からは観察しにくいが，発達した幅広い筋腹を持ち，肘関節を強力に屈曲する．肘関節の屈曲には常にこの筋が強く作用する．

表 10-15 上腕の伸筋群

筋　名	起　始	停　止	支配神経	作　用
上腕三頭筋		肘　頭	橈骨神経	肘関節の伸展
1．長　頭	関節下結節（肩甲骨）			
2．外側頭	上腕骨後面			
3．内側頭	上腕骨後面			
肘　　　筋	外側上顆（上腕骨）	尺骨上部後面		

(2) 上腕の伸筋群（図 10-92，93，96，表 10-15）

① 上腕三頭筋

上腕の後面にある大きな筋で，肘関節を伸展させる．**長頭**は肩甲骨の関節下結節から起こり，小円筋と大円筋の間を通って腋窩隙を内側と外側に分ける．**内側頭**と**外側頭**は上腕骨の後面から並んで起こり，支配神経である橈骨神経は両頭の間を斜めに通って分ける．上腕三頭筋の停止は大きな腱になって尺骨の**肘頭**につく．

② 肘筋

肘頭のすぐ外側にある小さい筋で，肘関節の伸展に関わるが，その作用は微弱である．上腕三頭筋の一部が分離してできたものだといわれる．

3）前腕の筋

前腕の筋は，前腕前面にある**屈筋群**と，後面にある**伸筋群**に分けられる．上腕骨または橈骨・尺骨から起こり，主に手の骨に停止して手や指を動かす（一部の筋は橈骨に停止して肘関節を動かす）．手根部では，これらの筋は腱となり，**腱鞘**（**滑液鞘**）に包まれて手内に入る．屈筋群では，腱の多くが手根骨に張った**屈筋支帯**の下（**手根管**）を通って手掌に入る．伸筋群の腱も同様に，前腕骨の遠位端にできた**伸筋支帯**の下を通って手背に入る．

(1) 前腕の屈筋群（図 10-88，89，90，91）

前腕の屈筋群は，浅層の筋と深層の筋とに大別される．

これらの筋は，主に**正中神経**の支配を受ける．ただし，尺側手根屈筋と深指屈筋の尺側半分（第4・5指）の支配は**尺骨神経**である．

A）浅層の屈筋（表10-16）

浅層の筋には外側から，円回内筋・橈側手根屈筋・長掌筋・浅指屈筋・尺側手根屈筋があり，いずれも上腕骨の**内側上顆**から起始する．円回内筋は，前腕屈筋群の最上位にあって**肘窩**の内側縁に位置する．橈側手根屈筋・長掌筋・浅指屈筋・尺側手根屈筋の4筋は前腕の内側に盛り上がる．4筋の中央には手掌や指まで至る長掌筋と浅指屈筋が走り，これらの両脇を挟むように位置するのが手根部に終わる橈側および尺側手根屈筋である．

橈側手根屈筋・長掌筋・尺側手根屈筋の3筋は，橈骨手根関節（手関節）を屈曲（掌屈）する．この3筋が手根伸筋と同時に作用すると，手関節が固定される．手根の固定は，手関節を曲げずに指だけを屈伸する場合に必要である．

表 10-16 前腕浅層の屈筋群

筋 名	起 始	停 止	支配神経	作 用
円 回 内 筋　1．上 腕 頭	内側上顆（上腕骨）	円回内筋粗面（橈骨）	正中神経	前腕の回内と肘関節の屈曲
2．尺 骨 頭	鉤状突起（尺骨）			
橈側手根屈筋	内側上顆	第2・3中手骨底		手関節の屈曲・外転（橈屈）
長 掌 筋	内側上顆	手掌腱膜		手関節の屈曲
浅 指 屈 筋　1．上腕尺骨頭	内側上顆　尺骨粗面（尺骨）	第2～5中節骨底		第2～5指のMP関節およびPIP関節を屈曲
2．橈 骨 頭	橈骨上部の前面			
尺側手根屈筋　1．上 腕 頭	内側上顆	豆状骨・第5中手骨底	尺骨神経	手関節の屈曲と内転（尺屈）
2．尺 骨 頭	尺骨上半部の後縁			

① 円回内筋

肘窩の内側縁を下行し，橈骨中央の外側面の粗面に停止する．名のとおり，この筋の作用は前腕を回内させる．この筋は内側上顆の起始（上腕頭）以外にも尺骨の

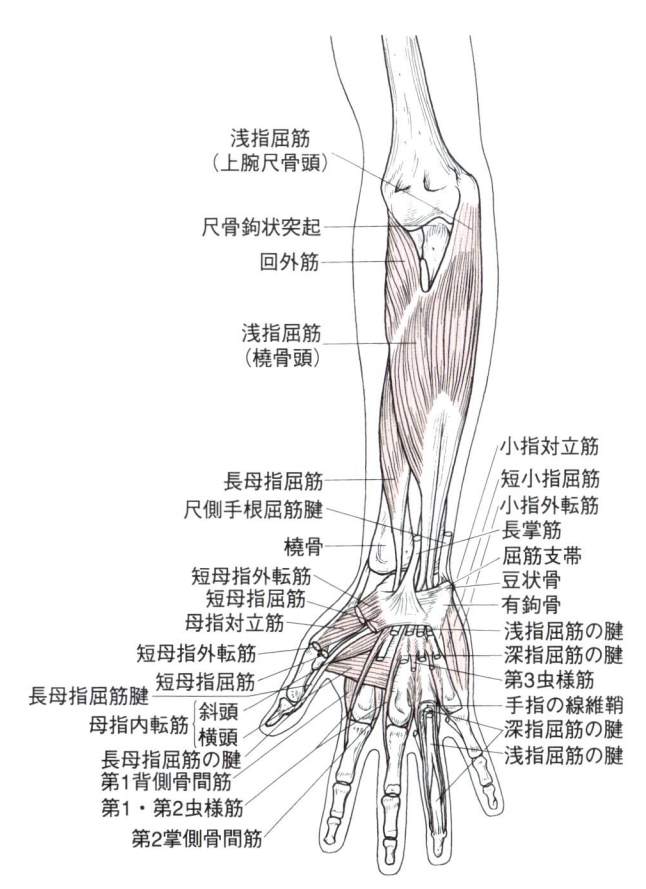

図 10-91　前腕の前面（深層）および手掌の筋（右側）

鉤状突起（尺骨頭）に起始しており，両頭の間には正中神経が通る．

② 橈側手根屈筋

橈側手根屈筋は，手関節を掌屈させるとともに外転（橈屈）させる．

③ 長掌筋

この筋は，前腕遠位部でヒモのような細い腱をなす．腱は屈筋支帯の浅層を通って(手根管は通らない)，手掌の皮下で扇状に広がった手掌腱膜をつくる．**手掌腱膜**は手掌の皮膚と強く癒合するため，手のひらの皮膚はつまみ上げることができない．手をすぼめてやや手関節を掌屈すると，この腱が手首の掌側中央に隆起する．

> 注●● 長掌筋の作用は小さく，しばしば筋自体が欠如する．また，外科的に腱の自家移植に使われることもある．

④ 浅指屈筋

長掌筋の深部には幅広い筋腹を有する**浅指屈筋**がある．この筋は内側上顆以外にも橈骨前面に広がった起始を持ち，その中央に起始腱弓をつくる．手根部に近づくと4本の腱になって手根管を通り，第2〜5指の中節骨底に終わる．各指の浅指屈筋腱は停止の直前で2分裂して，裂目の間に深指屈筋腱を通す．

⑤ 尺側手根屈筋

この筋は内側上顆からまっすぐ下行して手根骨の豆状骨に停止する．手首の前面で最も尺側に触れる腱がこの筋の停止腱であり，それをたどると丸く隆起した豆状骨が容易に触知できる．

この筋は手関節の掌屈・内転（尺屈）に作用する．手関節の内転運動は外転（橈屈）するときよりも可動域が広い．

> 注●● 豆状骨は，尺側手根屈筋の停止腱にできた種子骨である．

B) 深層の屈筋（表10-17）

深層の筋には，深指屈筋・長母指屈筋・方形回内筋があり，いずれも前腕（橈骨・尺骨および前腕骨間膜）の前面から起こる．

① 長母指屈筋・深指屈筋

長母指屈筋と第2〜5指に向かう**深指屈筋**の合計5本の腱は手根管を通って各指

表 10-17 前腕深層の屈筋群

筋 名	起 始	停 止	支配神経	作 用
深指屈筋	尺骨前面 前腕骨間膜	第2〜5末節骨底	橈側半は正中神経，尺側半は尺骨神経	第2〜5指のDIP関節を屈曲
長母指屈筋	橈骨前面 前腕骨間膜	母指末節骨底	正中神経	母指のMP・IP関節を屈曲
方形回内筋	尺骨下部前面	橈骨下部前面		前腕の回内

の末節骨底につく．しかし，通常は末節のみを屈曲することはできず，指節間関節（IP関節）を一括して屈曲させる．

手根管内では，深指屈筋腱は浅指屈筋腱とともにひと続きの大きな滑液包に包まれる．中手指節関節（MP関節）より遠位では，指ごとに個別の腱鞘が各指の浅・深指屈筋を一括して包む．この部分の腱鞘や腱の損傷は癒着を起こしやすく，機能障害を生じやすい．

また，物を強く握るときに，橈側・尺側の手根屈筋および手根伸筋が同時に作用して手関節を固定しないと，指の屈筋が指だけを強く屈曲できずに十分な握力が出せない．むしろ手根伸筋によって手関節をやや伸展（背屈）させたほうが，強い握力を出せるといわれる．

② 方形回内筋

この筋は前腕の下1/4を横に走る四角い帯状の筋である．前腕の回内には主にこの筋が作用し，さらに強く回内する場合に円回内筋が協力的に作用する．

(2) 前腕の伸筋群（図10-92，94，95，96）

前腕の伸筋群は，浅層の筋と深層の筋とに分けられる．これらの筋は，すべて**橈骨神経**の支配を受ける．

A）浅層の伸筋（表10-18）

浅層の筋には外側から，腕橈骨筋，長・短橈側手根伸筋，総指伸筋，小指伸筋，尺側手根伸筋がある．主に上腕骨の**外側上顆**（腕橈骨筋だけは外側上顆のやや上で上腕骨外側縁）に起始する．

> 注●● テニス肘（上腕骨外側上顆炎）：前腕伸筋群の激しい運動によって外側上顆の過度な牽引があると，外側上顆に骨膜炎を生じて，痛みを発することがある．テニス選手に見られることが多い．

① 腕橈骨筋

この筋は前腕の外側縁に沿って走る筋で，肘窩の外側縁の盛り上がりをなす．停止腱は橈骨茎状突起の上部に終わる．この筋は前腕伸筋群に属するが，前腕が，回内―回外の中間位にあるときには外側上顆の前（肘関節に対しても前方）を走るの

表10-18 前腕浅層の伸筋群

筋名	起始	停止	支配神経	作用
腕橈骨筋	上腕骨下部外側縁	橈骨茎状突起	橈骨神経	肘関節の屈曲
長橈側手根伸筋	外側上顆	第2中手骨底		手関節の伸展（背屈）と外転（橈屈）
短橈側手根伸筋	外側上顆	第3中手骨底		
総指伸筋	外側上顆	第2～5指の中節骨と末節骨		手関節の伸展（背屈）と第2～5指の伸展
小指伸筋	外側上顆	第5指の指伸筋腱		第5指の伸展
尺側手根伸筋	外側上顆 尺骨後面	第5中手骨底		手関節の伸展と内転（尺屈）

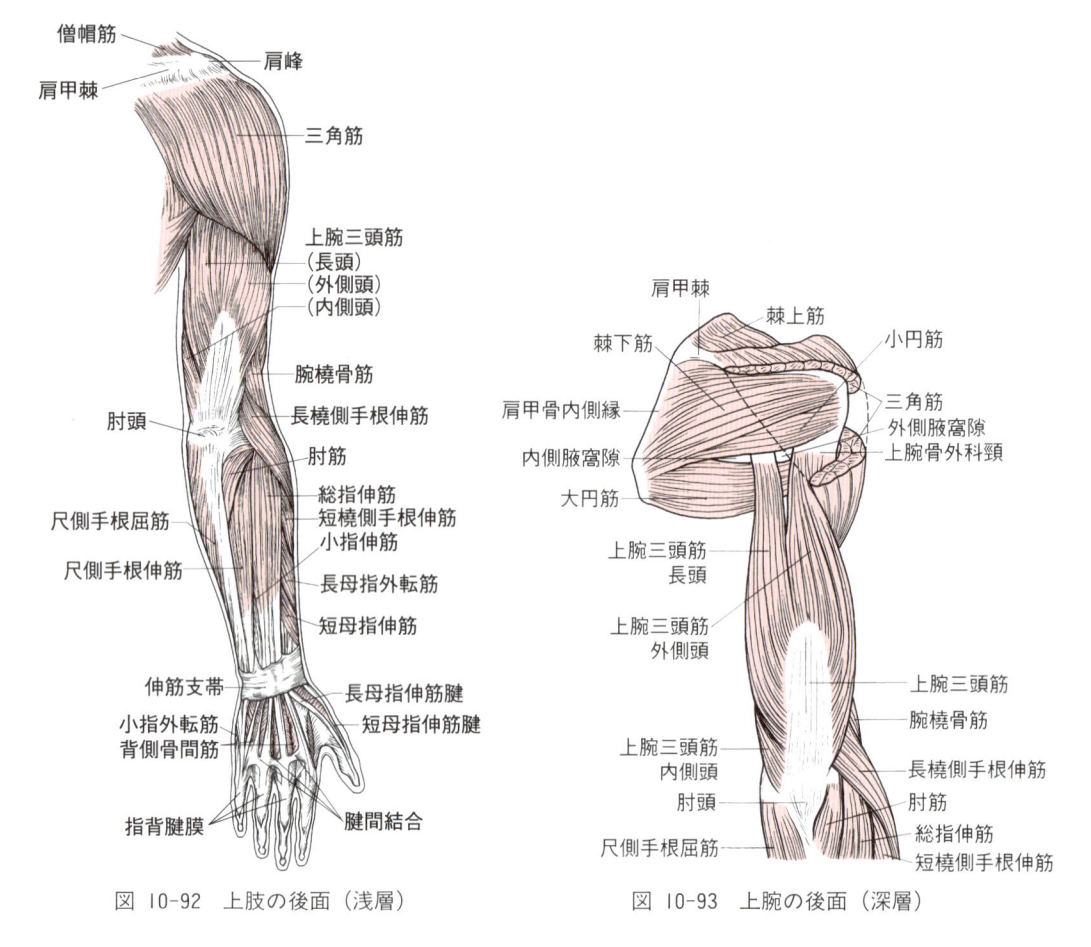

図 10-92　上肢の後面（浅層）

図 10-93　上腕の後面（深層）

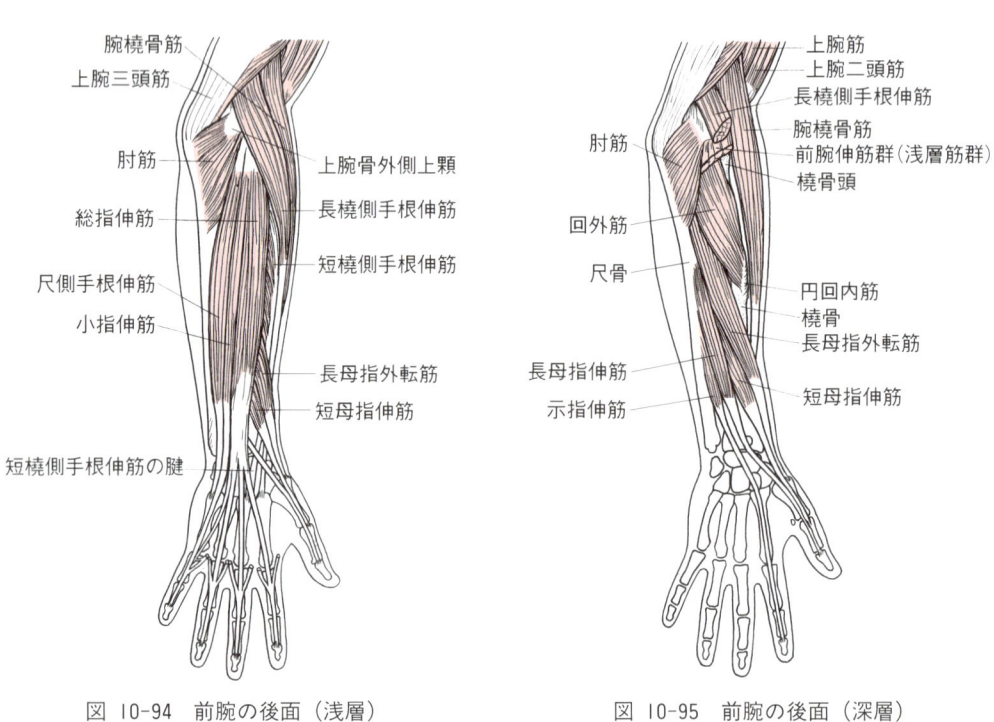

図 10-94　前腕の後面（浅層）

図 10-95　前腕の後面（深層）

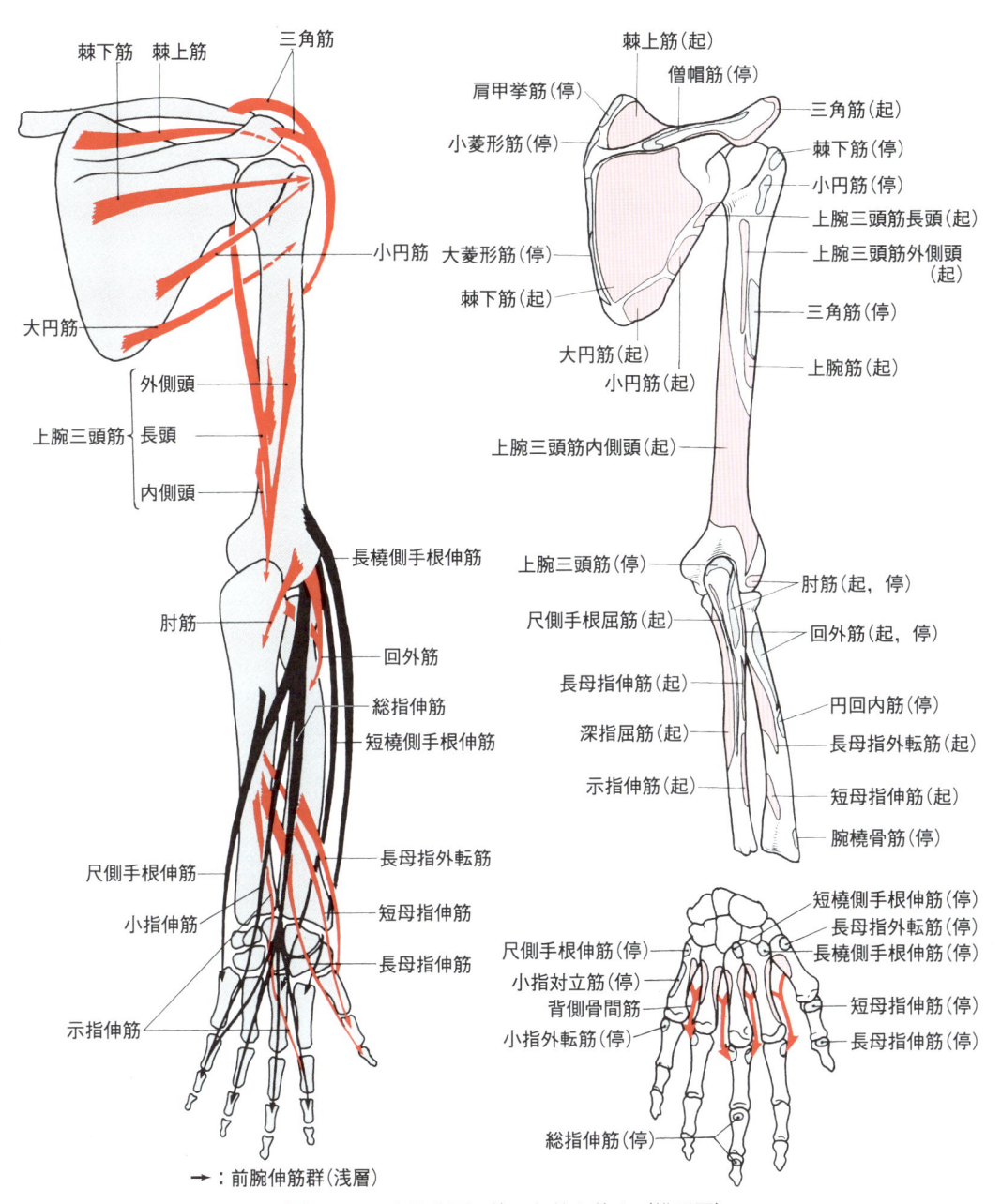

図 10-96 上肢後面の筋の起始と停止（模型図）

で，実際は肘関節を屈曲させる．

② 長・短橈側手根伸筋

　これら2筋は腕橈骨筋の背側にあり，ともに前腕外側縁の盛り上がりをつくって下行する．前腕の下端部では，長母指外転筋と短母指伸筋の深層を通って交叉した後，伸筋支帯の下を通って手背に停止する．この筋の作用は，尺側手根伸筋と同時に働くと手関節を背屈し，橈側手根屈筋とともに作用すれば橈屈する．

③ 総指伸筋・小指伸筋

　総指伸筋と小指伸筋は前腕に筋腹を持ち，総指伸筋は第2〜5指，小指伸筋は第5

指に向かう．これらの筋が手根に近づくと細長い腱となって伸筋支帯の下を通り，手背に入る．各指の腱は指背で膜状に拡がって**指背腱膜**をなす．この腱膜は3部の線維束になって，中央の線維は中節骨底，両側の線維は末節骨底につく．手背で，総指伸筋の4腱は隣り合う腱どうしが線維束によって相互に結合しあうので（腱間結合），ある指だけを単独で伸展することが難しい．また，指を強く伸展し背側にそらせると手背にこれらの腱が明確に触知される．小指のみに停止する小指伸筋は小指を単独で伸展する．

④ 尺側手根伸筋

この筋は，前腕の伸筋群で最も内側に位置する．この筋も前腕下端で腱になり，伸筋支帯の下を通って手背に達する．この筋は長・短橈側手根伸筋とともに手関節を背屈させ，尺側手根屈筋とともに手関節を尺屈する．

B）深層の伸筋（表10-19）

深層の筋には外側から，回外筋・長母指外転筋・短母指伸筋・長母指伸筋・示指伸筋がある．これらの筋は主に前腕（橈骨・尺骨および前腕骨間膜）の後面から起始する．

① 回外筋

この筋は，総指伸筋上部の深層に位置する幅広く短い筋である．上腕骨の外側上顆や尺骨上部の外側面から起こって，橈骨上部を外側から回り込むように下方に斜走し，橈骨上部の外側面に広く停止する．この筋は前腕を回外するが，さらに強く回外するときには，これに上腕二頭筋の回外作用が加わる．また，この筋は橈骨神経の深枝に貫通される．

② 長母指外転筋・短母指伸筋・長母指伸筋

これらの筋は，並んで前腕背側の深層から起こり伸筋支帯の下を通って母指に向かう．これらの筋は母指の外転・伸展を行う．母指を強く伸展すると，手根部背面の橈側に長母指伸筋腱と短母指伸筋腱が隆起し，両腱の合間に三角形のくぼみ（**橈骨小窩**）をつくる．

注●● 橈骨小窩：嗅ぎタバコを入れ，鼻にあてて吸ったことからこのくぼみを「解剖学的

表10-19 前腕深層の伸筋群

筋群	起始	停止	支配神経	作用
回外筋	外側上顆 尺骨回外筋稜	橈骨上部外側面	橈骨神経	前腕の回外
長母指外転筋	橈骨および尺骨後面・前腕骨間膜	第1中手骨底		母指の外転
短母指伸筋	橈骨下部後面 前腕骨間膜	母指基節骨底		母指のMP関節の伸展
長母指伸筋	尺骨後面 前腕骨間膜	母指末節骨底		母指のIP関節の伸展
示指伸筋	尺骨下部後面 前腕骨間膜	第2指の背側腱膜		示指の伸展

嗅ぎタバコ入れ」とも呼ぶ．この中で橈骨動脈の脈拍や舟状骨が触知される．

③ 示指伸筋

長母指伸筋の尺側に位置する筋で，細い腱になって伸筋支帯の下を通り示指につく．この筋によって示指のみを単独で伸展させることができる．

■ 4） 手の筋（手内筋）（図10-90, 91, 97）

指を動かす筋には，前項目でまとめた前腕の筋のほかにも，手内に起始する小さな筋がある．これを手の筋（**手内筋**）といい，以下の3種に分類される．
 (1) 母指のつけ根にあって母指を動かす母指球筋
 (2) 小指のつけ根にあって小指を動かす小指球筋
 (3) 主に手掌の深部で中手骨の間を埋める中手筋

これらの筋はいずれも手掌側の筋である．手関節や指を大きく屈伸するような粗大運動にはもっぱら前腕の筋が関与するが，指を微妙に動かす場合は手内筋が協力して作用する．

(1) 母指球筋（表10-20）

手のひらで，母指の基部にある高まりを**母指球**といい，この高まりをつくるのが母指の運動に関与する**母指球筋**である．母指球筋の中で浅層のものは，舟状骨・大菱形骨がつくる高まり（橈側手根隆起）および屈筋支帯から起こり，**正中神経**に支配される．一方，深層にある短母指屈筋深頭と母指内転筋は，舟状骨・大菱形骨よりも尺側に起始があり，**尺骨神経**に支配される．

> **注●●** 母指の運動方向：5本の指先をそろえながら手掌を下にして手を机の上におくと，第2〜5指は手背側に爪を向けるが，母指は橈側に爪が向いて，ほかの4本指に対して指の腹面を向けていることがわかる．すなわち，母指の屈曲―伸展・外転―内転は第2〜5指と運動方向が異なり，ほぼ直角となる．たとえば，母指の屈曲とは，母指を手掌の上にのせる（指を折って数えるように折り曲げる）動作で，外転は，母指を手掌面から垂直に立てるように離すことである．

① 短母指外転筋
この筋は母指球の最も橈側に位置し，母指を外転して手掌より遠ざける．

② 母指対立筋
この筋は短母指外転筋の深層にある筋で，母指の対立運動を行う．対立運動とは母指が他の4指と向かい合うような運動をいう．このように母指に対立性があることは，物を握る，つまむ場合など，手の機能においてきわめて重要である．

③ 短母指屈筋
母指球の尺側半分を占める筋で，浅頭と深頭に分かれる．この筋は母指の中手指節関節（MP関節）をまたいでこの関節を屈曲させる．浅頭と深頭の間には長母指屈筋腱が通って母指に向かう．浅頭は正中神経，深頭は尺骨神経の支配を受ける．

表 10-20 母指球筋

筋 名	起 始	停 止	支配神経	作 用
短母指外転筋	舟状骨・屈筋支帯	母指基節骨底	正中神経	母指の外転
母指対立筋	大菱形骨 屈筋支帯	第1中手骨体の橈側縁		母指の対立運動
短母指屈筋 1. 浅 頭	屈筋支帯	母指基節骨底		母指MP関節の屈曲
2. 深 頭	大・小菱形骨 第2中手骨底		尺骨神経	
母指内転筋 1. 横 頭	第3中手骨手掌面	母指基節骨底		母指の内転
2. 斜 頭	有頭骨			

④ 母指内転筋

第3中手骨の掌側面から起こる横頭と，有頭骨から起始する斜頭からなる．これらの2頭は母指の基節骨につき母指を内転して手掌に近づける．ものを強く握る場合，この筋は長母指屈筋や母指対立筋と協力して強く作用するので，母指内転筋麻痺の際には握力が減弱する．この筋は尺骨神経の支配を受ける．

(2) 小指球筋（表10-21）

手のひらで小指の基部にある高まりを**小指球**といい，これをつくるのが小指の運動に関与する**小指球筋**である．これらは豆状骨・有鈎骨がなす高まり（尺側手根隆起）および屈筋支帯から起こる．小指球筋の支配神経はいずれも**尺骨神経**である．

① 短掌筋

小指球筋のうち最も表層にある．手掌腱膜から小指球表面の皮膚につく皮筋の一種であり，上肢の筋の中でも唯一の皮筋である．従って，機能は小指球の皮膚を緊張するのみで，小指の動きには直接関わらない．

② 小指外転筋・短小指屈筋・小指対立筋

これらの筋は，この順番で表層尺側から深層橈側に向けて重なり，小指球のふく

表 10-21 小指球筋

筋 名	起 始	停 止	支配神経	作 用
短 掌 筋	手掌腱膜の尺側縁	小指球の皮膚	尺骨神経	小指球の尺側縁の皮膚の緊張
小指外転筋	豆状骨・屈筋支帯	小指基節骨底		小指の外転
短小指屈筋	有鈎骨・屈筋支帯	小指基節骨底		小指のMP関節の屈曲
小指対立筋	有鈎骨・屈筋支帯	第5中手骨の尺側縁		小指が母指と向かい合うのを助ける（第5中手骨を前方に引くことによる）．

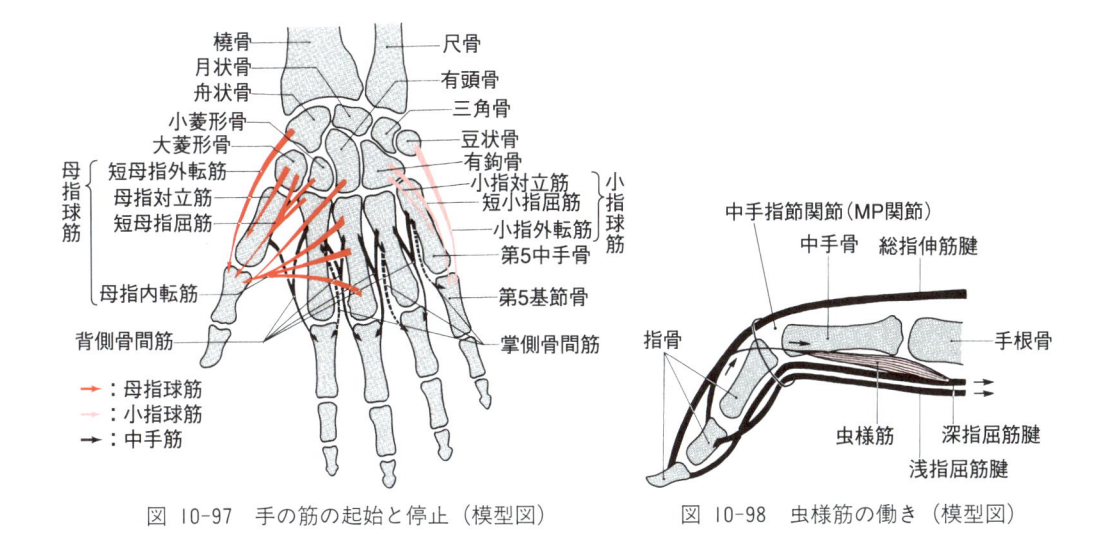

図 10-97　手の筋の起始と停止（模型図）　　　図 10-98　虫様筋の働き（模型図）

らみをなす．これらはそれぞれ小指の外転と屈曲（MP 関節で）を行う．また，小指対立筋は短小指屈筋とともに働いて，手で水をすくうように手のひらをくぼませる．

(3) 中手筋（表 10-22）

中手筋には，各中手骨の間を埋める掌側・背側骨間筋と，4 つの小さな虫様筋がある．これらは主に**尺骨神経**の支配を受ける．

① 虫様筋

手掌にて深指屈筋腱から起こり，MP 関節より遠位では基節骨の背側に出て総指伸筋腱に合流する．従って，この筋は MP 関節には屈曲に，IP 関節には伸展に作用する（図 10-98）．4 本の深指屈筋腱には，それぞれ 1 つずつ虫様筋がつくので，手掌には合計 4 つの虫様筋が見られる．このうち，第 1・2 虫様筋は正中神経の支配を

表 10-22　中手筋

筋　名	起　始	停　止	支配神経	作　用
虫　様　筋	第 2〜5 指に向かう個々の深指屈筋腱の橈側より起こる．	第 2〜5 指の個々の基節骨の橈側を通り指伸筋腱に入る．	第 1・2 虫様筋は正中神経，他は尺骨神経	第 2〜5 指の MP 関節を屈曲させ，IP 関節の伸展を助ける．
掌側骨間筋	3 個あり，第 2 中手骨の尺側と第 4・5 中手骨の橈側より，各 1 頭をもって起こる．	それぞれ第 2 指の基節骨底尺側と第 4・5 指の基節骨底橈側に終わる．	尺骨神経	第 3 指にすべての指を近づける（指の内転）．
背側骨間筋	4 個あり，2 頭をもって第 1〜5 中手骨の対向面より起こる．	第 1・2 背側骨間筋はそれぞれ第 2・3 指基節骨底の橈側に，第 3・4 背側骨間筋はそれぞれ第 3・4 指基節骨の尺側に終わる．		第 3 指を中心に指を開く（指の外転）．

受けることが多いが，第3・4虫様筋は尺骨神経の支配を受ける．
　② 掌側・背側骨間筋
　掌側骨間筋は中手骨間に3筋ある．第3指（中指）を手の中心にして各指を近づけて指先をそろえる指の内転運動を行う．
　背側骨間筋は，中手骨間に4筋ある．中指を中心として各指を離して手を大きく広げる指の外転運動を行う．

2. 上肢の運動

（1）肩関節の運動（図10-99）

　上腕骨の運動は，上肢帯の運動により運動の範囲が広げられる．その1例として，肩関節の外転を取りあげる．上腕の外転は，外転する角度により3つの運動相に分けられる．

　外転の第1相：上腕骨が下垂した状態から水平位まで外転させる運動で，棘上筋と三角筋の2つの上肢帯筋の働きによる．下垂している上腕骨は，**棘上筋**によって外転が始動される．ある程度外転すれば，強力な外転筋である**三角筋**によって外転運動が引き継がれる．棘上筋が麻痺すると，外転の始動が困難である．また，三角筋による外転は水平位までで，それ以上は僧帽筋・前鋸筋の働きが必要である．

　外転の第2相：上腕骨を水平位から斜め上方まで外転させるには，**僧帽筋と前鋸筋**による肩甲骨の回旋運動が必要である．これによって肩甲骨関節窩が外側上方に向くので上腕骨は水平位よりもさらに上方に外転できる．この肩甲骨の回旋運動は，胸鎖関節で行われた関節運動と，肩鎖関節での関節運動との和である．

　外転の第3相：上腕骨を斜め上方から垂直位まで外転させる運動であり，上腕の挙上，肩甲骨回旋に加えて，上腕骨の外旋が必要である．また，挙上されている腕とは反対側の**脊柱起立筋**が収縮し，脊柱が側弯することにより，上腕骨はさらに挙上され垂直となる．

（2）肘関節の運動（図10-100，101）

　● **屈曲：上腕筋・上腕二頭筋・腕橈骨筋**
　屈曲に際し常に働く主力筋は上腕筋で，そのほか協力筋には上腕二頭筋・腕橈骨筋がある．上腕二頭筋は橈骨の内側面に，腕橈骨筋は橈骨の外側面に停止しているので，前腕が回外位にあるときは上腕二頭筋が強力に屈曲する力を出し，前腕が回内位にあるときは逆に腕橈骨筋が大きく屈曲する力を発揮する．

　● **伸展：上腕三頭筋・肘筋**
　肘関節の伸展には重力も作用するので，それほど大きな筋の働きを必要としない．手押し車を押すようなときには，肘関節を固定する必要があり，上腕の屈筋と伸筋が同時に働く．肘関節の固定は，上腕三頭筋の重要な機能の1つである．肘筋の働きは小さい．

図 10-99　肩関節の外転

図 10-100　肘関節の運動

図 10-101　前腕の回内・回外

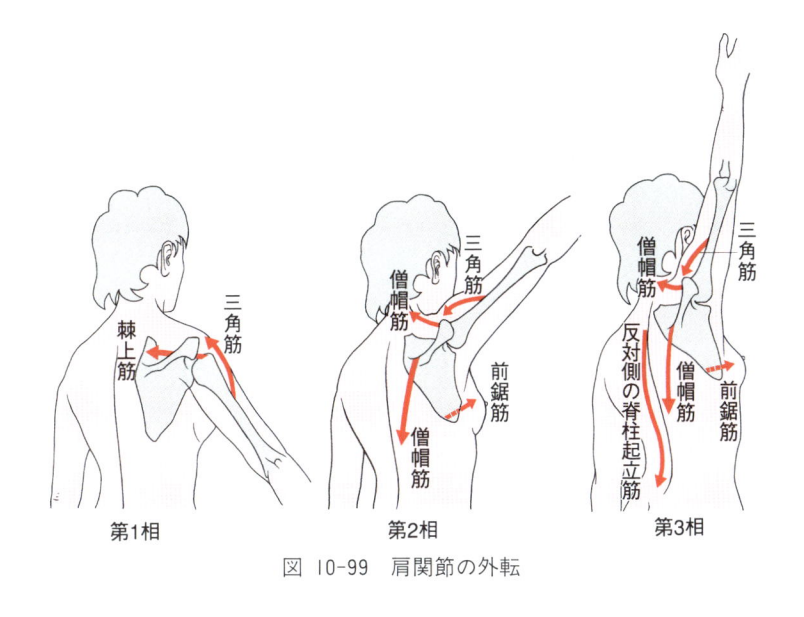

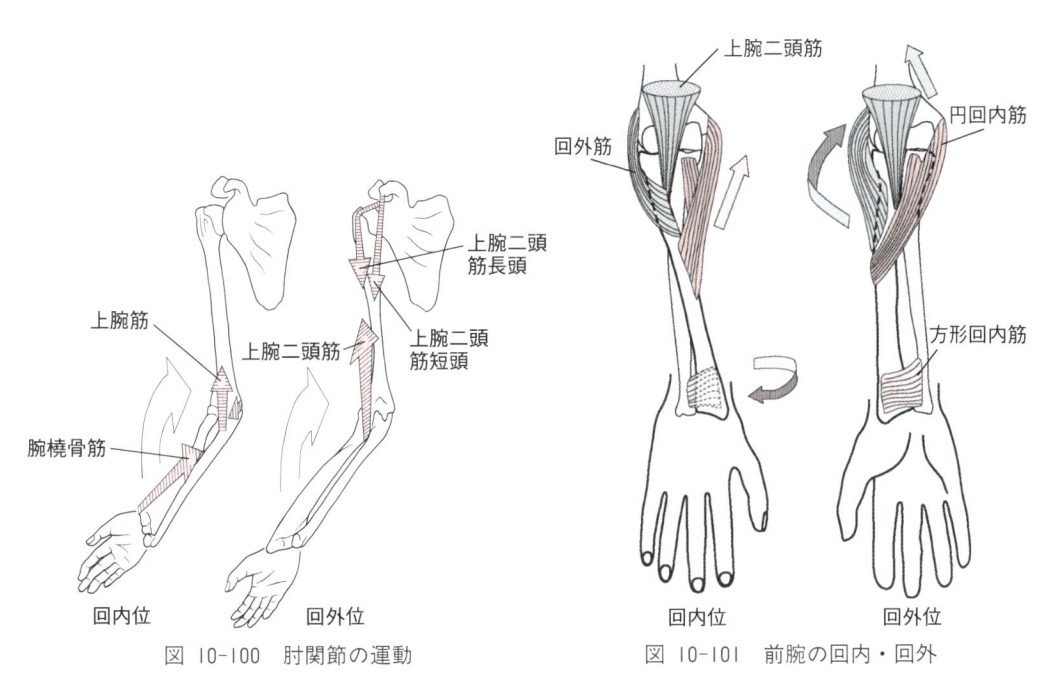

● 回内：方形回内筋・円回内筋

　主に方形回内筋が働き，さらに強く回内する必要があるときには，円回内筋が加わる．

● 回外：回外筋・上腕二頭筋

　回外には強力な上腕二頭筋が働くので，回内に比べて回外の方が強力である．ヒモを巻きつけたコマはヒモを強く引くことによって回るが，同じ原理で，橈骨内側に巻き込むように停止する上腕二頭筋腱は，筋の収縮により，橈骨に強い回外運動を起こす．その力は，肘関節が屈曲位にあるときに強力である．

ドアのノブやドライバーなどは，前腕の強力な回外運動を利用するようにつくられている．

3．上肢の局所解剖

(1) 肋鎖間隙（鎖骨下）（図10-157）

上肢の脈管・神経の根幹はいずれも鎖骨の深層を走る．この部分は鎖骨と第1肋骨の間で**肋鎖間隙**という．肋鎖間隙はそのまま腋窩に移行する．

注●● 狭い肋鎖間隙では，腕神経叢や鎖骨下動脈が圧迫されやすい．疲労などで肩が下がる姿勢になると，より肋鎖間隙が狭まって腕神経叢と鎖骨下動脈が圧迫され，上肢の血行障害や知覚異常が起こる．これを**肋鎖症候群**といい，斜角筋症候群などとともに**胸郭出口症候群**と総称される．

(2) 腋　窩（図10-102）

腋窩は体幹と上肢の移行部にある四角いくぼみで，上肢の神経・血管・リンパの通路として重要である．以下に腋窩の壁と腋窩内に位置する構成を列挙する．

- 前壁：大胸筋・小胸筋
- 内側壁：前鋸筋（および側胸壁）
- 後壁：肩甲下筋・大円筋・広背筋
- 外側壁：烏口腕筋・上腕二頭筋短頭・上腕骨
- 腋窩内の構造：腕神経叢・腋窩動静脈・腋窩リンパ節

腋窩後壁にある大円筋と小円筋の間には隙間があり，上腕三頭筋長頭によって**内側・外側腋窩隙**に2分される．外側腋窩隙には腋窩神経，内側腋窩隙には肩甲回旋動脈が通り抜ける（図10-110）．

(3) 上腕筋間中隔（図10-102）

筋と筋の間には，線維性結合組織の筋膜が存在して筋を区分しているが，屈筋群と伸筋群の間のように対立する筋群の間には，特に肥厚した筋膜の層が区画する．これを**筋間中隔**という．上腕部では，上腕骨体の内側縁および外側縁に沿って内・外側上顆までの間で，発達して認められる（内側・外側上腕筋間中隔）．これらの筋間中隔は上肢の血管・正中神経・尺骨神経・橈骨神経を導く通路になる．

内側上腕筋間中隔の内側端は上腕二頭筋の内側縁に続き，**内側二頭筋溝**という．この溝に沿って正中神経と上腕動静脈が走る．また内側上腕筋間中隔の後方には尺骨神経が走る．

外側上腕筋間中隔には橈骨神経が貫通する．

(4) 肘　窩

肘窩は肘関節の前方にできる逆三角形のくぼみである．上腕から前腕に向かう神

第10章 運動器系／IV. 上 肢

A) 腋窩を通る横断面（T6横断面）

主なラベル: 小胸筋、大胸筋、前皮枝、胸骨、胸横筋、腋窩静脈、外側皮枝、腕神経叢、腋窩動脈、烏口腕筋、上腕二頭筋、三角筋、長胸神経、肩甲下筋、棘下筋、前鋸筋、僧帽筋、菱形筋、外側皮枝（後枝）、横突棘筋、腸肋筋、最長筋、棘筋、脊柱起立筋

B) 上腕の断面（中央部）

主なラベル: 上腕二頭筋、筋皮神経、上腕動脈、正中神経、橈側皮静脈、尺側皮静脈、上腕筋、内側上腕筋間中隔、外側上腕筋間中隔、尺骨神経、上腕三頭筋内側頭、橈骨神経、上腕三頭筋長頭、上腕三頭筋外側頭

C) 前腕の断面（中央部）

主なラベル: 橈側手根屈筋、長掌筋、橈骨神経浅枝、正中神経、浅指屈筋、腕橈骨筋、尺骨神経、長母指屈筋、尺側手根屈筋、円回内筋腱、長橈側手根伸筋、短橈側手根伸筋、尺骨、橈骨、深指屈筋、長母指外転筋、長母指伸筋、総指伸筋、尺側手根伸筋、後骨間神経（橈側神経深枝）

図 10-102　上肢の断面

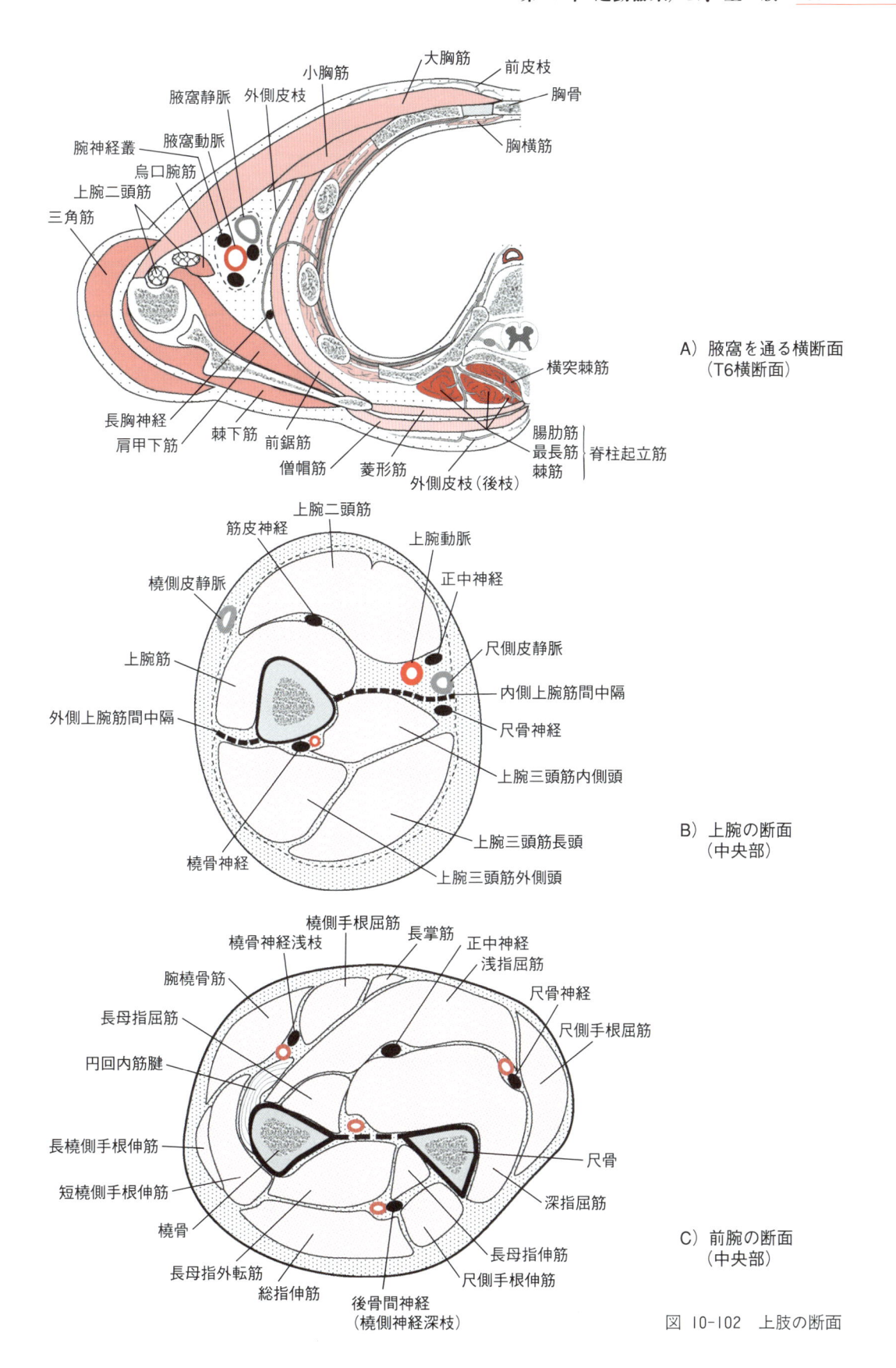

経，血管などが通る．

- 上縁：上腕骨の内・外側上顆を結んだ線
- 内側縁：円回内筋
- 外側縁：腕橈骨筋
- 肘窩内の構造（内側から順に）：正中神経・上腕動脈から橈骨動脈と尺骨動脈への分岐部・上腕二頭筋腱・橈骨神経

(5) 屈筋支帯と手根管（図10-103, 104）

8個の手根骨は，掌側にくぼんだアーチをつくるように4個ずつ2列の手根列を形成する．このアーチによって手根列の中央にできたくぼみを**手根溝**という．手根列の橈側端にある舟状骨・大菱形骨と尺側端にある豆状骨・有鉤骨は，手根溝を挟

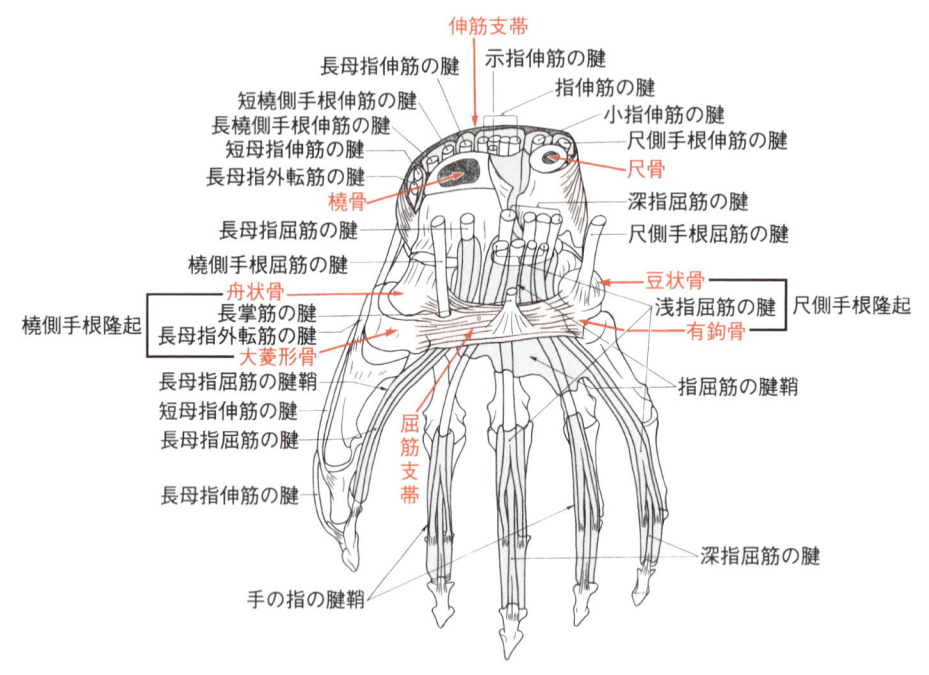

図10-103 屈筋支帯（手根管）と伸筋支帯
（右側，橈骨と尺骨を下端の近くで切断）

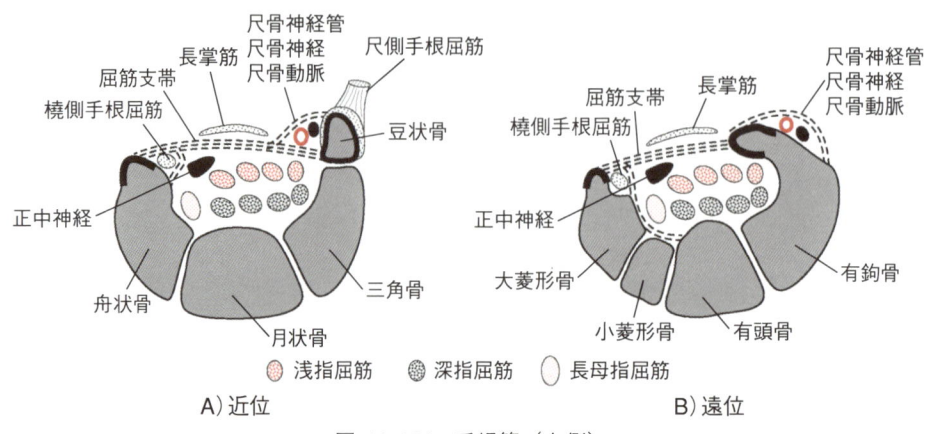

A) 近位　B) 遠位
図10-104 手根管（右側）

んで掌側に突き出して，それぞれ**橈側手根隆起**と**尺側手根隆起**をつくる．この橈側・尺側手根隆起を結んで橋渡しする帯状の靱帯が**屈筋支帯**である．屈筋支帯によって手根溝はふたをされ，狭い筒状手根管になる．**手根管**は前腕から手掌への入口として，中に長母指屈筋・浅指屈筋・深指屈筋と正中神経を通す．手根管の中で腱は**滑液鞘（腱鞘）**に包まれて走るので，運動時に手根管の中で生じる摩擦が軽減される．屈筋支帯の浅層には尺骨神経と尺骨動脈が通る**尺骨神経管（ギヨン管）**が位置する．

> 注●● **手根管症候群**：手や指を過度に使った場合に，手根管内で腱鞘が炎症を起こして腫脹することがある．その際に手根管を通る正中神経が圧迫され，生ずる母指球筋の麻痺や感覚異常である．

(6) 伸筋支帯（図10-103）

橈骨と尺骨の背側下部（腕時計をする位置）には，**伸筋支帯**という靱帯性のバンドが張っており，手背に至る前腕伸筋腱を押さえている．これによって，指を伸展させたときに，腱が手首に浮かび上がらないようになっている．伸筋支帯と橈骨・尺骨との間には，伸筋の腱を通す6つのトンネルがある．各トンネルの間では伸筋支帯の一部が骨に密着して，となり合う腱トンネルを仕切る区画（**腱区画**）をなす．伸筋腱はそれぞれの腱区画ごとに個別の腱鞘に包まれており，運動時の摩擦を軽減させる．腱区画に仕切られたトンネルを橈側から順に列挙する．

第1トンネル：長母指外転筋と短母指伸筋，第2トンネル：長・短橈側手根伸筋，第3トンネル：長母指伸筋，第4トンネル：総指伸筋と示指伸筋，第5トンネル：小指伸筋，第6トンネル：尺側手根伸筋

> 注●● **リスター結節**：第2トンネルと第3トンネルの間にあり，体表からも触れる橈骨の遠位部の背側にある隆起．

4．上肢の脈管

(1) 上肢の動脈

上肢の動脈の根幹は鎖骨下動脈である．**鎖骨下動脈**は，右は腕頭動脈から，左は大動脈弓から直接出る太い血管である．この血管は胸郭上口を出た後，第1肋骨上面で，前斜角筋と中斜角筋との間にできた隙間（斜角筋隙）を通って，鎖骨の下に出る．鎖骨下動脈は上肢の動脈の本幹であるとともに，頸部（脳）・肩・胸部に枝を送る血管でもある．胸郭上口を出た直後（斜角筋隙を貫通する前）では，まず脳の血管にもなる椎骨動脈を出したのち，**内胸動脈・甲状頸動脈・肋頸動脈**を次々に分枝する（図10-81，157）．

第1肋骨より外側で鎖骨下動脈はそのまま**腋窩動脈**に移行し，胸筋・肩甲骨周囲など，腋窩壁に分枝しながら上腕二頭筋の内側縁に向かう．腋窩中央では腋窩動脈の拍動が触れる（図10-79）．

腋窩の下縁（大胸筋の下縁）を過ぎると，腋窩動脈は**上腕動脈**と名前をかえて上腕二頭筋の内側縁（内側二頭筋溝）を肘窩に向かって縦走する（図10-102, 107）．

上腕動脈の拍動は内側二頭筋溝から肘窩までの全域で触れ，よく血圧の計測にも用いられる．内側二頭筋溝の下端では，上腕動脈は正中神経とともに上腕二頭筋の停止腱膜の下をくぐって肘窩に入り，橈骨動脈と尺骨動脈に分れる．橈骨動脈と尺骨動脈は前腕を下行して手の中に入り，ともに吻合して**浅掌動脈弓**および**深掌動脈弓**という2つの動脈ループを形成する．

手首において橈側手根屈筋の外側で**橈骨動脈**を，橈骨の茎状突起に押し付けると脈を触れる（図10-108）．この枝は手の中で浅掌動脈弓に合流する．橈骨動脈の枝の一部は手首の背側にもまわり，「解剖学的嗅ぎタバコ入れ」の中でも拍動を触れる．この枝は深掌動脈弓を構成する．

尺骨動脈は，尺側手根屈筋の深層で尺骨神経と伴行しながら手首に向かう．豆状骨付近で，尺骨動脈は尺側手根屈腱の橈側に出てくるので脈を触れる．その後，尺骨神経とともに尺骨神経管を通って手内に入り，浅・深掌動脈弓に合流する（図10-104, 108）．

(2) 上肢の静脈（図10-111）

上肢の主な深静脈は動脈の伴行静脈で，動脈と同じ名前がついている（ただし血流の方向は動脈と逆で，末梢から中枢に向かう）．

上肢の末端である手では，複数の皮静脈が吻合しあって静脈網を形成する．特に手背の皮下には，**手背静脈網**が観察できる．手の静脈網の形態には個人差があり，他人と一致することはない．最近では指紋のように個人識別の手段として採用されている．前腕から肘部になると皮静脈は徐々に太くまとまって，橈側皮静脈・尺側皮静脈の2本の皮静脈に統合される．一般に肘窩では，橈側皮静脈と尺側皮静脈を斜めに連絡しあう静脈が認められる．この静脈を**肘正中皮静脈**といい，臨床的には静脈注射や採血の際によく用いられる．ただし皮静脈の発達には個人差が大きく，この静脈が判別しにくいこともある．

橈側皮静脈と尺側皮静脈は，上腕部でそれぞれ上腕二頭筋の外側縁と内側縁を走る（図10-102）．**橈側皮静脈**は，上腕二頭筋外側縁の上方から三角筋の前縁に沿って上行し，三角筋前縁と大胸筋外側縁と鎖骨の下縁とで囲まれたくぼみ（**鎖骨胸筋三角**，別名，鎖骨下窩）から腋窩内に入って腋窩静脈に注ぐ．**尺側皮静脈**は上腕二頭筋内側縁を上行し，腋窩の下縁付近から深部の静脈（上腕静脈あるいは腋窩静脈）に注ぐ（図2-17参照）．

(3) 上肢のリンパ（図2-21）

上肢のリンパは，主に静脈に沿って上肢の末梢から上肢の基部，すなわち**腋窩**へ向かって流れる．ここには乳腺など胸壁のリンパも集まる．従って，腋窩は上肢と胸壁のリンパの一大集積地として，多数のリンパ節が集中する（**腋窩リンパ節**）．腋窩リンパ節は鎖骨下静脈に沿う**鎖骨下リンパ本幹**を経て，鎖骨下静脈と内頸静脈の合流部（**静脈角**）に向かう．

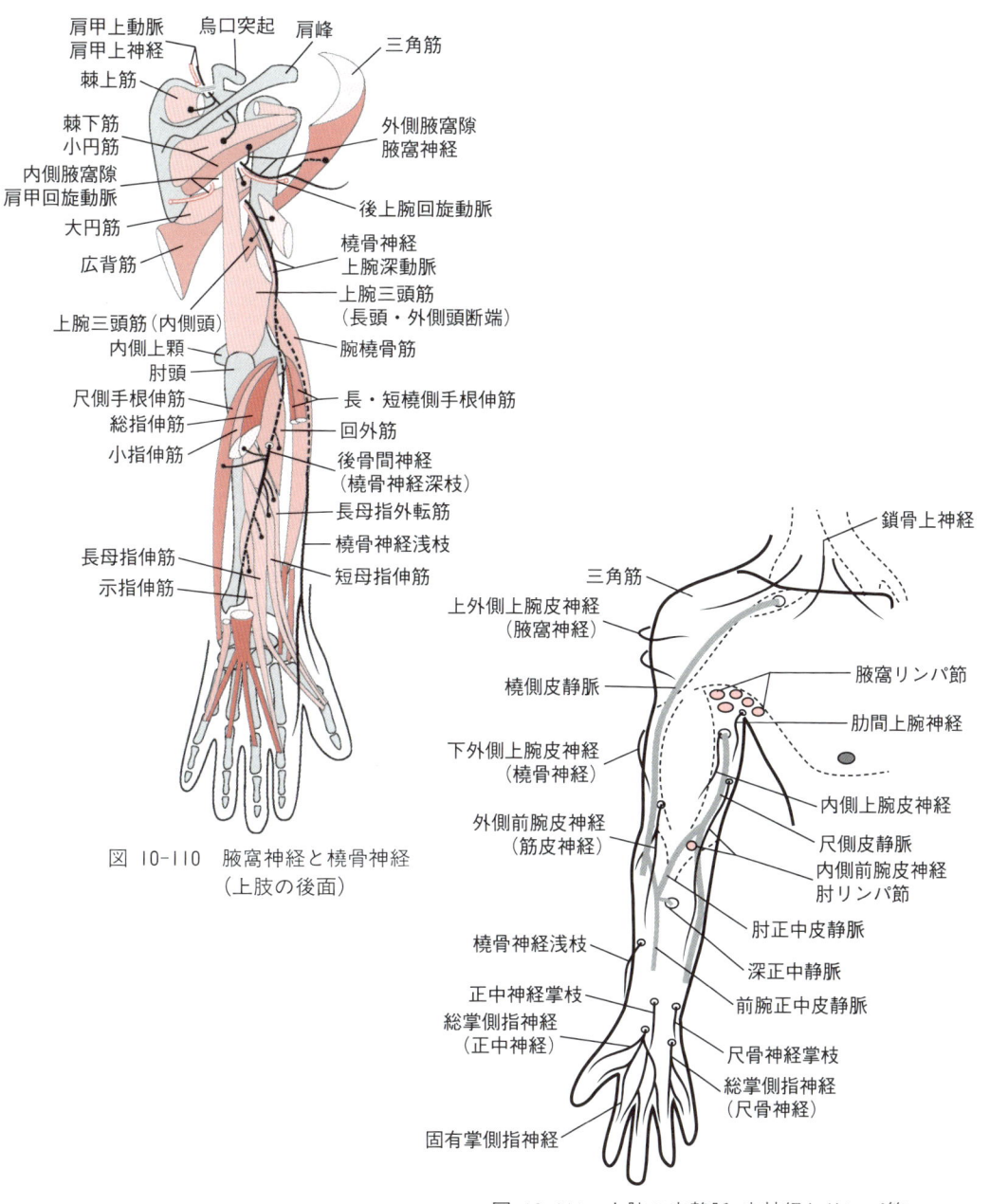

図 10-110 腋窩神経と橈骨神経（上肢の後面）

図 10-111 上肢の皮静脈，皮神経とリンパ節

れした少し遠位で，後神経束が形成され，肩甲下筋に至る肩甲下神経が出る．後神経束にC7が合流する直前で太い腋窩神経が分かれる．C7の合流後に大円筋に向かう肩甲下神経，広背筋に向かう胸背神経がそれぞれ分枝する．

肩甲上神経は，上神経幹と後神経束の移行部付近から出た後，肩甲骨上縁にある**肩甲切痕**を前面から後面に向かって通過する．肩甲骨の後面では棘上窩の棘上筋を支配しながら，肩甲棘基部の外側縁（関節窩と肩甲棘基部との間）を回って棘下窩に達し，棘下筋を支配する．そのほか，肩関節包に至る関節枝も出す（図 10-82, 110）．

肩甲下神経は，後神経束から別々に分かれる複数の枝からなり，腕神経叢の直ぐ後ろにある肩甲下筋と大円筋を支配する．

　腋窩神経は，後神経束から分かれる太い枝である．腋窩の後壁にある**外側腋窩隙**を通って上肢帯の背面に出たところで小円筋に筋枝を送るほか，肩から上腕外側部の皮枝である上外側上腕皮神経も出す．残った腋窩神経の本幹は，上腕骨の外科頸の高さで三角筋の深層に入り込み，上腕骨を後ろから外回りに走って，三角筋への枝を次々と出す（図10-110）．

　胸背神経は，大円筋に向かう肩甲下神経と近接して後神経束から分枝し広背筋に向かう．

(4) 上肢後面の神経走行（橈骨神経）（図10-102, 107, 110）

　上肢帯の神経が分枝し終わったところで，後神経束は橈骨神経に移行する．

　橈骨神経は，腕神経叢の枝で最も太い神経である．外側腋窩隙の下方で大円筋と上腕三頭筋長頭と上腕骨に囲まれた三角形の間隙を通って，腋窩から上腕骨後面に回り込む．

　上腕の後方に出た橈骨神経は，上腕三頭筋の外側頭と内側頭との間を分けるように外側下方に向かって斜走する．上腕骨体の後面には橈骨神経が骨（**橈骨神経溝**）に直に接して走る．上腕の中央付近で上腕三頭筋の外側縁から出た橈骨神経は，外側上腕筋間中隔を後ろから前に貫通して下行し，外側上顆の前方に至る．

　外側上顆の前方では，腕橈骨筋に枝を出して支配した後，この筋の深層で橈骨神経は大きく浅枝と深枝に2分岐する．

　橈骨神経の浅枝は手背の橈側に分布する皮神経である．腕橈骨筋下に隠れて前腕を下行し，前腕下方では腕橈骨筋が腱になって細くなると皮下浅くに出て，手背の皮下に進入する．

　橈骨神経の深枝は，主に前腕伸筋群の支配神経である．長・短橈側手根伸筋の深層で回外筋の中央を貫通し，前腕の伸筋群を次々に支配する．

　注●●　橈骨神経の浅枝：橈骨の茎状突起後面から「嗅ぎタバコ入れ」の皮下を通ることが多い．体表からこの付近を軽く指ではじくと，ピリッと手背の橈側がしびれる．
　注●●　腕神経叢の枝と臨床事項
　① 正中神経麻痺：感覚面では，**手掌の橈側半の感覚**が失われる．運動面では，ものを握ろうとしても母指球筋が機能せず，母指と示指が伸びたままで他の3指が曲がった手の形をする（**猿手**）．
　② 尺骨神経麻痺：感覚面では，**手掌および手背の尺側半の感覚**が失われる．運動面では，ものを握ろうとしても骨間筋が萎縮して機能せず，手背に中手骨が目立って指は伸展したままで指先だけが曲がった手の形になる（**鷲手**）．
　③ 橈骨神経麻痺：感覚面では，**手背の橈側半の感覚**が失われる．運動面では，手を伸ばそうとしても上腕および前腕の伸筋が機能せず，幽霊のように手先が下がってしまう（**下垂手**）．

第10章 運動器系／V. 下　肢

1. 下肢の筋

　下肢の筋は，その筋腹のある位置に従って，下肢帯の筋（寛骨筋）・大腿の筋・下腿の筋・足の筋の4筋群に分けることができる．

■1）下肢帯の筋

　下肢帯の筋は**寛骨筋**または骨盤筋とも呼ばれ，骨盤（一部は脊柱）から起こって大腿骨につき，股関節の運動にあずかる．支配神経は，腰神経叢や仙骨神経叢から枝を受ける．

　下肢帯筋は，骨盤腔内にある**内寛骨筋**と，骨盤壁の外側にある**外寛骨筋**とに分けられる．

(1) 内寛骨筋（図 10-112）

　腸骨筋と**大腰筋**は，鼠径靱帯の後ろ（筋裂孔）を通って大腿前面に出る．共通の腱をつくって大腿骨の小転子につき，機能的には1つの筋として働くので，両方の筋を合わせて**腸腰筋**と呼ぶ（表 10-24）．

　腸腰筋は，股関節の最も強力な屈筋である．歩行時には大腿を挙上する．また一方では，股関節の伸筋である大殿筋とともに関節を固定し，歩行時の体幹や身体のバランスをとる．下肢が固定されると体幹を起こす(起きあがる)．また，大腰筋は脊柱下部を引き，腰がしっかりと伸びた直立位を保たせる．

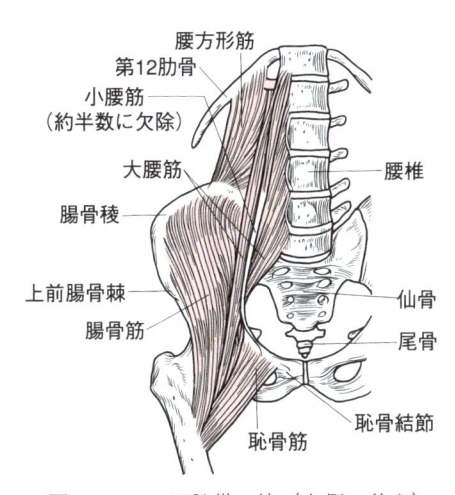

図 10-112　下肢帯の筋（右側，前方）

表 10-24 内寛骨筋

筋名	起始	停止	支配神経	作用
腸腰筋 　1．腸骨筋	腸骨窩（腸骨）	小転子（大腿骨）	大腿神経	股関節の屈曲（大腿の前方挙上），下肢を固定すると上半身は前に曲がる．
2．大腰筋*	全腰椎の肋骨突起，第12胸椎～第4腰椎の椎体と椎間円板		腰神経叢	

*約半数の人は大腰筋の前面に小腰筋を持つ．小腰筋を腸腰筋に含める場合もある．

(2) 外寛骨筋（図10-113，114，表10-25）

① 大殿筋

　大殿筋は直立歩行に重要な役割を果たす筋で，ヒトで特に著しく発達する．筋とその表面をおおう皮下脂肪の発達によって，ヒトの殿部には特有のふくらみができる．大殿筋は，股関節を伸展する主動筋である．立ち上がったり，走ったり，階段を上るときなどは，大殿筋による股関節の強い伸展が必要である．階段を上るときは，まず腸腰筋により大腿が前方にあげられ（屈曲），ついで大殿筋により後方に引かれる（伸展）．このように大殿筋は腸腰筋と拮抗して働く．

　大腿をおおう大腿筋膜は，大腿の外側面で特に肥厚して**腸脛靱帯**（図10-115，116）をつくる．この靱帯は腸骨稜から下に向かって垂直に走り脛骨の外側顆に至る，帯状の強力な靱帯である．大殿筋は腸脛靱帯を緊張させる．この靱帯の緊張により膝

表 10-25 外寛骨筋

筋名	起始	停止	支配神経	作用
大殿筋	腸骨外面（後殿筋線より後ろ），仙骨と尾骨の後面，仙結節靱帯	殿筋粗面（大腿骨），腸脛靱帯	下殿神経	股関節の伸展（大腿を後方に引く）．腸脛靱帯の緊張により膝関節を伸展し，直立姿勢を保つ．股関節の外転（上部の筋）と外旋
中殿筋	腸骨外面（前殿筋線と後殿筋線の間）	大転子（大腿骨）	上殿神経	股関節の外転（側方挙上）前部の筋は内旋（図10-117）
小殿筋	腸骨外面（前殿筋線と下殿筋線の間）	大転子		股関節の外転，内旋
大腿筋膜張筋	上前腸骨棘（腸骨）	腸脛靱帯		股関節の屈曲，外転，内旋 膝関節の伸展，外旋
梨状筋	仙骨前面	大転子	仙骨神経叢	股関節の外旋 股関節が屈曲しているときは股関節の外転
内閉鎖筋	閉鎖膜*の内面	転子窩（大腿骨）		
上双子筋	坐骨棘（坐骨）	転子窩		
下双子筋	坐骨結節（坐骨）	転子窩		
大腿方形筋	坐骨結節	転子間稜（大腿骨）		股関節の外旋

*閉鎖膜とは寛骨の閉鎖孔に張られた線維性結合組織の膜のこと．

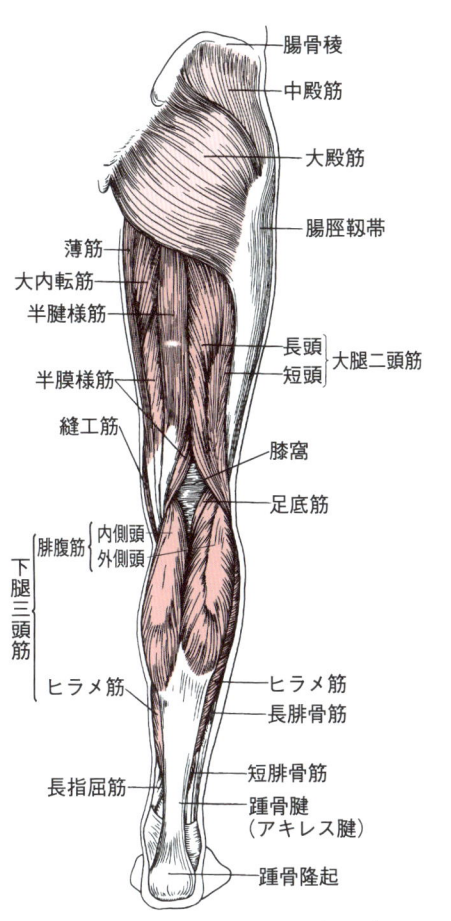

図 10-113 下肢後面の筋（浅層）

図 10-114 殿部と大腿の後面（深層）

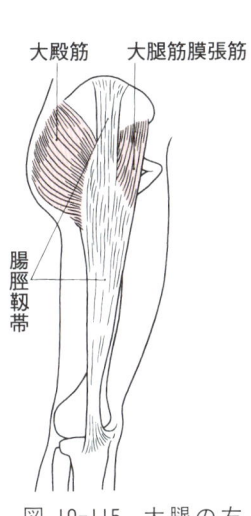

図 10-115 大腿の右外側面

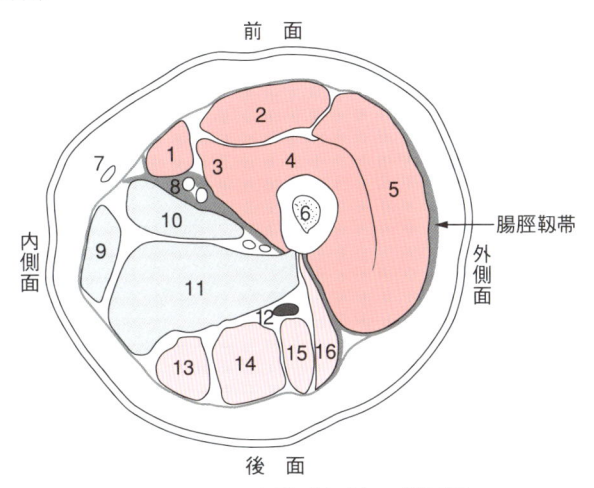

図 10-116 大腿（中央）の断面図
（大腿は前面の伸筋群■，後面の屈筋群□，内側面の内転筋群□に分けられる．）
1．縫工筋 2．大腿直筋 3．内側広筋 4．中間広筋 5．外側広筋 6．大腿骨 7．大伏在静脈 8．大腿動静脈 9．薄筋 10．長内転筋 11．大内転筋 12．坐骨神経 13．半膜様筋 14．半腱様筋 15．大腿二頭筋長頭 16．大腿二頭筋短頭

関節が伸展位で固定され，体幹の直立位が維持される．

② 中殿筋・小殿筋・大腿筋膜張筋

中殿筋は三角形の広がりをもった扁平な筋で，その後部は大殿筋におおわれる．小殿筋は中殿筋の下にすっぽり隠れた三角形の筋である．3つの殿筋は重なり合うが，筋線維の走る方向が互いに少し異なる．

中殿筋も小殿筋も同様に股関節を外転する（図10-117）．股関節の外転は，特に歩行時において重要である．歩行では下肢が交互に体重を支えるが，着地している側の中殿筋と小殿筋とが外転作用で骨盤を傾け，骨盤の反対側を挙上する．挙上側の下肢は屈曲し足を前に出す．おろした足の中殿筋・小殿筋が収縮して骨盤の対側を持ち上げ，足を前に出す．このように歩行では左右両側の中殿筋と小殿筋とが交互に働いて，骨盤を左右交互に傾け前進する．

注●● 中殿筋・小殿筋が麻痺すると，足の挙上側の骨盤が下がり，著しい歩行障害を生ずる．これを**トレンデレンブルグ徴候**陽性という（図10-118）．ほかに股関節脱臼・大腿骨頭骨折でも同様の徴候が現れるが，股関節の支持性・安定性を知るうえで重要な徴候である．

大腿筋膜張筋は腸脛靱帯に停止し，これを牽引することで膝関節の固定を助ける．大腿筋膜張筋は，中・小殿筋と同じ上殿神経に支配される．

③ 梨状筋・内閉鎖筋・上双子筋・下双子筋・大腿方形筋

梨状筋，内閉鎖筋，上双子筋，下双子筋，大腿方形筋は，骨盤の内面から起こって股関節の後側を回り大腿骨の上端につく筋群で，股関節の外旋作用を持つが，その役割以上に股関節前面にある腸骨大腿靱帯とともに，大腿骨頭を寛骨臼に密着させ保持し，股関節を安定化させるのに重要だと考えられている．

図 10-117 中殿筋と股関節の運動軸

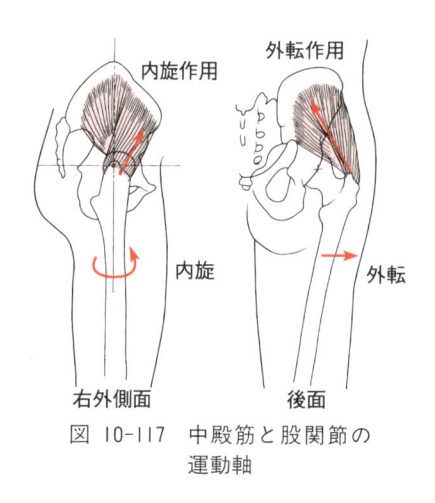

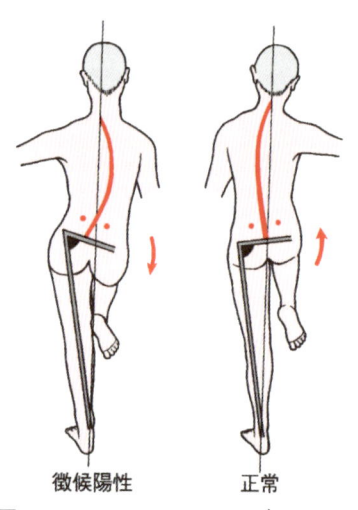

図 10-118 トレンデレンブルグ徴候

■ 2) 大腿の筋

　大腿の筋には大腿の前面にある伸筋群，内側にある内転筋群，後面にある屈筋群の3群に分けられる（図 10-116）．伸筋群と屈筋群は，寛骨または大腿骨から起こり下腿骨に停止し，主として下腿を動かす．内転筋群は主として大腿骨に停止して，大腿を動かす．支配神経は，伸筋群は大腿神経，内転筋群は主に閉鎖神経，屈筋群は坐骨神経である．

(1) 大腿前面の筋（伸筋群）（図 10-119，120，121，表 10-26）

① 縫工筋

　縫工筋は長い帯状の筋で，筋線維が平行に並んでいるので，収縮時に縮む長さは大きいが，その力はあまり強くない．股関節を屈曲・外転・外旋させるときに働き，あぐらをかくときに役立つ筋である．

> 注●● 縫工筋の名はラテン語からの直訳であるが，西洋の昔の仕立屋はあぐらをかいて裁縫をしたようで，そのときに縫工筋が皮下に顕著に盛り上がるところからこの名があるという．

　この縫工筋と**薄筋**，**半腱様筋**の3筋は，ともに脛骨粗面の内側に停止する．これら3筋の腱は腱膜様に広がり，互いに癒合して終わる．その停止腱の形が水かきを持ったガチョウの足に似ているところから，鵞足と呼ばれる（図 10-120）．鵞足は膝関節の関節包を内側より補強する．また鵞足を形成する3筋は共通して細く長いベルトのような形をし，縫工筋は骨盤の外側縁（上前腸骨棘）に，薄筋は内側縁（恥骨下枝）に，半腱様筋は後縁（坐骨結節）に起始を持つ．これらの3筋は骨盤を逆さにした三脚で支えているように見える（図 10-122）．3筋はまた，大腿の伸筋群，内転筋群，屈筋群を主に支配する大腿神経，閉鎖神経，坐骨神経により別々に支配されている．骨盤の外側には，骨盤を固定するために発達した強力な腸脛靱帯がある．この腸脛靱帯とともに鵞足を形成して終わる3筋は，一致して骨盤の安定に微

表 10-26　大腿前面の筋（伸筋群）

筋名	起始	停止	支配神経	作用
縫工筋	上前腸骨棘（腸骨）	脛骨粗面の内側（脛骨）（鵞足の形成）	大腿神経	股関節の屈曲，外転，外旋，膝関節の屈曲，内旋
大腿四頭筋　1．大腿直筋	下前腸骨棘（腸骨）	4つの筋は合して膝蓋骨につき，膝蓋靱帯をへて脛骨粗面に終わる．	大腿神経	膝関節の伸展　大腿直筋は股関節の屈曲も行う
2．外側広筋	粗線外側唇（大腿骨）			
3．中間広筋	大腿骨前面			
4．内側広筋	粗線内側唇			
膝関節筋	大腿骨下部前面	膝関節包		膝関節の関節包を上方に引く．

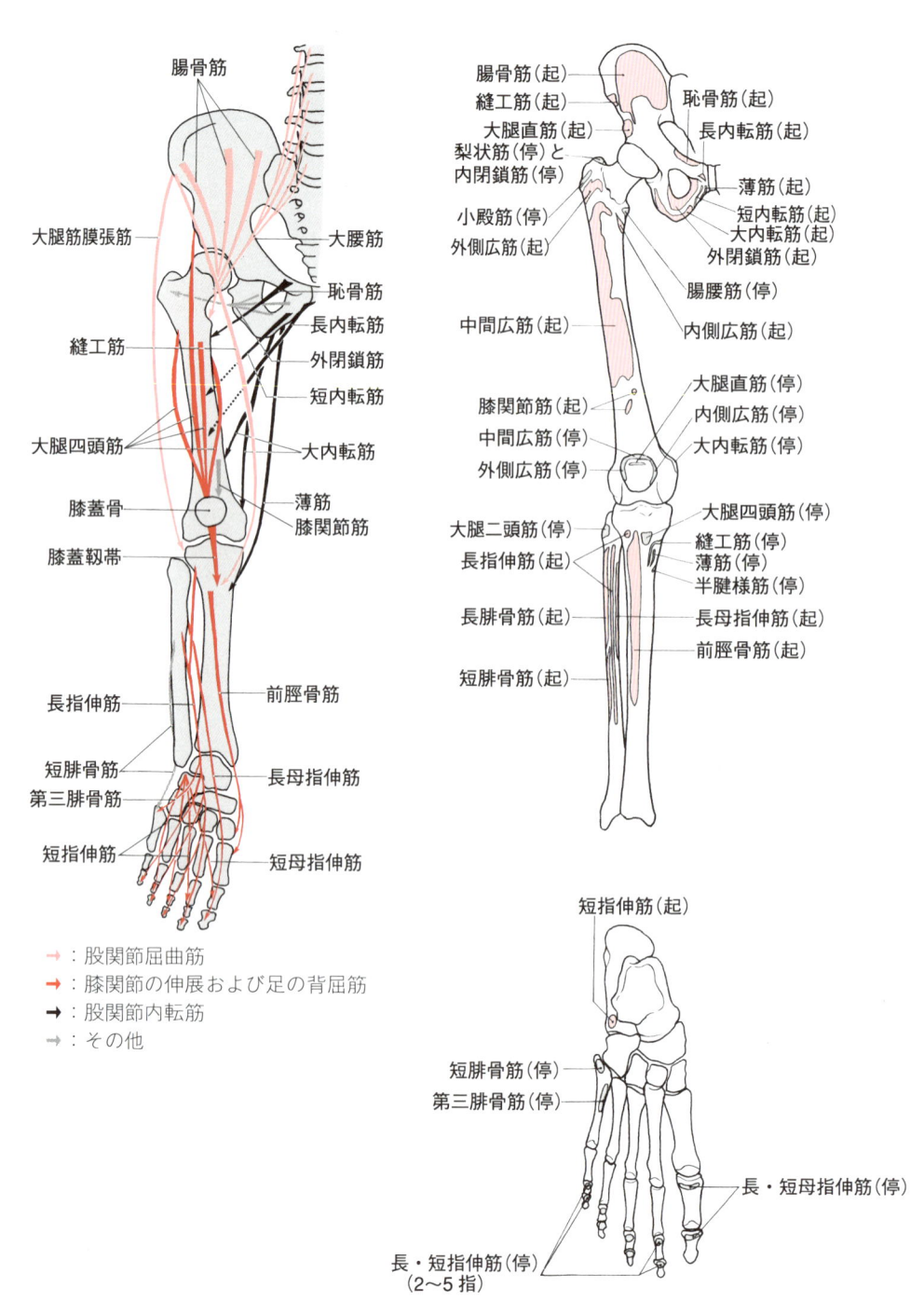

図 10-119 下肢前面の筋の起始と停止（模型図）

妙な調整を行っているものと考えられる．

② 大腿四頭筋

　大腿四頭筋は大腿前面のふくらみをつくる下肢における最大の筋で，坐位から立ち上がるときなどには強く緊張するので，体表から輪郭を見ることができる．大腿四頭筋は，全体としては強力な膝関節の伸筋である．直立歩行に必要な筋で，特に階段を上るときには強く収縮する．しかし，直立位で膝関節の伸展を維持するだけのときには大腿四頭筋の働きは必要とせず，大腿筋膜張筋が腸脛靱帯を緊張させるだけでよい．直立している人の膝関節を後方から力を加えて屈曲させると，膝関節は突然ガクンと屈曲する．これは大腿四頭筋が働いていない証拠を示している．

　膝蓋骨の下に索状に**膝蓋靱帯**を触れる．膝蓋骨は大腿四頭筋の停止腱の中にできた種子骨であり，膝蓋靱帯はもともと大腿四頭筋の停止腱である．

　大腿四頭筋の中で，大腿直筋のみは寛骨（下前腸骨棘）から起こる．従って大腿を股関節で屈曲する働きも持つ．特にボールなど物を蹴るときに大きな力を出すので，「キックする筋」といわれる．

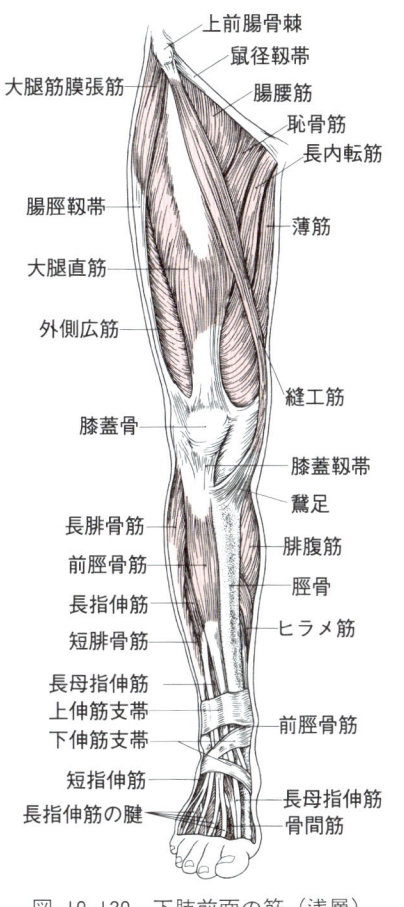

図 10-120　下肢前面の筋（浅層）

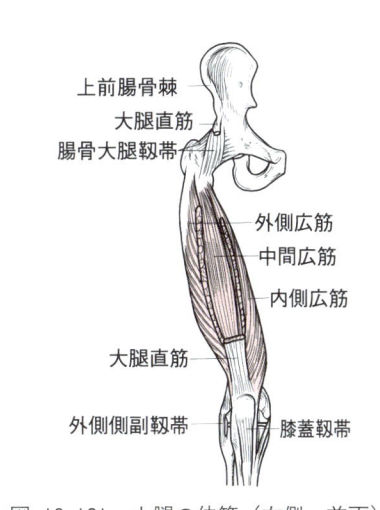

図 10-121　大腿の伸筋（右側，前面）

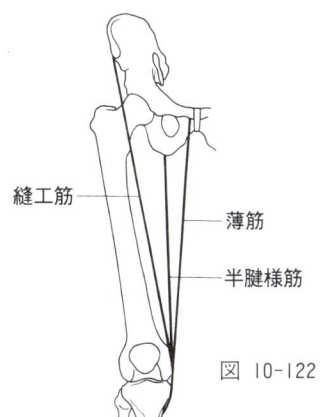

図 10-122　鵞足をつくる3筋の走行を示す模式図（右側，前方）

注 椅子に座って下腿をだらっと下げた状態で膝蓋靱帯を叩くと，大腿四頭筋は反射的に収縮して膝関節が伸展する．この反射を膝蓋腱反射という．膝蓋腱反射は種々の神経疾患により，消失または亢進する．

膝関節筋は大腿四頭筋の1つである中間広筋の深層から若干の筋線維が分かれてできた筋で，膝関節の伸展時に，膝関節の関節包を上方に引っ張り，関節包が膝蓋骨と大腿骨の間に挟まれないようにしている．中間広筋の深層の筋が一部関節包に停止しているために付けられた名前で，中間広筋との境目はかならずしも明瞭ではない．

(2) 大腿内面の筋（内転筋群）（図 10-119, 123, 124, 表 10-27）

内転筋群は，主として股関節を内転する．特に**長内転筋・短内転筋・大内転筋**は，強い内転作用を持つ．この作用により大腿を互いに近づけることが，直立位を維持安定させるのに重要であり，内転筋群の発達はヒトで特に著しい．

表 10-27 大腿内面の筋（内転筋群）

筋名	起始	停止	支配神経	作用
恥骨筋	恥骨櫛（恥骨）	恥骨筋線（大腿骨）	大腿神経*1	股関節の内転，屈曲
長内転筋	恥骨結節の下方	粗線内側唇（大腿骨）	閉鎖神経	股関節の内転，屈曲
短内転筋	恥骨下枝（外面）	粗線内側唇		
大内転筋*2	恥骨下枝，坐骨枝，坐骨結節	粗線内側唇 内転筋結節（大腿骨）	閉鎖神経（一部，坐骨神経）	股関節の内転 筋の上方は股関節の屈曲，下方は伸展
薄筋	恥骨下枝（前面）	脛骨粗面の内側（鵞足の形成）	閉鎖神経	股関節の内転 膝関節の屈曲，内旋
外閉鎖筋*3	閉鎖膜*4の外面	転子窩（大腿骨）		股関節の外旋，内転

*1 大腿神経だけでなく約20%の人では閉鎖神経の支配を受ける．
*2 大内転筋の上部を小内転筋として区別することがある．
*3 外閉鎖筋は外寛骨筋群に含める場合もある．
*4 表10-25 外寛骨筋の表参照．

(3) 大腿後面の筋（屈筋群）（図 10-113, 114, 123, 125, 表 10-28）

① 大腿二頭筋

大腿二頭筋は，同じ停止部位（腓骨頭）を持つ長・短2頭よりなる．長頭はほかの屈筋群と同じ坐骨神経の脛骨神経部から枝を受けるが，短頭はほかの屈筋群と異なり，坐骨神経の総腓骨神経部に支配される．

② 半腱様筋・半膜様筋

半腱様筋は停止腱が細い腱となっており，半膜様筋は起始腱が膜状になっている．大腿二頭筋・半腱様筋・半膜様筋の3筋を，**ハムストリングス（ハムストリング筋）**と総称する．

第 10 章 運動器系／Ⅴ．下　肢　273

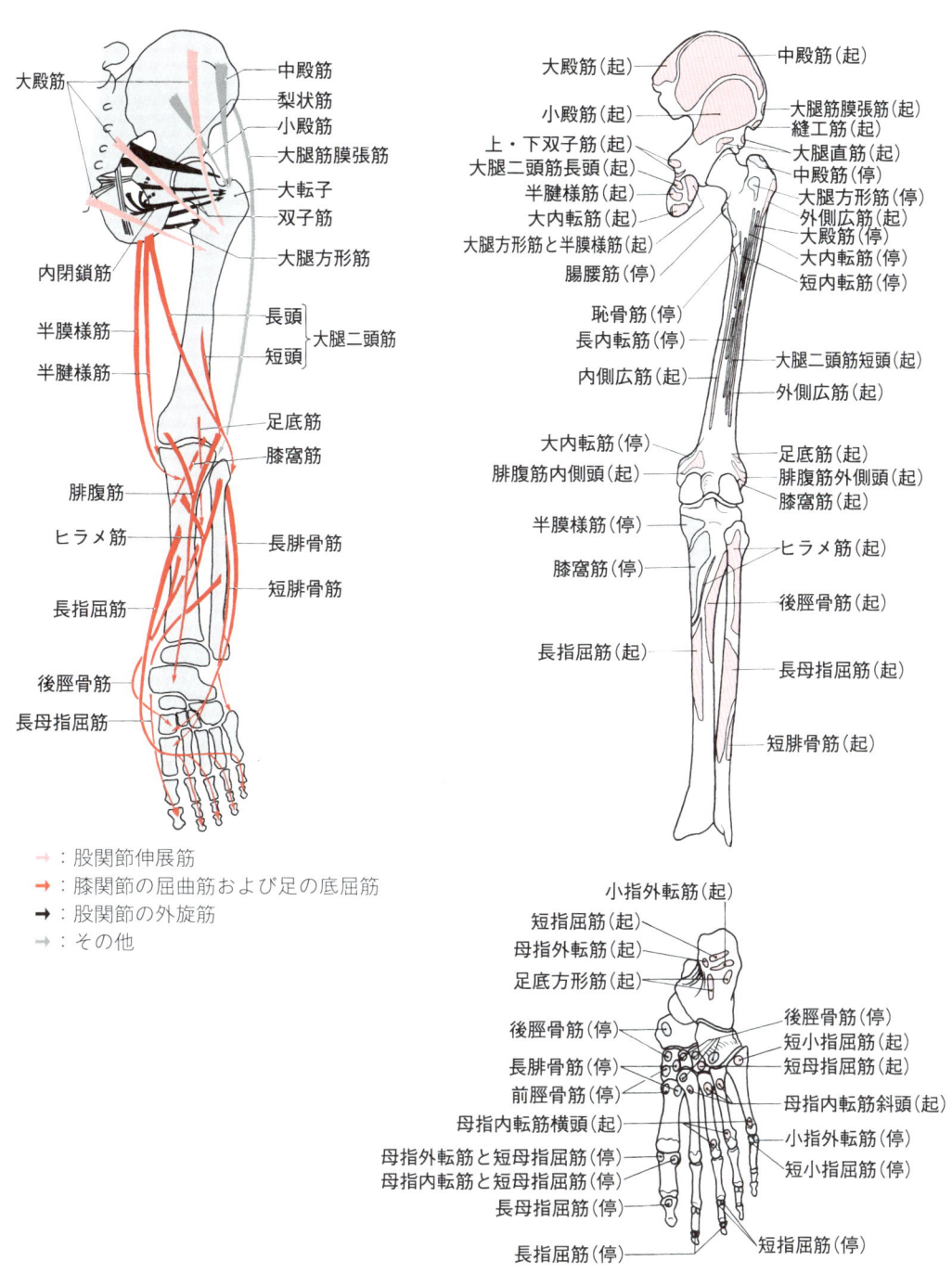

図 10-123　下肢後面の筋の起始と停止（模型図）

→：股関節伸展筋
→：膝関節の屈曲筋および足の底屈筋
→：股関節の外旋筋
→：その他

表 10-28 大腿後面の筋（屈筋群）

筋名	起始	停止	支配神経	作用
大腿二頭筋 　1．長頭	坐骨結節（坐骨）	腓骨頭 （腓骨）	坐骨神経（脛骨神経）	膝関節の屈曲，外旋 長頭は股関節の伸展も行う
2．短頭	粗線外側唇（大腿骨）		坐骨神経 （総腓骨神経）	
半腱様筋	坐骨結節	脛骨粗面の内側 （鵞足の形成）	坐骨神経（脛骨神経）	股関節の伸展 膝関節の屈曲，内旋
半膜様筋	坐骨結節	脛骨内側顆の後部		

図 10-124　内転筋群（右側，前面）

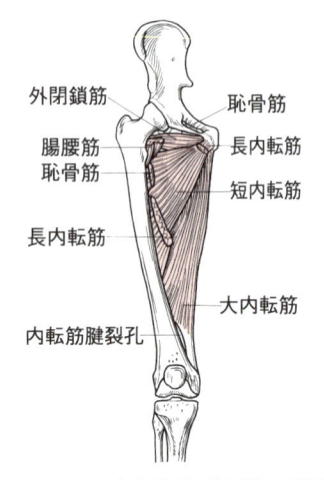

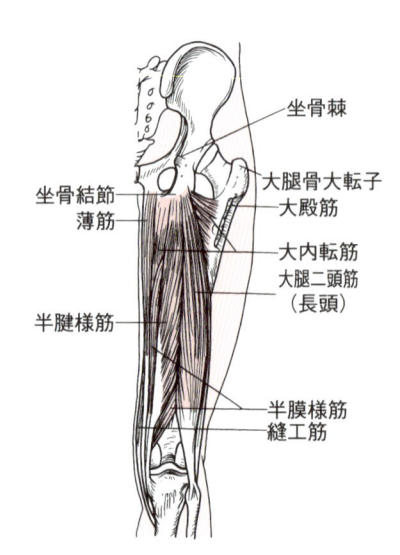

図 10-125　大腿の後面（浅層）

　大腿二頭筋短頭を除くハムストリングスは，股関節と膝関節の2つの関節を越えて伸びる2関節筋で，主として股関節を伸展し，膝関節を屈曲する．ただし，2つの関節に同時に十分な作用はできない．大腿と下腿とを固定させると，体幹を直立させる．この働きは直立歩行には重要で，筋が麻痺すると股関節を伸展位に保つことができず，体幹は前方に屈曲し転倒する．股関節を強く屈曲するとハムストリングスは引き伸ばされる．このとき膝関節を伸展しようとすると，ハムストリングスはさらに引き伸ばされることになり作用に制限が起こる．そのため，股関節を強く屈曲しているときは，膝を十分に伸ばすのが難しくなる．

> **注** ●● ハムストリングス（hamstrings）は本来膝窩にある腱のことを指すが，転じてハムストリング筋自体を指すことも多い．

3） 下腿の筋

　下腿の筋は下腿の前面にある伸筋群，外側にある腓骨筋群，後面にある屈筋群に分けられる（図10-126）．後面の屈筋群は浅層の筋群と深層の筋群に分けられる．下腿

図 10-126 下腿（上 1/3）の断面図

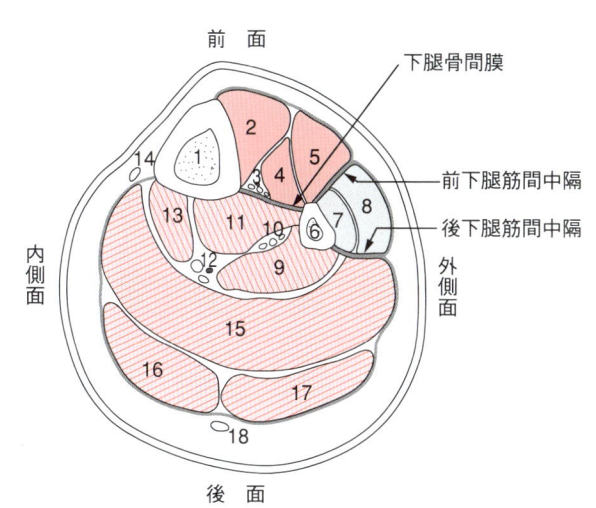

1. 脛骨　2. 前脛骨筋　3. 深腓骨神経，前脛骨動静脈　4. 長母指伸筋　5. 長指伸筋　6. 腓骨　7. 短腓骨筋　8. 長腓骨筋　9. 長母指屈筋　10. 腓骨動静脈　11. 後脛骨筋　12. 脛骨神経，後脛骨動静脈　13. 長指屈筋　14. 大伏在静脈　15. ヒラメ筋　16. 腓腹筋内側頭　17. 腓腹筋外側頭　18. 小伏在静脈

（下腿は前面の伸筋群▨，後面の屈筋群▨，外側面の腓骨筋群▨に分けられる．屈筋群は浅層⟨▨⟩と深層⟨▨⟩の筋群に分けられる．）

の筋は，大腿骨または下腿骨から起こって足に至る（膝窩筋だけは脛骨に終わる）．伸筋群は主に足関節の背屈と足指の伸展を，屈筋群は主に足関節の底屈と足指の屈曲を，腓骨筋群は足関節の底屈と外反を行う．内反は足の内側に停止する伸筋と屈筋が行う．腓骨筋群は浅腓骨神経，伸筋群は深腓骨神経，屈筋群は脛骨神経に支配される．

(1) 下腿前面の筋（伸筋群）（図 10-119，表 10-29）

① 前脛骨筋

前脛骨筋は，脛骨前縁（いわゆる向こうずね）のすぐ外側に位置し，足関節の背屈と内反とを行う．背屈時には下腿前面で緊張した筋腹と太い腱を触れる．足を固定すると，下腿を前に傾ける．歩行時には背屈筋として重要で，足を前に出すときには足関節を背屈し，足先が地面をすらないようにする．

表 10-29　下腿前面の筋（伸筋群）

筋名	起始	停止	支配神経	作用
前脛骨筋	脛骨外側面，下腿骨間膜	内側楔状骨，第1中足骨底(底面)	深腓骨神経	足の背屈，内反
長母指伸筋	腓骨内側面，下腿骨間膜	足背の母指末節骨底		母指の伸展　足の背屈，内反
長指伸筋	腓骨内側面，脛骨外側顆，下腿骨間膜	第2～5指の指背腱膜に移行し，中節骨と末節骨に終わる		第2～5指の伸展　足の背屈，外反
第三腓骨筋	腓骨内側面，下腿骨間膜	第5中足骨底(背面)		足の背屈，外反

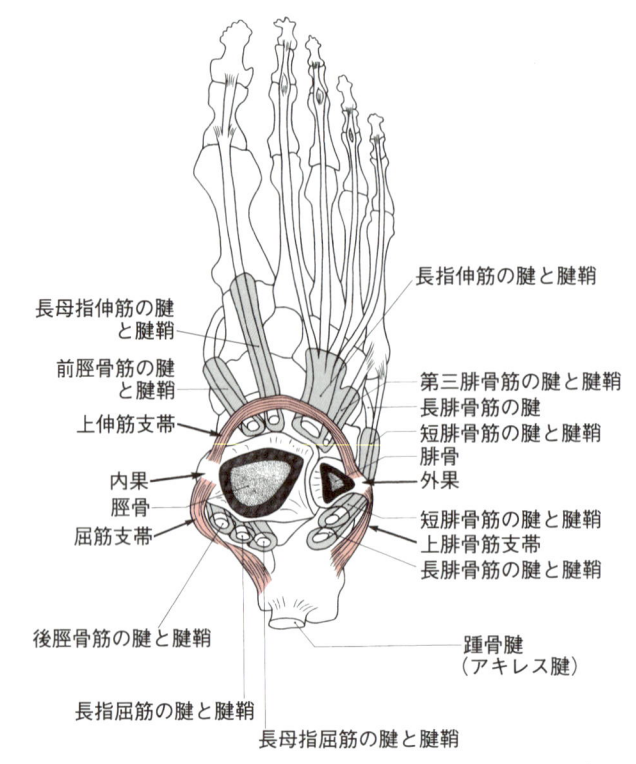

図 10-127　足の筋と支帯（脛骨と腓骨を下端の近くで切断）

> **注**●● 前脛骨筋麻痺では，足の下垂（下垂足）が起こる．歩行時には足先が地面をすらないように，膝を高くあげて歩くようになる．

② 長母指伸筋

長母指伸筋は，前脛骨筋のすぐ外側の深層から起こる．母指を強く背屈すると足首の前面から足背にかけて長母指伸筋の腱を，その停止まで長く触れることができる．足首で長母指伸筋のすぐ外側に**足背動脈**の拍動を触れる．長母指伸筋は，母指を伸展し足関節の背屈と内反を助ける．

③ 長指伸筋

長指伸筋は上方では前脛骨筋の外側，下方では長母指伸筋の外側に位置し，指を背屈させると，足首の背側に何本かの腱を触れる．足背で4腱に分かれ，第2〜5指の指背腱膜に移行し，その中節骨と末節骨に終わる．第2〜5指を伸展し，足関節の背屈と外反を助ける．

④ 第三腓骨筋

第三腓骨筋は長指伸筋の下外側部から分かれたもので，ときに欠如することもある．足の外反と背屈を助けるが，長指伸筋と異なり足指を伸展する作用はない．

上伸筋支帯と下伸筋支帯が足首の前面をおおい，下腿前面の伸筋腱を押さえている（図10-120, 127, 128）．

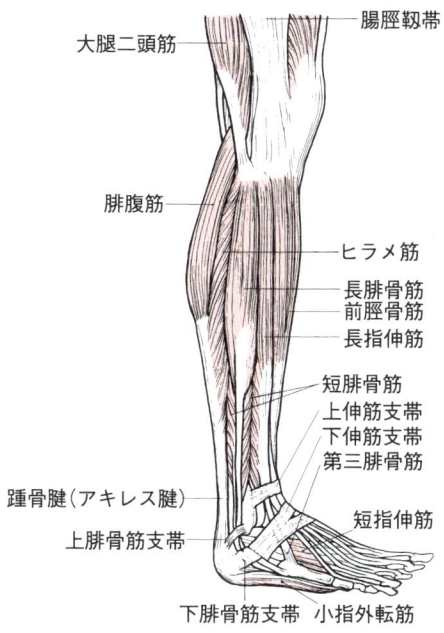

図 10-128 下腿外側面の筋（右側）

(2) 下腿外側面の筋（腓骨筋群）（図10-128，表10-30）

長腓骨筋と**短腓骨筋**は腓骨の外側にあり，伸筋群や屈筋群とは前・後下腿筋間中隔により境される（図10-126）．腓骨筋群は足関節の底屈を行うほか，外反をする主要な筋である．長・短腓骨筋の腱は外果の後ろで上腓骨筋支帯と下腓骨筋支帯により保持される（図10-127，128）．長腓骨筋の腱は外果後方をまわったあと足底深層を外側から内側へ横断して，前脛骨筋と同じ内側楔状骨，第1中足骨底に停止する．

長腓骨筋は底屈と外反，前脛骨筋は背屈と内反という互いに拮抗する作用を行う．平坦でない道を歩くとき，足底を地面にうまく接触させるために外反と内反の微妙な調節が必要である．

表 10-30 下腿外側面の筋（腓骨筋群）

筋名	起始	停止	支配神経	作用
長腓骨筋	腓骨頭，腓骨上部外側面	内側楔状骨，第1中足骨底（底面）	浅腓骨神経	足の底屈，外反
短腓骨筋	腓骨下部外側面	第5中足骨粗面		

(3) 下腿後面の筋（屈筋群）（図10-113, 123, 129, 130，表10-31）

下腿三頭筋・足底筋・膝窩筋の3筋は，下腿後面の浅層を占める．特に下腿三頭筋は強大で，他の2筋をおおう．

① 下腿三頭筋

下腿三頭筋は，「ふくらはぎ」をつくる筋で**腓腹筋**と**ヒラメ筋**からなる．腓腹筋は内側・外側の2頭を持つ．腹のようなふくらみを持つ足の筋ということで，腓腹筋

表 10-31　下腿後面の筋（屈筋群）

筋名	起始	停止	支配神経	作用
下腿三頭筋 　1．腓腹筋 　　　内側頭 　　　外側頭	 内側上顆（大腿骨） 外側上顆（大腿骨）	両頭は合して踵骨腱（アキレス腱）をつくり，踵骨隆起に終わる．	脛骨神経	足関節の底屈 腓腹筋は，膝関節の屈曲も行う
2．ヒラメ筋	腓骨頭，ヒラメ筋線（脛骨）			
足底筋	外側上顆（大腿骨）	踵骨腱の内側縁に癒合		下腿三頭筋の働きを助ける
膝窩筋	外側上顆（大腿骨）	脛骨上部後面（ヒラメ筋線の上）		膝関節の屈曲，内旋
後脛骨筋	下腿骨間膜の後面	舟状骨，全楔状骨，立方骨，第2～4中足骨底		足関節の底屈，内反
長指屈筋	脛骨後面	第2～5指の末節骨底		第2～5指の屈曲 足関節の底屈，内反
長母指屈筋	腓骨下部後面	母指末節骨底		母指の屈曲 足関節の底屈，内反

の名がある．ヒラメ筋は腓腹筋の深層にある扁平な筋で，両筋は合して**踵骨腱（アキレス腱）**をつくる．

　踵骨腱は，下腿のほぼ中央から始まり踵（かかと）に停止する体内におけるもっとも強大な腱で，体表から明瞭に観察できる．下腿三頭筋は，足関節を底屈し踵をもちあげる．踵の挙上は，歩行・走行・跳躍の際に重要である．腓腹筋は，膝関節と足関節に作用する2関節筋であるが，膝関節の屈曲と足関節の底屈とを同時に十分行うことは

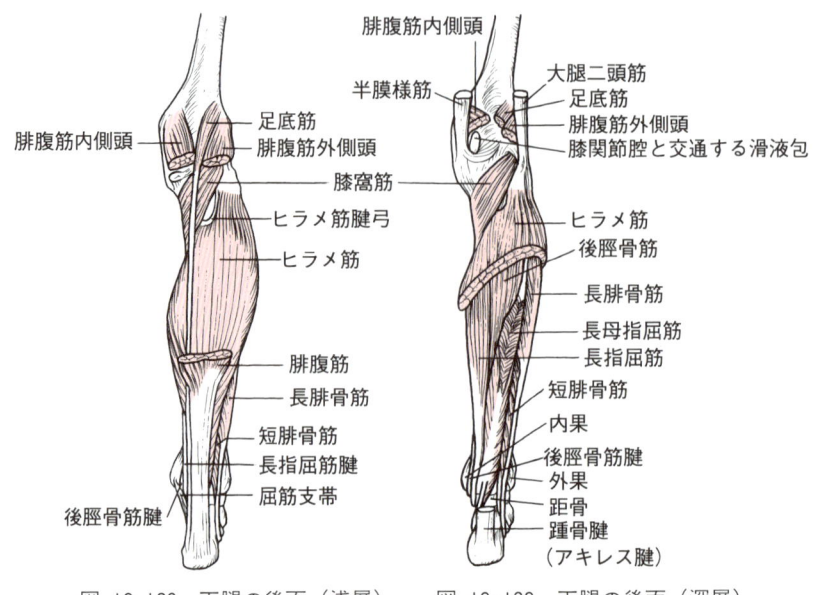

図 10-129　下腿の後面（浅層）　　図 10-130　下腿の後面（深層）

できないので，膝を屈曲しているとき腓腹筋は十分働かない．

> 注●● 下腿三頭筋が拘縮により短縮すると，足は底屈位に固定される．この状態を尖足という．逆に，足が背屈位に固定されることを踵足といい，下腿三頭筋が麻痺し，足の背屈筋のみが働く場合に見られる．
>
> 注●● アキレス腱の断裂は頻度の高い外傷で，特に走ったり，跳躍したりするときのスポーツ外傷としてよく知られる．

② 足底筋

足底筋はヒラメ筋の内側縁に沿って伸びる小さな筋で，細く長い腱を持つ（図10-129）．下腿三頭筋の働きを助けるが，欠如することもあり，その力は極めて小さい．

> 注●● 足底筋の長い腱は腱の自家移植に利用される．

③ 膝窩筋

膝窩筋は，大腿骨の外側上顆から起こり，膝窩の下部深層を内下方に斜走する帯状の筋である（図10-129，130）．膝関節を屈曲し，脛骨を内旋する．伸展した膝関節を屈曲する際には，はじめ脛骨を内旋してから屈曲する必要がある．膝窩筋はその際の内旋筋として働く．

④ 後脛骨筋・長指屈筋・長母指屈筋

後脛骨筋・長指屈筋・長母指屈筋の3屈筋は下腿後面の深層にあり，それらの腱は脛骨の内果の後側を回って足底に達する（図10-130）．内果と踵骨の間を橋渡しする屈筋支帯により，屈筋腱は保持される（図10-127）．

後脛骨筋は，足を強く内反する．また，縦足弓（足の縦アーチ）の内側部を高く保つ働きがある．

長母指屈筋は母指を屈曲させ，長指屈筋は第2～5指を屈曲させる．両筋とも足関節の底屈，内反に加わり，また縦足弓の維持を助ける．

4) 足 の 筋

足の筋は足背筋と足底の筋に分けられる．足底の筋はさらに，母指球筋・小指球筋・中足筋に分けられる．足背の筋は伸筋群に属し，深腓骨神経の支配を受ける．足底の筋は屈筋群に属し，脛骨神経の最終枝である内側および外側足底神経の支配を受ける．

> 注●● 足底の筋：母指球筋，小指球筋，中足筋という分け方のほか，足底の皮膚から深層にむかって4層に区分することもできる（表10-36）．

(1) 足背筋（図10-119，表10-32）

短母指伸筋と**短指伸筋**とは停止する指が異なるのみで，両筋とも長指伸筋の腱の下を後外側から前方に走る広く薄い筋である．足関節を背屈した状態では長指伸筋は働かないが，短母指伸筋と短指伸筋によって指を伸ばすことができる．

表 10-32 足背筋

筋名	起始	停止	支配神経	作用
短母指伸筋	踵骨上面	母指基節骨底	深腓骨神経	母指の伸展
短指伸筋		第2～4指の長指伸筋腱に合して，中節骨・末節骨へ		第2～4指の伸展

(2) **母指球筋**（図10-131，132，表10-33，36）

　　母指外転筋，短母指屈筋，母指内転筋は，それぞれ母指を外転，屈曲，内転する．母指内転筋は足の前部を固定し，横足弓（足の横アーチ）の保持に役立つ．

　　また，母指外転筋は足の内側のふくらみをつくり，さらに踵骨から指骨まで伸びているので縦足弓の保持に役立つ．

　　短母指屈筋は外側楔状骨と立方骨より起こり，内外の2腹に分かれ，その間を長母指屈筋の腱が通る．内側腹は母指外転筋におおわれて進み，ともに母指基節骨底

表 10-33　母指球筋

筋名	起始	停止	支配神経	作用
母指外転筋	踵骨隆起	母指の基節骨底	内側足底神経	母指の外転，屈曲
短母指屈筋	外側楔状骨，立方骨	母指の基節骨底	内側足底神経	母指の中足指節関節の屈曲
母指内転筋　1．斜頭	第2～4中足骨底	母指の基節骨底	外側足底神経	母指の内転（第2指に近づける），母指の中足指節関節の屈曲
2．横頭	第3～5中足骨頭の底側にある靱帯			

の内側に終わる．外側腹は母指内転筋の斜頭とともに，母指基節骨底の外側につく．短母指屈筋の内側腹，外側腹ともに停止腱には種子骨があり，その間を通る長母指屈筋の腱を保護している．そのため，歩行時に体重のかかる第1中足骨頭付近を長母指屈筋腱は通りながらも，母指の強い屈曲を行うことができる．

(3) **小指球筋**（図10-131，132，表10-34，36）

　　小指外転筋，短小指屈筋は，それぞれ名称の示すような作用を持つが，作用は弱い．小指外転筋は足の外側縁のふくらみをつくる．また踵骨と指骨を結ぶので，縦足弓の保持に役立つ．

表 10-34　小指球筋

筋名	起始	停止	支配神経	作用
小指外転筋	踵骨隆起	小指の基節骨底	外側足底神経	小指の外転，屈曲
短小指屈筋	第5中足骨底，長腓骨筋の腱鞘			小指の中足指節関節の屈曲

(4) 中足筋（図10-131〜134，表10-35, 36）

足底皮下には極めて強い縦走線維が踵骨隆起から起こり，前方に広がり第1〜5中足指節関節に達している．これを**足底腱膜**という．手の手掌腱膜に相当する．足弓（足のアーチ）の支持・固定に役立つと考えられている．

短指屈筋は，足底腱膜を裏打ちするように走る．第2〜5指の中節骨底に終わるが，その手前で各腱は二分し，その間を長指屈筋腱が通る．**足底方形筋**は短指屈筋

表10-35 中足筋

筋名	起始	停止	支配神経	作用
短指屈筋	踵骨隆起	第2〜5指の中節骨底	内側足底神経	第2〜5指の中足指節関節，PIP関節を屈曲
足底方形筋	踵骨隆起	長指屈筋腱	外側足底神経	長指屈筋の斜め方向に向かう力を矯正して，指の屈曲を助ける．
虫様筋	第2〜5指に向かう長指屈筋の，個々の腱の内側縁	第2〜5指の基節骨の内側と指背腱膜	第1虫様筋は内側足底神経，第2〜4虫様筋は外側足底神経	第2〜5指の中足指節関節の屈曲
底側骨間筋	3個あり．第3〜5中足骨の内側より，各1頭をもって起こる．	第3〜5指の基節骨底（内側）	外側足底神経	足指の内転，第3〜5指の中足指節関節の屈曲
背側骨間筋	4個あり．2頭をもって第1〜5中足骨の対向面より起こる．	第1-：第2指基節骨の内側，第2〜4-：第2〜4指基節骨の外側		足指の外転，第2〜4指の中足指節関節の屈曲

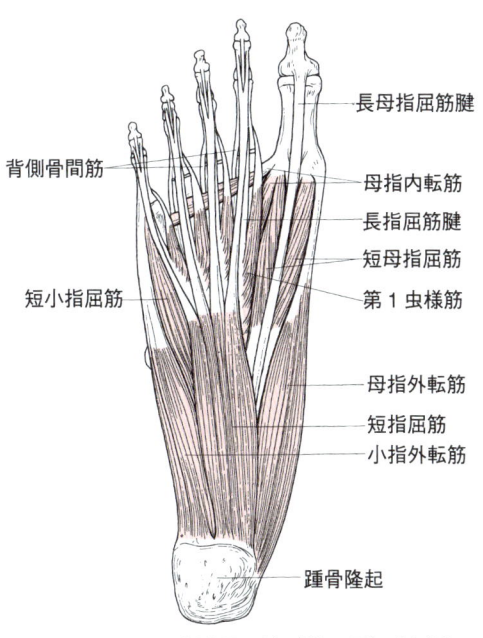

図10-131 足底浅層の筋（第1層）（右側）
（足底腱膜は除かれている）

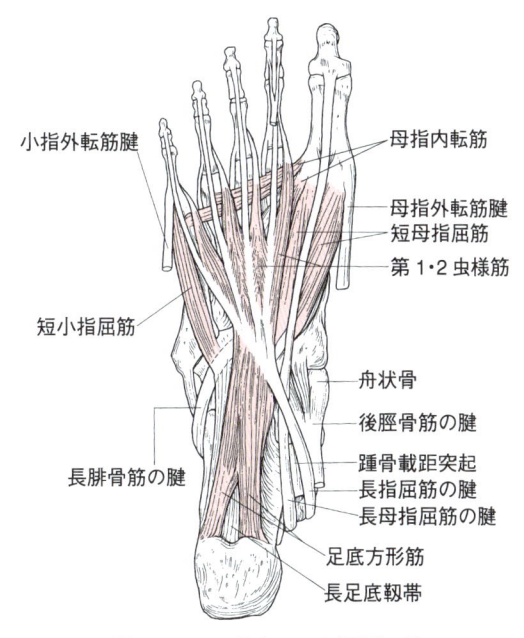

図10-132 足底のやや深層の筋
（第2層および第3層）（右側）

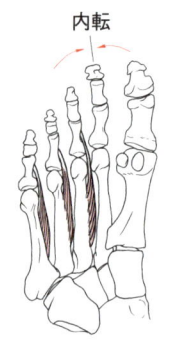

図 10-133　底側骨間筋（第4層）（右側） 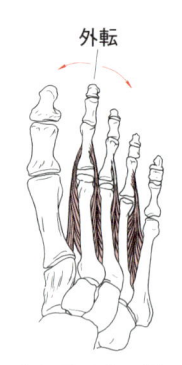　　図 10-134　背側骨間筋（第4層）（右側）

におおわれ，足底のほぼ中央で長指屈筋腱の外側縁に沿って広い範囲に終わる長方形の筋である．**虫様筋**は4個の小筋よりなり，第2〜5指の中足指節関節を曲げ，IP関節を伸ばす．

背側骨間筋は第2指から他の指を遠ざける外転運動を行い，**底側骨間筋**は第2指に他の指を近づける内転運動を行う（図10-133, 134）．両者が同時に働けば中足指節関節を曲げる．

足の筋は手の筋とほぼ同様の構成を持ち，類似した作用を有するが，その役割は手とは異なる．主として直立二足歩行に関与し，これらの機能を果たすために足弓の形成が大切である．足の筋や足に至る下腿の筋は，靱帯とともに足弓の保持や安定に重要な役割を担うと考えられる．

表 10-36　足底の筋

	内側足底神経支配	外側足底神経支配
第1層	母指外転筋，短指屈筋	小指外転筋
第2層	第1虫様筋	足底方形筋，第2〜4虫様筋
第3層	短母指屈筋	母指内転筋，短小指屈筋
第4層		底側骨間筋，背側骨間筋

＊足底の筋は，母指球筋，小指球筋，中足筋という分け方のほか，足底の皮膚から深層にむかって4層に区分することもできる．

2．下肢の運動

(1) 股関節の運動

股関節の主な運動には，屈曲・伸展と内転・外転があり，これに大腿骨の長軸（正確には大腿骨頭から膝関節中央に下ろした垂線）を運動軸に下肢を回旋する運動（内旋と外旋）が加わる．伸展は股関節周囲の靱帯（腸骨大腿・坐骨大腿・恥骨大腿の各靱帯）によって動きを制限されるので，屈曲よりも可動域が小さい（図10-36）．また，回旋に関しては，内旋のみを専門に行う筋は見られず，股関節周囲の筋の共同作業で行われるので，外旋よりも力が弱いとされている．

- 屈曲：腸腰筋，そのほかに大腿四頭筋の大腿直筋や縫工筋が参加する．
- 伸展：大殿筋，そのほかに大腿の屈筋群（ハムストリングス）が参加する．
- 内転：大腿の内転筋群
- 外転：中・小殿筋
- 外旋：骨盤後面にある外旋筋群（梨状筋・内閉鎖筋など）と外閉鎖筋が参加する．
- 内旋：中・小殿筋，そのほかに大腿筋膜張筋が参加する．

   注●● 直立によって，ヒトの股関節は四足歩行状態（ハイハイ歩きのとき）よりもすでに伸展された状態にある．よって股関節の靱帯は，直立した状態での過伸展には緊張し，屈曲で緩む．

(2) 膝関節の運動

膝関節の主な運動には，屈曲・伸展がある．屈曲の可動性は高いが，過伸展は関節内外の靱帯によって制限される．このほか，膝関節屈曲位では膝関節の靱帯群が緩むので，下腿の長軸を運動軸にした回旋運動も可能になる．

- 屈曲：大腿の屈筋群（ハムストリングス），腓腹筋，そのほかに縫工筋と膝窩筋が参加する．
- 伸展：大腿四頭筋，加えて大殿筋と大腿筋膜張筋が腸脛靱帯を牽引して補助する．
- 内旋：半腱様筋，半膜様筋，薄筋，縫工筋，膝窩筋（膝関節の屈曲時）
- 外旋：大腿二頭筋，補助的に大腿筋膜張筋（膝関節の屈曲時）

(3) 足部の関節運動

足の関節の主な運動には，底屈（屈曲）・背屈（伸展），内反・外反がある．このうち底屈—背屈は距腿関節の運動，内反—外反は足根間関節の運動で，いずれも下腿筋の作用による．底屈—背屈は，内果—外果を横に結んだ線を運動軸にして行われる．よって，下腿筋のうち，腱が踝（くるぶし）よりも前方に走っていれば背屈作用の筋で，後方に走っていれば底屈作用の筋であるといえる．一方，内反—外反は，足指のつま先（靴のつま先の尖った部分）と踵（かかと）を結ぶ足の縦軸を運動軸にして行われる．従って，下腿筋のうち，腱が足首において足の縦軸線よりも内側を通るものは内反に，外側を通るものは外反にそれぞれ作用する．

- 背屈かつ内反：前脛骨筋，このほか長母指伸筋も参加する．
- 背屈かつ外反：第三腓骨筋，このほか長指伸筋も参加する．
- 底屈かつ内反：下腿の屈筋の深層筋群（後脛骨筋・長母指屈筋・長指屈筋）
- 底屈かつ外反：腓骨筋群
- 底屈：下腿三頭筋（内反—外反の運動軸上にあるので，この運動にはほぼ中立）

(4) 足指の運動

手指と異なり，足の母指球には母指対立筋がないことから，母指の対立が行えず足で物をつかむことはできない．また，指の内転と外転についても，手では第3指を中心に動くが，足では第2指を中心に運動する（図10-133, 134）．

3. 下肢の局所解剖

■ 1) 大腿前面

(1) 筋裂孔と血管裂孔（図10-135）

　　寛骨前面は弓状になっており，その上に上前腸骨棘と恥骨結節の間を結ぶ鼠径靱帯が張っている．腰部から大腿部に向かって走る腰神経叢の枝や下肢を養う脈管は，鼠径靱帯の下と寛骨との間にできる筋裂孔と血管裂孔という隙間を通る．血管裂孔と筋裂孔の間は腸恥筋膜弓で仕切られる．そしてこれらの裂孔は鼠径靱帯の下から大腿三角に連続する．

　　筋裂孔は，本来，鼠径靱帯の下を通る腸腰筋の通路である．腰神経叢から起こる大腿神経と外側大腿皮神経は腸腰筋に導かれるように筋とともにこの裂孔を通って下行し，大腿に至る．

　　血管裂孔は筋裂孔よりも内側にあり，リンパ管，大腿静脈，大腿動脈が内側からこの順に並んで通る．特にリンパ管が通る血管裂孔の最内側を**大腿輪**という．このほか，陰部大腿神経の大腿枝も血管裂孔を通る．

> **注**●● 大腿輪は，鼠径管や臍などと同様に腹壁の抵抗の弱い部分にあたり，腹圧が高まったときに腸や腹膜が脱出してヘルニアが起こる部分として知られる（大腿ヘルニア）．中年の女性に多い．女性の骨盤は広く，大腿輪も大きく，抵抗が弱くなりやすいためである．

(2) 大腿三角（スカルパ三角）（図10-136）

　　鼠径靱帯，縫工筋，長内転筋に囲まれた領域で，この三角の床を腸腰筋と恥骨筋がつくる．この三角の上縁は鼠径靱帯の下に開いた筋裂孔・血管裂孔と連絡し，さらに三角の下部は内転筋管に続く．大腿三角の中には，内側から順に大腿静脈，大腿動脈，大腿神経が並ぶ．このほか下肢と外陰部のリンパを集めた鼠径リンパ節も散在し，ここで集めたリンパを大腿静脈のさらに内側に走るリンパ管に送る．

　　大腿動脈はここで大腿深動脈などの枝を出す．大腿神経はここで分枝し，縫工筋，大腿四頭筋などの筋枝と，前皮枝，伏在神経などの皮枝に分かれる．

　　大腿三角の浅層には比較的厚い大腿筋膜がおおう．この部分の大腿筋膜には**伏在裂孔**（ふくざいれっこう）が開く．伏在裂孔には下肢の皮静脈である大伏在静脈が通って，深静脈である大腿静脈に注ぎ込む（図10-138）．

(3) 内転筋管

　　大腿三角の頂点で縫工筋と長内転筋の交叉部から下方に続くトンネルである．大腿四頭筋の内側広筋と内転筋群の間にできる谷間は，上半分は縫工筋によって蓋をされ，下半分は大内転筋と内側広筋の間に張る筋膜によって蓋をされてトンネル状になる．内転筋管は大腿三角の頂点から始まり，大内転筋の停止部にできた**内転筋**

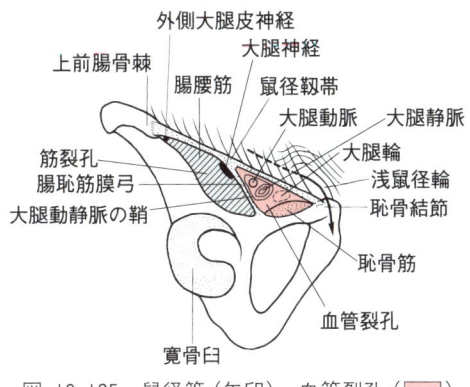

図 10-135 鼠径管（矢印），血管裂孔（■）および筋裂孔（□）

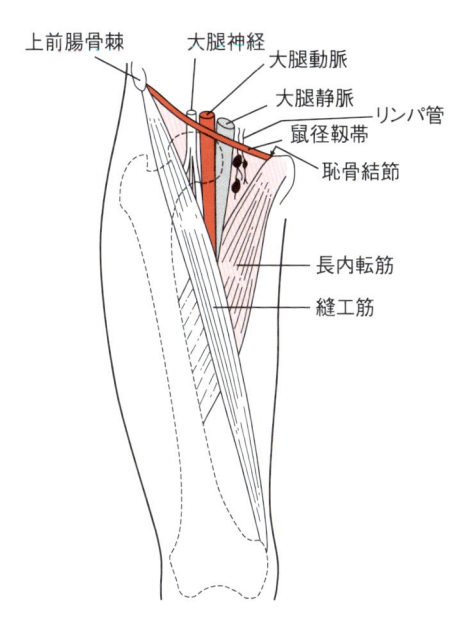

図 10-136 大腿三角（スカルパ三角）

腱裂孔（図10-124，141）に終わり，膝窩に通ずる．内転筋管には大腿動静脈や大腿神経の皮枝である伏在神経が通る．

2) 殿 部

(1) 殿部の体表

殿部の皮膚は厚く，皮下脂肪が厚く発達する．殿部と腹部―腰部との境界には腸骨稜が触れる．腸骨稜後端には上後腸骨棘が体表に浅いくぼみをつくって触れる（ビーナスのえくぼ）．左右の腸骨稜の最高部を結んだ線を**ヤコビー線**といい，ほぼ第4腰椎の棘突起の高さに相当する．また，腸骨稜が最も横に張り出す部位を腸骨稜結節といい，体表からも容易に触れる．

> 注●● 脳脊髄液検査や腰椎麻酔の際には，ヤコビー線を目印に脊柱管に穿刺を行う（**腰椎穿刺**）．

(2) 大坐骨孔（図10-70，71）

大坐骨切痕と仙結節靱帯・仙棘靱帯によって縁取られた大坐骨孔は，貫通する梨状筋によってほとんどふさがれてしまう．ただし，梨状筋の上縁と下縁ではわずかに隙間があり，それぞれ**梨状筋上孔**と**梨状筋下孔**という．仙骨神経叢から起こる神経や内腸骨動静脈の枝が寛骨後面・大腿後面・骨盤底に向かう際の通路となる．

梨状筋上孔を通るのは上殿神経および上殿動静脈である．梨状筋下孔を通るのは下殿神経・坐骨神経・後大腿皮神経・陰部神経および下殿動静脈・内陰部動静脈である．

(3) 小坐骨孔（図10-71）

　　小坐骨切痕と仙結節靱帯・仙棘靱帯によって囲まれた狭い隙間を小坐骨孔という．小坐骨孔は骨盤後面から骨盤底への連絡通路で，坐骨結節の内側面にある陰部神経管に続く（図10-86）．梨状筋下孔を出た陰部神経と内陰部動静脈は骨盤底に向かう際に小坐骨孔を通る．このほか内閉鎖筋の停止腱もこの孔を通って大転子に向かう．

3）膝　窩（図10-113）

　　膝部の後面にできた菱形のくぼみで，外側上縁は大腿二頭筋，内側上縁は半腱・半膜様筋の隆起に，内・外側下縁は腓腹筋の内外側頭によって囲まれる．大腿二頭筋の停止腱をたどると膝窩の外側に腓骨頭が触れる．

　　大腿後面を下行してきた坐骨神経は膝窩の上方で総腓骨神経と脛骨神経に二分する．脛骨神経は膝窩の中央をそのまま垂直に下行して腓腹筋の深層に入り込む．もう一方の総腓骨神経は膝窩外側縁の大腿二頭筋に沿って下行して，腓骨頭の下方で皮下浅くに出て長腓骨筋の起始部を貫いて下腿前面にいたる（図10-142）．また，膝窩中央の深部には膝窩動静脈が縦走する．

4）下腿の筋区画（コンパートメント）（図10-126）

　　下腿は脛骨と腓骨，および両骨の間に張る下腿骨間膜により大きく前後に区分されている．これに加えて，腓骨外側に位置する腓骨筋群は屈筋群とも伸筋群とも異なる運動機能を持つので厚い筋膜によりこれらの筋群から区分される．伸筋群と腓骨筋群の間に肥厚した筋膜を前下腿筋間中隔，屈筋群と腓骨筋群との間に肥厚した筋膜を後下腿筋間中隔という．結果として下腿には3つの筋区画（コンパートメント）が存在することになる．

> **注** ● **前脛骨筋症候群（コンパートメント症候群）**：下腿の伸筋の使いすぎや炎症などによって伸筋群が腫脹すると，その筋を含む下腿前面のコンパートメントの内圧が高くなる．このとき，同じコンパートメント内を通る血管や神経を圧迫し障害を起こすことがある．

5）足　部

　　足背の皮膚は薄く皮下脂肪も少ないので，足根骨が触れやすくなっている．足の内側縁では内果の下端から約4cm前方に**舟状骨粗面**のふくらみを触れる．これが内側に出すぎていると靴があたって足痛を引き起こす．足を外反すると舟状骨と内果の中間に**距骨頭**が触れる．足の外側縁では**第5中足骨粗面**が明確に皮下に触れる．

　　足底の皮膚は手掌と同じく無毛で脂腺がない．肥厚した角質層と皮下脂肪を持ち，表皮にメラノサイトがほとんど存在しないため，有色人種でも皮膚の色が薄い．足底内側中央には，足の骨格が構築した足弓を反映して"土踏まず"が見られる．

4. 下肢の脈管

■ 1) 下肢の動脈（図 10-137）

① 大腿動脈（図 10-141）

外腸骨動脈は下腹壁動脈を出した後，血管裂孔を通って**大腿動脈**に移行し，大腿三角の中に出る．大腿動脈は鼠径靱帯の中央部で容易に脈拍に触れる．大腿三角を下行しながら大腿後面に向かう大腿深動脈を出し，さらに大腿深動脈は大腿伸筋群・内転筋群や，股関節を養う内側・外側大腿回旋動脈を分枝する．その後，大腿三角の下端から続く内転筋管および内転筋腱裂孔を通って膝窩に至り，そのまま膝窩動脈に移行する．

> 注 ●● 血管裂孔を出た直後の大腿動脈は皮下の浅層を走るので，臨床的に利用される．たとえば，動脈血の採取に利用するほか，細長いカテーテルを挿入して動脈内を上行させると，そのまま大動脈を経て心臓や冠状動脈の開口部まで到達できる（大腿動脈カテーテル）．こうして心臓の血管などに X 線撮影のための造影剤を注入する．

② 膝窩動脈（図 10-142）

膝窩動脈が膝窩の深層を下行する際には，膝関節の後面に接し，数本の膝動脈を

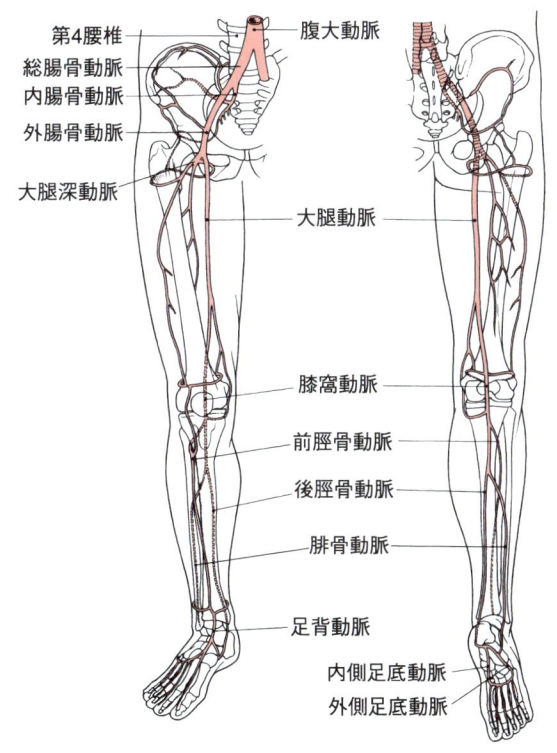

図 10-137　下肢の動脈

出して関節を養う．膝窩の下端では，脛骨神経とともにヒラメ筋の起始腱弓をくぐって下腿の深層に入り，膝窩筋の下縁で前・後脛骨動脈に分かれる．

> **注** 膝窩動脈は膝窩の深層を走るのでやや触れにくいが，膝を曲げて表面の筋膜などを緩めれば，膝窩の下部で触察できる．また膝窩動脈は膝の屈伸に合わせて頻繁に曲げ伸ばしされるので動脈瘤が起きやすい．

③ 前脛骨動脈（図10-142）

前脛骨動脈は，下腿骨間膜の上端にできた裂孔を貫通して下腿伸側に出る．その後，下腿骨間膜の前面で前脛骨筋の外側を下行しながら下腿伸筋群を養う．足首では，長母指伸筋腱などとともに伸筋支帯をくぐって足背に達し，そのまま足背動脈に移行する．

足背動脈は足背および足指を養うほか，一部の枝はさらに深層に進入して足底動脈弓と吻合する．足背近位部で足背動脈は長母指伸筋腱と長指伸筋腱の間に脈を触れる．

④ 後脛骨動脈（図10-142, 143）

後脛骨動脈は前脛骨動脈よりも太い．脛骨神経とともに，ヒラメ筋と深層の屈筋群との間を下行しながら下腿の屈筋を養うほか，腓骨後面に沿う腓骨動脈を分枝する．足首では，深層の屈筋群および脛骨神経とともに内果の後ろを回って，土踏まずの深層で足底に入る．

足底では内・外側足底動脈に分かれる．**内側足底動脈**は母指球と母指に分布する．**外側足底動脈**の遠位部は足底深層を内側方向にカーブしながら**足底動脈弓**をつくって，足背動脈の枝や内側足底動脈と合流する．

> **注** 後脛骨動脈の触知：内果の後方部では後脛骨動脈が触れる．足首でこの動脈は屈筋支帯の深層をくぐるので，足を内反させて支帯を緩めると触知しやすい．

2) 下肢の静脈（図10-138）

下肢の主な深静脈は基本的に動脈の伴行静脈なので，動脈と同名で呼ばれる．ここでは動脈に伴行しない皮静脈について解説する．

下肢の末端である足では複数の皮静脈が吻合しあう．特に足背の皮下には発達した**足背静脈網**が，足底にも静脈網がそれぞれ形成される．下肢の皮静脈はこれらの静脈網から始まる2本の皮静脈に統合されて深静脈に還流される．すなわち静脈網の内側縁から始まる**大伏在静脈**と，外側縁から始まる**小伏在静脈**である．

① 大伏在静脈

足の静脈網の内側縁から起始し，内果の前を通って下腿内側を上行する．さらに，膝蓋骨の内側縁より約4横指後方を縦走して大腿内側部に達し，そのまま大腿三角まで上行する．大腿三角の内側部では大腿筋膜にできた伏在裂孔を貫通して大腿静脈に合流する．

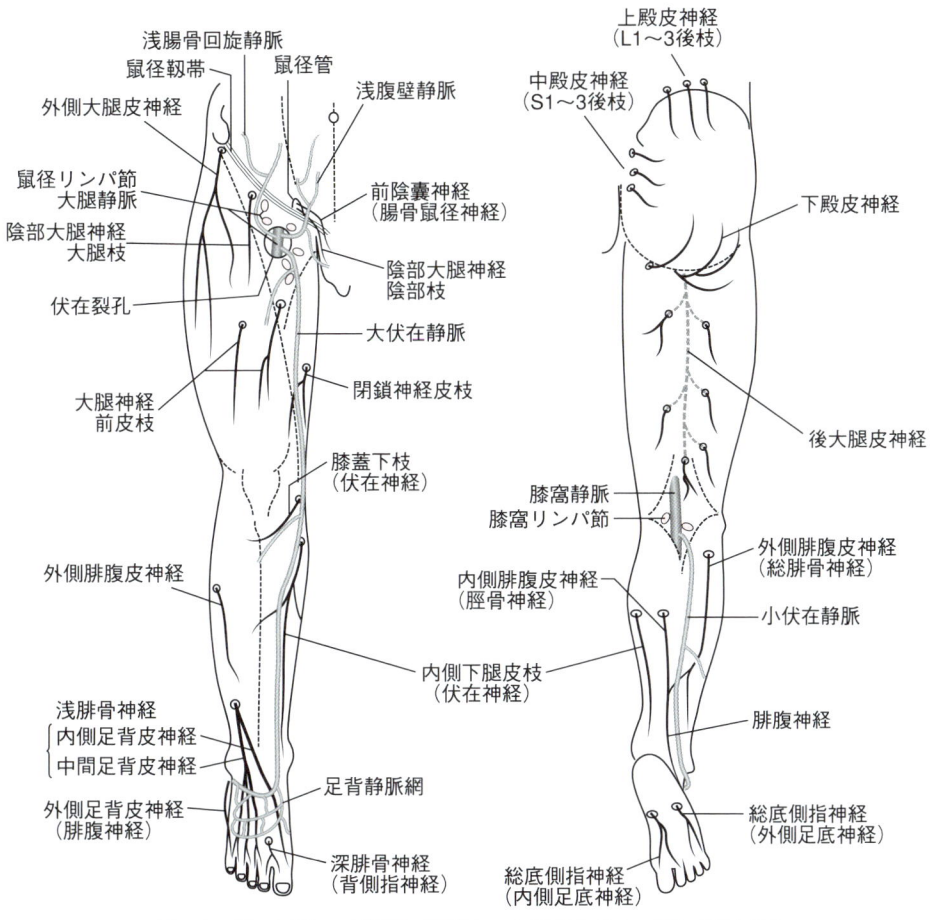

図 10-138 下肢の皮静脈（灰色），皮神経とリンパ節（薄赤色）

② 小伏在静脈

足の静脈網の外側縁から起始し，外果の後方を通って下腿後面の皮下を上行する．膝窩で下腿の筋膜を貫通して，深層に走る膝窩静脈に注ぐ．

注●● 大伏在静脈は，心臓の冠状動脈などが閉塞したときのバイパス手術に自家移植されることがある．また，大・小伏在静脈は静脈瘤を起こしやすい．うっ血が起こった場合，伏在静脈は蛇行しながら腫脹し，ふくらはぎに静脈瘤を形成する．立仕事，妊娠，血栓性静脈炎の際に，静脈瘤を生じることが多い．

3) リンパ（図10-138）

下肢のリンパは，主に静脈に沿いながら足の末端から下肢の基部，すなわち大腿三角に向かって流れる．ここには外陰部および下腹壁のリンパも流入する．従って，大腿三角は下肢および外陰部のリンパの集積地として，多数のリンパ節が存在する**（鼠径リンパ節）**．

深部の鼠径リンパ節（深鼠径リンパ節）に集まったリンパは，大腿輪を通って外腸骨リンパ節に流れた後，総腸骨リンパ節に注ぐ．また，骨盤内臓からのリンパを集めた内腸骨リンパ節のリンパも総腸骨リンパ節に入る．総腸骨リンパ節のリンパは，腰リンパ節を連ねた**腰リンパ本幹**をへて**乳び槽**に集まる（図2-21）．

注●● 下肢の外傷，外陰部の腫瘍や感染症の際には鼠径リンパ節が腫脹する．

5. 下肢の神経

下肢の神経には，腰神経叢と仙骨神経叢がある．この両者は腰仙骨神経幹によって連絡するので，まとめて腰仙骨神経叢と呼ぶこともある．根では連続する神経叢であるが，前者には骨盤前面の鼠径靱帯の下および閉鎖孔から下肢に向かう神経が，後者には骨盤後面の大坐骨孔を通って下肢に至る神経がそれぞれ所属するので，下肢へ至る方向性で見ると両神経叢は明確に区別される．

(1) **腰神経叢（T 12およびL 1～4）**（図10-139, 141, 表10-37）

腰神経叢は，大腰筋の深層に位置し，第12胸神経(T 12)，第1～4腰神経(L 1～4)の前枝によって構成される．この神経叢から出る枝は，下腹部・鼠径部・陰囊（大陰唇）・大腿前面の筋と皮膚感覚のほか，下腿内側面の皮膚感覚を司る．

腰神経叢の枝の走行は以下の2つに大別される．①腰神経叢の上位の枝は，肋間神経のように椎間孔から出た後に，体壁にある3層の側腹筋の間を回って下腹部から鼠径部に分布する．②腰神経叢の下位の枝は，大腰筋とともに下行して鼠径靱帯の下あるいは閉鎖孔をくぐって大腿部に至る．

① **腸骨下腹神経（T 12・L 1）**

T 12とL 1が合流して構成される．肋間神経と同様に腹壁をまわりながら腹筋を支配するほか，腸骨稜の直上に外側皮枝，下腹部に前皮枝を出す（図10-83）．

表 10-37　腰神経叢

神経名	神経根	分布
腸骨下腹神経	T 12・L 1	皮枝：下腹部，骨盤部側面
		筋枝：腹横筋，内腹斜筋，外腹斜筋
腸骨鼠径神経	L 1	皮枝：下腹部から大腿上部内側，外陰部
		筋枝：腹横筋，内腹斜筋
陰部大腿神経	L 1・2	皮枝：外陰部，大腿上部内側
		筋枝：精巣挙筋
外側大腿皮神経	L 2・3	皮枝：大腿外側
大腿神経	L 2～4	筋枝：大腿四頭筋，腸骨筋，縫工筋，恥骨筋
		皮枝：前皮枝と伏在神経の2枝がある．
1）前皮枝		大腿前面から膝蓋に至る下部の3/4
2）伏在神経		下腿内側
閉鎖神経	L 2～4	皮枝：大腿内側下2/3
		筋枝：長内転筋，短内転筋，大内転筋，薄筋，外閉鎖筋

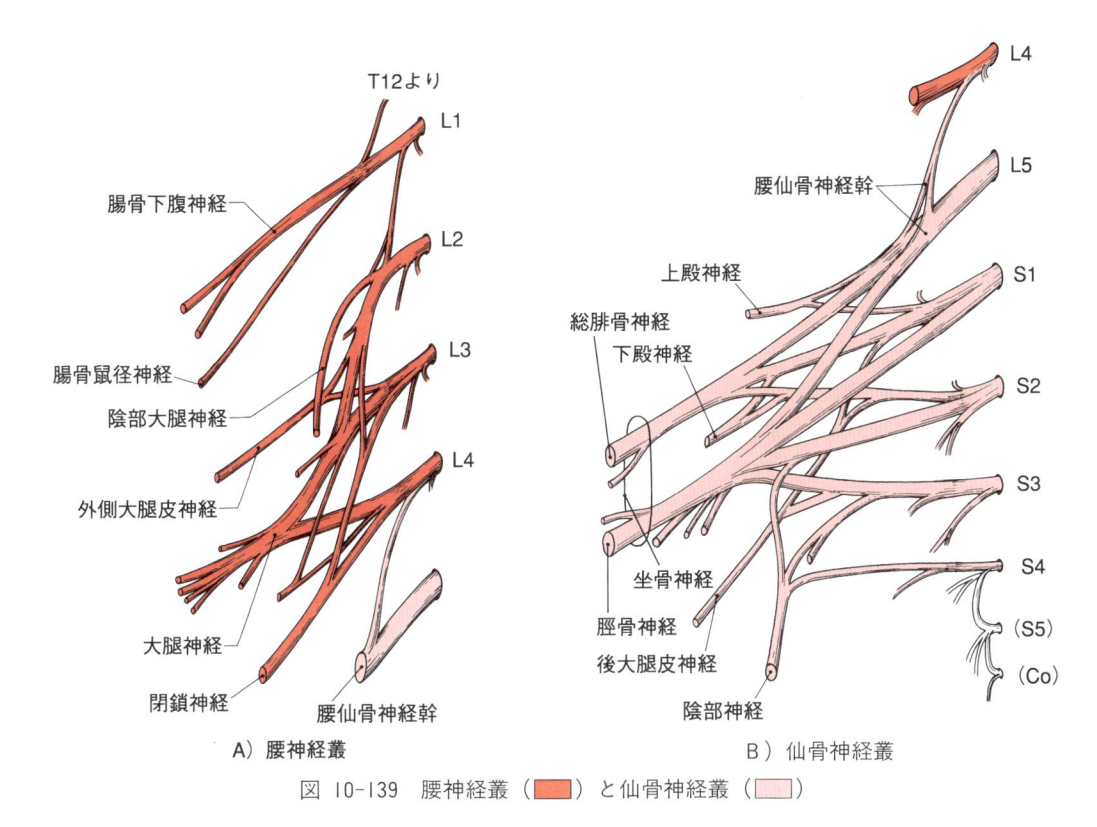

図 10-139 腰神経叢（■）と仙骨神経叢（□）

② 腸骨鼠径神経（L1）

L1の腸骨下腹神経のすぐ下から分岐する．腹壁を回りながら側腹筋に筋枝を与えるほか，腸骨稜から鼠径靱帯に沿って鼠径部に至る．鼠径部では鼠径管を通り，前皮枝に相当する前陰嚢神経（女性では前陰唇神経）となって陰嚢（大陰唇）前面の感覚を担う（図10-83，138）．

③ 陰部大腿神経（L1・2）

L1・2が合流して構成され，大腰筋の前を下行しつつ，陰部枝と大腿枝に分かれる（図10-83，138）．

ⅰ）陰部枝：男性では，鼠径管を通って陰嚢内の精巣挙筋に分布する筋枝と陰嚢の皮枝を含む．女性では大陰唇とその付近の皮膚感覚を担う．

ⅱ）大腿枝：鼠径靱帯の下をくぐって血管裂孔から大腿前面にいたる．大腿前内側面に分布する皮枝となる．

注●● 大腿の内側上方の皮膚をこすると，そこに分布する求心性の大腿枝を経てL1・2分節の脊髄に興奮が伝わる．すると直ちに反射弓を経由して同分節から出る遠心性神経（陰部枝）が刺激され，精巣挙筋の収縮によって精巣が挙上する．これを**挙睾筋反射**という．

④ 外側大腿皮神経（L2・3）

L2・3が合流して構成される．大腿神経とともに大腰筋と腸骨筋の間を通って腸

骨筋の表面を外側下方に向かって走り，上前腸骨棘付近で鼠径靱帯の下の筋裂孔をくぐって大腿外側部に出る皮神経である（図10-135，138，141）．

⑤ **大腿神経**（L2～4）（図10-135，138，140）

L2～4が合流してできる腰神経叢最大の枝である．大腰筋とともに下行し，筋裂孔を通って大腿三角に至る．大腿三角より下で縫工筋および大腿四頭筋に筋枝を出すほか，皮枝として大腿前面に分布する前皮枝および伏在神経を分枝する．

伏在神経は，大腿動静脈とともに内転筋管を通る途中で大内転筋と内側広筋の間に張る筋膜を貫通し皮下に出る．鵞足付近で膝蓋下枝および内側下腿皮枝となって下腿内面や足背内側の感覚を担う．

⑥ **閉鎖神経**（L2～4）（図10-141）

L2～4が合流して構成される．大腰筋の筋束間を下行し，大腰筋内側下縁から骨盤腔に達する．骨盤の側壁を閉鎖動静脈とともに走り，閉鎖孔の内側上方（恥骨上枝の下縁）にある閉鎖管を貫通して大腿内側に至り，外閉鎖筋および内転筋群の各筋に支配枝を出す．また，筋枝を出した後は皮枝として大腿内側の皮膚に分布する（図10-138）．

> **注** 卵巣腫瘍などで骨盤の側壁を走る閉鎖神経が圧迫されると，大腿の内側に痛みを感じることがある．また手術などで閉鎖神経が損傷されると，大腿の内転ができなくなる．

(2) 仙骨神経叢（L4・5およびS1～4）（図10-139，表10-38）

第4腰神経前枝は腰神経叢に参加する以外にも，第5腰神経前枝と合流して腰仙骨神経幹となって骨盤腔に至り，第1～4仙骨神経（S1～4）前枝とともに仙骨神経叢をつくる．仙骨神経叢から出る枝は大坐骨孔を通って殿部・大腿後面・下腿・足・会陰部に分布する．

表10-38 仙骨神経叢（L4～S4）

神経名	神経根	分布
上殿神経	L4～S1	筋枝：中殿筋，小殿筋，大腿筋膜張筋
下殿神経	L5～S2	筋枝：大殿筋
後大腿皮神経	S1～3	皮枝：大腿後面
坐骨神経	L4～S3	膝窩の上方で脛骨神経と総腓骨神経の2枝に分かれる．
1）脛骨神経		皮枝：下腿の後面，足底
		筋枝：大腿二頭筋長頭，半腱様筋，半膜様筋，下腿三頭筋，足底筋，膝窩筋，後脛骨筋，長指屈筋，長母指屈筋，足底の筋のすべて
2）総腓骨神経		皮枝：下腿外側
		筋枝：大腿二頭筋短頭
a）浅腓骨神経		皮枝：足背
		筋枝：長腓骨筋，短腓骨筋
b）深腓骨神経		皮枝：母指と第2指の対向縁
		筋枝：前脛骨筋，長母指伸筋，長指伸筋，第三腓骨筋，短母指伸筋，短指伸筋
陰部神経*	S2～4	皮枝：会陰，外陰部
		筋枝：外肛門括約筋，尿道括約筋，浅・深会陰横筋

*陰部神経叢として独立させることもある．

図 10-140 下肢の神経（前面と後面）

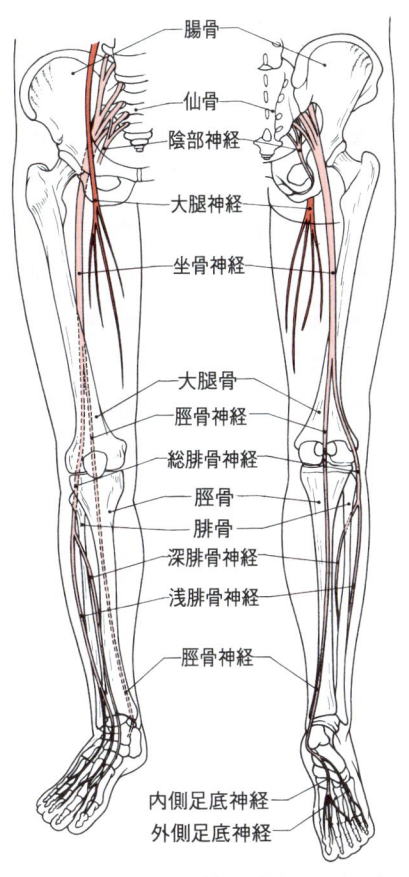

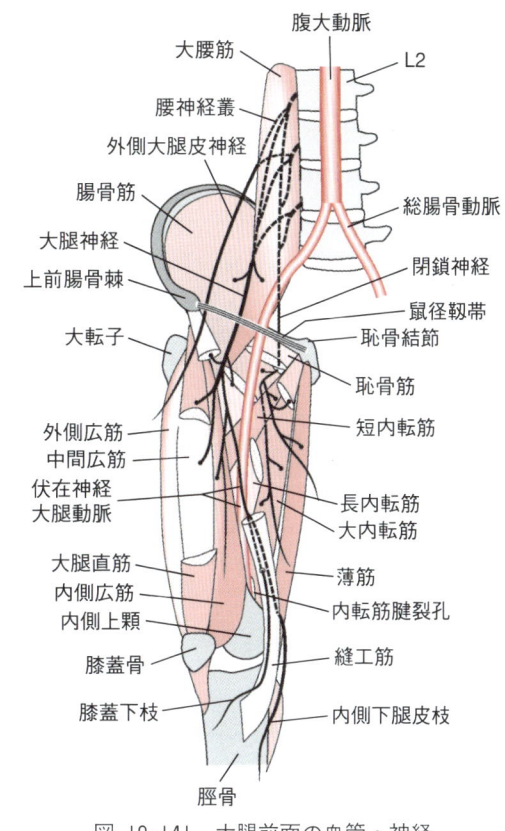

図 10-141 大腿前面の血管・神経

① **上殿神経**（L4〜S1）（図10-71, 142）

L4〜S1が合流して神経叢の背側から出る．梨状筋上孔を通って寛骨後面に達し，小殿筋と中殿筋の間を両筋に枝を与えながら走って大腿筋膜張筋に至る筋枝を出す．

② **下殿神経**（L5〜S2）（図10-71, 142）

L5〜S2が合流して神経叢の背側から出る．梨状筋下孔から寛骨後面に出て，大殿筋に枝を出す．

③ **後大腿皮神経**（S1〜3）（図10-71, 142）

S1〜3に由来する神経で，梨状筋下孔を通って大殿筋の深層に出る．坐骨神経とともに下行して，坐骨結節と大転子の中間付近で大殿筋の下縁から皮下に出て大腿後面を下行する．大腿後面の皮枝のほか，殿部に分布する下殿皮神経と会陰枝を分ける．

④ **坐骨神経**（L4〜S3）（図10-71, 142）

L4〜S3に由来する人体で最大の神経である．しかし，その実体は神経叢で別々に始まる2本の神経，**総腓骨神経**（L4〜S2）と**脛骨神経**（L4〜S3）が同一の結合組織に包まれて，外見上，太い神経になったものである．梨状筋下孔を出たのち坐骨結節と大転子の中間付近を通って大腿後面に達するまでは両神経が付着し合った太い神経のままである．膝窩の上方で総腓骨神経と脛骨神経が分かれて，さらに下

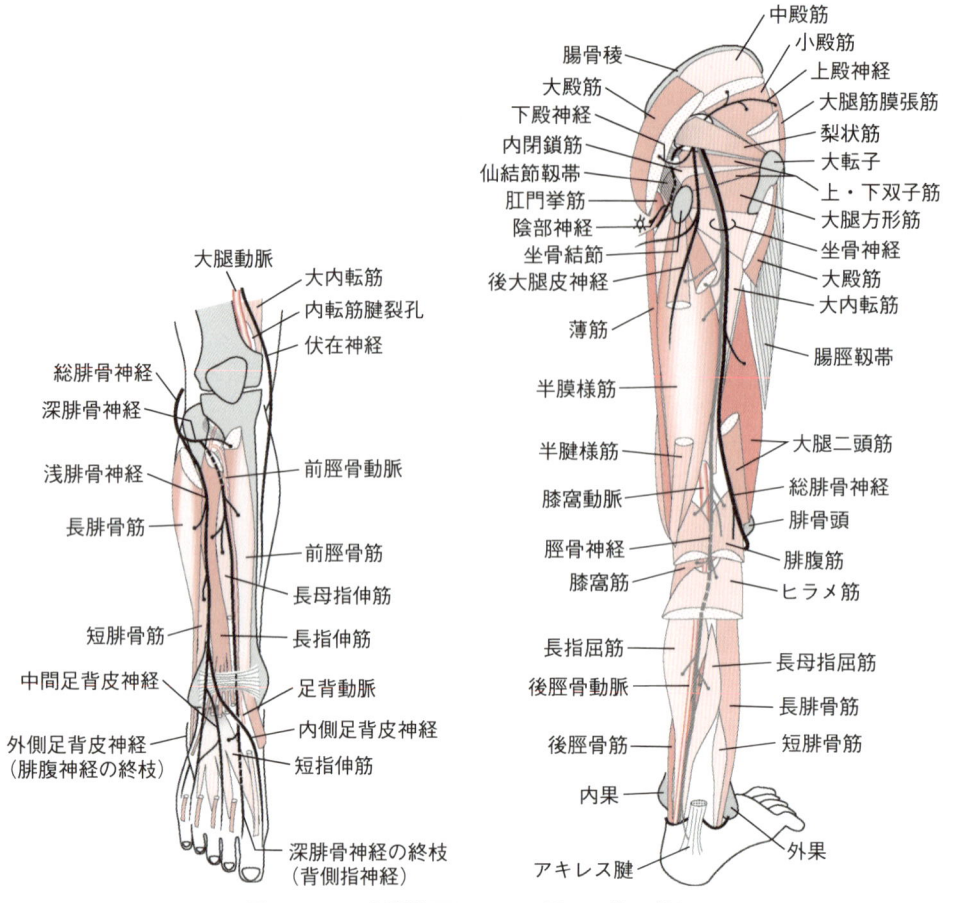

図 10-142 大腿後面および下腿の血管・神経

腿と足に分布する．

ⅰ）**総腓骨神経**（図 10-142）：大腿後面では脛骨神経の外側に位置し，大腿二頭筋長頭の深層を下行しながら大腿二頭筋短頭に枝を与える．その後，膝窩の上方で脛骨神経と分離して大腿二頭筋の停止腱に沿って腓骨頭の下方（腓骨頸）に達する．

この神経は外側から腓骨頸を回り込んで下腿に入る際に，次の2枝に分かれる．すなわち，下腿外側の腓骨筋群に分布する浅腓骨神経と，下腿前面の伸筋群に向かう深腓骨神経である．**浅腓骨神経**は長・短腓骨筋に枝を出した後，下腿の遠位部で皮神経となって皮下に出て，内側および中間足背皮神経として足背に分布する．**深腓骨神経**は長腓骨筋の起始の深層を素通りして伸筋群に達し，長指伸筋と前脛骨筋の間を下行しながら長指伸筋・長母指伸筋・前脛骨筋に枝を出す．さらに，長母指伸筋腱および前脛骨動脈などとともに伸筋支帯の深層をくぐって足背に達し，短母指伸筋および短指伸筋への枝を出す．その後，細い皮神経となって母指と第2指の間（下駄の鼻緒が食い込む位置）の皮膚に分布して感覚を担う．

ⅱ）**脛骨神経**（図 10-142，143）：大腿後面では総腓骨神経の内側に位置し，大腿二頭筋長頭の深層を下行しながら，半腱・半膜様筋および大腿二頭筋長頭に枝を送って支配する．その後，総腓骨神経と分離して膝窩動静脈とともに膝窩中央を垂直に下行し，下腿後面に至る．

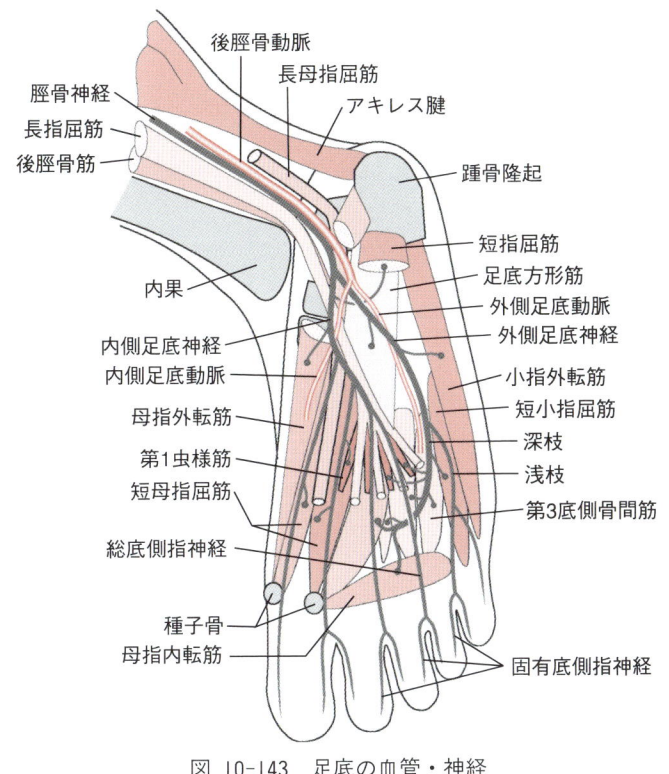

図 10-143 足底の血管・神経

　膝窩では下腿三頭筋・膝窩筋・足底筋に枝を送るほか，内側腓腹皮神経を出す．内側腓腹皮神経は，総腓骨神経の枝と合流したあと**腓腹神経**となり，下腿の遠位部・踵部・足背の外側部の皮膚感覚を担う．脛骨神経の本幹はヒラメ筋腱弓の深層をくぐって，ヒラメ筋と下腿深層の屈筋群（長指・長母指屈筋および後脛骨筋）の間を通り，これら下腿深層の屈筋に枝を出す．さらに，脛骨神経は足首まで下行して，長指屈筋・長母指屈筋・後脛骨筋・後脛骨動静脈とともに内果の後下方にて屈筋支帯と足根骨との間にできるトンネル（**足根管**）を通って足底に向かう．

　足底に入る直前，脛骨神経は内側・外側足底神経に分かれる．**内側足底神経**は，短指屈筋枝を出すほか，母指球に向かい，母指外転筋・短母指屈筋および第1虫様筋に枝を与える．そのほか残りは足底内側部の皮神経となる．**外側足底神経**は，足底を小指球筋に向かって進み，小指球筋および内側足底神経が支配しない中足筋・母指内転筋に次々に枝を出して支配する．そのほか足底外側部の皮枝として浅枝を分枝する．

　注 ●● **坐骨神経痛**：坐骨神経の走行に沿って痛みを生じ，坐骨結節と大転子を結ぶ線の中点，膝窩，腓骨頭の下などに圧痛点がある．神経が伸展されると痛みが強くなり，背臥位で膝を伸ばしたまま下肢を持ちあげると神経に沿って強い痛みが生ずる（**ラセーグ徴候**）．また総腓骨神経は，腓骨頸を外側から回りこむ際に皮下の浅層を走るために圧迫や損傷を受けやすい．腓骨の骨折やギプス包帯などで起こる．足は下垂し，歩くとき，

つま先を地面につける（下垂足）．長時間の正座で起こる「しびれ」は，総腓骨神経の圧迫といわれる．

⑤ **陰部神経**（S 2～4）

S 2～4 に由来する．梨状筋下孔から出た後，小坐骨孔を通って骨盤底に達して，会陰部の筋および皮膚を支配する（図 10-71 参照）．

第10章 運動器系／VI. 頭頸部

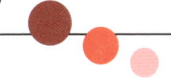

1. 頭頸部の筋

■ 1) 頭部の筋

頭部には視覚器などの感覚器が集中し，食物を摂取する口と呼吸器の入り口である鼻がそなわる．これらの開口部を開閉する表情筋に加えて眼球を動かす外眼筋，食物の摂取に関わる舌筋や咀嚼筋などがあるが，ここでは表情筋と咀嚼筋について述べる（他の筋は第4章消化器系と第9章感覚器系の項参照）．

(1) 表情筋（図10-144）

頭頸部の皮下には皮膚に停止する薄い筋が多数ある．大多数は頭蓋骨から起こる

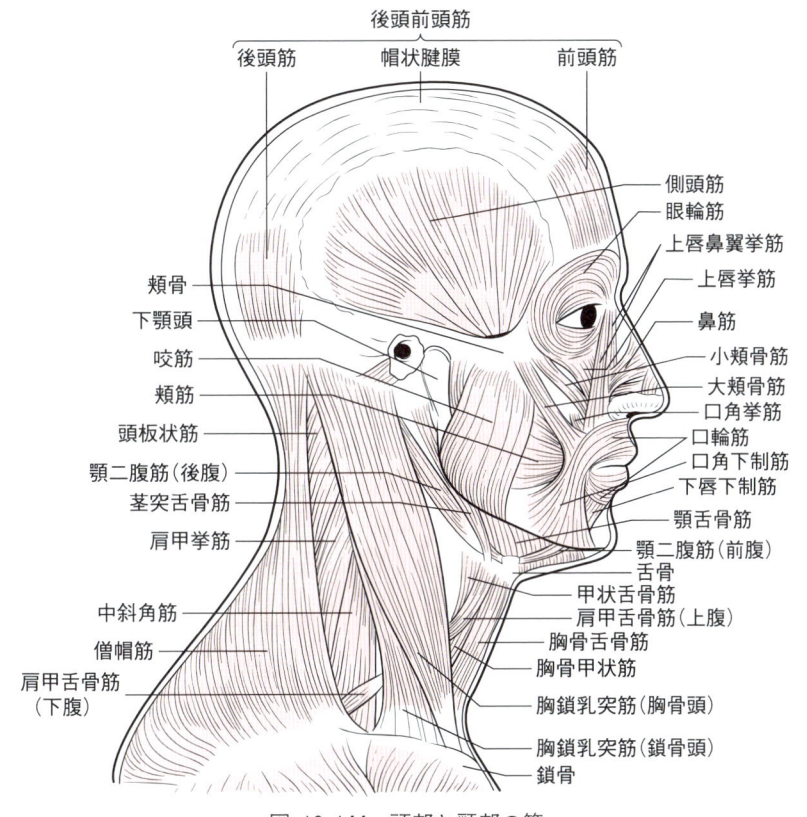

図 10-144 頭部と頸部の筋
（広頸筋は取り除いてある）

が，皮膚や靱帯から起始するものもある．収縮によって顔面の皮膚を動かし，皺や凹みをつくり表情を生じるので表情筋というが，この筋は本来，目・耳・鼻・口など，開口部の開閉のために発達したものである．表情筋は脳幹の橋に神経核のある**顔面神経**によって支配される．

①額の皮下には眉を引き上げ額に横皺をつくる**前頭筋**があるが，この筋は頭頂部をおおう**帽状腱膜**により後頭骨の上項線から起こる**後頭筋**と連続しており，合わせて**後頭前頭筋**という．

②**眼輪筋**は上下の眼瞼（まぶた）の皮下にあり，眼裂（上下の眼瞼の間）を輪状に取り囲み，目を閉じる働きをする．眼裂の内側端を**内眼角**といい，その深部に眼輪筋を眼窩の壁につなぐ靱帯がある．目を開くのは，外眼筋のひとつである**上眼瞼挙筋**の働きによる．

③鼻の周囲には外鼻孔を広げる**鼻筋**がある．

④口を閉じる筋は**口輪筋**のみで，強く収縮すると口を丸める．口輪筋は口裂（上唇と下唇の間）を輪状に取り巻くように走行する．10種類以上あるその他の筋は口唇を上下に引いて口を開けたり，口角（口裂の両端）を動かして口唇の形を変えることにより摂食と感情表現や発語に重要な役割を演じる（**上唇挙筋，大頬骨筋，笑筋，口角下制筋**など）．

⑤**頬筋**は少し深層にあり，上顎骨と下顎骨の臼歯部とこれらを結ぶ靱帯から起こり，口角で口輪筋の深部に合流する．頬筋は**頬壁**を**歯列**にむかって圧しつけることにより舌と協力して食物塊が上下の歯の間に入るようにする．頬筋が麻痺すると頬と歯列の間（口腔前庭）に食物が溜まり，うまく咀嚼できなくなる．

⑥耳の周囲の筋は，イヌなどでは音の聞える方向に**耳介**を動かすことに使われるが，ヒトでは退化している．

> 注 ●● **顔面神経麻痺**：麻痺側の表情がなくなるだけでなく，目を完全に閉じることができなくなったり，麻痺側の口角からよだれがこぼれるようになる．鼻から口角の外側にかけて見られる皮膚の溝（鼻唇溝）も消失する．また，麻痺側の額に横じわをつくったり，口唇を丸めて口笛を吹いたり母親の乳首に吸い付くことができなくなる．

(2) **咀嚼筋**（図10-144，145，表10-39）

頭蓋の側面および底面から起こり，下顎骨につく4対の筋で，顎関節の運動すなわち咀嚼を行う．すべて三叉神経の第3枝（**下顎神経**）により支配される．

> 注 ●● **咀嚼運動**（図10-146）：顎関節は中に関節円板を有する複雑な関節であり，かつ，1

表 10-39 咀嚼筋

筋名	起始	停止	支配神経	作用
咬筋	頬骨弓	下顎枝の外面	下顎神経（三叉神経の第3枝）	下顎骨の挙上
側頭筋	側頭窩	筋突起		下顎骨の挙上，後方移動
外側翼突筋	蝶形骨翼状突起	下顎頸，関節円板		下顎骨の前方移動
内側翼突筋	翼突窩（蝶形骨）	下顎枝の内面		下顎骨の挙上，左右移動

図 10-145 咀嚼筋（右側）

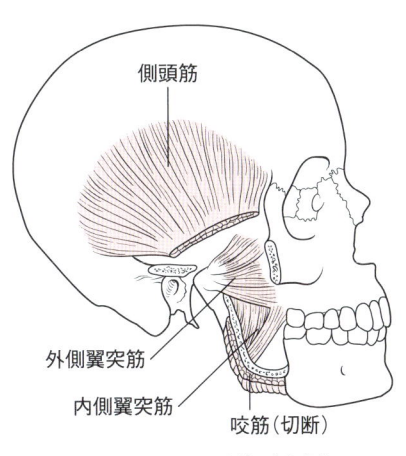

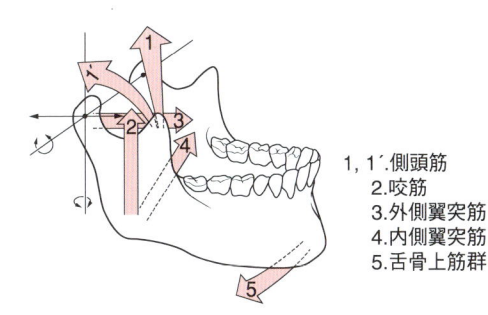

図 10-146 咀嚼筋の運動

1, 1′. 側頭筋
2. 咬筋
3. 外側翼突筋
4. 内側翼突筋
5. 舌骨上筋群

つの骨が2ヶ所で頭蓋につながるため，左右の関節頭を通る運動軸を中心とする基本的な運動（上下の歯列の噛み合わせ）に加えて，前後・左右の複雑な運動が可能である．

①下顎の挙上には，**側頭筋・咬筋・内側翼突筋**（図10-146の1, 1′, 2, 4）が働く．大きく開かれた口を閉じるときは，側頭筋の後部（1′）が下顎頭を後方に引くと同時に咬筋（2）と内側翼突筋（4）が下顎を挙上する．これで歯が噛み合わされるが，さらに側頭筋の垂直線維（1）が加わり，大きな力を発揮する．

②閉口筋が弛緩すれば重力により自然に開口するが，意図的に開口するときはまず**外側翼突筋**（3）が下顎頭を前へ移動させてから舌骨上筋群（5）が下方へ引き下げる．

③下顎の前方突出は，両側の外側翼突筋（3）が同時に収縮したときに起きる．これを後方に戻すのは，両側の側頭筋後部（1′）の働きによる．

④下顎の左右運動では，右の外側・内側翼突筋（3）と左の側頭筋後部（1′）の働きにより，下顎の前部が左方に動く．右方への動きは左右逆の筋の組み合わせによる．

2） 頸部の筋

頸部には頭部を体幹とつなぐという基本的な役割ともう1つ重要な機能がある．それは頭部全体をすばやく必要な方向に向ける運動器官としての働きである．このために脊柱頸部は可動性が大きく，特に**環椎後頭関節**と**環軸関節**は他の椎骨間連結に比べ，可動範囲が大きい．この動きに関わる筋群は脊柱の背面につく**固有背筋**，前面に付く椎前筋群に加えて，側面に付く**斜角筋**と脊柱から離れている**胸鎖乳突筋**がある．

頸部前面には舌骨と喉頭を上下に動かす**舌骨筋群**と皮筋である**広頸筋**があり，頸部内臓を前面と側面からおおっている（図10-147）．頸部にはほかに上肢の運動に関わる僧帽筋と肩甲挙筋などがある（体幹の筋参照）．

(1) 広頸筋（図10-147）

表情筋が頸部から胸部にまで広がったもので，口角を下方へ引き下げる．このときに皮膚に数本の末広がりのひだが生じる．**顔面神経**の支配を受ける．

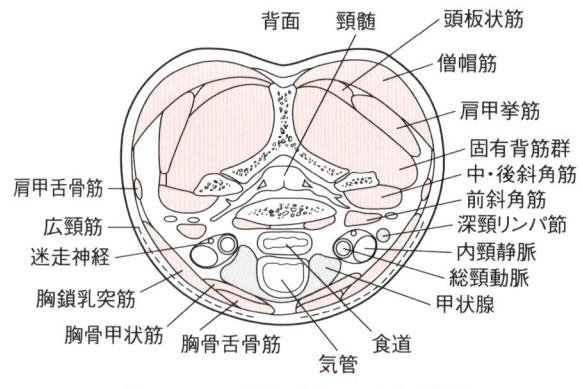

図 10-147　頸部（第 7 頸椎）横断

(2) **胸鎖乳突筋**（図 10-144, 150）

　　胸骨柄の前面と鎖骨の胸骨端近くから起こり，側頭骨乳様突起に停止する強力な筋である．一側のみが働くと頭部を左右へ側屈し回旋するが，同時に働くと頭部を前屈あるいは，後屈させる．ただし，相対的には前屈作用の方が大きい．脳神経である**副神経**の脊髄根に支配され，副神経核は**頸髄**にある．

(3) **舌骨上筋群**（顎二腹筋，顎舌骨筋，オトガイ舌骨筋，茎突舌骨筋）（図 10-144）

　　舌骨を前方ないし上方へ動かすことにより，舌の運動や発語および嚥下に関わる．**顎舌骨筋**は左右が正中線で合して口腔の底をつくる．

　　顎二腹筋は前腹と後腹からなる．前腹はオトガイ後面に起始する．後腹は乳様突起の内側から起始する．前腹および後腹の停止として，両者の間にある中間腱が筋滑車によって舌骨体に固定される．舌骨の小角に停止する**茎突舌骨筋**とともに舌骨を固定したり引き上げたりする．

　　顎舌骨筋と顎二腹筋前腹は下顎神経，顎二腹筋後腹と茎突舌骨筋は顔面神経に支配される．オトガイ舌骨筋は頸神経支配である．

(4) **舌骨下筋群**（胸骨舌骨筋，肩甲舌骨筋，胸骨甲状筋，甲状舌骨筋）（図 10-144）

　　起始と停止を名前にもち頸部内臓の前面をおおうように上下に走る薄い筋群である．直接ないし間接的に舌骨に停止して舌骨と喉頭を下方へ引き下げる．頸神経叢の枝である**頸神経ワナ**（C1〜3）から細い筋枝が入る（図 10-156）．

　　肩甲舌骨筋は肩甲切痕の近くから起こり，舌骨に停止する中間腱のある二腹筋で，外側頸三角の皮下を斜めに横切る（図 10-150）．

(5) **斜角筋**（図 10-148）

　　前・中・後斜角筋の 3 筋が含まれるが，いずれも頸椎の横突起から起こり，第 1 ないし第 2 肋骨に停止する．呼吸補助筋として肋骨を挙上するが，胸郭を固定すると頸部脊柱を側屈・回旋する．第 1 肋骨の上面に停止する前斜角筋と中斜角筋の間（**斜角筋隙**）を腕神経叢の根と鎖骨下動脈が通る．頸神経前枝の支配を受ける．

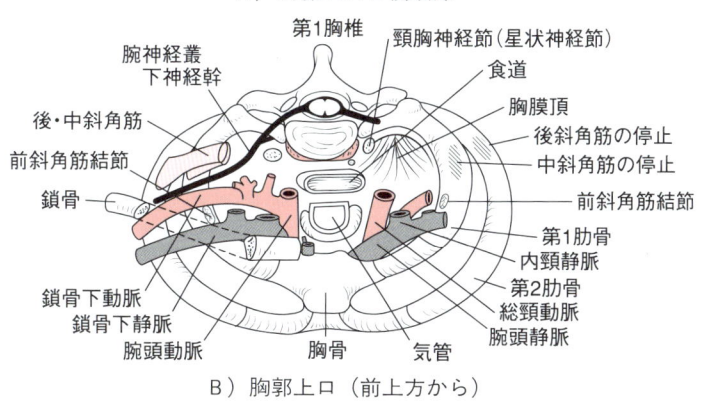

図 10-148 胸郭上口

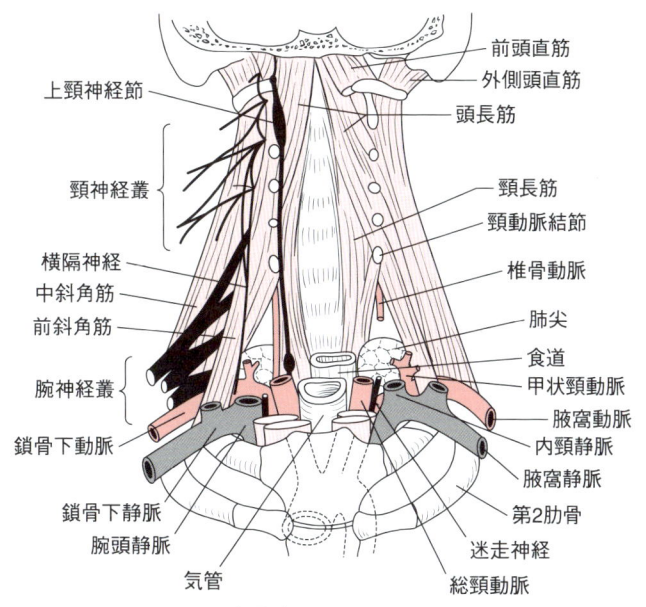

A）胸郭上口と後頸部

B）胸郭上口（前上方から）

(6) 椎前筋（図10-148）

頸部と胸部上方の脊柱の前面につく．すべて頸神経前枝の支配であり，脊柱ないし頭部を前屈，側屈，回旋する．

①**頸長筋**は，上部胸椎の椎体前面から起こり上方の頸椎の椎体や横突起に停止する筋束と，下位頸椎の横突起や椎体から起こり上位頸椎の椎体に停止する筋束からなる．

②**頭長筋**は，下位の頸椎横突起から起こり後頭骨に停止する．

③**前頭直筋**と**外側頭直筋**は環椎から起こり，直上の後頭骨に停止する短い筋である．

(7) 項部の筋

項部は**僧帽筋**の上部でおおわれている．項部の下端近くまで頭毛が生える．僧帽筋の深層には**頭板状筋**，**頸板状筋**，**肩甲挙筋**，および**頭半棘筋**があり，さらに深

層には**脊柱起立筋**と他の**横突棘筋**の頸部と**後頭下筋**群（図 10-77）がある．詳細については体幹の筋で説明する．

2. 頭頸部の体表および局所解剖

1）頭　部

頭部は，脳を保護する脳頭蓋をおおう狭義の頭部と顔面部とに分けられる（図 10-149）．

(1) 狭義の頭部

皮下に触れる前頭骨，頭頂骨，側頭骨，後頭骨にほぼ一致して前頭部，頭頂部，側頭部，後頭部に分けられる．前頭部では，眼窩上縁，側頭部では，頬骨弓より上方になる．

皮膚（**頭皮**）には，前頭部の下半すなわち前額部を除き，一般の体毛に比べて太く長い頭毛が生え，脂腺や汗腺が多い．

側頭部には，**外耳孔**を囲んで耳介と耳珠がある．耳介のすぐ後方に，**乳様突起**が体表に盛り上がりを示す．人類学では外耳孔の上縁は眼窩口の下縁とともに頭蓋の計測の基準点となる．

(2) 顔 面 部（図 10-149）
　① 眼窩部

眼窩口に一致し，皮下組織の少ない上下の眼瞼によってふさがれた眼窩口の縁に眼窩上切痕と前頭切痕を触れる．これらは前頭部の皮膚にひろがる眼窩上神経と動静脈の通路になる．

眼窩の中には眼球と外眼筋および涙腺がおさまるが，これらを包むように柔らかい脂肪組織が間を埋める．
　② 鼻部
外鼻は**鼻腔**の前壁となり，鼻尖の両側に鼻翼に囲まれて**外鼻孔**が開口する．外鼻

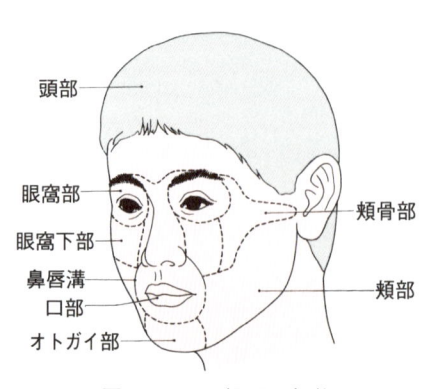

図 10-149　顔面の部位

の形は皮膚におおわれた鼻骨と，鼻中隔軟骨および鼻翼軟骨によって保たれている．両眼の間の鼻根(びこん)には鼻骨と前頭骨の縫合を皮下に触れることができるが，その中点を鼻根点（ナジオン）といい，頭蓋計測点の1つである．

外鼻孔の中は長く太い鼻毛の生えた皮膚におおわれる**鼻腔前庭**である．昆虫や大型のゴミの侵入を防ぐ．

③ 口部

口唇は，表情筋の表面を皮膚，内面を口腔粘膜におおわれた筋性の体壁である（図4-3参照）．歯列および歯肉におおわれた歯槽骨と口唇との間を**口腔前庭**といい，このおかげで口唇の複雑な運動が可能になり，哺乳類の特徴の1つである．

口唇の縁は，角質層が薄く毛や脂腺を欠き，真皮の血液の色が赤く見える．上唇中央部の縦の溝を人中(にんちゅう)と呼ぶ．下唇の下方は横に走る浅い皮膚の溝で，オトガイ部と境される．口角の外側から鼻翼の外側にかけてできる皮膚の溝を**鼻唇溝**(びしんこう)といい，口部と頬部の境となる（図10-149）．

④ 頬部・頬骨部・眼窩下部・耳下腺咬筋部

頬部の浅層には口角を動かす筋群があり，顔面動静脈が枝を出しながら通る．深部には眼窩部の外側に頬骨と頬骨弓を皮下に触れる．

下顎枝が咬筋(こうきん)でおおわれた領域を耳下腺咬筋部と呼んで，狭義の頬部と分けることがある．歯を噛み合わせると緊張した咬筋が皮下に触れるが，その表面に**耳下腺**の一部が薄く広がる．耳下腺の大部分は下顎角の後方の下顎後窩を埋める．**耳下腺管**は，頬骨弓の約1cm下方を前方に向かい，頬筋をつらぬいて，上顎第2大臼歯に対する頬壁の内面に開口する．

2) 頸部

頸部の前面には舌骨に一致するくびれ，**喉頭隆起**，および鎖骨の胸骨端の間にある頸窩(けいか)と胸鎖乳突筋の帯状のふくらみが顕著である．側面では，胸鎖乳突筋の後縁と僧帽筋の外側縁と鎖骨に囲まれた**後頸三角**（外側頸三角）を触れることができる．

胸鎖乳突筋より内側の**前頸三角**（正中線，下顎骨下縁，胸鎖乳突筋前縁）は，顎二腹筋と肩甲舌骨筋および舌骨によってさらに細区分される（図10-150）．

頸部は内部構造的に，後方の発達した筋群とこれに囲まれた脊柱と，浅層の筋群に包まれた縦に走る血管や神経および内臓の2部に分けることができる（図10-147）．椎前筋の直前に明瞭な境界（咽頭後隙）がある．

(1) 前頸三角

① 顎下三角

顎二腹筋の前腹，後腹と下顎骨で囲まれる顎下三角には，顎下腺を皮下に触れることができる．通常，顔面動脈がこの腺の上縁で皮下に現れて下顎縁を横切り，顔面に入る．この部位の皮下に見られる1ないし2個の顎下リンパ節には，顔面と下顎のリンパが流入する．

② **頸動脈三角**（顎二腹筋後腹，肩甲舌骨筋上腹，胸鎖乳突筋前縁）

この三角の後部に強い脈拍を触れるが，ここで総頸動脈が外頸動脈と内頸動脈に

図 10-150　頸部の浅層

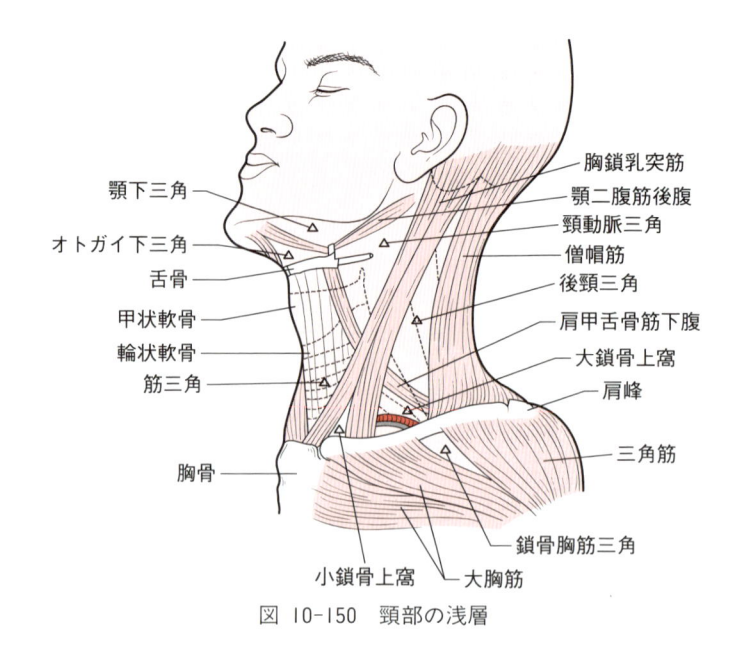

分岐する．

③ 筋三角（喉頭気管部）

　肩甲舌骨筋より下方の筋三角では，喉頭と気管の前面を舌骨下筋の筋腹がおおう．左右を合わせて喉頭気管部と呼ぶこともある．喉頭隆起の両側と下方に板状に広がる**甲状軟骨**と，その下方に狭い溝を介して続く**輪状軟骨**を触察できる．さらに下方には**気管**が明瞭に触れる（図10-150）．

　甲状腺の本体（右葉，左葉）は，甲状軟骨の下半から気管の始部の外側面に密着し，上下5cm最大幅3cmに達する，上に凸の半円錐状の臓器であるが，通常は柔らかく触診が難しい（図7-3参照）．

　喉頭下端の横の深部に第6頸椎の横突起前結節，すなわち**頸動脈結節**を触れることができる．

(2) 胸鎖乳突筋部（図10-151）

　前頸部と後頸三角の間を占める胸鎖乳突筋部の深部には，結合組織性の**頸動脈鞘**に包まれた総頸動脈，内頸静脈および迷走神経が，咽頭，食道の外側に接して縦に走行する（図10-147）．腕神経叢と頸神経叢の根部もある．

(3) 後頸三角

　後頸三角の下部は深いくぼみとなるので**大鎖骨上窩**という．その深部に腕神経叢と鎖骨下動脈がある（図10-150, 151）．

　後頸三角の硬い皮下の筋膜の中を頸神経叢の皮枝の幹が，胸鎖乳突筋の後縁のほぼ中間点を中心に放射状に広がる（図10-151, 155）．この点より少し上方から斜め下方に向かって副神経が横切る．頸横動静脈など，浅背筋を養う血管も通る．後頸部と後頭部のリンパ管が集流する部位でもある．

図 10-151　後頸三角

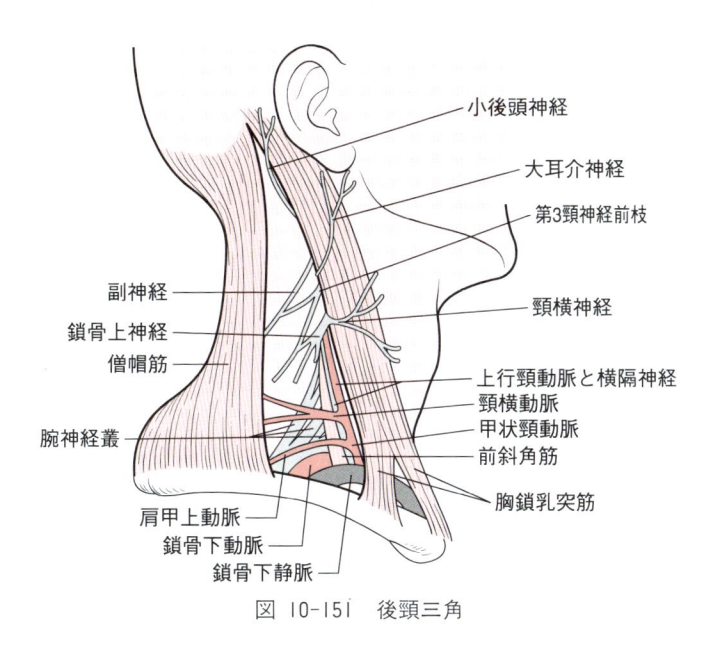

3. 頭頸部の脈管

■ 1) 頭頸部の動脈

　　　頭頸部の動脈の主幹は**総頸動脈**と**鎖骨下動脈**およびその枝である**椎骨動脈**である．

(1) **総頸動脈**（図 10-152）

　　右は腕頭動脈から，左は大動脈弓から直接分枝したのち，気管と甲状腺の外側を上行し，喉頭上縁の高さで二分して内頸動脈と外頸動脈になる．大部分は胸鎖乳突筋におおわれるが，分岐部は頸動脈三角の外側部にあり，体表から強い脈拍を触れる．

　　① **内頸動脈**（図 10-152）

　　頸部では枝を出さずに側頭骨の**頸動脈管**を通り破裂孔の上で頭蓋内に出てくる．ここで下垂体や眼窩への枝（眼動脈）を出したのちクモ膜下腔へ入り，脳の血管となる．起始部はふくらんで**頸動脈洞**となる．

　　ⅰ）**眼動脈**：視神経管をへて眼窩に入り，眼球（**網膜中心動脈**）や外眼筋など，眼窩内の構造への枝を出したのち前頭部の皮膚や上眼瞼への枝となる．

　　ⅱ）**前大脳動脈**：大脳半球の内側面を頭頂葉まで枝を伸ばし栄養する．根もとで出る枝の前交通動脈により左右がつながれる．

　　ⅲ）**中大脳動脈**：内頸動脈の最終枝で，大脳の外側溝の深部を多数の枝を出しながら後上方へ伸びる．大脳の外側面の大部分を栄養する．根もとで内包，間脳や脈絡叢など脳の深部へ多数の細い枝を出す．

　　ⅳ）**後交通動脈**：後大脳動脈と内頸動脈とをつなぐ枝で大脳動脈輪を構成する．

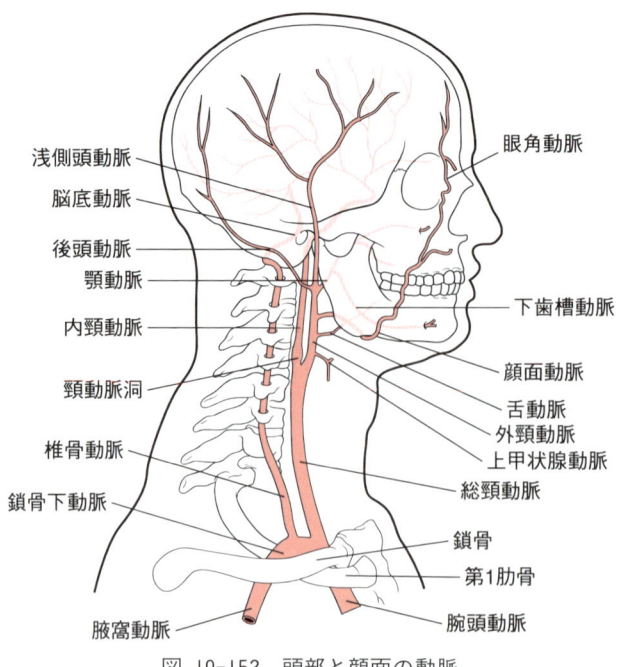

図 10-152 頭部と顔面の動脈

② **外頸動脈**（図 10-153）

　分枝後すぐに**上甲状腺動脈，舌動脈，顔面動脈**を前方に向かって分枝し，後方へ**後頭動脈**などを分枝しながら上行して，顎関節の下方で最終枝の**顎動脈**と**浅側頭動脈**に分かれる．脳と前頭部，眼窩内を除く頭部のすべての構造を栄養する．

　ⅰ）**上甲状腺動脈**：前頸部の筋や内臓を栄養する枝を出したのち甲状腺に入る．喉頭への枝は上喉頭神経の枝に沿う．

　ⅱ）**顔面動脈**：顎下腺の深部を通ったのち下顎骨の下縁を越えて顔面に入る．ここで皮下に脈拍を触れる．下唇や上唇への枝を出しながら表情筋の内面や筋の間を**内眼角**にむけて上行する．

　ⅲ）**後頭動脈**：乳様突起の内側の溝を通り後頭部へ至り，上項線の付近で皮下に出る．ここで体表から脈拍を触れる．項部や後頭部の筋と皮膚を栄養する．

　ⅳ）**浅側頭動脈**：外耳孔の前方で皮下に出るところで脈を触れる．その枝は前頭部から頭頂部まで広がる．

　ⅴ）**顎動脈**：側頭下窩で各咀嚼筋への枝，下顎骨への枝，中硬膜動脈そして頰動脈などを分枝したのち，翼口蓋窩に入る．ここで鼻腔や眼窩，口蓋や上顎骨の各部への枝に分かれる．上顎の歯や歯槽，歯肉への枝も出す．蝶形骨の棘孔を通る**中硬膜動脈**は広い範囲の脳硬膜と脳頭蓋の骨を栄養する（図 10-152）．

> **注**●● 側頭下窩（そくとうかか）：内側および外側翼突筋がおさまる側頭下窩は，外側を側頭筋と下顎枝，前方を上顎骨，内側方を蝶形骨翼状突起と咽頭で囲まれた空間であり，後方には脊柱とこれにつく筋群がある．下方は頸部へ続く．

図 10-153　外頸動脈

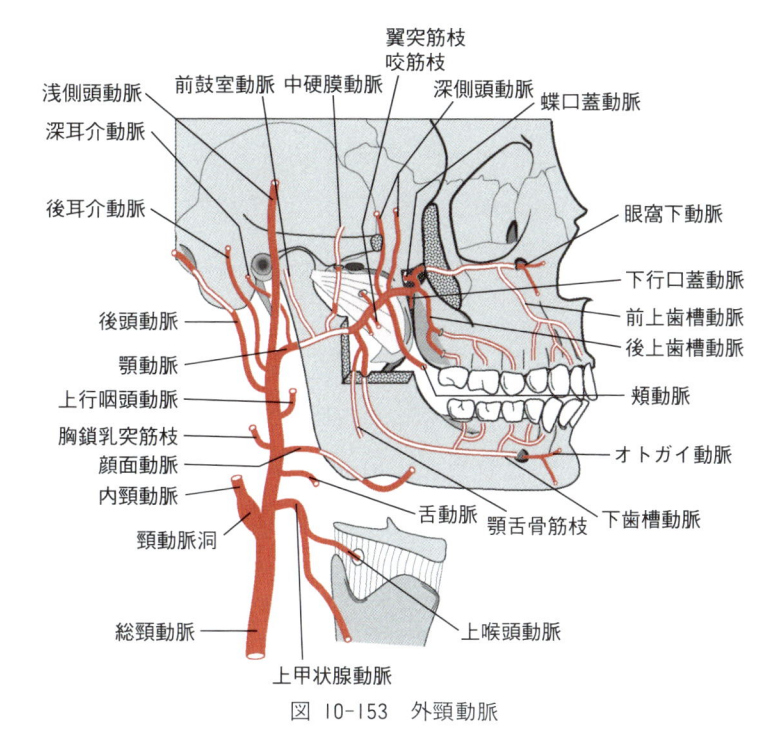

(2) 鎖骨下動脈（図 10-148，157）

　　左は**大動脈弓**から直接，右は**腕頭動脈**から分枝するが，胸郭上口を出て第1肋骨の上を通り，その外側縁で**腋窩動脈**となる．脳と脊髄を栄養する椎骨動脈を分枝したのち，頸部と胸郭や浅背筋を栄養する枝を出す．

　① 椎骨動脈

　　鎖骨下動脈の最初の太い枝で，まっすぐ第6頸椎の横突孔へ向かう．周囲の筋や骨への枝を出しながら**横突孔**を次々と上行し，**環椎**の後弓の上で環椎後頭膜を貫きクモ膜下腔に入り，脊髄への枝を出す．大孔をへて頭蓋腔の延髄の前面を上行し，延髄と橋の境界近くで左右の椎骨動脈は合流して脳底動脈となる．

　　脳底動脈は小脳や橋などへの枝を出したのち左右の**後大脳動脈**に二分する（図8-10参照）．後大脳動脈は後交通動脈を介して内頸動脈とつながり，側頭葉の内側面から外側面下部と後頭葉を栄養する枝となる．

　② 内胸動脈

　　下方への枝で，肋軟骨の後面を胸骨の外側縁に沿って腹壁まで伸びる．各肋間や胸骨など前胸壁へ枝を出す．胸郭下縁近くで筋横隔動脈と**上腹壁動脈**に分かれる．後者は腹直筋の中を下行し，筋内で下腹壁動脈の枝と吻合する．胸腺と心膜への枝も出す（図 10-80）．

　③ 甲状頸動脈

　　前斜角筋の内側で上方へ分かれる枝で，下甲状腺動脈，上行頸動脈，頸横動脈，肩甲上動脈など多くの枝を出し，頸部前半の皮膚や筋と内臓に加えて僧帽筋や肩甲挙筋，菱形筋，棘上筋などを栄養する（図 10-157）．

④　肋頸動脈

後方への枝で，最上肋間動脈と項部の筋を栄養する深頸動脈に分かれる．

■ 2） 頭頸部の静脈

頭頸部の静脈は脳の静脈と皮静脈以外はほぼ動脈に伴行する．ただし，総頸動脈に伴行するのは内頸静脈である．

(1) 脳の静脈（図8-10）

脳の静脈は，多くは動脈と関係なく走り，大脳の表面にある表在性静脈と内部にある深在性静脈との2種が区別される．表在性静脈は硬膜静脈洞に注ぎ，深在性静脈は大大脳静脈に集まった後，直静脈洞に注ぐ．

硬膜静脈洞は硬膜の中を通る特殊な血管系である．脳の表面の血液を集める上大脳静脈・浅中大脳静脈・下大脳静脈はクモ膜下腔を横走し，上矢状静脈洞・下矢状静脈洞・海綿静脈洞・横静脈洞などの硬膜静脈洞に集まる．

間脳や大脳核，脈絡叢など脳深部からの静脈は，**内大脳静脈**に集まり，左右が合流して大大脳静脈となり，小脳テントと大脳鎌のつなぎ目を通る**直静脈洞**に注ぐ．

大脳の表面および深部から集められた静脈血の大部分は，S状静脈洞で下方に向かい，頸静脈孔で内頸静脈につながる．

> **注●● 導出静脈**：頭蓋内の静脈血の出口としては，内頸静脈のほかに，硬膜静脈洞と頭蓋の外の静脈とを連絡する静脈が何本かあり，迂回路となる．たとえば乳突導出静脈はS状静脈洞と後頭静脈をつなぐ．

(2) 内頸静脈（図10-154）

頸静脈孔から出るとまず内頸動脈の後方に沿い，それから総頸動脈の外側に沿って下行し，途中で**顔面静脈**，**舌静脈**，下顎後静脈などが注ぐ．鎖骨胸骨端の直後で**鎖骨下静脈**と合流して**腕頭静脈**となる．この合流部を**静脈角**という．

①　下顎後静脈

顔面部深層からの静脈は顎動脈の枝に伴行して側頭下窩の**翼突筋静脈叢**に注ぐ．ここからは顎静脈として後方へ向かい**浅側頭静脈**と合流して下顎後静脈となり，内頸静脈に注ぐ．外頸静脈と吻合することも多い．

②　上眼静脈

眼窩の静脈を集めて上眼窩裂を通り海綿静脈洞へ注ぐが，内眼角で顔面静脈とも吻合する．

(3) 頸部の皮静脈（図10-154）

個人差が著しいが，後頭静脈と後耳介静脈は合流して**外頸静脈**となり，胸鎖乳突筋の浅層を下行し，この筋の起始の外側で鎖骨下静脈に注ぐ．頸横静脈と合流することもある．前頸部の皮下には**前頸静脈**があり，鎖骨下静脈に注ぐ．いきんだりして胸腔内の圧力が高まると，胸鎖乳突筋の表面を縦に走る外頸静脈がふくらんでく

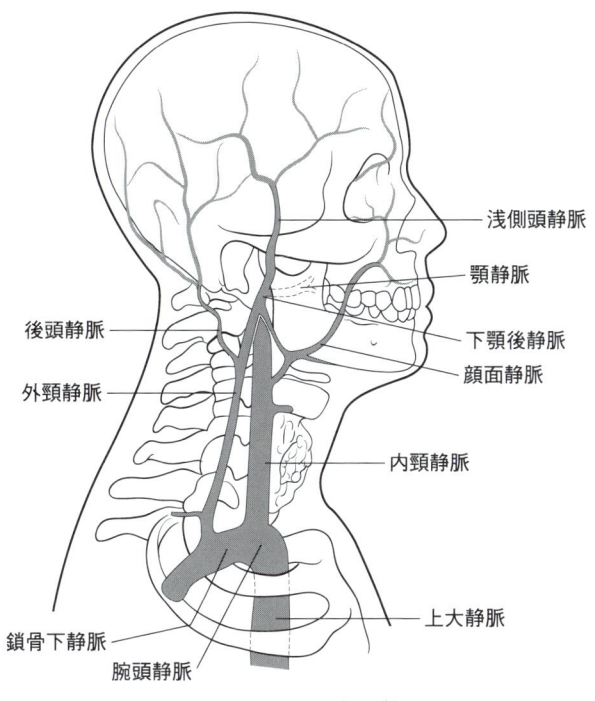

図 10-154 頭頸部の静脈

るのを触れることができる．

(4) 鎖骨下静脈と腕頭静脈

前者は鎖骨の胸骨端近くと第1肋骨の間にある短いが太い静脈である．外側部で**外頸静脈**が合流し，内側端で**内頸静脈**と合流して**腕頭静脈**になる．鎖骨下動脈の同名の枝に伴行する椎骨静脈，下甲状腺静脈や深頸静脈などがこの腕頭静脈に注ぐ．**左腕頭静脈**は正中線を越えて右腕頭静脈に合流し，**上大静脈**になる．このため左腕頭静脈は右に比べて約3倍長い（図2-17）．

■ 3）頭頸部のリンパ系（図2-21）

頭部浅層のリンパ管は，ほぼ外頸動脈の枝に沿って**顎下リンパ節**と**浅頸リンパ節**へ向かって集まる．そして内頸静脈に沿って見られる**深頸リンパ節**をへて，静脈角近くで内頸静脈ないし鎖骨下静脈につながる．深頸リンパ節を連ねるリンパ管を**頸リンパ本幹**という．

4．頭頸部の末梢神経

頭部には目や耳などの感覚器が集中し，また，口，鼻，咽頭という呼吸器と消化器の始まりがあるために，その運動を調節し感覚情報を脳へ伝える神経が，特別によく発達している．これに対して頸部には脊柱と脊髄があり，頸部の末梢神経には基本的に体幹と同様の走行と分布が見られる．

(1) 脳神経

脳神経は頭蓋底を貫通し脳に出入りする12対（Ⅰ～Ⅻ）の末梢神経である．感覚線維のみからなる神経，運動線維のみからなる神経，そして両線維が混在する混合性の脳神経があり，主に頭頸部の感覚と運動を司る．このほか副交感性の線維を含む脳神経もある（図8-6，表8-1参照）．

脳神経が受ける感覚には，頭部の特殊な感覚（嗅・視・味・聴平衡），頭頸部の体表からの触覚・痛覚などの感覚（体性感覚），内臓からの内臓感覚がある．このうちⅠ・Ⅱ脳神経（嗅・視覚）を除く感覚性の脳神経は一次感覚ニューロンの線維からなり，その細胞体は脳神経の根元に神経節をつくる．この一次ニューロン線維は脳内に入りさまざまな脳神経核に入力する．脳神経が含む運動ニューロンは脳内の脳神経核を発して頭頸部の骨格筋（眼筋・咀嚼筋・表情筋・咽頭喉頭の筋・胸鎖乳突筋と僧帽筋・舌骨上筋・舌筋）に分布する．脳神経に含まれる副交感神経の節前ニューロンは脳神経核から起始して脳を出たあと標的臓器の直前で神経節をつくって節後ニューロンにのりかえる．

Ⅰ：嗅神経（感覚性）（図8-13）

鼻腔上部の鼻粘膜嗅部の**嗅上皮**にある感覚細胞（**嗅細胞**）はニューロンとしての性格もあわせ持ち，脳へ向かって無髄の**軸索**を伸ばす（図9-10参照）．鼻粘膜の固有層の中で束になり，さらにこれらが集まって最終的に十数本の嗅神経として篩骨の**篩板**を通り**嗅球**に入る．

> 注●● 嗅球の僧帽細胞の軸索は**嗅索**を通り，前有孔質と**扁桃体**とその周辺の皮質などの嗅覚野へ投射する．ここは大脳辺縁系の一部であり，嗅覚情報は情動に強く作用する．

Ⅱ：視神経（感覚性）（図8-12）

視神経は**網膜**の**神経節細胞**から始まり，**視床**の**外側膝状体**へ達する神経線維の束である．眼球の後極の少し内側から始まり，**視神経管**を通って頭蓋腔に入る．ここで左右の視神経は合流してまた分かれるため，X状の**視神経交叉**（視交叉）をつくる．ここでは網膜の鼻側半（内側半）からの線維だけが反対側へ交叉する**半交叉**である．その結果，左右の眼球の視野の右半分の像は左の脳へ，左半分は右の脳へ伝えられる．視交叉から外側膝状体までは間脳の下に付着し，**視索**と名前を変える．

> 注●● 外側膝状体の中継ニューロンは一次視覚中枢である**後頭葉**の**視覚野**へ投射する．一部の視神経線維は中脳の**上丘**と視床下部の視交叉上核へ入り，対光反射や概日周期の調整などに関わる．

> 注●● 下垂体の腫瘍はしばしば視神経交叉の中心部分を圧迫するため両眼の網膜の鼻側半からの情報の伝達が遮断され，視野の外側半分が見えなくなる（半盲）．

Ⅲ：動眼神経（運動性・副交感性）（図8-13）

中脳の被蓋にある**動眼神経核**と動眼神経副核から始まり，中脳の前面に出る．海綿静脈洞を通過したのち，**上眼窩裂**を通って眼窩に入り分枝する．

① 運動神経

上直筋，内側直筋，下直筋，下斜筋の眼球を動かす筋と，上眼瞼を引き挙げる**上眼瞼挙筋**への筋枝となる．

② 副交感神経

動眼神経副核からの節前線維は動眼神経から分かれ，視神経のすぐ外側にある**毛様体神経節**に入る．ここでニューロンを交代し，節後線維は眼球の後面から進入したのち前方へ向かい，**瞳孔括約筋**と毛様体筋に至る．これらの筋の収縮により，瞳孔を縮小し，水晶体の厚みを増して近くの像に焦点を合わせる．

> **注** ●● 動眼神経はトルコ鞍の横の**海綿静脈洞**を通るため，この付近の腫瘍や内頸動脈の動脈瘤などに圧迫されて**動眼神経麻痺**が起こり，眼瞼下垂，斜視，複視，瞳孔散大，調節不全などの症状が現れる．

Ⅳ：滑車神経（運動性）（図10-155，図8-13）

中脳の滑車神経核から始まり中脳の背面より出てから前方へ回り，**上眼窩裂**を通って眼窩に入り，**上斜筋**を支配する．眼球を内側方へ回転し瞳を外下方へ向ける．

Ⅴ：三叉神経（感覚性・運動性）（図8-14）

最も太い脳神経で，太い知覚根と細い運動根として脳幹の**橋**を出入りする．

① 感覚神経

知覚根は大きな**半月神経節**（三叉神経節）をつくり，3本の太い枝に分かれ，頭部体表の感覚だけでなく，鼻腔や口腔，眼球と眼窩，頭蓋など，頭部の体性感覚の大部分を支配する．この感覚線維は橋の**三叉神経主知覚核**，**中脳路核**および橋・延髄から上位頸髄まで広がる**脊髄路核**へ入る．

② 運動神経

橋にある**三叉神経運動核**から始まり，運動根を通り，**下顎神経**の一部となる．

V₁：眼神経

トルコ鞍の横に付着する神経節から前方に伸び出した眼神経は分枝しながら**上眼窩裂**を通り，眼窩に入る．眼球や涙腺など眼窩内の構造や眼瞼への枝のほかに，眼窩上縁から前頭部の皮下へ出て頭頂へ向かう枝，鼻背へ向かう枝，鼻腔上部を支配する枝がある．

V₂：上顎神経

正円孔をへて**翼口蓋窩**に至り，鼻腔と口蓋への枝を分けて**眼窩下神経**となる．眼窩下神経は，頬骨神経と上顎洞や歯槽と歯への枝を出した後，眼窩の下壁を貫き，眼窩下孔から顔面の皮下に出て下眼瞼から頬部，鼻翼，上唇の皮膚に広がる．頬骨神経は眼窩から頬骨を貫いて皮下に出る．鼻腔への枝は鼻腔の大部分の鼻粘膜の感覚を支配し，鼻中隔の粘膜内を前下方へ伸びる枝は，切歯管を通り口蓋の前部に至る．

翼口蓋神経節は翼口蓋窩にある．顔面神経の大錐体神経（副交感神経線維）が節後ニューロンに交代する翼口蓋神経節は，上顎神経と交通枝をもって連絡する．こ

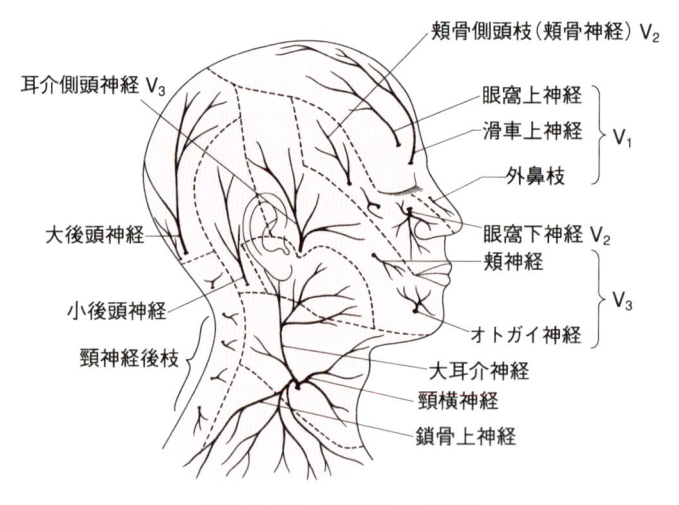

図 10-155　頭頸部の皮神経

の連絡によって節後線維は上顎神経の枝を経由して涙腺や鼻粘膜の分泌腺に分布する．

注●●　翼口蓋窩：眼窩の奥の狭い空間で眼窩と通じるだけでなく，正円孔を介して頭蓋腔，蝶口蓋孔を介して鼻腔と通じている．さらに口蓋管を介して口蓋と交通している．また，側頭下窩ともつながる．内頸動脈神経叢の枝が通る翼突管もここに通じるので，眼窩や鼻腔そして口蓋など，広い領域に至る神経と血管がここで枝分かれする．

V_3：下顎神経

三叉神経節から下方へ伸びる下顎神経は，すぐに**卵円孔**を通って側頭下窩に出て多数の枝に分かれる．各**咀嚼筋**と鼓膜張筋への**筋枝**は比較的短い．**舌神経**は途中で**鼓索神経**（顔面神経の枝）と合流したのち外側下方から舌に進入して舌の前方 2/3 に分布して舌の感覚を担う．顔面神経の鼓索神経は味覚線維と副交感線維を含み，舌神経を経由して舌の前方 2/3 の味覚を担うほか，舌下腺や顎下腺を支配する．舌神経に交通枝をもって連絡する**顎下神経節**は，鼓索神経を経由した顔面神経の副交感神経が節後ニューロンに交代する神経節である．

耳介側頭神経は，顎関節の内側を通り，外耳孔の直前で皮下に出て側頭部の皮膚に分布する．舌咽神経の副交感神経は卵円孔の直下で**耳神経節**を形成して節後ニューロンに交代する．耳神経節は交通枝によって下顎神経に合流した後，耳介側頭神経を経由して耳下腺に分布し唾液分泌に関わる．

頬神経は頬部から口角の口腔粘膜と皮膚に分布する．**下歯槽神経**は，顎舌骨筋などへの筋枝を出したのち**下顎管**の中へ入り，各歯根への枝と**オトガイ孔**から皮下に出る枝を分岐する．

下顎神経からは，ツチ骨に停止して鼓膜を緊張させる鼓膜張筋や，軟口蓋の口蓋帆張筋を支配する筋枝も分かれる．

注●●　いわゆる顔面神経痛は，正確には三叉神経痛であり，支配領域に激しい痛みを生ずる．特に上顎神経領域に発生することが多い．また中硬膜動脈に沿って脳硬膜に分布する硬膜枝は偏頭痛に関与する．

Ⅵ：外転神経（運動性）（図8-13）

橋の外転神経核から始まり，橋の下縁から出て**上眼窩裂**を通り眼窩に入り，**外側直筋**を支配する．眼球を外転し，瞳を外側方へ向ける．

脳圧の亢進や髄膜炎などの影響を受けやすく，外転神経麻痺では内斜視（ないしゃし）となる．

Ⅶ：顔面神経（感覚性・運動性・副交感性）（図8-14）

橋の後縁の外側寄りから出て内耳神経とともに**内耳道**に入り，内耳道の奥で**顔面神経管**に入る．この管は**側頭骨**の岩様部の中を貫く細長い管で茎乳突孔に至る．顔面神経は途中の**鼓室**の内側壁の中で直角に後方へ曲がるところ（膝）で，**翼口蓋神経節**への枝（**大錐体神経**）を分け，次に鼓室の後方でアブミ骨筋への筋枝と**鼓索神経**（こさく）を分枝する．

① 感覚神経

味覚を伝える感覚線維（味覚線維）は**鼓索神経**に入って鼓膜の上縁を通り側頭下窩で**舌神経**に合流して舌に入る．この線維は舌の前方2/3の粘膜上皮に分布して味細胞とシナプスをつくり，味覚を伝える．この線維の細胞体は**膝神経節**（しつ）の中にある．

② 運動神経

橋の**顔面神経核**から始まり，大部分は茎乳突孔から出て，外耳孔の下方から放射状に広がる多数の枝に分かれ，頭頸部の皮下に広がる**表情筋**に入る．茎突舌骨筋および顎二腹筋後腹も支配する．

③ 副交感神経

涙・鼻水と唾液の分泌を促進する神経線維は橋と延髄の境界近くにある**上唾液核**から始まる．**涙腺**を支配する節前線維は，大錐体神経を経由して翼口蓋窩にある**翼口蓋神経節**に入る．この神経節から始まる節後線維は上顎神経の枝である頬骨神経を経て涙腺神経に合流して涙腺に至る．鼻粘膜や口蓋の小唾液腺を支配する節後線維も上顎神経の枝を経由する．

顎下腺と**舌下腺**の分泌を促進する節前線維は，**鼓索神経**から**舌神経**を経由して舌下で**顎下神経節**に入り，ここでニューロンを交代して腺に入る．

> 注●● 顔面神経麻痺：麻痺が起こる場所により，表情の消失のほかに，味覚の消失，涙や唾液の分泌障害，聴覚過敏などが加わる．

Ⅷ：内耳神経（感覚性）（図8-14）

橋と延髄の境界から出て**内耳道**に入る太い神経で，内耳道の奥で2本に分かれる．側頭骨内にある平衡覚器からの前庭神経と聴覚器からの**蝸牛神経**（かぎゅう）からなる．

前庭神経は**平衡斑**と**半規管膨大部**に分布し，感覚細胞（有毛細胞）の興奮を延髄の**前庭神経核**に伝える．前庭神経の細胞体は骨内にある前庭神経節に位置する．前庭神経核は大きく4つの亜核からなるが，小脳との関係が強く小脳へ情報を送る．前庭脊髄路をつくるニューロンは前庭反射に関わる．

蝸牛神経は蝸牛内の**ラセン器**（コルチ器）に分布し，有毛細胞の興奮を延髄の蝸牛神経核に伝える．蝸牛神経の細胞体は蝸牛の内側にある小さな**ラセン神経節**にある．

IX：舌咽神経（感覚性・運動性・副交感性）（図 8-15）

延髄の上端近くから出る舌咽神経は**頸静脈孔**を出る．**鼓室**や**咽頭**および**頸動脈洞**への枝を出したのち茎突咽頭筋の下を回り，**舌**へ入る．咽頭への枝は迷走神経の咽頭枝とともに**咽頭神経叢**をつくる．

① 感覚神経

感覚神経の細胞体は頸静脈孔付近の上・下神経節にあり，その線維は咽頭と舌の後方 1/3 に分布して，味覚と粘膜の感覚を伝える．また，頸動脈洞と頸動脈小体への枝は血中の CO_2 濃度と血圧の情報を中枢へ送る．これらの感覚線維は延髄内の孤束核と三叉神経脊髄路核へ入る．

② 運動神経

延髄の**疑核**から始まり，茎突咽頭筋を支配する．

③ 副交感神経

延髄の下唾液核から始まり，鼓室への枝を経由し**耳神経節**に達する．節後線維は耳介側頭神経を経由して耳下腺に分布する．耳神経節は卵円孔の直下で下顎神経の根もとについている．

X：迷走神経（感覚性・運動性・副交感性）（図 8-15）

延髄から出る太い神経で，舌咽神経，副神経とともに**頸静脈孔**を通り頭蓋の下面に出たのち内頸静脈に沿って頸部を下行し胸腔に入る．頸部では咽頭への枝や頸動脈小体への枝，**上喉頭神経**および**心臓枝**を分枝する．胸部では，右は鎖骨下動脈の前を，左は大動脈弓の横を通り反回神経を分枝したのち，食道の壁に沿い横隔膜を貫いて腹腔に入る．

① 感覚神経

上・下 2 個の神経節があり，咽頭，喉頭から胸腹部の内臓の感覚情報を延髄の孤束核と三叉神経脊髄路核へ伝える．また，耳介と外耳道の一部の皮膚感覚も伝える．

② 運動神経

延髄の疑核から始まり，軟口蓋や咽頭・喉頭の筋を支配する．

反回神経は，右は鎖骨下動脈の下を，左は大動脈弓の下を回り，反転して気管と食道に枝を出しながら上行し，**下喉頭神経**となる．飲食物を飲み込む嚥下や発声などを行う．

③ 副交感神経

頸胸部では咽頭，喉頭，気管，心臓，肺，食道に，腹部では胃，小腸，大腸，肝臓，膵臓，脾臓，腎臓などに枝を出す．頸部から胸腹部内臓の平滑筋の運動と，粘液腺や消化腺の分泌を促進するが，心筋に対しては抑制的である．

> **注** ●● **迷走神経障害**によって，①口蓋垂が健側に曲がる，②咽頭反射の消失により，咽頭粘膜を刺激しても吐き気が起こらない，③嚥下障害により水を飲むと鼻から逆流する，④発声障害，などの障害が生じる．

XI：副神経（運動性）（図 8-15）

延髄根と脊髄根がある．**延髄根**の運動線維は疑核から始まり，**頸静脈孔**を出ると

すぐ迷走神経に合流し，主に**喉頭筋**を支配する．**脊髄根**は頸髄の**副神経核**からの線維からなり，外枝として頸静脈孔を出てくる．**胸鎖乳突筋**へ筋枝を出したのち，後頭三角の浅層を斜めに横切って**僧帽筋**より深層へ入り，内面からこの筋へ入る枝を出す．また，副神経には頸神経叢の枝が交通するが，これは感覚線維からなる．

XII：**舌下神経**（運動性）（図 8-15）

延髄の**舌下神経核**から始まる．多数の根糸として延髄の前面に出たのち 1 本に合して**舌下神経管**を通る．顎二腹筋後腹と茎突舌骨筋の内側を通り，**舌骨舌筋**の外側で枝分かれして舌の中に入り，**舌筋群**に分布する．

　　注●● 舌下神経が一側で障害されると，舌を前方につき出すとき舌尖が麻痺側に曲がる．

(2) 頭部の皮神経

頭部体表の大部分を支配するのは三叉神経の 3 本の枝で，図 10-155 のように前頭部から鼻背を**眼神経**の枝（滑車上神経，眼窩上神経），上唇から頰骨部そして頭頂部へかけては**上顎神経**の枝（眼窩下神経，頰骨神経），そして下顎から頰部，側頭部へかけては**下顎神経**の枝（オトガイ神経，頰神経，耳介側頭神経）が支配する．耳下腺咬筋部から後頭部へかけては**頸神経**の支配領域となる．耳介と外耳道の一部には迷走神経の枝が分布する．

(3) 頸 神 経

8 対の頸神経は，椎間孔で前枝と後枝に分かれ，後枝は項部の筋と皮膚を支配し，前枝は頸神経叢と腕神経叢を形成する．

① 頸神経後枝（図 10-155）

項部の皮膚には第 2 頸神経以下の後枝が筋群に枝を出したのち皮下に出る．

第 1 頸神経後枝は**後頭下神経**として後頭下筋群に筋枝を与える．

第 2 頸神経後枝は**大後頭神経**として後頭部から頭頂へかけての皮神経となる．

② 頸神経叢（図 10-156）

第 1～4 頸神経（C 1～4）前枝からなる．根部は胸鎖乳突筋の深部にある．脊柱や椎前筋と斜角筋への短い枝を出したのち下記の枝に分かれる．

皮神経：胸鎖乳突筋の後縁のほぼ中間点付近で浅層に出て放射状に広がる（図 10-155）．その支配領域は頸部を越えて顔面や後頭部，そして胸部や肩峰部まで広がる．

頸神経ワナ（C 1～3）：頸神経叢の 2 本の枝（上根と下根）が先端で交通してループ（ワナ）をつくる．このワナからオトガイ舌骨筋と舌骨下筋群への筋枝が分枝する．上根は根もとで舌下神経と並走するので，オトガイ舌骨筋と甲状舌骨筋への筋枝は舌下神経の枝のように見える（図 8-15 参照）．

横隔神経：C 3，4 からの枝が交通して，始めは前斜角筋の前を下行したのち腕頭静脈に沿って胸郭内に入り，縦隔胸膜の直下を**横隔膜**まで伸びこれを支配する．運動線維に加えて，横隔膜，心膜および胸膜からの感覚線維を含む．

③ 腕神経叢（図 10-105，157）

腕神経叢は斜角筋隙を通ったのち鎖骨と第 1 肋骨の間，そして大鎖骨上窩の深部

図 10-156　頸神経叢

図 10-157　斜角筋隙と鎖骨下動静脈

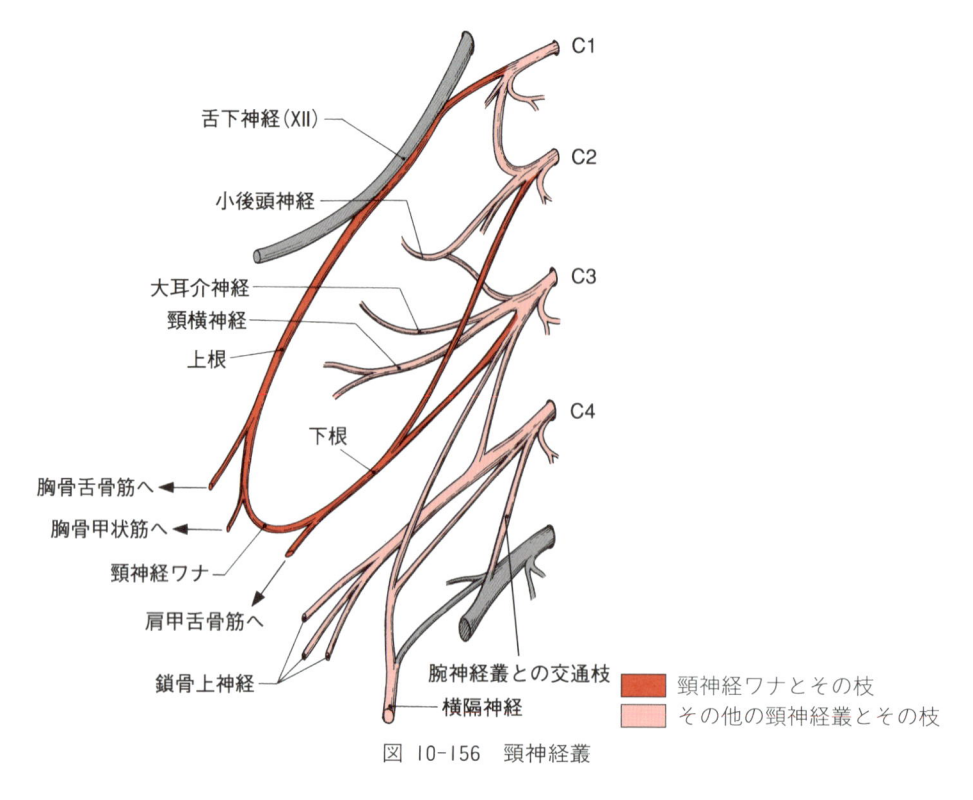

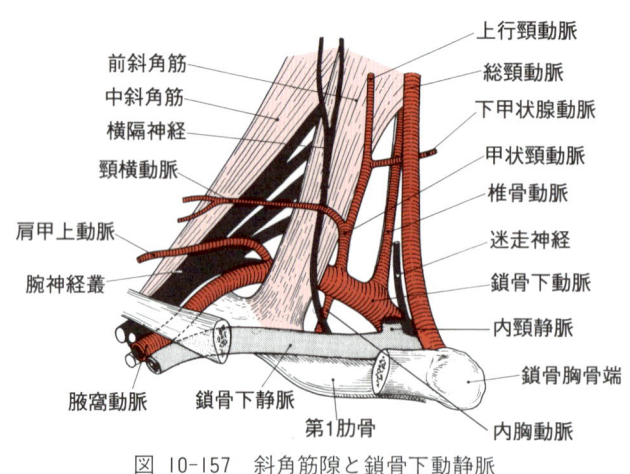

を通り**腋窩**に至る．腕神経叢とその鎖骨上部の枝は頸部の基部から腋窩にかけて存在するが，上肢の項で説明する．

(4) 頭頸部の自律神経（図 8-18, 19）

　　頭頸部の副交感神経は脳神経の中に含まれている．**交感神経系**の節前線維は上位の胸神経経由で交感神経幹に入り，上行する．神経幹は椎前筋の前に付着しており，ここから**心臓神経**が内側下方へ向かい，頸神経との交通枝が外側へ向かう．

　ⅰ) **上頸神経節**：最大の**幹神経節**であり，ここからの上方への枝は**内頸動脈**にまつわりついて頭蓋内へ入る（図 10-148）．この神経叢から翼口蓋神経節や毛様体神経

節への枝が出る．また，顎動脈の枝に沿う多数の枝があり，眼球や耳神経節と顎下神経節への枝はこれらを経由する．

　ⅱ）**中頸神経節**：小さく，不定で存在しない場合もある．

　ⅲ）**下頸神経節**：鎖骨下動脈の始部の付近にあり，その枝は腕神経叢の枝を経由するか鎖骨下動脈の枝にまつわりついて頸部と上肢の血管や皮膚などへ分布する．**第1胸神経節**と合体して大きな**頸胸神経節（星状神経節）**となることが多い．

> **注** ●● 上肢の血流改善のために星状神経節を麻酔することがあるが，すぐ外側に肺尖があり，前に太い血管があるので細心の注意が必要である．

参考図書

本書の図版作成にあたり，以下の書籍の図版を参考にさせていただきました．ここに記して感謝の意を表します．

1) Arey, L. B.：Human Histology. W. B. Saunders, Philadelphia, 1974.
2) Basmajian J. V.：Grant's method of anatomy. Williams & Wilkins, 1975.
3) Basmajian, J. V.：Primary Anatomy. Williams & Wilkins, Baltimore, 1982.
4) Bloom, D. W. and Jensh. R. P.：Concise Histology. Arnold, London, 2002.
5) Carmine D. Clemente, ed.：Gray's Anatomy. Lea & Febiger, Philadelphia, 1985.
6) Carola, R., Harley, J. P. and Noback, C. R.：Human Anatomy. International Edition, McGraw-Hill, New York, 1992.
7) Cormack, D. H.：Ham's Histology. Lippincott Co., Philadelphia, 1987.
8) Hamilton, W. J.：Textbook of Human Anatomy. The MacMillan Press, London, 1976.
9) Junqueira, L. C. and Carneiro, J.：Basic Histology. Lange Medical Publ., California, 1980.
10) Kapandji, I. A.：The Physiology of the Joints. Volume 1 Upper Limb, Churchill Livingstone, London, 1982.
11) Kapandji, I. A.：The Physiology of the Joints. Volume 2 Lower Limb, Churchill Livingstone, London, 1970.
12) Kapandji, I. A.：The Physiology of the Joints. Volume 3 The Trunk and the Vertebral Column, Churchill Livingstone, London, 1974.
13) Moore, K. L., Dalley A. F. and Agur A. M. R.：Clinically Oriented Anatomy. Lippincott Williams & Wilkins, 2005.
14) Pansky, B., Allen, D. J. and Budd, G. C.：Review of Neuroscience. Macmillan, New York, 1988
15) Romanes, G. J.：Cunningham's Textbook of Anatomy. Oxford Univ. Press, 1981.
16) Spence, A. P. and Mason, E. B.：Human Anatomy and Physiology. The Benjamin/Cummings Publ. Co., California, 1983.
17) Tortora, G. J. and Anagnostakos, N. P.：Principles of Anatomy and Physiology. Harper & Row Publ., New York, 1987.

18) 伊藤隆：解剖学講義．南山堂，東京，1990．
19) 伊藤隆：組織学．南山堂，東京，1987．
20) 浦良治：人体解剖実習．南江堂，東京，1965．
21) 大槻菊男・編著：大槻外科学各論．上巻，文光堂，東京，1959．
22) 小川鼎三，石川浩一・訳：臨床応用局所解剖図譜．医学書院，東京，1966．
23) 越智淳三・訳：解剖学アトラス．文光堂，東京，1981．
24) 金子丑之助：日本人体解剖学．南山堂，東京，1976．

25) 吉川文雄：解剖学．金原出版，東京，1982．
26) 吉川文雄：人体系統解剖学．南山堂，東京，1984．
27) 黒岩義五郎：末梢神経系の解剖と機能．武田薬品工業，大阪，1966．
28) 坂井建雄，岡田隆夫：人体の構造と機能［1］解剖生理学．医学書院，東京，2005．
29) 佐野豊：神経解剖学．南山堂，東京，1974．
30) 塩田浩平・訳：デリューズ発生学アトラス．文光堂，東京，1997．
31) 嶋井和世，佐藤達夫・監訳：パンスキー 目でみる解剖学．廣川書店，東京，1987．
32) 高野廣子：解剖生理学．南山堂，東京，2003．
33) 野島元雄・監訳：図解四肢と脊椎の診かた．医歯薬出版，東京，1984．
34) 樋口桂：模式図で理解する人体の骨格1，体幹の骨格．桜雲会，東京，2004．
35) 樋口桂：模式図で理解する人体の骨格2，上肢の骨格．桜雲会，東京，2004．
36) 藤田恒夫：入門人体解剖学．南江堂，東京，1972．
37) 藤田恒夫，牛木辰男：カラー版 細胞紳士録．岩波新書，東京，2004．
38) 藤田恒太郎著 寺田春水改訂：生体観察．南山堂，東京，1976．
39) 藤田恒太郎：人体解剖学．南江堂，東京，1993．
40) 星野一正：生体の観察．医歯薬出版，東京，1984．
41) 森於菟，平沢興，小川鼎三・他：分担解剖学．金原出版，東京，1982．
42) 森本岩太郎：臨床解剖学．医学評論社，1996．
43) 山内昭雄，飯野晃啓・訳：スネル臨床解剖学．メディカル・サイエンス・インターナショナル，東京，1983．
44) 山内昭雄・訳：ワトソン神経解剖学アトラス．メディカル・サイエンス・インターナショナル，東京，1995．
45) 山田英智・監修：図解解剖学事典．医学書院，東京，1975．
46) 山本敏行：基準組織学．南江堂，東京，1971．
47) 渡辺正仁：解剖学．廣川書店，東京，2003．

索 引

あ

α細胞　114
I帯　23
IP関節　187, 196, 245
RNA　6
アウエルバッハ神経叢　71, 146
アキレス腱　192, 278
アクチン　22
アセチルコリン　144
アデノシン三リン酸　4
アブミ骨　154, 206
アポクリン汗腺　29
アポクリン分泌　12
アランチウス管　53
アルコック管　235
アルドステロン　113
アルファ細胞　114
アンギーナ　72
垢　27
鞍関節　186

い

イオンチャネル　4
イオンポンプ　4
インスリン　114
胃　77
胃間膜　77
胃小窩　78
胃体　77
胃底　77
胃底腺　79
移行上皮　93
遺伝子　8
遺伝子発現　10
遺伝情報　9
　――の翻訳　10
一次骨化点　19
一次弯曲　176
咽頭　64, 76
咽頭扁桃　59, 76
陰核　103
陰核深動脈　230
陰核背神経　235
陰核背動脈　230
陰茎　99
陰茎海綿体　99
陰茎深動脈　230
陰茎背神経　235
陰茎背動脈　230
陰嚢　96, 99
陰部神経　143, 235, 296
陰部神経管　229, 235
陰部神経叢　143
陰部大腿神経　291
陰毛　103
飲作用　4

う

ウィリス動脈輪　131
ウエルニッケの中枢　127
右脚　43
右頸リンパ本幹　55
右鎖骨下リンパ本幹　55
右心耳　41
右心室　41
右心房　41
右脳　127
右葉　84
右リンパ本幹　55
烏口突起　179, 226
烏口腕筋　238
運動終板　165
運動性言語中枢　127
運動野　125

え

A帯　23
aorta　45
ATP　4
H帯　23
MP関節　183, 186, 245
S状結腸　82
S状静脈洞　308
エクリン汗腺　29
エストロゲン　114
エナメル質　74
会陰　32, 103, 227
会陰腱中心　227
会陰神経　235
会陰動脈　229
永久歯　75
栄養血管　36, 46, 50
栄養孔　18
液性調節　108
液性免疫　56
腋窩　211, 254, 257, 258
腋窩静脈　226, 230, 254, 258
腋窩神経　238, 254, 260, 264
腋窩動脈　228, 254, 257
腋窩リンパ節　232, 254, 258
円回内筋　243, 253
円錐靱帯結節　179
延髄　121
延髄根　314
遠位指節間関節　187, 196
遠位列（手根骨の）　183
遠心性　116
嚥下運動　76

お

オキシトシン　110
オッディ括約筋　79, 87
オトガイ　209
オトガイ孔　204, 209
オトガイ神経　315
オトガイ隆起　204, 209
オリーブ　121
黄色靱帯　172
黄体　100, 101, 114
黄体ホルモン　101, 114
黄疸　85
黄斑　150
横隔神経　141, 233, 315
横隔膜　213
横行結腸　82
横細管　23
横線　41, 175
横足弓　197
横足根関節　196
横突起　169
横突棘筋　223
横突孔　172
横突肋骨窩　174

か

カルシトニン　112
ガストリン　79
がんの転移　57
下横隔動脈　46
下角（肩甲骨の）　179
下顎窩　203, 206, 210
下顎角　209
下顎管　209
下顎孔　209
下顎後静脈　308
下顎骨　209
下顎枝　209
下顎神経　202, 312
下顎体　204, 209
下顎頭　210
下関節突起　169
下関節面　173, 191, 195
下眼窩裂　203
下気道　62
下丘　123
下頸神経節　316
下行結腸　82
下行性伝導路　132
下行大動脈　45
下後鋸筋　222
下肢　32
下斜筋　152
下伸筋支帯　276
下神経幹（腕神経叢の）　259
下唇　71
下垂手　264
下垂体　108, 124
下垂体窩　199
下垂体門脈系　110
下前腸骨棘　188
下双子筋　268
下腿骨間膜　191, 192, 195

下腿三頭筋　277
下大静脈　49,53,84,231
下腸間膜静脈　50
下腸間膜動脈　47
　──神経節　145
下直筋　152
下直腸神経　235
下直腸動脈　48,229
下椎切痕　169
下殿筋線　188
下殿神経　293
下殿動脈　48
下頭斜筋　224
下橈尺関節　182,186
下腓骨筋支帯　277
下鼻甲介　63,203,209
下鼻道　63,203
下腹神経　145
下腹壁動脈　47,229,287
下膀胱動脈　47
下肋骨窩　174
仮肋　178,226
蝸牛　154,206
蝸牛管　156
蝸牛神経　313
顆間窩　190
顆間隆起　191
顆粒層　27
鵞足　269
介在板　24
回外筋　248,253
回旋筋　224
　──腱板　184,238
回旋枝　43
回腸　60,79
回盲弁　82
灰白交通枝　145
灰白質　116
海綿質　160
海綿静脈洞　308
開口分泌　12
解剖学的嗅ぎタバコ入れ　248,258
解剖頸　181
外果　192
　──関節面　192,195
外寛骨筋　265
外頸静脈　308
外頸動脈　306
外肛門括約筋　84,218
外後頭隆起　203,205
外耳　153
外耳孔　203,302
外耳道　153
外節　150
外側腋窩隙　238,254,264
外側顆　190
外側角（肩甲骨の）　179
外側環軸関節　174
外側胸筋神経　233,260
外側口　128
外側溝　125
外側膝状体　123,310

外側縦足弓　197
外側上顆　181,190,245
外側上腕筋間中隔　254,264
外側神経束（腕神経叢の）　260
外側唇　190
外側脊髄視床路　133
外側楔状骨　192
外側前腕皮神経　261
外側足底神経　295
外側足底動脈　288
外側側副靱帯　184,195
外側大腿回旋動脈　287
外側大腿皮神経　291
外側直筋　152
外側半月　191,195
外側翼突筋　299
外弾性板　38
外腸骨動脈　47,229,287
外腸骨リンパ節　290
外転神経　138,153,202,313
外頭蓋底　199
外尿道括約筋　93
外尿道口　103
外鼻　62
外鼻孔　302
外腹斜筋　215
外膜（血管の）　37
外リンパ　154
外肋間筋　213
角化　27
角質層　27
角膜　148
核小体　6
核膜　6
核膜孔　6
顎下三角　303
顎下神経節　313
顎下腺　76
顎関節　209,210
顎動脈　306
活動電位　25
滑液　20,162
滑液鞘　257
滑液包　165,184
滑車　152,166
滑車神経　138,153,202,311
滑車切痕　182,184
滑膜　20,162
滑膜性の連結　162
含気骨　160
汗腺　29
肝円索　53,226
肝管　84
肝硬変　51
肝細胞　84
肝小葉　84
肝静脈　50,84
肝臓　84
肝門　84
肝鎌状間膜　53,84,226
杆体　150
冠状溝　41

冠状静脈洞　44
冠状動脈　43
冠状縫合　198,204
間細胞　96,114
間脳　123
間膜　87
寛骨　187
寛骨臼　187,190,194
寛骨筋　265
感覚性言語中枢　127
感冒　60
関節　19
　──の種類　162
関節円板　20,162,183,186,210
関節下結節　179
関節窩（肩甲骨の）　179
関節環状面　182,184
関節腔　162
関節上結節　179
関節唇　162,184,194
関節突起　209
関節内靱帯　194
関節軟骨　19
関節半月　20
関節包　20
関節リウマチ　21
環椎　173
環椎横靱帯　174
環椎後頭関節　173,174,203
環椎十字靱帯　174
岩様部（側頭骨の）　206
眼窩　203
眼窩下孔　203,209
眼窩下神経　315
眼窩口　203
眼窩上孔　203,204
眼窩上神経　315
眼窩上切痕　203,204
眼球　148
眼球結膜　151
眼筋　152
眼瞼　148
眼瞼結膜　151
眼神経　202,311
眼底　150
眼動脈　305
眼房　151
眼房水　148,151
眼輪筋　152,298
顔面神経　138,146,202,313
顔面神経管　312
顔面頭蓋　198
顔面動脈　306

き

9の法則　26
キーゼルバッハ部位　63
キヌタ骨　154,206
ギャップ結合　12
ギヨン管　257
気管　65
気管支　66

索 引

――枝　66
――樹　66
気管支動脈　46
気管軟骨　66
気道　62
奇静脈　49,230
基節骨　183,192
基礎層板　18
基底層　27
亀頭　99
期外収縮　43
機能局在　125
機能血管　36,44,50
弓状線　188,215,229
弓状動脈　92
臼状関節　194
吸気　178
吸気筋　214
求心性　116
球海綿体筋　220
球形嚢　156
嗅覚伝導路　135
嗅覚野　126
嗅細胞　157,310
嗅上皮　157,310
嗅神経　138,158,199,310
嗅粘膜　63
嗅毛　158
挙睾筋反射　291
距骨　192
距骨下関節　192,196
距骨滑車　192,195
距骨頭　286
距踵舟関節　196
距腿関節　192,195
鋸状縁　150
頬筋　298
頬骨　207
　　――弓　203,206,207
　　――突起　203,206,209
狭心症　44
胸横筋　213
胸郭　174,177,178
胸郭上口　178,257
胸郭出口症候群　254
胸管　55,231
胸筋神経ワナ　260
胸骨　177
胸骨角　177,226
胸骨剣結合　177
胸骨穿刺　178
胸骨体　177
胸骨柄　177
　　――結合　177
胸鎖関節　179,183
胸鎖乳突筋　300
胸式呼吸　178
胸神経　140
胸髄　118
胸髄核　134
胸腺　58
胸大動脈　45,46

胸椎　169,174,177
胸背神経　236,260,264
胸部　31
胸膜　67
胸膜腔　67
胸膜洞　68
胸腰筋膜　222,228
強膜　148
強膜静脈洞　151
橋　121
棘下窩　180
棘下筋　184,238
棘間靱帯　172
棘筋　223
棘孔　202,206
棘上窩　180
棘上筋　184,238,252
棘上靱帯　172
棘突起　169
近位指節間関節　187,196
近位列（手根骨の）　183,186
筋間中隔　165,254
筋原線維　22
筋小胞体　23
筋性動脈　37
筋節　23
筋線維　22
筋組織　22
筋層間神経叢　71
筋突起　209
筋の付着　164
筋皮神経　238,260,261
筋ポンプ　39
筋紡錘　165
筋膜　165
筋裂孔　284

く

クッパー星細胞　85
クモ膜　129
クモ膜下腔　128,129
クモ膜顆粒　129
クラウゼ小体　28
クリスタ　5
クロム親性細胞　113
グラーフ卵胞　101
グリア細胞　117
グリソン鞘　84
グルカゴン　114
区域気管支　66
空腸　79
屈筋支帯　183,242,257,279

け

ケラチン　27
　　――産生細胞　27
ゲノム　8
毛　29
外科頸　181
形質細胞　15
茎状突起　182,203,206
茎乳突孔　203,206

脛骨　190
　　――の骨間縁　191
脛骨神経　293
脛骨粗面　191
脛骨体　191
脛腓関節　191,195
脛腓靱帯結合　191,195
頸横動脈　230
頸窩　177
頸胸神経節　316
頸静脈孔　202,206
頸神経　139
頸神経叢　315
頸神経ワナ　141,315
頸髄　118
頸切痕　177,226
頸体角　190
頸椎　169,172
頸動脈管　202,206
　　――外口　203
頸動脈三角　303
頸動脈洞　305
頸部　31
頸膨大　118
頸リンパ本幹　309
鶏冠　199
血液脳関門　26
血管　28
　　――の外膜　37
　　――の中膜　37
　　――の内膜　37
血管膜　148
血管裂孔　47,284,287
血球　21
血小板　21
血漿　21
血栓性静脈炎　289
結合組織　13
結節間溝　180,239
結腸　82
結腸ヒモ　82
結腸膨起　82
月状骨　183,186
月状面　187
犬歯　75
肩関節　183,252
肩甲下窩　179
肩甲下筋　180,184,238
　　――の腱下包　184
肩甲下神経　260,264
肩甲回旋動脈　254
肩甲間部　228
肩甲挙筋　179,222
肩甲棘　179
肩甲骨　179
　　――の外側角　179
　　――の下角　179
　　――の関節窩　179
　　――の上角　179
肩甲上神経　179,260,263
肩甲切痕　179,263
肩甲背神経　236

肩鎖関節　179, 183
肩峰　180
肩峰下包　238
剣状突起　177, 178
腱画　215
腱間結合　248
腱器官　165
腱区画　257
腱索　42
腱鞘　165, 257
腱中心　214
瞼板　151
瞼板腺　151
原始卵胞　100
原尿　92
減数分裂　7

こ

コルチ器　156
コルチコステロン　113
コロイド　112
ゴルジ装置　5
古皮質　125
呼吸　178
呼吸細気管支　67
固有肝動脈　50, 84
固有背筋　222, 228
固有卵巣索　100
股関節　194, 282
孤束核　134
鼓索神経　154, 313
鼓室　154, 206
鼓室階　154
鼓室部（側頭骨の）　206
鼓膜　154
五十肩　238
口蓋　72, 204
口蓋骨　209
　　──の垂直板　209
　　──の水平板　209
口蓋垂　72
口蓋突起　209
口蓋扁桃　59, 72
口蓋縫線　72
口蓋裂　72
口角　71
口峡　72
口腔　71, 204
口腔前庭　303
唇縁　71
唇裂　72
口輪筋　298
口裂　71
広頸筋　299
広背筋　221
甲状頸動脈　257, 307
甲状舌管　112
甲状腺　112
甲状腺ホルモン　112
甲状軟骨　65
交感神経幹　144
交感神経系　144

抗体　56
抗利尿ホルモン　110
肛門管　82
肛門挙筋　218
肛門三角　227
肛門柱　82
岬角　175, 188
後下腿筋間中隔　286
後角　118
後眼房　151
後弓　173
後距腓靱帯　195
後脛骨筋　279
後脛骨動脈　288
後脛腓靱帯　195
後頸三角　304
後結節　172
後根　118
後索　120
後索核　121, 133
後枝　140
後室間溝　42
後室間枝　43
後縦靱帯　172
後神経束　264
　　──（腕神経叢の）　260, 262
後正中溝　227
後仙骨孔　175, 176
後側頭泉門　199
後大腿皮神経　293
後大脳動脈　130, 307
後膣円蓋　102
後殿筋線　188
後頭下筋　224
後頭下三角　224
後頭下神経　141, 224, 315
後頭顆　174, 203, 206
後頭蓋窩　199
後頭骨　205
後頭動脈　306
後頭葉　125
後頭鱗　205
後鼻孔　63, 202, 203
後葉　110
後葉ホルモン　110
虹彩　149
咬筋　299
梗塞　39
喉頭　64
喉頭蓋軟骨　65
喉頭軟骨　65
喉頭隆起　303
硬口蓋　72, 202, 204
硬膜　129
硬膜静脈洞　129, 202, 308
項靱帯　172
項部　31
鉤状突起　182
鉤突窩　181
膠原線維　14
興奮収縮連関　24
黒質　123

骨芽細胞　16
骨格筋　23
骨間縁（脛骨の）　191
　　──（腓骨の）　191
骨間距踵靱帯　196
骨間靱帯　195
骨間膜　162
骨幹　18, 160
骨口蓋　202, 204, 209
骨細胞　16
骨髄　18, 160
骨髄検査　178
骨髄由来リンパ球　59
骨性結合　187
骨組織　16
骨層板　18
骨端　18, 160
骨端軟骨　19
骨盤　188
骨盤下口　189
骨盤隔膜　103, 218
骨盤筋　265
骨盤腔　188
骨盤傾斜　189
骨盤軸　190
骨盤上口　189
骨盤底　48, 189
骨盤内臓神経　146
骨膜　18
骨迷路　154
骨梁　17, 160

さ

サイロキシン　112
サルコメア　23
左胃動脈　47
左脚　43
左頸リンパ本幹　55
左鎖骨下リンパ本幹　55
左心室　41
左心房　41
左脳　127
左葉　84
鎖骨　179
鎖骨下　254
鎖骨下窩　258
鎖骨下筋　212
　　──神経　233
鎖骨下静脈　49, 309
　　──溝　178
鎖骨下動脈　45, 228, 257, 307
　　──溝　178
鎖骨下リンパ本幹　258
鎖骨胸筋三角　226, 258
鎖骨上神経　232
鎖骨切痕　177
坐骨　188
坐骨海綿体筋　219
坐骨棘　188
坐骨結節　188, 227
坐骨神経　293
坐骨神経痛　295

索引

坐骨大腿靱帯　194
坐骨直腸窩　227
細気管支　66
細隙結合　12
細静脈　36
細動脈　36
細胞　2
細胞核　6
細胞間結合装置　11
細胞骨格　6
細胞周期　6
細胞小器官　5
細胞性免疫　57,59
細胞分裂　6
細胞膜　3
細網線維　14
最長筋　223
最内肋間筋　213
載距突起　192,196
臍静脈　53,106,226
臍帯　52,104,106
臍動脈　47,52,106,226
　――索　47,53
臍ヘルニア　215
臍傍静脈　51
臍輪　215
杯細胞　70,80
莢動脈　58
猿手　264
三角筋　237,252
　――下包　238
　――粗面　181
三角骨　183,186
三角靱帯　195
三叉神経　138,202,311
　――の第1枝　202
　――の第2枝　202
　――の第3枝　202
三尖弁　42
産道　189

し

CM関節　183,186
シナプス　26,117
シャーピー線維　18
シュレム管　151
シュワン細胞　26
ショパール関節　196
子宮　102
子宮円索　102,227
子宮外膜　102
子宮筋層　102
子宮頸部　102
子宮広間膜　48,102
子宮静脈叢　51
子宮腺　102
子宮体部　102
子宮腟部　102
子宮底部　102
子宮動脈　48
子宮内膜　102
支持細胞　157

四丘体　121
矢状縫合　198,205
矢状面　33
糸球体　90
糸状乳頭　73
刺激伝導系　24,42
指骨　192
指節間関節（手）　187,245
　――（足）　196
指背腱膜　248
脂質二重層　3
脂腺　29
脂肪細胞　15
視覚器　148
視覚伝導路　134
視覚野　126
視交叉　310
視細胞　150
視索　310
視床　123
視床下部　110,123
視神経　138,148,199,310
視神経円板　150
視神経管　199,203,206
視神経細胞　310
視神経乳頭　150
歯冠　74
歯頸　74
歯根　74
歯根膜　75
歯周組織　75
歯状核　123
歯髄腔　75
歯石　75
歯槽　74
歯槽突起　202,209
歯槽膿漏　75
歯槽部　209
歯突起　173
　――窩　173
歯肉　74
歯列弓　202
篩骨　207
篩骨洞　63,204,207
篩骨蜂巣　204,207
篩骨迷路　207
篩板　199,207
耳下腺　75
　――管　75
耳介　153
耳介側頭神経　154
耳管　154,206
耳管咽頭口　154
耳管扁桃　59,76
耳垢　153
耳小骨　154,206
耳状面　176,188
耳神経節　146
耳垂　153
耳道腺　153
自由上肢　179
自由神経終末　28

自律神経系　144
自律神経節　144
茸状乳頭　73
痔核　51,52
色素上皮層　150
軸索　24
軸椎　173
室間孔　128
膝窩　286,287,289
膝窩筋　277,279
膝窩静脈　289
膝窩動脈　287
膝蓋下脂肪体　195
膝蓋腱反射　131,195
膝蓋骨　190,195
膝蓋靱帯　191,195,271
膝蓋面　190
膝関節　194
　――筋　272
膝十字靱帯　191,194
膝神経節　313
膝動脈　287
射精管　98
斜角筋　300
斜角筋隙　257,259,300
斜角筋症候群　254
斜台　202,206
尺骨　181
尺骨神経　242,249,250,260,262
　――の手掌枝　262
　――の手背枝　262
　――の深枝　262
　――の浅枝　262
尺骨神経管　257,258
尺骨神経溝　181,262
尺骨神経麻痺　264
尺骨切痕　182,186
尺骨粗面　182
尺骨頭　182
尺骨動脈　258
尺側手根屈筋　244
尺側手根伸筋　248
尺側手根隆起　183,250,257
尺側皮静脈　258
手関節　186,242
手根間関節　186
手根管　242,257
手根管症候群　257
手根関節面　182,186
手根溝　256
手根骨　183
　――の遠位列　183
　――の近位列　183,186
手根中央関節　186
手根中手関節　183,186
手掌腱膜　244,250
手掌枝（尺骨神経の）　262
　　――（正中神経の）　261
手内筋　249
手背枝（尺骨神経の）　262
手背静脈網　258
主細胞　79

種子骨　166, 190
受精　104
樹状突起　24
舟状骨　183, 186, 192, 249
　　　──粗面　286
終動脈　39, 58
終末細気管支　67
集合管　90
集合リンパ小節　60
十二指腸　79
十二指腸腺　80
十二指腸乳頭　79
絨毛　53, 106
絨毛間腔　53, 106
縦隔　40, 68
縦走筋　71
縦束　174
縦足弓　197
処女膜　102
所属リンパ節　57
女性生殖器　100
鋤骨　209
小陰唇　103
小円筋　184, 238
小臼歯　75
小胸筋　211
小結節　180, 237
　　　──稜　180
小口蓋孔　202
小後頭直筋　224
小骨盤　188
小坐骨孔　48, 188, 286
小坐骨切痕　188
小指外転筋　250, 280
小指球　250
小指球筋（手）　250
　　　──（足）　280
小指伸筋　247
小指対立筋　250
小循環　36
小泉門　199
小腸　79
小転子　190
小殿筋　268
小内臓神経　214
小脳　123
小脳核　123
小脳脚　123
小脳髄質　123
小脳テント　129
小脳半球　123
小脳皮質　123
小伏在静脈　288
小胞体　5
小網　77, 88
小葉間静脈　84
小葉間胆管　84
小葉間動脈　84
小翼（蝶形骨の）　199, 206
小菱形骨　183, 186
小弯　77
松果体　110, 123

消化管　70
消化腺　70
掌側骨間筋　252
掌側靱帯　186, 187
硝子体　148, 151
硝子軟骨　15
睫毛　152
漿膜　71, 87
漿膜性心膜　40
踵骨　192
踵骨腱　278
踵骨隆起　192
踵腓靱帯　195
踵立方関節　196
上横隔動脈　46
上角（肩甲骨の）　179
上顎骨　209
上顎神経　202, 311
上顎洞　63, 204, 209
上関節窩　173
上関節突起　169
上眼窩裂　202, 203, 206
上眼瞼挙筋　152
上眼静脈　308
上気道　62
上丘　123
上頸神経節　316
上甲状腺動脈　306
上行結腸　82
上行性伝導路　133
上行大動脈　45
上後鋸筋　222
上後腸骨棘　188
上肢　31
上肢帯　179
　　　──の筋　237
上斜筋　152
上伸筋支帯　276
上神経幹（腕神経叢の）　259, 262
上唇　71
上前腸骨棘　188, 227
上双子筋　268
上大静脈　49, 230
上腸間膜静脈　50
上腸間膜動脈　47
　　　──神経節　145
上直筋　152
上直腸動脈　48
上椎切痕　169
上殿神経　293
上殿動脈　48
上頭斜筋　224
上橈尺関節　182, 184
上皮小体　112
上皮組織　10
上腓骨筋支帯　277
上鼻甲介　63, 203
上鼻道　63, 203, 204
上腹壁動脈　229
上膀胱動脈　47
上肋骨窩　174
上腕筋　241, 252

上腕骨　180
上腕骨顆　181
上腕骨外側上顆炎　245
上腕骨滑車　181, 184
上腕骨小頭　181, 184
上腕骨体　181
上腕骨頭　180
上腕三頭筋　242, 252
上腕静脈　258
上腕動脈　258
上腕二頭筋　239, 252, 253
静脈角　49, 55, 258, 308
静脈管　53
　　　──索　53
静脈血　36
静脈叢　39
静脈弁　38
静脈網　39
静脈瘤　289
食作用　4
食道　77
食道静脈　49
　　　──叢　51
　　　──瘤　51
食道動脈　46
食道ヘルニア　214
食道裂孔　214
植物状態　121
褥瘡　29
心外膜　41
心筋　24
心筋梗塞　39, 44
心筋層　40
心室　41
心室中隔　41
心尖　40
心臓　40
心臓神経　316
心タンポナーデ　40
心底　40
心内膜　40
心内膜炎　40
心嚢　41
心房　41
心房中隔　41, 53
心膜　40
心膜液　40
心膜炎　40
心膜腔　40
伸筋支帯　242, 257
伸展反射　195
神経核　116
神経管　118
神経膠細胞　117
神経細胞　24
神経性下垂体　109
神経性調節　108
神経節　116
神経線維　116
神経叢　140, 145
神経伝達物質　26
神経頭蓋　198

索引

神経の再生　117
神経分泌　110
真皮　27
真肋　178, 226
深会陰横筋　218
深横中足靱帯　196
深枝（尺骨神経の）　262
　──（橈骨神経の）　264
深指屈筋　244
　──腱　251
深掌動脈弓　258
深鼠径リンパ節　290
深鼠径輪　216, 227
深腓骨神経　294
深リンパ管　54
新皮質　125
人体の区分　31
人中　72
腎盂　90
腎筋膜　90
腎小体　90
腎上体　113
腎静脈　50
腎錐体　90
腎臓　90
腎柱　90
腎動脈　46, 47
腎乳頭　90
腎杯　90
腎門　90
靱帯結合　162

す

スカルパ三角　284
スプリング靱帯　196
水腫　54
水晶体　149, 151
水平板（口蓋骨の）　209
水平面　33
垂直板　207
　──（口蓋骨の）　209
膵管　86
膵臓　87, 114
膵島　87, 114
錐体　121, 150, 206
　──（側頭骨の）　202
錐体外路　132, 133
錐体筋　215
錐体交叉　121
錐体細胞　132
錐体路　121, 132
髄核　170
髄核ヘルニア　170
髄質　90
髄鞘　26
髄放線　90
髄膜　129

せ

Z帯　23
セメント質　75
セルトリ細胞　96

正円孔　202, 206
正中環軸関節　173
正中口　128
正中神経　242, 249, 260, 261
　──の手掌枝　261
正中神経麻痺　264
正中神経ワナ　260
正中仙骨動脈　47
正中仙骨稜　175
成熟卵胞　101
声帯　65
声帯筋　65
声帯靱帯　65
声帯ヒダ　65
声門　65
声門裂　65
性差　189
性腺刺激ホルモン　114
性腺静脈　50
性腺動脈　46
星状神経節　316
精液　99
精管　97
精管膨大部　98
精細管　96
精索　47, 98, 227
精子　96, 99
　──産生　96
精上皮　96
精巣　96, 114
精巣下降　96
精巣挙筋　215
精巣縦隔　96
精巣小葉　96
精巣上体　96
精巣静脈　50
精巣中隔　96
精巣動脈　46, 47
精巣網　96
精巣輸出管　96
精囊　98
静止電位　25
赤核　123
赤筋　24
赤色骨髄　178
赤脾髄　57
脊髄　118
脊髄根　314
脊髄小脳路　133
脊髄神経　139
　──溝　172
脊髄反射　131
脊柱　169
脊柱管　172
脊柱起立筋　223, 252
脊柱側弯症　176
脊柱部　227
脊柱傍線　227
切歯　75
切歯孔　202, 209
赤血球　21
接着帯　12

接着斑　12
節後線維　144
節後ニューロン　144
節前線維　144
節前ニューロン　144
舌　72
舌咽神経　139, 146, 154, 202, 314
舌炎　74
舌下神経　139, 202, 315
舌下神経管　202, 206
舌下腺　76
舌骨　209
舌骨下筋　300
舌骨上筋　300
舌根　72
舌神経　312
舌尖　72
舌体　72
舌苔　73
舌動脈　306
舌乳頭　72
舌背　72
舌扁桃　59, 74
仙棘靱帯　188
仙結節靱帯　188
仙骨　169, 175
仙骨角　175
仙骨管　175
仙骨神経　140
　──叢　143, 292
仙骨尖　175
仙骨底　175
仙骨裂孔　172, 175
仙腸関節　176, 188
仙腸靱帯　176, 188
仙椎　169, 175
先天異常　7
泉門　199
浅会陰横筋　218
浅胸筋　211
浅枝（尺骨神経の）　262
　──（橈骨神経の）　264
浅指屈筋　244
浅掌動脈弓　258
浅鼠径輪　216, 227
浅側頭動脈　306
浅腓骨神経　294
浅リンパ管　54
染色質　6
染色体　7
腺上皮　12
腺性下垂体　109
線維細胞　14
線維三角　42, 43
線維性結合組織　13
線維性心膜　40
線維軟骨　16
線維軟骨結合　162
線維膜　148
線維輪　42, 170
線条体　127
全分泌　13

前下腿筋間中隔 286
前角 118
前額面 33
前眼房 151
前弓 173
前距腓靱帯 195
前鋸筋 179,212,252
前脛骨筋 275
前脛骨動脈 288
前脛腓靱帯 195
前結節 172
前根 118
前索 120
前枝 140
前室間溝 42
前室間枝 43
前縦靱帯 172
前障 127
前仙骨孔 175,176
前側頭泉門 199
前大脳動脈 130,305
前庭 154,206
前庭階 156
前庭神経 313
　　──核 313
　　──節 313
前殿筋線 188
前頭蓋窩 199
前頭骨 204
前頭切痕 203,204
前頭洞 63,204
前頭突起 209
前頭面 33
前頭葉 125
前腹筋 215
前葉 109
前葉ホルモン 110
前立腺 98
　　──静脈叢 51
前腕骨間膜 186

そ

ソマトスタチン 114
ゾウゲ芽細胞 75
ゾウゲ細管 75
ゾウゲ質 74
粗線 190
組織 10
組織液 39,54
鼠径管 47,216,227
鼠径靱帯 188,216,227
鼠径ヘルニア 216,227
鼠径リンパ節 231,289
爪根 29
爪床 29
爪体 29
爪母基 29
桑実胚 101
僧帽筋 220,252
僧帽弁 42
総肝動脈 47
総頸動脈 45,305

総腱輪 152
総指伸筋 247
　　──腱 251
総胆管 86
総腸骨静脈 49
総腸骨動脈 47
総腸骨リンパ節 290
総腓骨神経 293
総鼻道 63,203
臓側腹膜 87
足関節 192,195
足弓 196,197
足根間関節 196
足根骨 192
足根中足関節 196
足底筋 277,279
足底腱膜 281
足底動脈弓 288
足底方形筋 281
足背静脈網 288
足背動脈 276,288
促通拡散 4
側角 118
側索 120
側頭筋 299
側頭骨 206
　　──の岩様部 206
　　──の鼓室部 206
　　──の錐体 202
　　──の鱗部 206
側頭葉 125
側脳室 128
側副循環路 39
　　──（門脈系の） 49
側副靱帯 186,187
側副路（門脈の） 51
側腹筋 215

た

タイト結合 12
ダグラス窩 102
多裂筋 224
唾液腺 75
体循環 36
体性感覚野 125
体部（蝶形骨の） 199
対光反射 149
対立運動 249
胎児循環 47,52
胎盤 52,104
胎盤循環 52
胎盤内 53
大陰唇 103
大円筋 238
大臼歯 75
大胸筋 211
大結節 180,237
　　──稜 180
大口蓋孔 202,209
大孔 172,199
大後頭孔 172,199,203,206
大後頭神経 141,236,315

大後頭直筋 224
大骨盤 188
大坐骨孔 48,188,285
大坐骨切痕 188
大十二指腸乳頭 79,86
大循環 36
大静脈 36
　　──孔 50,214
大食細胞 14,58
大心臓静脈 44
大錐体神経 313
大泉門 199
大前庭腺 103
大腿筋膜張筋 268
大腿骨 190
　　──頸 190
　　──体 190
大腿骨頭 187,190,194
　　──靱帯 48,188,194
大腿三角 284,287,288,289
大腿四頭筋 190,195,271
大腿静脈 231,288
大腿神経 292
大腿深動脈 287
大腿動脈 47,287
　　──カテーテル 287
大腿二頭筋 272
大腿方形筋 268
大腿輪 284,290
大転子 190
大殿筋 266
大動脈 36,45
大動脈弓 45,53
大動脈弁 42
大動脈裂孔 45,214
大内臓神経 214
大内転筋 272
大脳 125
大脳回 125
大脳基底核 127
大脳脚 121
大脳溝 125
大脳動脈輪 131
大脳皮質 125
大脳辺縁系 125
大脳鎌 129
大伏在静脈 231,288
大網 77,88
大腰筋 265
大翼（蝶形骨の） 202,206
大菱形骨 183,186
大弯 77
第3脳室 128
第4脳室 128
第5中足骨粗面 286
第一次リンパ性器官 59
第三腓骨筋 276
脱臼 21
脱落膜 106
樽状胸 179
担体タンパク質 4
単純拡散 4

索　引　329

胆汁　85
胆石　87
胆嚢　84,86
胆嚢管　86
淡明層　27
短骨　160
短指屈筋　281
短指伸筋　279
短小指屈筋　250,280
短足底靱帯　196
短橈側手根伸筋　247
短内転筋　272
短腓骨筋　277
短母指外転筋　249
短母指屈筋　249,280
短母指伸筋　248,279
男性生殖器　96
男性ホルモン　113,114
弾性線維　14
弾性動脈　37
弾性軟骨　15

ち

チアノーゼ　72
恥丘　103
恥骨　188
恥骨下角　188
恥骨結合　188
恥骨結節　188,227
恥骨上枝　188
恥骨大腿靱帯　194
置換骨　19
緻密質　18,160
蓄膿症　204
腟　102
腟前庭　103
着床　101,104
中間楔状骨　192
中間仙骨稜　175
中間部　109
中硬膜動脈　202,306
中耳　154
中耳炎　206
中手筋　251
中手骨　183
中手指節関節　183,186,245
中心窩　150
中心管　128
中心後回　125
中心溝　125
中心小体　5
中心静脈　84
中心前回　125
中心臓静脈　44
中心動脈　58
中心乳び腔　54
中心リンパ管　81
中神経幹（腕神経叢の）　259
中枢神経系　116
中節骨　183,192
中足骨　192
中足指節関節　196

中大脳動脈　130,305
中直腸動脈　48
中殿筋　268
中頭蓋窩　199
中脳　121
中脳水道　121,128
中鼻甲介　63,203
中鼻道　63,203,204
中膜（血管の）　37
虫垂　82
虫部　123
虫様筋（手）　251
　　　　（足）　282
肘窩　242,255
肘関節　184,252
肘筋　242,252
肘正中皮静脈　258
肘頭　182,242
肘頭窩　181
長骨　160
長胸神経　233,260
長後索路　133
長指屈筋　279
長指伸筋　276
長掌筋　244
長足底靱帯　196
長橈側手根伸筋　247
長内転筋　272
長腓骨筋　277
長母指外転筋　248
長母指屈筋　244,279
長母指伸筋　248,276
腸間膜　79
腸脛靱帯　266
腸骨　188
腸骨下腹神経　235,290
腸骨窩　188
腸骨筋　265
腸骨鼠径神経　235,291
腸骨大腿靱帯　194
腸骨稜　188,227
腸絨毛　80
腸腺　80,83
腸腰筋　265
腸腰動脈　48
腸リンパ本幹　55
腸肋筋　223
蝶形骨　206
　　──の小翼　199,206
　　──の体部　199
　　──の大翼　202,206
蝶形骨体　206
蝶形骨洞　63,204,206
蝶篩陥凹　204
聴覚伝導路　134
聴覚野　126
聴診三角　222,228
直静脈洞　308
直腸　82
直腸静脈叢　51
直腸膨大部　82

つ

ツチ骨　154,206
椎間円板　170
椎間関節　172
椎間孔　172
椎間板　170
椎間板ヘルニア　170
椎孔　169
椎骨　169
椎骨静脈叢　231
椎骨動脈　130,172,257,307
椎前筋　301
椎体　169
土踏まず　197
爪　29

て

δ細胞　114
DIP関節　187,196
DNA　6
Thymus　59
Tリンパ球　57,59
テストステロン　114
テニス肘　245
ディッセ腔　85
デオキシリボ核酸　6
デスモソーム　12
デルタ細胞　114
デルマトーム　141,232
底屈　195
底側骨間筋　282
底側踵舟靱帯　196
底側踵立方靱帯　196
底側足根靱帯　196
釘植　162
転子窩　190
転子間線　190
転子間稜　190
転写　10
伝導路　131
殿筋粗面　190
殿筋面　188
電位依存チャネル　4

と

トルコ鞍　199,206
トレンデレンブルグ徴候　268
ドーパミン　127
豆状骨　183,244
透明帯　101
頭蓋窩　199
頭蓋冠　198
頭蓋腔　198
頭蓋骨　198
頭蓋底　198,199
　　──骨折　199
頭頂後頭溝　125
頭頂骨　205
頭頂葉　125
頭皮　302
頭部　31

橈骨　182
橈骨窩　181
橈骨手根関節　186,242
橈骨小窩　248
橈骨神経　181,238,245,260,264
　　──の深枝　264
　　──の浅枝　264
橈骨神経溝　181,264
橈骨神経麻痺　264
橈骨切痕　182,185
橈骨粗面　182
橈骨頭　182
　　──窩　184
橈骨動脈　249,258
橈骨輪状靭帯　185
橈側手根屈筋　244
橈側手根隆起　183,249,257
橈側皮静脈　226,258
洞房結節　42
洞様毛細血管　39,58,84
動眼神経　138,145,153,202,310
動静脈吻合　39
動脈管　45,53
　　──索　45,53
動脈血　36
動脈口　42
動脈弁　42
動脈瘤　288
瞳孔　149
瞳孔括約筋　149
瞳孔散大筋　149
瞳孔反射　149
特殊心筋線維　42

な

ナトリウム-カリウムポンプ　4
内陰部静脈　231
内陰部動脈　48,229
内果　191
　　──関節面　191,195
内寛骨筋　265
内胸動脈　229,257,307
内頸静脈　49,131,202,308
内頸動脈　130,202,305
内肛門括約筋　84
内後頭隆起　205
内耳　154,206
内耳孔　202,206
内耳神経　138,202,313
内臓神経　145
内臓頭蓋　198
内側腋窩隙　238,254
内側顆　190
内側胸筋神経　233,260
内側膝状体　123
内側縦足弓　197
内側上顆　181,190,242,262
内側上腕筋間中隔　254,262
内側神経束（腕神経叢の）　260
内側唇　190
内側靭帯　195
内側楔状骨　192

内側足底神経　295
内側足底動脈　288
内側側副靭帯　184,194
内側大腿回旋動脈　287
内側直筋　152
内側二頭筋溝　254,258,261
内側半月　191,195
内側翼突筋　299
内大脳静脈　308
内弾性板　38
内腸骨静脈　51,231
内腸骨動脈　47
内腸骨リンパ節　290
内転筋管　284,287
内転筋腱裂孔　284,287
内頭蓋底　199
内尿道括約筋　93
内皮（血管の）　37
内腹斜筋　215
内分泌腺　108
内閉鎖筋　268
内膜（血管の）　37
内リンパ　154
内肋間筋　213
軟口蓋　72,204
軟骨結合　162,177
軟骨組織　15
軟骨内骨化　19
軟膜　129

に

2心房2心室　41
ニューロン　24
ニューロン連鎖　117
二次骨化点　19
二次卵胞　100
二次弯曲　176
二尖弁　42
肉柱　42
肉様膜　99
日内リズム　110
乳歯　75
乳腺　29
　　──葉　31
乳頭　28,30
乳頭筋　42
乳頭突起　175
乳突蜂巣　206
乳び　54
乳び管　54
乳び槽　55,290
乳房　30
乳様突起　203,206
乳輪　31
尿管　93
尿生殖隔膜　94,103,218
尿生殖三角　227
尿道　93
尿道海綿体　99
尿道括約筋　93
尿道球腺　99

ぬ

ヌクレオチド　8

ね

ネフロン　92
熱傷　26
捻挫　21,195
粘膜　70
粘膜下組織　70
粘膜筋板　70
粘膜固有層　70
粘膜上皮　70

の

ノルアドレナリン　144
能動輸送　4
脳幹　121
脳梗塞　39
脳砂　112
脳死　121
脳出血　133
脳神経　135
　　──核　121
脳脊髄液　128,129
脳底動脈　130,307
脳頭蓋　198

は

ハバース管　18
ハバース層板　18
ハムストリングス　272
バゾプレッシン　110
パーキンソン病　123,127
パイエル板　60,71,81
パチニ小体　28
パラソルモン　113
歯　74
破骨細胞　16
破水　106
破裂孔　202
馬尾　118
背屈　195
背側結節　182
背側骨間筋（手）　252
　　──（足）　282
肺　62
肺区域　66
肺循環　36
肺小葉　66
肺静脈　48
肺尖　66,178
肺底　66
肺動脈　44
肺動脈幹　44,53
肺動脈弁　42
肺胞　67
肺胞管　67
肺胞中隔　67
肺胞嚢　67
肺門　44,66
肺葉　66

胚芽層　27
胚中心　56
胚盤胞　101
胚葉の形成　104
排尿　146
排便　146
排卵　101
白筋　24
白血球　21
白交通枝　145
白質　116
白線　215,226
白体　100
白内障　151
白脾髄　57
白膜　96
薄筋　269
麦粒腫　152
鳩胸　179
反回神経　314
反射　131
半関節　176
半奇静脈　49
半規管　154,206
半棘筋　223
半月　29
半月弁　42
半月裂孔　204
半腱様筋　269,272
半膜様筋　272
伴行静脈　38,48
板状筋　222
板間層　160

ひ

Bリンパ球　56,59
PIP関節　187,196
ヒス束　43
ヒラメ筋　277
ビーナスのえくぼ　188
ビリルビン　58,85
皮下組織　27
皮筋　250
皮質　90
皮質迷路　90
皮膚分節　141
披裂軟骨　65
肥満細胞　14
被膜　57
脾静脈　50
脾臓　57
脾柱　57
　──動脈　58
脾洞　58
脾動脈　47
脾門　57
腓骨　191
腓骨後面　288
腓骨切痕　191,195
腓骨体　191
腓骨頭　191,195
腓腹神経　295

腓腹筋　277
尾骨　169,176
尾骨筋　218
尾骨神経　140
尾状核　127
尾状葉　84
尾椎　169
微絨毛　81
鼻炎　204
鼻腔　62,203
鼻骨　207
鼻唇溝　303
鼻前庭　63
鼻中隔　63,203
　──軟骨　204
鼻涙管　152,203,204,207
筆毛動脈　58
表情筋　297
表皮　27
標的細胞　108

ふ

ファーター乳頭　79
フォルクマン管　18
ブローカの中枢　127
プルキンエ線維　43
プロゲステロン　101,114
浮腫　54
浮遊肋　178,226
伏在神経　292
伏在裂孔　284,288
副交感神経系　144
副細胞　79
副神経　139,202,314
副腎　113
副腎髄質　113
副腎皮質　113
副突起　174
副半奇静脈　49
副鼻腔　63,204
副鼻腔炎　204
腹横筋　216
腹腔神経節　145
腹腔動脈　47
腹水　51
腹大動脈　45,46
腹直筋　215
　──鞘　215
腹部　32
腹膜後臓器　87
腹膜垂　82
複関節　184,196
複製　10
吻合　39
噴門　77
分界溝　72
分界線　188

へ

β細胞　114
ヘモグロビン　58
ベータ細胞　114

ペースメーカー　42
平滑筋　23
平衡覚伝導路　134
平衡砂　156
平衡聴覚器　153
平衡斑　156
閉鎖孔　188
閉鎖神経　292
閉鎖動脈　48,194
壁細胞　79
壁側腹膜　87
臍　226
変形性関節症　21
扁桃　59,72,77
扁桃腺炎　60,77
扁桃体　127
扁平胸　179
扁平骨　160
扁平足　196

ほ

ホルモン　108
ホロクリン分泌　13
ボウマン嚢　90
ボタロー管　53
歩調とり　42
母指外転筋　280
母指球　249
母指球筋（手）　249,262
　──（足）　280
母指対立筋　249
母指内転筋（手）　250
　──（足）　280
方形回内筋　245,253
方形葉　84
放出ホルモン　110
胞状卵胞　100
縫工筋　269
縫合　162,198
房室結節　43
房室口　42
房室束　43
房室ブロック　43
房室弁　42
傍糸球体装置　93
傍濾胞細胞　112
帽状腱膜　298
膀胱　93
膀胱括約筋　93
膀胱三角　93
膀胱静脈叢　51
膨大部　156
　──稜　156
勃起　146
翻訳（遺伝情報の）　10

ま

マイスネル小体　28
マイボーム腺　151
マクロファージ　58
膜性壁　66
膜内骨化　19,198

膜迷路　154
末梢神経系　116,135
末節骨　183,192

み

ミオシン　22
ミトコンドリア　5
味覚伝導路　134
味覚野　126
味孔　73
味細胞　157
味蕾　73,157
鳩尾　178
密着帯　12
脈絡叢　128
脈絡膜　148

む

無髄神経　26
虫歯　75

め

メデューサの頭　51,231
メラトニン　110
メラニン細胞刺激ホルモン　110
メラニン産生細胞　27
メラノサイト　27
メルケル小体　28
迷走神経　139,202,314
　——耳介枝　154

も

毛幹　29
毛球　29
毛根　29
毛細血管　39,54
毛細胆管　84
毛細リンパ管　54
毛乳頭　29
毛母基　29
毛包　29
毛様体　149
毛様体小帯　149
毛様体神経節　145
盲腸　82
網膜　150
網膜中心静脈　150
網膜中心動脈　150,305
網様体　121
門脈　39,50,84
　——の側副路　51
門脈圧亢進　51
門脈系　51
　——の側副循環路　49
門脈循環　51

や

ヤコビー線　285

ゆ

輸出細動脈　92
輸出リンパ管　56

輸入細動脈　92
輸入リンパ管　56
有郭乳頭　73
有棘層　27
有鉤骨　183,186
有髄神経　26
有頭骨　183,186
有毛細胞　156
幽門　77
幽門括約筋　79
幽門腺　79
幽門前庭　77

よ

羊膜　106
羊膜腔　106
葉気管支　66
葉状乳頭　73
腰三角　222,228
腰静脈　49
腰神経　140
腰神経叢　142,290
腰髄　118
腰椎　169
　——穿刺　130,175,285
腰動脈　46
腰背腱膜　228
腰方形筋　216
腰膨大　118
腰リンパ節　232,290
腰リンパ本幹　55,290
翼口蓋窩　209
翼口蓋神経節　146,311,313
翼状突起　202,206
翼突管　206

ら

ライディッヒ細胞　96,114
ラセーグ徴候　295
ラセン管　154
ラセン器　156
ラセン神経節　156,313
ラムダ縫合　198,205
ランゲルハンス島　87,114
卵円窩　53
卵円孔　53,202,206
卵割　104
卵管　101
　——峡部　101
　——膨大部　101
卵管采　101
卵形嚢　156
卵子　100
卵巣　100,114
卵巣静脈　50
卵巣提索　47
卵巣動脈　47
卵巣門　100
卵母細胞　100
卵胞　100
卵胞上皮　100
卵胞ホルモン　114

卵胞膜　101,114

り

リウマチ　40
リガンド作動チャネル　4
リスター結節　182,257
リスフラン関節　196
リソソーム　6
リボ核酸　6
リボソーム　5
リンパ　54
リンパ管　54
リンパ小節　56,57,58,59
リンパ節　54,56
　——の門　56
リンパ節炎　57
リンパ洞　56
リンパ本幹　54
梨状筋　268
　——下孔　48,285
　——上孔　285
梨状口　203
立方骨　192
流動モザイクモデル　3
隆起部　109
隆椎　174
菱形窩　121
菱形筋　222
菱形靱帯線　179
緑内障　151
輪状軟骨　65
輪状ヒダ　80
輪走筋　71
鱗状縫合　198,206
鱗部（側頭骨の）　206

る

涙骨　207
涙小管　152
涙腺　152
涙嚢　152,207

れ

レンズ核　127
連合野　127

ろ

ローテータ・カフ　238
濾過膜　92
濾胞　112
老眼　151
老人性円背　176
漏斗　110,124
漏斗胸　179
肋横突関節　178
肋下筋　213
肋下神経　233
肋間上腕神経　232
肋間静脈　49,230
肋間神経　142,232,233
肋間動脈　46,228
肋頸動脈　257,308

肋硬骨　178
肋骨　177, 178
肋骨窩　174
肋骨角　178
肋骨弓　178, 226
肋骨挙筋　213
肋骨頸　178
肋骨結節　178
肋骨溝　178
肋骨切痕　177
肋骨体　178
肋骨頭　178

肋骨頭関節　178
肋骨突起　174
肋鎖間隙　254, 259
肋鎖症候群　254
肋軟骨　178

わ

Y字靱帯　194
Y字軟骨　187
ワルダイエルの咽頭輪　60, 77
鷲手　264
腕尺関節　182, 184

腕神経叢　141, 233, 254, 259
　──の外側神経束　259
　──の下神経幹　259
　──の後神経束　260, 262
　──の上神経幹　259, 262
　──の中神経幹　259
　──の内側神経束　259
腕頭静脈　49, 230, 309
腕頭動脈　45
腕橈骨筋　245, 252
腕橈関節　182, 184

【著者略歴】

河野　邦雄（医学博士）

- 1960年　東京医科歯科大学医学部医学科卒業
- 1971年　東京医科歯科大学助教授（医学部解剖学第一講座）
- 1974年　筑波大学教授（基礎医学系解剖学）
- 1998年　筑波大学名誉教授
- 2017年　逝　去

伊藤　隆造（医学博士）

- 1963年　東京教育大学理学研究科修士課程修了
- 1974年　筑波大学助教授（基礎医学系解剖学）
- 1988年　筑波技術短期大学教授（視覚部解剖学）
- 2003年　健康科学大学教授（作業療法学科解剖学）
- 2009年　健康科学大学退職

坂本　裕和（医学博士）

- 1976年　日本獣医畜産大学獣医学科卒業
- 2003年　東京医科歯科大学講師（大学院機能解剖学）
- 2003年　筑波技術短期大学教授（視覚部解剖学）
- 2005年　筑波技術大学教授（保健科学部解剖学）
- 2014年　筑波技術大学名誉教授

前島　徹（医学博士）

- 1979年　筑波大学第二学群生物学類卒業
- 1979年　東京都立高校教諭
- 1990年　筑波技術短期大学助手（視覚部解剖学）
- 2005年　目白大学教授（作業療法学科解剖学）
- 2023年　目白大学退職

樋口　桂（医学博士）

- 2002年　東京医科歯科大学大学院修了　博士（医学）
- 2002年　筑波大学講師（理療科教員養成施設解剖学・非常勤）
- 2003年　筑波大学大学院人間総合科学研究科特別研究員（臨床医学系臨床解剖学教育専攻）
- 2006年　文京学院大学准教授（保健医療技術学部解剖学）
- 2015年　文京学院大学教授（保健医療技術学部解剖学）

解剖学　第2版

ISBN 978-4-263-24207-0

- 1991年 8月 5日　第1版第1刷発行
- 2005年 1月20日　第1版第18刷発行
- 2006年 3月25日　第2版第1刷発行
- 2025年 1月10日　第2版第20刷発行

編　者　公益社団法人 東洋療法学校協会

著　者　河野　邦雄
　　　　伊藤　隆造
　　　　坂本　裕和
　　　　前島　徹
　　　　樋口　桂

発行者　白石　泰夫

発行所　医歯薬出版株式会社
〒113-8612　東京都文京区本駒込1-7-10
TEL.(03)5395—7641（編集）・7616（販売）
FAX.(03)5395—7624（編集）・8563（販売）
https://www.ishiyaku.co.jp/
郵便振替番号 00190-5-13816

乱丁，落丁の際はお取り替えいたします　　印刷・三報社印刷／製本・明光社

© Ishiyaku Publishers, Inc., 1991, 2006. Printed in Japan

本書の複製権・翻訳権・翻案権・上映権・譲渡権・貸与権・公衆送信権（送信可能化権を含む）・口述権は，医歯薬出版（株）が保有します．

本書を無断で複製する行為（コピー，スキャン，デジタルデータ化など）は，「私的使用のための複製」などの著作権法上の限られた例外を除き禁じられています．また私的使用に該当する場合であっても，請負業者等の第三者に依頼し上記の行為を行うことは違法となります．

JCOPY ＜出版者著作権管理機構 委託出版物＞

本書をコピーやスキャン等により複製される場合は，そのつど事前に出版者著作権管理機構（電話03-5244-5088，FAX 03-5244-5089，e-mail:info@jcopy.or.jp）の許諾を得てください．